H. Wagner/M. Wiesenauer

Phytotherapie

H. Wagner/M. Wiesenauer

Phytotherapie

Phytopharmaka und pflanzliche Homöopathika

Mit 191 Abbildungen
und 128 Tabellen

SEMPER BONIS ARTIBUS
Gustav Fischer Verlag
Stuttgart · Jena · New York · 1995

Anschrift der Autoren:

Prof. Dr. Dr. H. c. Hildebert Wagner
Institut für Pharmazeutische Biologie der
Ludwig-Maximilians-Universität München
Karlstraße 29
80333 München

Dr. med. Markus Wiesenauer
Facharzt für Allgemeinmedizin
Homöopathie – Naturheilverfahren
In der Geiß 8
71384 Weinstadt

Die Deutsche Bibliothek – CIP-Einheitsaufnahme

Wagner, Hildebert:
Phytotherapie : Phytopharmaka und pflanzliche
Homöopathika ; mit 128 Tabellen / H. Wagner/
M. Wiesenauer. – Stuttgart ; Jena ; New York :
G. Fischer, 1995
ISBN 3-437-00775-0
NE: Wiesenauer, Markus:

Gesetzt in der Sabon 9/11 Punkt auf Mac/Quoin
Gedruckt auf 100g/qm LUXOMATT, holzfrei matt kompaktgestrichen mit 1,0-fachem Volumen, chlorfrei gebleicht – TCF
Herstellung: Birgit Kugel
Umschlaggestaltung: Klaus Dempel, Stuttgart
Satz: Typomedia Satztechnik GmbH, Scharnhausen
Druck und Einband: Wilhelm Röck GmbH, Weinsberg
Printed in Germany

Wichtiger Hinweis
Die pharmakotherapeutschen Erkenntnisse in der Medizin unterliegen laufendem Wandel durch Forschung und klinische Erfahrungen. Die Autoren dieses Werkes haben große Sorgfalt darauf verwandt, daß die in diesem Werk gemachten therapeutischen Angaben (insbesondere hinsichtlich Indikation, Dosierung und unerwünschten Wirkungen) dem derzeitigen Wissensstand entsprechen. Das entbindet den Benutzer dieses Werkes aber nicht von der Verpflichtung, anhand der Beipackzettel zu verschreibender Präparate zu überprüfen, ob die dort gemachten Angaben von denen in diesem Buch abweichen und seine Verordnung in eigener Verantwortung zu bestimmen.

Geschützte Warennamen (Warenzeichen) wurden nicht zwangsläufig kenntlich gemacht. Aus dem Fehlen eines solchen Hinweises kann also nicht geschlossen werden, daß es sich um einen freien Warennamen handelt.

Vorwort

Nachdem die Naturheilverfahren Aufnahme in die Prüfungsordnung der Ärzte gefunden haben, ist auch im Fach Phytotherapie ein Lehrbuch moderner Konzeption dringend notwendig geworden. Die Dringlichkeit ergibt sich darüber hinaus aus der Tatsache, daß die Anwendung von phytotherapeutischen und homöopathischen Behandlungsmethoden durch den niedergelassenen Arzt in den letzten Jahren stark zugenommen hat, so daß auch aus diesem Grund eine dem heutigen Wissensstand entsprechende Darstellung der Möglichkeiten und Grenzen dieser Behandlungsverfahren erforderlich wurde. Weshalb die Verfasser das bisherige Tabu, in einem Lehrbuch Phytotherapie zusammen mit der Homöopathie zu behandeln, durchbrochen haben, hat mehrere Gründe. Einmal ist wie die Phytotherapie auch die Homöopathie als besondere Therapierichtung vom Gesetzgeber anerkannt, zum zweiten entstammen viele Homöopathika auch dem Pflanzenreich und drittens ist offensichtlich, daß in den Indikationsansprüchen und möglicherweise in den Wirkmechanismen zwischen Phytotherapeutika und sogenannten Niederpotenz-Homöopathika eine Reihe von Gemeinsamkeiten bestehen.

Die Verfasser waren außerdem, im Gegensatz zu der weitverbreiteten Auffassung, der Meinung, daß dem Mediziner sehr wohl etwas Chemie zugemutet werden kann, schließlich verdanken die Phytopharmaka und sicher auch die sogenannten Niederpotenz-Homöopathika chemischen Stoffprinzipien ihre Wirkungen und Wirksamkeiten.

Die Verfasser haben außerdem versucht, den Studierenden und dem praktischen Arzt die Grundlagen der Phytotherapie dadurch näherzubringen, daß sie den augenblicklichen Stand der pharmakologischen und klinischen Forschung für die wichtigsten in den Arzneipräparaten enthaltenen Drogen ausführlich wiedergegeben haben. Neu ist auch, daß aus didaktischen Gründen für nahezu alle Hauptindikationsgebiete entsprechende Therapiebeispiele mit bewährten und wissenschaftlich geprüften Präparaten aufgenommen wurden. Außerdem sollen diese Beispiele zeigen, daß Placebo-kontrollierte Studien bei Phytopräparaten und auch Homöopathika grundsätzlich möglich sind und sehr häufig bei Wahl der richtigen Indikation gleich gute Ergebnisse wie die Synthetika liefern.

Die in den Präparatelisten aufgeführten Präparate spiegeln nicht in jedem Falle die Verordnungshäufigkeit wider. Darauf hinzuweisen ist außerdem, daß sich die Zusammensetzung des einen oder anderen Präparates im Verlauf der Nachzulassung geändert haben könnte, worauf zu achten ist.

Das Buch ersetzt nicht die praktische Erfahrung, aber es gibt Hilfestellung bei der Entscheidung ob, wann und wie beide Therapieverfahren in ein Behandlungskonzept eingefügt werden können.

Die Autoren danken zahlreichen Hochschulkollegen und Naturheilärzten für wertvolle Ratschläge und Hinweise.

Zu besonderem Dank sind die Autoren verpflichtet der Lehrstuhlsekretärin Frau I. Reimann und Frau I. Schwartzkopff für die immensen Schreibarbeiten, Herrn Dr. P. Wolff für Literaturarbeiten, Frau V. Rickl für das Zeichnen von Formeln und Graphikentwürfen und dem Gustav Fischer Verlag für das geduldige Warten auf die Manuskriptendfassung sowie das verständnisvolle Eingehen auf alle unsere Wünsche.

Im Herbst 1994
München, H. Wagner
Weinstadt, M. Wiesenauer

Inhaltsverzeichnis

Allgemeiner Teil

Spezieller Teil

Allgemeiner Teil

1 Phytotherapie

1.1 Geschichte: Von den Anfängen der Kräutermedizin

Die Phytotherapie hat ihren Ursprung in der Kräutermedizin der frühen Jahrhunderte. Berühmte Ärzte wie Hippokrates (460–377 v. Ch.), Galenos (129–199 n. Chr.), Avicenna (980–1037 n. Chr.), Paracelsus (1493–1541) und die «Botanikärzte» A. Lonicerus, H. Bock, A. Matthiolus und L. Fuchs (14. und 15. Jh.) haben die «Kräuterheilkunde» gelehrt, schriftlich niedergelegt und praktisch weiterentwickelt.

Die Arzneipflanzen wurden von den Menschen bei der Suche nach genießbaren Nahrungsmitteln entdeckt und fortan empirisch für die Behandlung von Krankheitszuständen eingesetzt. In gleicher Weise wurden bestimmte Pflanzen zur Verbesserung und Veredelung von Nahrungsmitteln (Gewürze) oder zur Körperpflege (Kosmetika, Parfüms) aufgefunden. Unsere Vorfahren wußten auch bereits zwischen arzneilich verwendbaren und giftigen Pflanzen zu unterscheiden. Paracelsus erkannte als erster, daß die Frage, was Arzneimittel, was Gift ist, im wesentlichen von der **Dosierung** abhängt. *«Alle Dinge sind Gift und nichts ist ohne Gift. Allein die Dosis macht, daß ein Ding kein Gift ist.»*

In den einzelnen Kontinenten und Ländern haben sich entsprechend einer oft abweichenden Auffassung und Interpretation von Gesundheit, Gesundsein, Krankheit und Kranksein des Menschen verschiedene *Medizinschulen* mit zum Teil sehr verschiedenen Therapiekonzepten entwickelt. In diesen spielte die «Kräutermedizin» von Anfang an eine dominierende Rolle.

Vor allem in den fernöstlichen traditionellen Medizinen wurde «Kräutermedizin» als Teil einer **ganzheitlichen Krankheitsbehandlung** angesehen.

Sie war und ist heute noch ähnlich wie die spätere Homöopathie stark *ursachen-* und *konstitutions-* d. h. auf den individuellen Patienten *bezogen* und von *diagnostischen* Kriterien geprägt. Sie berücksichtigt den jeweiligen Krankheitszustand und versucht diesem die Dosierung anzupassen. Die Kombination von mehreren Drogen war und ist bei diesen Therapien die Regel.

Eine große Bedeutung wird in der Therapie mit Pflanzen der **Prophylaxe** zuerkannt.

Eigenständige Behandlungsmethoden mit Pflanzenpräparaten haben sich z. B. in Indien, in Form der *Ayurvedischen-* und *Unani-Medizin*, in China und Tibet, in Form der traditionellen *Chinesischen Medizin*, oder in Japan, in Gestalt der *Kampoo-Medizin* entwickelt.
In Europa entwickelte sich die Kräutermedizin bereits vor Einführung der Homöopathie zur beherrschenden Behandlungsmethode.

1.2 Phytotherapie und Phytopräparate: Allgemeine Definitionen

Bis zur Entdeckung des Salvarsans durch P. Ehrlich (1854–1915), die Synthese des Antipyrins im Jahre 1890 durch L. Knorr und die Entdeckung des Penicillins durch A. Fleming (1921) war die Kräutermedizin die alleinige Arzneitherapieform.
Mit dem Aufkommen der Chemo- und Antibiotika-Therapie verlor diese Therapie mit Pflanzenpräparaten ihre Monopolstellung. Mit der Reindarstellung des Morphins aus der Mohnkapsel im Jahre 1805 durch den Apotheker Friedrich W. A. Sertürner hat gleichzeitig die Entwicklung hin zur Therapie mit reinen Naturstoffen, zur **Monosubstanztherapie**, begonnen.

Damit stehen heute zur Therapie neben den synthetischen Arzneipräparaten, den Chemotherapeutika, **drei Haupt-Präparateformen aus Pflanzen** zur Verfügung:
- **Rohdroge**
- **Daraus hergestellte Mono- bzw. Poly-Extrakt-Präparate.**
- **Isolierte Reinstoff (Mono)-Präparate.**

Alle drei Präparateformen faßt man unter den Begriffen **Phytotherapeutika** oder **Phytopharmaka** zusammen. Sehr häufig werden beide Begriffe synonym gebraucht. Der Gesetzgeber hat den Begriff Phytopharmaka übernommen. Der Vorschlag, die Bezeichnung Phytopharmaka nur für isolierte Reinstoffe (z. B. Digitoxin, Morphin, Reserpin) und die

Bezeichnung Phytotherapeutika nur für die Mehrstoffgemische (Rohdroge und Extrakte) zu verwenden, hat sich nicht durchgesetzt.
Um aber zwischen beiden Präparatetypen zu unterscheiden, hat F. Weiß (1985) die Bezeichnung «forte»- und «mite»-Präparate vorgeschlagen.
Nach G. Vogel (1986) werden Phytopharmaka definiert als: *«Präparationen aus Pflanzen oder getrockneten Drogen pflanzlicher Herkunft, die den Wirkstoff oder die Wirkstoffe in mehr oder minder angereicherter Form enthalten und zusätzlich noch Begleitstoffe – mögen sie Wirksamkeit entfalten oder nicht.»*
Dieser Definition hat sich die Sachverständigenkommission (Arzneimittelkommission E) beim Bundesgesundheitsamt angeschlossen.
Hiernach würden Reinstoffpräparate (Monopräparate) aus Pflanzen nicht zu den Phytopharmaka sondern zu den «pflanzlichen Chemotherapeutika» zählen. Wir halten diese Einteilung nicht für zweckmäßig und plädieren dafür, *alle* Pflanzenpräparate als *Phytopharmaka* zu bezeichnen und zur genaueren Charakterisierung und Unterscheidung die einzelnen Präparate mit Zusatzangaben (z.B. Rohdroge, Extrakt- oder Tinkturenpräparat) und mit genauen Indikationsansprüchen zu versehen.
Im Gegensatz zu den Drogenpräparaten der früheren «Kräutermedizin» sind aber die heutigen Phytopharmaka (Rohdrogen oder Extrakte) in ihrer chemischen Zusammensetzung weitgehend definiert und auf Mindestgehalte an Wirkstoffen standardisiert. Sie müssen den Anforderungen des geltenden Arzneimittelgesetzes hinsichtlich Qualität, Wirksamkeit und Unbedenklichkeit entsprechen.

Die erstmals von dem franzöischen Arzt H. Leclerc eingeführte Bezeichnung «**Phytotherapie**» beinhaltet die Anwendung von Pflanzenpräparaten der vorangegangenen Definition. Hieraus erklärt sich, weshalb der Gesetzgeber die Phytotherapie als «Besondere Therapierichtung» eingestuft und anerkannt hat. Ob die Therapie mit pflanzlichen Reinstoffpräparaten auch als Phytotherapie bezeichnet werden soll, ist eine Definitions- und Standpunktfrage. Die hierfür gelegentlich verwendete Bezeichnung «Pharmakotherapie» wäre die logische Konsequenz.
Phytotherapie gehört als «Besondere Therapierichtung» zu den sogenannten *Naturheilverfahren*, über die der Arzt nach der Approbationsordnung Kenntnisse besitzen muß. Demnach ist Phytotherapie nicht *Alternative Medizin*, sondern Teil der heutigen naturwissenschaftlich orientierten Medizin.

1.3 Hauptindikationsbereiche für Phytopharmaka

Aus den später noch zu beschreibenden charakteristischen Wirkeigenschaften und Wirkmechanismen lassen sich folgende Hauptindikationsbereiche für Phytopharmaka vom Typ der Extrakt- und Rohdrogen-Präparate (Typ 1) oder Phytopharmaka (Reinstoffe) (Typ 2) im engeren Sinne ableiten:

- Zur kurzzeitigen Behandlung bis zur Diagnosestellung durch den Arzt.
- Befindlichkeitsstörungen (z.B. Schnupfen, Dysfunktionen des Magens, Obstipation, Schwächezustände).
- Leichte bis mittelschwere Erkrankungen zur alleinigen Therapie (z.B. Prostatahyperplasie oder Herzinsuffizienz NYHA II).
- Adjuvanstherapie in Kombination mit Pflanzenreinstoffpräparaten, Antibiotika oder Chemosynthetika bei der Behandlung schwerer Krankheitszustände.
- Weitgehend chemotherapieresistente chronische Erkrankungen (z.B. Arthritis, Sinusitis, Allergien, Neurodermitis, rezidivierende Infektionen).
- Geriatrische Erkrankungen, degenerative Krankheitszustände.
- Zur Prophylaxe von infektiösen, degenerativen und Stoffwechsel-Erkrankungen.
- Zur Nachbehandlung und in der Rekonvaleszenz.

Hieraus wiederum ergeben sich in Abgrenzung zu den pflanzlichen Reinstoffpräparaten und Chemotherapeutika bestimmte Anwendungsbereiche *(Tab. 1.1).*

1.4 Selbstmedikation mit Phytopharmaka

Ein Kriterium der Phytopharmaka vom Typ 1 bzw. im engeren Sinne ist ihre Verwendbarkeit zur Selbstmedikation. Hierunter versteht man die **Selbstbehandlung** mit einem Arzneimittel. Dazu gehört vor allem die Anwendung mit dem Ziel, eine **Linderung** oder **Beseitigung** von Schmerzen zu erreichen.

Tab. 1.1: Anwendungsbereiche für Extrakt- und Rohdrogen Präparate (Typ 1) und pflanzliche Reinstoffpräparate und Synthetika (Typ 2).

Phytopharmaka (Typ 1): Extrakt- und Rohdrogen-Präparate	**Pflanzliche Reinstoffpräparate und Synthetika (Typ 2)**
Selbstmedikation von Befindlichkeitsstörungen	Primär zur Verordnung durch Ärzte bestimmt
Akute Erkrankungen, chronische Erkrankungen, leichte bis mittelschwere Krankheitszustände	Schwere und schwerste Krankheitszustände (Notfall-Therapie)
Langzeit- oder Intervalltherapie bei chronischen Erkrankungen	Kurzzeittherapie bei schweren und schwersten Erkrankungen
Prophylaxe und Therapie	Bevorzugt zur Therapie, selten zur Prophylaxe

Nach der in § 2 AMG getroffenen Definition zählen hierzu auch Arzneimittel, die dazu bestimmt sind
- Krankheiten, Leiden, Körperschäden oder krankhafte Beschwerden zu verhüten (§ 2 Abs. 1 Nr. 1 AMG) und
- die Beschaffenheit, den Zustand oder die Funktion des Körpers zu beeinflussen (§ 2 Abs. 1 Nr. 5 AMG).

Nach Auffassung der «Deutschen Gesellschaft für Phytotherapie» handelt es sich hierbei bevorzugt um
- Arzneimittel zur Stärkung und Kräftigung (Roborantien),
- Arzneimittel zur Verbesserung des Befindens und gegen Mißbefindlichkeiten (sog. Umstimmungsmittel),
- Arzneimittel zur Unterstützung von Organfunktionen (Tonika),
- Arzneimittel zur Abwehr stummer, krankheitswertiger Störungen im Vorfeld krankhafter Veränderungen und diagnostisch faßbarer Krankheiten (Prophylaktika).

Hierzu zählen Arzneimittel, die vom Apotheker hergestellt werden oder Fertigarzneimittel. Im besonderen gehören hierzu die **nicht verschreibungspflichtigen** sog. OTC (over the counter)-Präparate.

Der Anteil der Selbstmedikation am Gesamtumsatz rezeptfreier Arzneimittel und damit Phytopharmaka ist besonders hoch (50–95 %) bei
- Tonika und Stärkungsmitteln,
- Geriatrika,
- Schmerzmitteln,
- Vitaminen,
- Beruhigungs- und Schlafmitteln.

Er ist weniger hoch (20–50 %) bei
- Erkältungs- und Grippe-Mitteln,
- Dermatika,
- Mittel gegen Verdauungsbeschwerden,
- Rheumamittel sowie
- Urologika.

Die Tendenz zur Selbstmedikamention ist zwar steigend, doch ist gerade die heute zunehmende kritische Einstellung der Bevölkerung zum Arzneimittel schlechthin ein natürliches Regulativ gegen den Mißbrauch der Selbstmedikation.
Eine besondere Aufgabe wird in diesem Zusammenhang der Beratungsfunktion des Apothekers zukommen (arztgestützte Selbstmedikation).

Literatur: Siehe hierzu Crantz, 1987; Ammon, 1989.

1.5 Wissenschaftliche Bewertung von Phytopharmaka

Soweit Phytopharmaka in Form ihrer isolierten Reinstoffe d. h. als **Monosubstanzpräparate** vorliegen, kann man davon ausgehen, daß ihre Wirkungen experimentell und ihre Wirksamkeit auch klinisch gut belegt sind.

Die **zweite Gruppe** beinhaltet vorwiegend **Monoextrakte** oder **Extraktkombinationen**, von denen *in vitro oder tierexperimentelle Prüfungen, ärztliche Studien oder bei Monoextraktpräparaten auch kontrollierte Studien vorliegen.* Als beispielhaft können hier z. B. die mit standardisierten Knoblauch-, Ginkgo-, Hypericum-, Sabal-, Urtica- oder Crataegus-Monoextrakten durchgeführten Doppelblindstudien der letzten Jahre genannt werden. Man kann davon ausgehen, daß bis zum Jahr 2000 von allen wichtigen Monoextraktpräparaten kontrollierte klinische Untersuchungen vorliegen werden. Wie eine Reihe von erfolgreich durchgeführten kontrollierten Studien von Extraktkombinationspräparaten zeigen, sind auch bei dieser Klasse von Präparaten Wirksamkeitsnachweise grundsätzlich möglich.

Von einer **dritten Gruppe** von Phytopharmaka wiederum existieren *nur Erfahrungsberichte als Belege ihrer Wirksamkeit.*

Bei einer **vierten Gruppe** von Phytopräparaten wiederum *fehlen sowohl pharmakologische und klinische Arbeiten als auch brauchbare Erfahrungsberichte.* Pflanzen oder Drogen dieser Gruppen werden daher von der Kommission E beim BGA mit einer sog. *«Negativmonographie»* belegt.

Ob die Phytopharmaka der zweiten bis vierten Gruppe auch in Zukunft dem Arzt noch zur Verfügung stehen werden, wird davon abhängen, ob für diese Präparate reproduzierbare und gut dokumentierte klinische Wirksamkeitsnachweise – soweit noch nicht vorhanden – erbracht werden können. Wichtig ist in diesem Zusammenhang, daß nach dem 2. AMG für die Beweisführung außer Einfach- und Doppelblindstudien auch «anderes wissenschaftliches Erkenntnismaterial» herangezogen werden kann. Nach § 25 Abs. 7 wurde für die Aufbereitung dieses Erkenntnismaterials eine Zulassungs- und Aufbereitungskommission für den humanmedizinischen Bereich «phytotherapeutische Therapierichtung und Stoffgruppe» (Kommission E) berufen.

Literatur: Siehe auch Fintelmann 1982, 1986; Schilcher 1988, 1990.

1.6 Erfahrungsmedizinische Bewertung von Phytopharmaka

Es gibt eine Reihe von Gründen, weshalb der Wirk- und Wirksamkeitsnachweis bei den Nichtreinstoff-Phytopräparaten (Typ 1) in vielen Fällen auf Schwierigkeiten stößt. Hierzu gehören die in Tab. 1.2 aufgelisteten Stoffcharakteristika und der Mangel an adäquaten Tiermodellen und Prüfdesigns. Dies gilt speziell für Präparate zur Behandlung vegetativ beeinflußter Krankheitszustände, degenerativ-chronischer Erkrankungen und präventiv verwendbarer Präparate. Hier ist es oft schwierig, ein einzelnes Symptom als Zielgröße für den Therapie- und Präventiverfolg zu definieren.

Da sich auch bei Doppelblindstudien der **Plazeboeffekt** nicht völlig ausschalten und sich speziell bei funktionellen Krankheitszuständen die Komplexität von Physis und Psyche in keinem Patientenkollektiv deutlich erfassen läßt, sollte nach Vogel (1986) «aus erkenntnistheoretischen und praktischen Erwägungen heraus die subjektive Aussage des Patienten zu seiner Befindlichkeit als ebenso gültiges Beweismaterial für ein Arzneimittel bewertet werden wie die Befunde der Labormedizin». Gemeint sind hier speziell Phytopharmaka vom Typ der Extrakt- und Rohdrogen-Präparate. Die Erfassung der Lebensqualität als Zielkriterium wird zukünftig große Bedeutung erfahren.
Außerdem sollte die Methode für den Wirksamkeitsnachweis in einem vernünftigen Verhältnis zum zu erwartenden Nutzen stehen. Dieses Kriterium ist bei zahlreichen Phytopräparaten nicht erfüllbar.

Nach Buchborn (1983) gehört zum Begriff der **Erfahrung in der Medizin** nicht nur die *wissenschaftlich* gewonnene und gesicherte Erfahrung, sondern auch die *ärztliche Erfahrung* und die *Grunderfahrung des Krankseins.* Dies bedeutet wiederum, daß in die Bewertung der Wirksamkeit eines Arzneipräparates auch die Erfahrung des Patienten einbezogen werden muß, d. h. daß dort die Erfahrung ihre Berechtigung hat, wo Doppelblindstudien wie bei zahlreichen Phytopharmaka fehlen bzw. mangels fehlender Meßmethoden bisher versagten.
Allerdings muß nach Überla (1982) Erfahrung in der Medizin *dokumentierbar, wiederholbar, beschreibbar, überprüfbar und kommunizierbar* sein. Diese Kriterien sollten in Zukunft für alle Phytopharmaka gelten.

Die **stärkere Einbeziehung erfahrungsmedizinischer Erkenntnisse** bei der Bewertung von Phytopharmaka ist keine Umschreibung für «Plazeboeffekte». Auf der anderen Seite muß darauf hingewiesen werden, daß die Phytopharmaka nicht in jedem Falle den gleichen Gesetzmäßigkeiten von Bioverfügbarkeit, Pharmakokinetik und Rezeptor-Interaktionen folgen, sondern eine eigene bisher in ihrem Mechanismus noch nicht voll erforschte und verstandene Wirkqualität besitzen. Dies trifft vor allem für die vielen Kombinationspräparate zu. Dies wiederum bedeutet, daß sich die Phytoforschung in Zukunft stärker den Themen der «Regulation von pathophysiologischen Prozessen» und den «unspezifischen Wirkungen» sowie der «Prävention» wird widmen müssen.
Die Forderung von Bock (1980), die Phytotherapie durch Beseitigung der Indikationslyrik, durch Beschränkungen in den Kombinationen und durch Standardisierung und Normierung der Präparate *rationaler* zu gestalten, muß dagegen neben der Sicherstellung der Unbedenklichkeit dieser Präparategruppe angestrebt und in absehbarer Zeit erfüllt werden.

Tab. 1.2: Stoffcharakteristika von Phytopharmaka Typ 1 und Typ 2

Phytopharmaka (Typ 1): Extrakt- und Rohdrogen-Präparate	Pflanzliche Reinstoffpräparate und Synthetika (Typ 2)
Zumeist komplexe Mehrstoffgemische in natürlicher Kombination mit wirkungslosen Begleitstoffen	Isolierte oder synthetisierte reine Einzelstoffe
Wirkprinzipien nur z. T. bekannt oder nicht genau geklärt	Chemische Strukturen bekannt
Chemisch und biologisch bisher nur z. T. standardisiert	Exakt quantitativ zu bestimmen und zu standardisieren
Große Präparateformen-Vielfalt	Wenige Präparateformen
In der Regel nicht injizierbar	Alle Anwendungsformen möglich (p. o., i. m., i. v.)

1.7 Stoffcharakteristik

Nach § 3 des 2. Arzneimittelgesetzes (AMG) vom 1. 1. 1978 gehören hierzu *Pflanzen, Pflanzenteile und Pflanzenbestandteile in bearbeitetem und unbearbeitetem Zustand.*
Je nachdem, ob Phytopharmaka in bearbeitetem oder unbearbeitetem Zustand vorliegen unterscheiden sie sich voneinander zum Teil sehr deutlich in ihrer chemischen Zusammensetzung, den auf sie anwendbaren Analysen- und Standardisierungsverfahren sowie den von ihnen herstellbaren Präparateformen.
Die wichtigsten Unterschiede sind in der Tab. 1.2 aufgeführt.

1.7.1 Präparateformen

In der **Roten Liste**[1] sind z. Z. etwa 9000 *Arzneifertigpräparate* aufgelistet, von denen die *Phytopharmaka* rund 1300 ausmachen.

In der **Präparate-Liste der Naturheilkunde**(Grüne Liste)[2] sind fast 3800 nur pflanzliche Drogen oder Drogenzubereitungen aufgeführt. Die Gesamtzahl der Drogen, die in der Roten Liste allein oder in Kombination bzw. in Zubereitungen im Gebrauch ist, liegt bei ungefähr 350.

In einer weiteren erst kürzlich erschienenen «Gelben Liste» **Pharmindex 1994**[3] sind 1700 Phytopharmaka, pflanzliche Mono- und Kombinationspräparate sowie Homöopathika zusammengestellt.

Neben den Fertigpräparaten gewinnt die **individuelle Rezeptur** wieder zunehmend an Bedeutung. In der folgenden Tabelle (Tab. 1.3) sind die wichtigsten heute noch im Gebrauch befindlichen Drogenzubereitungen aufgelistet. Über die Herstellungsweise dieser Zubereitungen informieren Lehrbücher der pharmazeutischen Technologie.

1.7.2 Heiß- und Kaltwasser-Auszüge

Die meisten Tees werden im Bedarfsfall durch Übergießen der geschnittenen oder pulverisierten Rohdroge mit heißem, d. h. kochendem Wasser im Verhältnis 1.0–1.5 g Droge/Tasse 150–200 ml Wasser, 5- bis 10minütiges Ziehenlassen und Filtration gewonnen.

Ausnahmen: Auszüge von schleimhaltigen Drogen wie z. B. Eibisch (Radix Altheae), Leinsamen (Semen Lini) oder Isländisches Moos (Lichen islandicus) werden durch 15- bis 20minütige *Kaltmazeration* in Wasser gewonnen.

Bei der **Rezeptur** einer Teemischung unterscheidet man:

a) *Leitdrogen* mit 1. Relevanz für den jeweiligen Indikationsanspruch,
b) *Ergänzungsdrogen* mit nachgeordneter Relevanz und
c) *Hilfsdrogen* für Aroma, Geschmack und Aussehen («Schönen» eines Tees).

1 Verzeichnis von Fertigarzneimitteln der Mitglieder des Bundesverbandes der Pharmazeutischen Industrie, Hrsg. Bundesverband der Pharmaz. Industrie e. V. Frankfurt a. M., Editio Cantor-Aulendorf/Württ.

2 Sommer Verlag, Teningen, Hrsg. S. Sommer.

3 IMP Kommunikationsgesellschaft mbH, Am Forsthaus Gravenbruch 9, 63263 Neu-Isenburg 2.

Tab. 1.3: Die wichtigsten heute im Gebrauch befindlichen Drogenzubereitungen.

Typ	Definition
1. Infus	Heißer Aufguß von Blatt-, Kraut- und Blütendrogen, von Früchten und Samen.
2. Dekokt	Abkochung (ca. 30 min. lang) von Holz-, Rinden-, Wurzel- und Früchtedrogen.
3. Mazerat	Kaltwasserauszug von Drogen aus primär galenischen Gründen (z. B. Eibischwurzeln).
4. Tinkturen	Drogenauszüge mit reinem Alkohol (Spiritus) oder Alkohol-Wassergemischen in unterschiedlichen Mengenverhältnissen (meist 1: 5 bis 1: 10).
5. Fluid-Extrakte	Alkoholische Auszüge im Mengenverhältnis 1: 2.
6. Spissum- und Siccum-Extrakte	Zähflüssige bzw. zum Trocknen eingeengte wäßrige oder alkoholische Auszüge.
7. Salben	Spissum-Extrakte oder Tinkturen in Emulsionssalbengrundlagen.
8. Olea	Ölige Drogenauszüge, hergestellt von zahlreichen Drogen durch Mazeration oder Digestion mit trocknenden Ölen, z. B. Mandelöl, Erdnußöl oder Olivenöl.
9. Aetherolea	Durch Wasserdampfdestillation, Trockendestillation oder Lösungsmittelextraktion gewonnene Ätherischöle.
10. Suppositorien	Spissum-Extrakte in leicht schmelzbaren Zäpfchengrundlagen (z. B. Oleum Cacao).
11. Preßsäfte	Durch Auspressen frischen Pflanzenmaterials gewonnene wäßrige Auszüge.
12. Sirupe	Unter Zusatz von Zucker hergestellte zähflüssige Drogenzubereitungen.

Infuse, Mazerate und *Dekokte* enthalten die in Wasser gut löslichen Wirkstoffe einer Droge. Die lipophilen Stoffe gehen bei dieser Extraktionsweise nur zum Teil in Lösung. Bei Vorliegen von Ätherischölen in einer Droge ist mit einer höchstens 25 %igen Extrahierbarkeit mit Wasser zu rechnen.
Da durch enzymatische und oxidative Einflüsse die Wirkstoffe wäßriger Auszüge relativ rasch abgebaut werden und somit wäßrige Auszüge instabile Präparateformen darstellen, sind diese nach der Herstellung *zum sofortigen Verbrauch bestimmt.*
Ein Vorteil von wäßrigen Teezubereitungen ist, daß sich die *meistens lipophilen Pestizide* darin nur sehr schlecht lösen und daher höchstens bis zu 10–20 % der ursprünglich in der Ausgangsdroge vorliegenden Menge enthalten sind.

Eine besondere Form der Teezubereitungen sind die sog. «tassenfertigen», als Trockenpulver vorliegenden *Instant-Tees*: Diese werden industriell nach verschiedenen Verfahren hergestellt. Die in der Regel mit Wasser-Alkohol-Mischungen erhaltenen Flüssigextrakte werden in einem warmen Luftstrom einem *Sprüh-Trocken-Verfahren* unterworfen. Die bei diesem Verfahren flüchtig gegangenen Ätherischöle werden nachträglich wieder zugesetzt.

Die sog. *Granulat-Tees* gewinnt man dadurch, daß man die flüssigen Drogenextrakte auf Trägermaterialien wie z. B. Saccharose «aufzieht» und das Ganze in der Wärme trocknet. Beide Tee-Präparate lösen sich gut nur in heißem Wasser.

Literatur: Siehe Wichtl, 1989.

1.8 Wirkstoffqualität und Standardisierung (Normierung) von Drogen und Phytopharmaka

Die *Stoff-Qualität* der im Arzneimittelhandel befindlichen Drogen, isolierten Reinstoffe und registrierten pflanzlichen Präparate ist durch amtliche Prüfrichtlinien festgelegt.

1.8.1 Roh-Drogen

Im Deutschen Arzneibuch (DAB 10) sind 80 Drogen ohne Ätherischöle offizinell. Nicht in dieser Pharmakopoe enthaltene Drogen findet man z. T. im Deutschen Arzneimittel-Codex (AC) oder in anderen europäischen Pharmakopöen, z. B. Österreich. Ph. P. (ÖAB) und Schweizer Ph. P. (Helv. VII).

Kap-Aloe

Aloe capensis

Kap-Aloe ist der zur Trockne eingedickte Saft der Blätter einiger Arten der Gattung *Aloe*, insbesondere der *Aloe ferox* MILLER und seiner Hybriden und enthält mindestens 18,0 Prozent Hydroxyanthracen-Derivate, berechnet als wasserfreies Aloin (M_r 418,4).

Eigenschaften

Die Droge ist eine tiefbraune Masse mit grünlichem Schimmer und glänzenden, muscheligen Bruchflächen. Das Pulver ist grünlichbraun. Die Droge hat einen starken, charakteristischen Geruch und einen bitteren, unangenehmen Geschmack. Sie ist unter Erwärmen löslich in Ethanol, teilweise löslich in siedendem Wasser, praktisch unlöslich in Chloroform und Ether.

Prüfung auf Identität

A. 1 g pulverisierte Droge wird mit 100 ml siedendem Wasser geschüttelt. Nach dem Abkühlen wird mit 1 g Talkum *R* versetzt und filtriert. 0,25 g Natriumtetraborat *R* werden unter Erwärmen in 10 ml Filtrat gelöst. Werden 2 ml dieser Lösung in 20 ml Wasser gegossen, entsteht eine gelblichgrüne Fluoreszenz, die sich im ultravioletten Licht bei 365 nm verstärkt.

B. Werden 5 ml des unter A erhaltenen Filtrats mit 1 ml frisch hergestelltem Bromwasser *R* versetzt, entsteht ein gelber Niederschlag. Die überstehende Flüssigkeit darf nicht violett gefärbt sein.

Prüfung auf Reinheit

Chromatographie: Die Prüfung erfolgt mit Hilfe der Dünnschichtchromatographie (V. 6.20.2) unter Verwendung einer Schicht von Kieselgel G *R*.

Untersuchungslösung: 0,5 g pulverisierte Droge werden mit 20 ml Methanol *R* im Wasserbad zum Sieden erhitzt und einige Minuten lang geschüttelt. Die überstehende Flüssigkeit wird dekantiert und bei etwa 4 °C aufbewahrt. Die Absorption (V.6.19) der Lösung wird bei 512 nm gegen Methanol *R* als Kompensationsflüssigkeit gemessen.

Der Prozentgehalt an wasserfreiem Aloin errechnet sich nach der Formel

$$\frac{A \cdot 20}{m}$$

Spezifische Absorption von Aloin = 240
A = Absorption bei 512 nm
m = Einwaage der Droge in Gramm.

Referenzlösung: 50 mg Aloin *R* werden in Methanol *R* zu 10 ml gelöst.

Auf die Platte werden getrennt 5 µl jeder Lösung bandförmig (20 mm × 3 mm) aufgetragen. Die Chromatographie erfolgt mit einer Mischung von 13 Volumteilen Wasser, 17 Volumteilen Methanol *R* und 100 Volumteilen Ethylacetat *R* über eine Laufstrecke von 10 cm. Die Platte wird an der Luft getrocknet und anschließend mit einer 10prozentigen Lösung *(m/V)* von Kaliumhydroxid *R* in Methanol *R* besprüht. Die Auswertung erfolgt im ultravioletten Licht bei 365 nm. Das Chromatogramm der Untersuchungslösung zeigt in der Mitte eine gelb fluoreszierende Zone, die in bezug auf ihre Lage der Zone von Aloin im Chromatogramm der Referenzlösung entspricht. Das Chromatogramm der Untersuchungslösung muß im unteren Teil zwei gelb fluoreszierende, den Aloinosiden A und B entsprechende Zonen, sowie eine blau fluoreszierende, dem Aloesin entsprechende Zone zeigen. Die Platte wird 5 min lang bei 110 °C erhitzt. Das Chromatogramm der Untersuchungslösung darf direkt unterhalb der Aloinzone keine violett fluoreszierende Zone zeigen.

Trocknungsverlust (V.6.22): Höchstens 10,0 Prozent, mit 1,000 g pulverisierter Droge durch Trocknen im Trockenschrank bei 100 bis 105 °C bestimmt.

Gehaltsbestimmung

0,400 g pulverisierte Droge (180) werden in einem 250-ml-Erlenmeyerkolben mit 2 ml Methanol *R* befeuchtet und nach Zusatz von 5 ml Wasser von etwa 60 °C gut gemischt. Die Mischung wird mit weiteren 75 ml Wasser von etwa 60 °C versetzt und 30 min lang geschüttelt. Nach dem Abkühlen wird in einen Meßkolben filtriert. Erlenmeyerkolben und Filter werden mit 20 ml Wasser gewaschen und Filtrat sowie Waschflüssigkeit mit Wasser zu 1000,0 ml verdünnt. 10,0 ml dieser Lösung werden in einem 100-ml-Rundkolben, der 1 ml einer 60prozentigen Lösung *(m/V)* von Eisen(III)-chlorid *R* und 6 ml Salzsäure 36 % *R* enthält, 4 h lang im Wasserbad unter Rückfluß so erhitzt, daß die Wasseroberfläche über dem Flüssigkeitsspiegel im Kolben steht. Nach dem Abkühlen wird die Lösung in einen Scheidetrichter gebracht und der Kolben nacheinander mit 4 ml Wasser gespült. Die Waschflüssigkeiten werden dem Inhalt des Scheidetrichters zugefügt. Anschließend wird dreimal mit je 20 ml Tetrachlorkohlenstoff *R* ausgeschüttelt. Die vereinigten Tetrachlorkohlenstoffauszüge werden zweimal mit je 10 ml Wasser gewaschen, das verworfen wird. Die organische Schicht wird mit Tetrachlorkohlenstoff *R* zu 100,0 ml verdünnt. 20,0 ml werden im Wasserbad vorsichtig zur Trockne eingedampft und der Rückstand in 10,0 ml einer 0,5prozentigen Lösung *(m/V)* von Magnesiumacetat *R* in Methanol *R* gelöst. Die Flüssigkeit muß innerhalb 24 h zur Chromatographie verwendet werden.

Lagerung

Vor Licht geschützt.

Hinweis

Wird Aloe ohne besondere Angabe verordnet, so ist **Kap-Aloe** abzugeben.

Abb. 1.1: Monographie Kap-Aloe, Europäisches Arzneibuch.

Die von den einzelnen Arzneibuchkommissionen festgelegten Qualitätskriterien sind in Form von Monographien beschrieben und aufgelistet. Sie enthalten:
- Identitätsprüfungen,
- Reinheitsprüfungen,
- Kennzahlen,
- Mindestgehalte an Hauptwirkstoffen und zum Teil auch Mindest-Wirkwertangaben.

Die **Qualitätssicherung und Standardisierung** von nicht bearbeiteten Rohdrogen erfolgt außer durch die Festlegung von Aussehen, Farbe, Geruch und morphologischen Charakteristika durch:
- Vorschriften zur Prüfung auf Abwesenheit von Verfälschungen, Verwechslungen oder fremden Beimengungen.
- Vorschriften zur qualitativen dünnschichtchromatographischen Analyse des Inhaltsstoffmusters oder der Hauptinhaltsstoffe.
- Vorschriften zur Gehaltsbestimmung von Hauptinhaltsstoffen oder Hauptwirkstoffen und/oder Bestimmung von biologischen bzw. pharmakologischen Wirkwerten.

Die einzelnen für diese Untersuchungen anzuwendenden analytischen Verfahren sind in einem Methodenteil für die Aloe Droge (Abb. 1.1) genau beschrieben.

Literatur: Siehe auch Eberwein et al., 1989; Hanke, 1984; Wagner, H. et al., 1980–1990; Dirscherl, 1982–1985.

1.8.2 Extrakte, Tinkturen, Olea, Aetherolea und Phytopräparate

Die Qualitätssicherung und Standardisierung erfolgt in gleicher oder ähnlicher Weise wie für die Rohdrogen angegeben. Für eine Reihe von Drogenzubereitungen dienen spezielle **Kennzahlen** zur Identitäts- und Reinheitsangabe wie z. B. Extraktgehalte, bei ätherischen Ölen optische Drehung, Refraktionszahl, optische Dichte u. a., bei fetten Ölen Verseifungszahl, Jodzahl, Säurezahl, Hydroxylzahl u. a.

Für die qualitative und quantitative Analyse von Drogen und Zubereitungen mit flüchtigen Inhaltsstoffen werden heute zusätzlich die *Gaschromatographie* (Abb. 1.2), für alle anderen auch die *Hochdruckflüssigchromatographie* (HPLC) (Abb. 1.3) eingesetzt. Die HPLC-Methode eignet sich auch zur *Fingerprintanalyse* von Kombinationspräparaten (Abb. 1.4), wenn die Zahl von 4–6 Komponenten nicht überschritten ist.

1.8.3 Spezielle Prüfvorschriften für Drogen und Drogenzubereitungen

Zu den notwendigen **Reinheitsprüfungen** einer Droge zählt auch die Prüfung auf *Pflanzenschutzmittel-Rückstände*. Die Pflicht hierauf zu prüfen ergibt sich aus den allgemeinen Vorschriften des Europ. Arzneibuches (Ph. Eur.) Bd. III S. 19, in der es heißt: «Die verbindlichen Vorschriften gehen nicht so weit, daß alle möglichen Verunreinigungen berücksichtigt sind. So wird nicht vorausgesetzt, daß eine ungewöhnliche Verunreinigung, die mit Hilfe der angegebenen Prüfungsmethoden nicht nachgewiesen wird, erlaubt ist, wenn die Vernunft und eine gute pharmazeutische Praxis ihre Abwesenheit erfordert.» In den Arzneibüchern gibt es für Drogen und Drogenzubereitungen keine speziellen Prüfvorschriften. Für sie gilt aber die Höchstmengen-Verordnung (HMVO) für «Pflanzenbehandlungsmittel» im Lebensmittelbereich vom 24. 06. 1982 (BGBl I. Z.: 5702 A-Nr. 2, S. 745–783) sowie die 1. Änderungs-VO vom 23. 12. 1983. In diesen sind 374 Einzelsubstanzen mit den zulässigen Mindest-Mengen (in ppm = parts per million) aufgeführt.

Für die tolerierten Mindestmengen an *Schwermetallverunreinigungen* (Blei, Cadmium und Quecksilber) gibt es die sog. ZEBS-Richtlinien der Zentralen Erfassungs- und Bewertungsstelle für Umweltchemikalien. Danach wurden die Grenzwerte für *Blei* mit 5 mg/kg, für *Cadmium* mit 0,2 mg/kg und *Quecksilber* mit 0,1 mg/kg angegeben.

Die *Rückstandsanalyse auf Pflanzenschutzmittel* erfordert aufwenige Analysenmethoden, die nur in Speziallaboratorien durchgeführt werden können. Die Hersteller von Phytopräparaten einschließlich Teepräparaten sind aber verpflichtet, diese Analysen durchführen zu lassen.

Die zulässigen **Radioaktivitätsmengen** (Cs-134 und Cs-137) sind in dem Strahlenvorsorgegesetz (Str.V.G.) für Lebensmittel und Drogen mit *600 Bq/kg* festgelegt worden.

Bezüglich des **mikrobiologischen Zustandes** ist vorgeschrieben, daß Drogen nicht mehr als 10^3–10^4 aerobe Bakterien, 10^2 Hefen und Schimmelpilze pro ml bzw. pro g enthalten sollen und weder Escherichia coli, Salmonella und Pseudomonas noch Staphylococcus aureus anwesend sein dürfen.

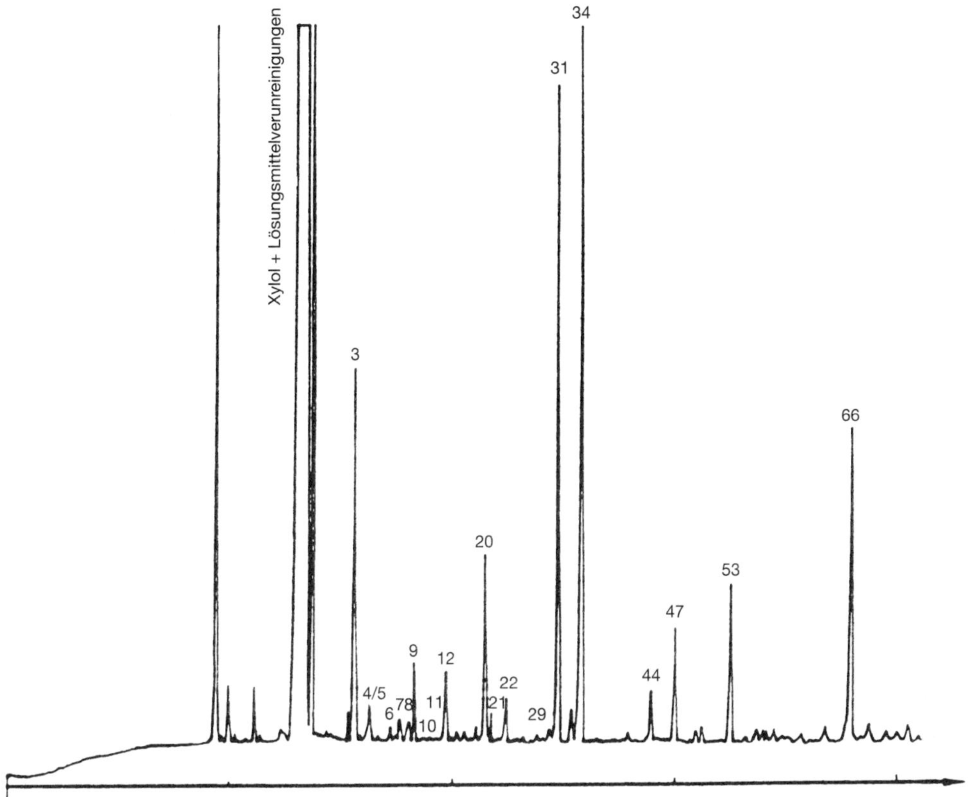

Abb. 1.2: Kapillargaschromatographische Analyse des ätherischen Öls von Melissa officinalis.
Die hochauflösende kapillargaschromatographische Analyse (KGC) trennt in ca. 40 Minuten ein durch Wasserdampfdestillation gewonnenes ätherisches Öl von Melissenblättern in über 70 Einzelkomponenten auf, von denen 10 Verbindungen mengenmäßig etwa 90 % aller Verbindungen des ätherischen Öls ausmachen. Jede der Hauptverbindungen des Gemisches kann quantitativ bestimmt werden.
Zuordnung der Hauptpeaks:

3 cis-Hex-3-enol	34 Geranial
9 trans-β-Ocimen	44 Geranylsäure
12 Linalool	47 Geranylacetat
20 Citronellal	53 α-Caryophyllen
31 Neral	66 β-Caryophyllenoxid

GC-Bedingungen: 50 mOV 101 – fused silica.
(Planta med. 46: 95 [1982])

1.9 Allgemeine Wirkeigenschaften von Phytopharmaka

Viele Phytopharmaka, die Reinstoffpräparate ausgenommen, besitzen eine *milde, schwache oder schwächere pharmakologische Wirkung bzw. Wirksamkeit*, wobei auffällig ist, daß diese Wirkung sehr häufig erst nach längerer Therapie (Langzeittherapie) in Erscheinung tritt.

Ihre Wirkungen werden häufig als *«regulierend»* oder *«modulierend»* beschrieben.

Phytopräparate der genannten Art sind bei bestimmungsgemäßem Gebrauch *nebenwirkungsarm oder frei*, während Phyto-Reinstoffpräparate wie viele Synthetika in stärkerem Maße unerwünschte Wirkungen besitzen können.

Daraus folgt, daß Phytopräparate Typ 1 im allgemeinen durch eine *große therapeutische Breite* ausgezeichnet sind im Gegensatz zu den Präparaten Typ 2, die von Ausnahmen abgesehen relativ geringe therapeutische Breiten besitzen.

Literatur: Siehe hierzu Fintelmann 1982, 1986.

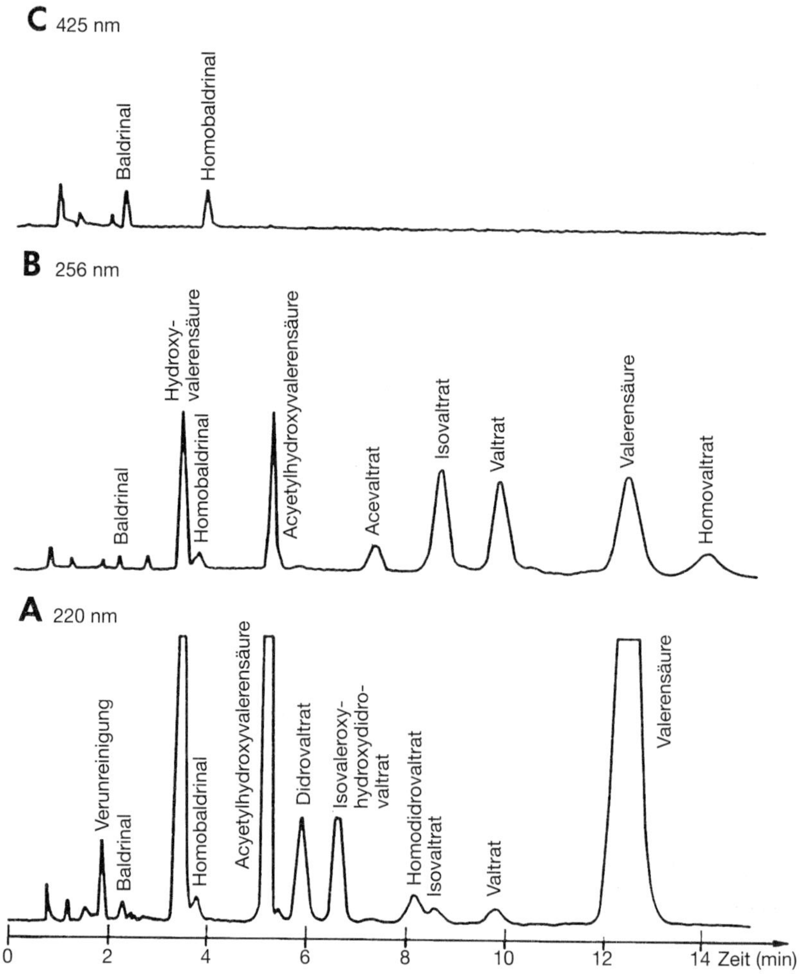

Abb. 1.3: Hochdruckflüssigkeitschromatographie (HPLC) eines mexikanischen Baldrianextraktes.
Die analytische Auftrennung eines Pflanzen-Extraktes, mit Hilfe der Hochdruckflüssigkeitschromatographie (HPLC), zeigt den technischen Fortschritt, der heute die chemische Kennzeichnung und Standardisierung jedes Pflanzenrohextraktes in kürzester Zeit (15 min.) erlaubt. Die ca. 90 % Begleitstoffe des Extraktes stören den Nachweis der Hauptwirkstoffe (Valeporiate) nicht. Durch die Möglichkeit, die Detektion der aufgetrennten Verbindungen bei verschiedenen Wellenlängen vorzunehmen, erhält man ein differenziertes Bild des Wirkstoffprofils einer Pflanze mit der Möglichkeit, jeden Hauptwirkstoff quantitativ zu bestimmen. Die Analyse liefert Angaben über die Herkunft und Qualität einer Droge.
HPLC-Bedingungen: MN-Nucleosil 5 C 18 (125 × 4 mm ID).
Mobile Phase: Methanol-Wasser = 750 : 250
Detektion bei den Wellenlängen 425 nm, 256 nm, 220 nm.
(Nach G. Tittel u. R. Bos in: Practice of High Performance Liquid Chromatography, S. 373, ed. H. Engelhard, Springer, Berlin 1986)

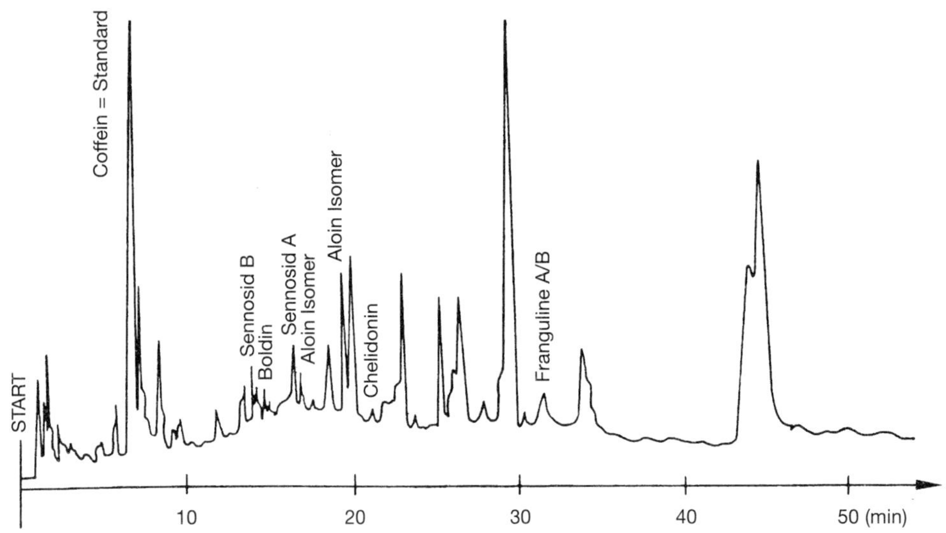

Abb. 1.4: HPLC-Analyse eines Phyto-Kombinationspräparates.
Wie das Beispiel der HPLC-Analyse eines aus 5 Pflanzenextrakten bestehenden Kombinationspräparates mit Abführwirkung zeigt, kann diese Methode auch zur «Fingerprintanalyse» eines sehr komplex zusammengesetzten Gemisches verwendet werden. Über die quantitative Bestimmung charakteristischer Hauptwirkstoffe der einzelnen Extraktkomponenten mit Hilfe eines inneren Standards (hier Coffein) lassen sich Präparate auf eine gleichbleibende Zusammensetzung hin standardisieren und in ihrer Qualität laufend überprüfen.

1.10 Wirkeigenschaften von Phyto-Kombinationspräparaten

Ein Charakteristikum vieler Phytopharmaka Typ 1 ist ihre **komplexe**, d.h. aus mehreren Drogen bzw. Extraktkomponenten bestehende **Zusammensetzung**. Dies gilt für viele Fertigarzneimittel, die fixen Arzneimittelkombinationen, ebenso wie für viele in freier Rezeptur nach Verordnung des Arztes hergestellten Phytopräparate.

Vielen solchen Arzneistoffkombinationen liegt die bekannte Tatsache zugrunde, daß durch eine sinnvolle Kombination eine **synergistische pharmakologische Wirkung** erwartet werden kann.

Unter *Synergismus* versteht man das Zusammentreten von Wirkgrößen auf mindestens das Doppelte der Wirkung des Einzelstoffes. Der Synergismus kann *additiv* sein, wenn *ein* pharmakologischer Angriffspunkt vorliegt. Er kann auch *überadditiv*, d.h. *potenzierend* sein, wenn verschiedene pharmakologische Angriffspunkte für die Einzelstoffe existieren.

Aus dem Bereich der Synthetika gibt es ebenfalls entsprechende Beispiele. In der Gruppe der Extraktmonopräparate sei die Kombination Morphin-Codein im Opium genannt. Es ist bekannt, daß Codein den analgetischen Effekt des Morphins potenziert. Opium hat eine andere Wirkung als die entsprechenden Reinalkaloidgemische. Für Extraktkombinationen gibt es ebenfalls viele wissenschaftlich belegte Beispiele. Kombinationen von Bitterstoff-haltigen Drogen führen immer zu additiven Effekten was die Magensaft- und Gallensekretion anlangt.
Diese synergistischen Effekte können bei Phytopharmaka Typ 1 auch – allerdings nicht um das Doppelte – durch einen selbst nicht wirksamen Begleitstoff (Ballaststoff) hervorgerufen werden. Z.B. können in einem Herzglykosid-haltigen Extrakt als Begleitstoffe vorkommende Saponine die Wirksamkeit der Herzglykoside durch eine induziert erhöhte Resorptionsrate verbessern.
Auch das Umgekehrte ist möglich, wenn z.B. Gerbstoffe in einem Alkaloid-haltigen Extrakt die Resorption und Bioverfügbarkeit der Alkaloide herabsetzen. Wenn zwischen den einzelnen Kombinationspartnern pharmakokinetische Interaktionen der genannten Art entstehen, die das Nutzen/Risiko-Verhältnis nicht verbessern oder verschlechtern, wäre eine Kombination negativ zu bewerten.
Daraus folgt, daß **Arzneimittelkombinationen** und damit auch Phytokombinationspräparate unter gewissen Voraussetzungen sinnvoll sein und **Vorteile** gegenüber den Monopräparaten haben können. Die

Vorteile können außer in einer Verstärkung der Wirkung auch in einer Reduzierung der Nebenwirkungen d.h. in einer besseren Verträglichkeit liegen.
Daß solche Vorteile gegenüber einem Monoextraktpräparat bestehen, muß der Hersteller von Phytokombinationspräparaten allerdings bei Neuzulassungen nachweisen.
Zur Frage der pharmakologischen und therapeutischen Bewertung von Kombinationspräparaten hat die Deutsche Gesellschaft für Phytotherapie eine Dokumentation erstellt (siehe Lit. 1988).

1.11 Dosierung von Phytopharmaka

Bei Anwendung von chemisch-synthetischen Wirkstoffen und stark wirkenden Pflanzenreinstoffen liegen die empfohlenen niedrigsten und höchsten Dosen desselben Wirkstoffes in der Regel um den Faktor zwei bis fünf auseinander. Anders liegen die Verhältnisse bei den Tinkturen, Extrakt-, Pulver- und Tee-Phytopharmaka. Hier ist es schwieriger, die adäquaten Dosierungsbereiche festzulegen. Wählt man die Wirkstoffe einer Arzneipflanze als Bezugsparameter, ergibt sich die Schwierigkeit, auf welchen Wirkstoff bezogen werden soll, da ja in der Regel Wirkstoffkomplexe vorliegen. Ein exakter Wirkstoffgehaltvergleich für die einzelnen Zubereitungen ist daher nicht möglich. Trotzdem läßt sich leicht errechnen, daß die Wirkstoffgehaltsdifferenzen oft mehr als das 100fache betragen. Wählt man die Drogenmenge, die zur Herstellung eines Phytopharmakons benötigt wird, als Bezugsparameter, so ergibt sich das Problem, daß die jeweiligen Wirkstoffausbeuten je nach Zubereitungsart (Wasser, Wasser-Alkohol-Gemisch, reiner Alkohol) verschieden sind. Zum Beispiel liegen die Wirkstoffausbeuten bei Tinkturen etwa 3- bis 5mal höher als bei Teezubereitungen. Trotzdem ergibt sich aus einem Dosisvergleich, daß Tinkturen im Vergleich zum Tee mindestens um den Faktor 5 unterdosiert sein müßten. Dagegen spricht, daß signifikante Wirksamkeitsunterschiede zwischen den beiden Arzneizubereitungen bei der üblichen Dosierung nicht beobachtet werden. Man kommt daher zu dem Schluß, daß es für Phytopharmaka der genannten Art noch andere Erklärungen für den Wirkmechanismus geben muß als sie bisher in der klassischen Pharmakologie üblich waren. (Kalbermatten 1990).

Zu dieser Dosisproblematik die nachfolgenden Beispiele:

Beispiel a
Ein *alkoholischer Solidago-Fluidextrakt*[4] (einmalige Gabe von 100 Tropfen) wurde in einer Diurese-Probandenstudie (n = 22) mit einer homöopathischen Solidago-Urtinktur gegen Plazebo verglichen (Kalbermatten 1990). Die beiden Präparationen unterschieden sich in dem Flavonoid-Gesamtgehalt, dem vermuteten Hauptwirkprinzip, um den Faktor 10:1 (Fluid-Extr. 0,70 %, Urtinktur 0,07 %). Die geringe in der Solidago-Droge enthaltene Ätherischölmenge übt keine diuretische Wirkung aus. Die Wirksamkeit wurde gemessen als die in 24 St. ausgeschiedene Harnmenge und Na^+/Cl^--Menge. Das Plazebo führte zu keiner Steigerung der Diurese (+2,9 %). Unerwarteterweise war nicht der Fluid-Extrakt, sondern die Urtinktur um nahezu das Doppelte wirksamer (Abb. 1.5). Die Diuresesteigerung durch die Urtinktur war signifikant (p < 0,05), während diejenige mit dem Fluidextrakt nicht signifikant war (p = 0,2).
Eine wissenschaftliche Erklärung für diese «paradoxe» Dosis-Wirkungs-Beziehung kann heute noch nicht gegeben werden.
Möglicherweise spielen hier die im Kapitel 1.12 diskutierten Primär- und Sekundär-Wirkungen von Arzneistoffen eine wesentliche Rolle.

Beispiel b
Dieses Beispiel ist der Immunologie entnommen. Bei der In-vitro-Inkubation von menschlichen Granulozyten und Lymphozyten mit wechselnden Konzentrationen von einigen pflanzlichen und synthetischen Zytostatika (Vincristin, Methothrexat, Fluorurazil u.a.) wurde beobachtet, daß hohe Dosen (mg oder ng/ml) zur Immunsuppression führten, während bei Konzentration bis in den Bereich pg oder fg/ml immunstimulierende Wirkungen zu beobachten waren. In einem bestimmten Konzentrationsbereich wurden weder stimulierende noch suppressive Wirkungen gemessen (Wagner et al., 1988) (Abb. 1.6). Dieser In-vitro-Befund deckt sich auch mit Ergebnissen bei der Anwendung von Immunstimulantien beim Menschen. Dieser dosisabhängige Umkehreffekt von Zytostatika – direkte Zytotoxizität bei Hochdosierung und immuninduzierte Zytotoxizität bei Niedrigdosierung – konnte auch im Tierversuch bestätigt werden (Zheng et al., 1987, Berko et al., 1988).

4 Ein alkoholischer Extrakt des Krautes von Solidago virgaurea (Goldrute), der in der Phytotherapie als pflanzliches Diuretikum verwendet wird.

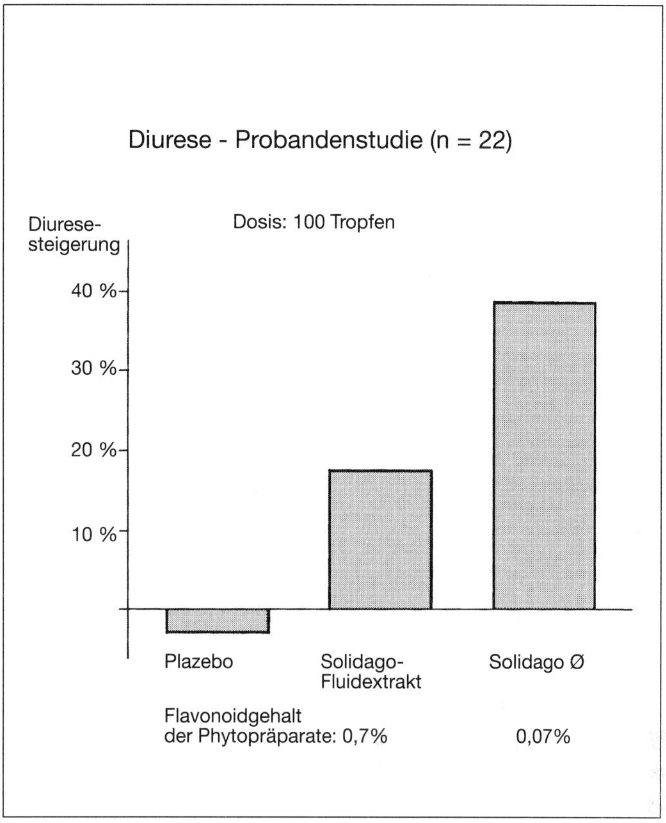

Abb. 1.5: Ergebnis einer vergleichenden Diureseprobandenstudie mit einem alkoholischen Solidago-Fluidextrakt und einer homöopathischen Urtinktur.

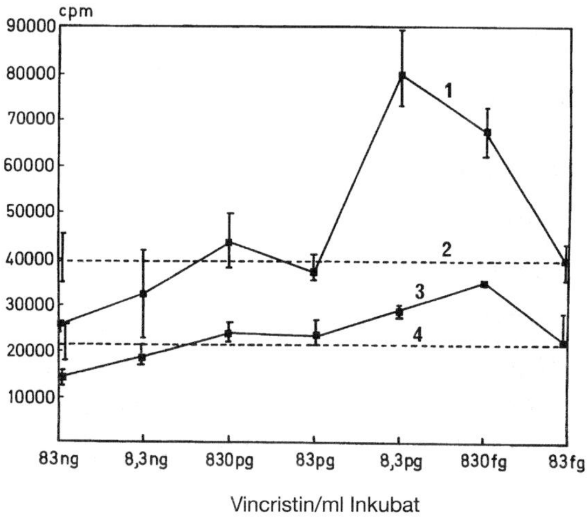

Abb. 1.6: Dosisabhängige Modulierung der In-vitro-Granulozyten-Phagozytose durch Vincristin. Vincristin zeigt im ng-Bereich deutlich suppressive Effekte auf die Phygozytose-Aktivität von Granulozyten. Im Konzentrations-Bereich von etwa 100 bis 1000 pg halten sich suppressive und stimulierende Effekte in etwa die Waage. Im Konzentrations-Bereich 50 pg bis 100 fg zeigt Vincristin einen stimulierenden Effekt mit einem Maximum bei ca. 10 pg. Die Messungen wurden nach Vorstimulierung mit Phythämaglutinin (PHA) bzw. Concanavalin A durchgeführt.
1 Vincristin + PHA-M.
2 PHA-Kontrolle 1,9 µg/ml.
3 Vincristin + Con-A.
4 Con-A-Kontrolle 3,2 µg/ml.

Beispiel c

Die Kontroverse über die Wirksamkeit oder Nichtwirksamkeit von Mistelzubereitungen in der *Krebstherapie* beruht wahrscheinlich darauf, daß der Wirkungsmechanismus lange Zeit allein als ein direkt zytostatischer nach Art der klassischen Zytostatika interpretiert wurde. Dieser Effekt, sehr wahrscheinlich durch die relativ toxischen Viscotoxine ausgelöst, tritt nur bei hoher Dosierung auf. Die heute übliche Dosierung von Mistelpräparaten ist aber bezogen auf die Wirkstoffe Viscotoxin und Lectine I–III eine Niedrigdosierung. Wie kürzlich festgestellt wurde, kommen bei dieser Niedrigdosierung nur die immunstimulierenden Effekte der Mistellectine zum Tragen (Hajto und Gabius, 1989; Heidelberg, 1990). Das Mistellectin I führt beim Krebspatienten noch in einer Konzentration von 1 ng/ml (!) zu einer optimalen Stimulierung einer Reihe von Immunreaktionen, d. h. daß die antitumorale Wirksamkeit von niedrig dosierten Mistelpräparaten durch eine Immunstimulation erklärt werden kann.

Solche **dosisabhängigen Wirkungsumkehreffekte** wie im Beispiel b und c gezeigt, wurden im pharmakologischen Experiment und auch in der Anwendung am Menschen häufig bei zahlreichen Phytopharmaka und auch Chemosynthetika beschrieben (siehe Tab. 1.4). Sie entsprechen der schon im Jahre 1888 postulierten *Arndt-Schulzschen Regel*, wonach *hohe Dosen* oder starke Reize an lebenden Organismen oder Zellsystemen *hemmende oder unterdrückende, niedrige Dosen aber anregende bzw. stimulierende Wirkungen* auslösen.

Die letzte Konsequenz findet sich in der *von Hahnemann geprägten «Verdünnungsregel der Homöopathie»*. Auf dem Phänomen der Wirkungsumkehr beruht bekanntermaßen die *Gültigkeit der Simile-Regel in der Homöopathie*. Diese beinhaltet, daß ein Wirkstoff sowohl Vergiftungs-Symptome erzeugen (toxischer Effekt) als auch die gleichen Symptome vermindern kann (therapeutischer Effekt).
Es wäre daher nur konsequent, die Wirkungen, die von Phytopharmaka der genannten Art und Niederpotenz-Homöopathika (bis etwa D 12) ausgehen, als zur **Niedrigdosis-Pharmakologie** gehörig zu bezeichnen und diese der Wirkung von hochdosierten Phyto-Reinstoffen und Synthetika gegenüberzustellen. Diese Einordnung entspricht auch der Tatsache, daß die Indikationen vieler Homöopathika mit denen der Extrakt-Phytopharmaka identisch sind.
Diese Phytopharmaka nehmen somit hinsichtlich der Arzneistoffdosierung eine *Mittelstellung zwi-*

Tab. 1.4: Dosisabhängige Wirkungsumkehreffekte bei Phytopharmaka und Synthetika (nach Kalbermatten, 1990)

Droge/Arzneistoff	Wirkung im tiefen Dosisbereich	Wirkung im hohen Dosisbereich
Valeriana officinalis	Beruhigend	Anregend
Coffea arabica	Beruhigend	Anregend
Juniperus communis	Diuretisch	Nierenreizend
Urtica dioica	Diuretisch	Ödemerzeugend
Ginkgo biloba	Kopfschmerz- und schwindelreduzierend	Kopfschmerz- und schwindelerzeugend
Bitterstoffe	Stimulierend auf die Magensaftsekretion	Hemmend auf die Magensaftsekretion
Anthrachinone	Obstipierend	Laxierend
Helenalin (Sesquiterpenlacton von Inula helenium und Arnica offic.)	Antiödematös	Ödemerzeugend
Berberin	Atemanregend	Atemlähmend
Amphetamine	Anregend	Beruhigend
»Anxiolytika«	Anxiolytisch	Angstverstärkend
»Zytostatika«	Immunstimulierend	Immunsuppressiv/direkt Zytostatisch

makologischen Wirkungen, können aber die Wirksamkeit der eigentlichen Wirkstoffe in Extraktpräparaten positiv oder negativ beeinflußen (Löslichkeit, Resorption, Adsorption).
Nachfolgend sind die Grundstrukturen und Haupteigenschaften der Hauptwirkprinzipien von Arzneipflanzen kurz beschrieben.

1.15.1 Alkaloide

Alkaloide (Abb. 1.8) unterscheiden sich von anderen Pflanzenstoffen durch ihren *charakteristischen Stickstoffgehalt* (1 oder mehr Stickstoff-Atome). Sie leiten sich biosynthetisch von den ebenfalls Stickstoff enthaltenden *Aminosäuren* ab. Am Aufbau der meistens sehr kompliziert strukturierten Alkaloide sind auch noch andere einfache Vorstufen beteiligt. Dies ist auch der Grund, weshalb keine für alle Alkaloide geltende Grundstruktur angegeben werden kann. Der Stickstoff im Molekül bedingt den zumeist basischen Charakter der Alkaloide, wobei die Art der Stickstoff-Bindung und die strukturelle Umgebung den *Grad der Basizität* bedingen.
Daß wir vor allem unter den Alkaloiden pharmakologisch besonders stark wirksame Verbindungen finden, hängt mit der Anwesenheit von Stickstoff und den sich daraus ergebenden besonderen physikalisch-chemischen Eigenschaften zusammen. Hierzu zählt die *Fähigkeit* zur *Bildung von Ionen und Salzen*, so daß sie Bindungsaffinitäten zu polaren und lipophilen Strukturen entwickeln können. Zahlreiche im Organismus als Neurotransmitter oder Zell-Mediatoren fungierende körpereigene Stoffe leiten sich ebenfalls von Aminosäuren ab bzw. enthalten Stickstoff im Molekül.

Hauptwirkungen: Alkaloide entfalten zumeist starke Wirkungen auf das Zentralnervensystem; dabei finden sich verschiedenartige Wirkungen, die streng strukturabhängig sind. In hohen Dosen wirken zahlreiche Alkaloide toxisch.

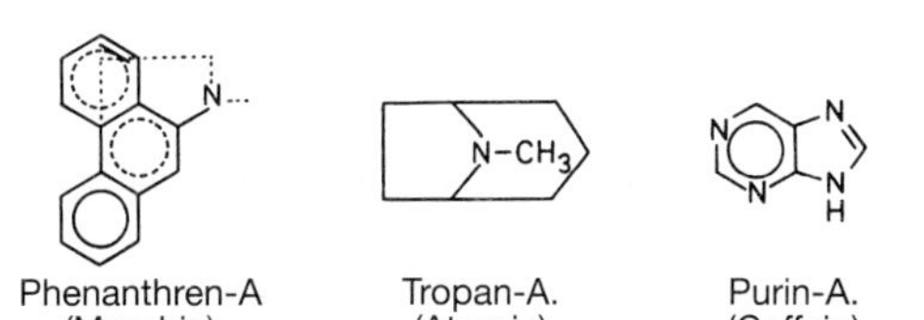

Abb. 1.8: Alkaloid-Strukturen.

1.15.2 Herzglykoside

Diese setzen sich aus einem *Steroidgrundgerüst* (Abb. 1.9) und an diese gebundene *Zuckereinheiten* zusammen.
Das Steroidgerüst ähnelt im Aufbau den Gallensäuren und dem Cholesterin mit dem charakteristischen Unterschied, daß bei den Herzglykosiden an das tetrazyklische Grundgerüst ein 5- oder 6gliedriger *Lactonring* gebunden ist, der eine wichtige Rolle bei der Bindung an den spezifischen Rezeptor im Herzmuskel spielt. Dieser Rezeptor ist im Herzmuskel lokalisiert und ist durch eine Na^+, K^+-abhängige ATP-ase charakterisiert. Wirkstärke, Wirkdauer und Toxizität hängen von der Zahl, Art und Stellung der am Steroidgerüst angeordneten Substituenden ab.
Hauptwirkungen: Positiv inotrop, Steigerung der Kontraktionskraft des Herzmuskels.

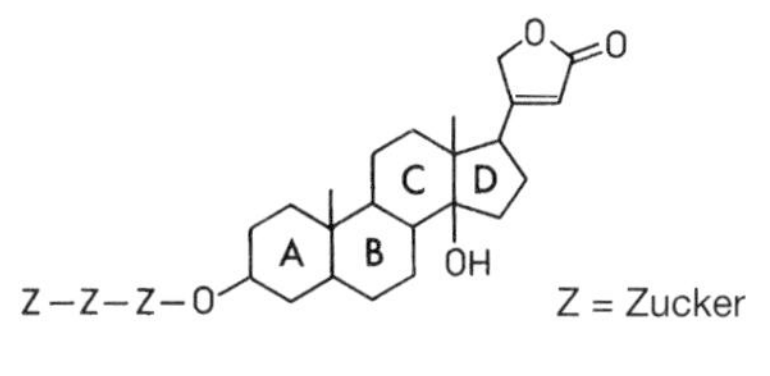

Abb. 1.9: Grundstruktur von Herzglykosiden.

1.15.3 Saponine

Wie bei den Herzglykosiden besitzt das Grundgerüst der Saponine (Abb. 1.10) *terpenoiden Aufbau*, d.h. daß dieses aus Isopreneinheiten, den charakteristischen C_5-*Terpenbausteinen* zusammengesetzt ist. Die meisten Saponine gehören der sog. Triterpen-Reihe und nur wenige der sog. Steroid-Reihe an. An das Triterpengerüst sind wieder *Zuckerketten* gebunden, d.h. die Saponine sind *Glykoside*. Die Anwesenheit eines lipophilen und polaren Anteils im Molekül bedingt den *«amphoteren»* Charakter vieler Saponine.
Diese physikalisch-chemische Eigenschaft befähigt sie, sich an Grenzflächen anzulagern und die Oberflächenspannungen von Systemen herabzusetzen. Der Name Saponine stammt von sapo = Seife, da viele Saponine seifenähnlichen Charakter besitzen. Diese besonderen physikalisch-chemischen Eigenschaften erklären nur einige pharmakologischen Wirkungen (Verflüssigung von Schleim, Emulgator-

wirkung). Wiederum entscheiden die charakteristischen Substitutionsmuster über die speziellen pharmakologischen Wirkprofile der Saponine.

Hauptwirkungen: Schleimlösend, antiphlogistisch, antiödematös (kortikomimetisch), antifungal, immunstimulierend.

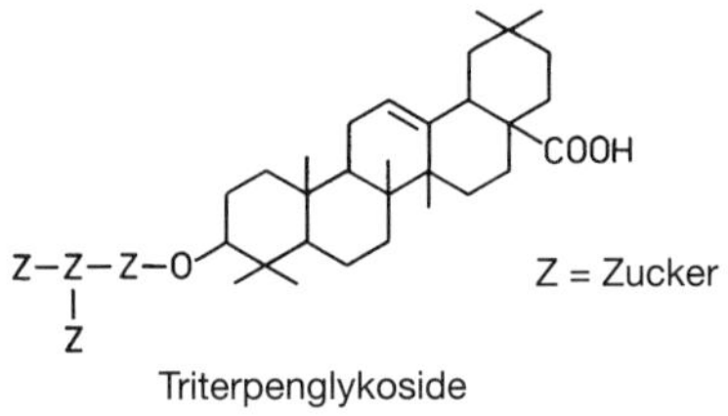

Abb. 1.10: Grundstruktur von Saponinen.

1.15.4 Flavonoide

Diese Verbindungen kommen, wie z. B. das bekannte Rutin (Abb. 1.11), zumeist als *Glykoside* vor. Im Pflanzenreich sind sie ubiquitär. Sie sind biosynthetisch aus *Essigsäure-Einheiten* und einem C_6C_3-Baustein (Phenylpropane) aufgebaut.

Die mannigfaltigen pharmakologischen Eigenschaften werden wieder durch die Substituendenmuster (OH, OCH_3, Seitenketten etc.) bestimmt. Da die meisten Flavonoide mehrere *phenolische OH-Gruppen* besitzen, kann man annehmen, daß diese Ursache sind für *Interaktionen mit Enzymen* (Eiweißstrukturen) *und Membranen.*

Hauptwirkungen: Gefäßwirksam, venentonisierend, antiphlogistisch, antioxidativ, spasmolytisch.

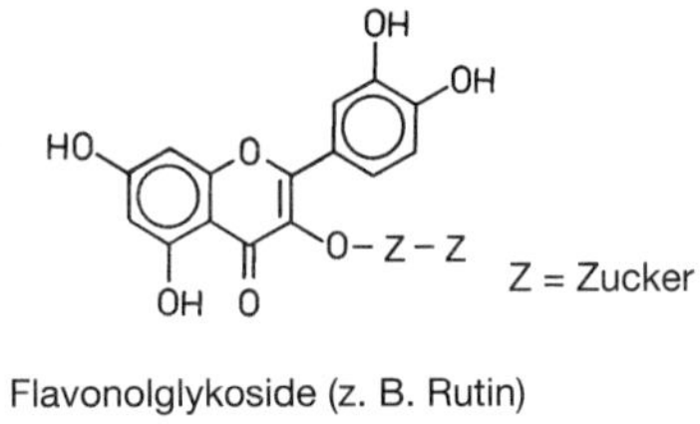

Abb. 1.11: Grundstruktur von Flavonoid-Glykosiden.

1.15.5 Anthranoid-Verbindungen

Diese Verbindungsklasse kommt wie die Flavonoide in Form von *Glykosiden* und *freien Aglykonen* vor (Abb. 1.12). Die meisten Anthrachinone werden aus *Essigsäureketten* aufgebaut. Die trizyklischen Verbindungen mit den charakteristischen Keto-Funktionen allein in C_9- oder C_9- und C_{10}-Stellung tragen zusätzlich *phenolische OH-Gruppen.*

Wenn das Anthron- oder Anthrachinonmolekül OH-Gruppen in 1- und 8-Stellung besitzt, erhält es laxierende Eigenschaften (Abb. 1.12). Hier liegt einer der seltenen Fälle von *strenger Struktur-Wirkungs-Abhängigkeit* vor, sodaß für alle Anthrachinone und Anthrone ein gleicher Angriffspunkt angenommen werden kann.

Hauptwirkungen: Laxierend.

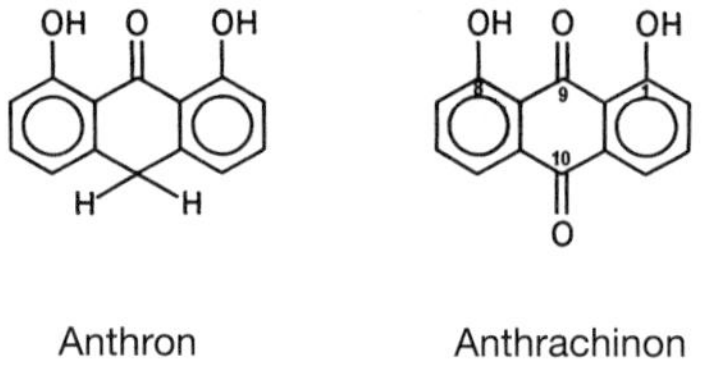

Abb. 1.12: Grundstruktur von Anthranoid-Verbindungen.

1.15.6 Cumarine

Diese Stoffklasse entstammt dem Phenylpropan-, genauer dem *Zucker-Stoffwechsel.* Das charakteristische Strukturelement ist das *Lactonringsystem* (Abb. 1.13).

Während die dimere Molekülform, z. B. das *Dicumarol* blutgerinnungshemmende Eigenschaften besitzt, verfügen die einfacher aufgebauten *Cumarine* je nach Substitutionstyp über sehr vielfältige Wirkeigenschaften, die von UV-Schutz bis zu Wirkungen am Gefäßsystem reicht. Das nichtsubstituierte Cumarin besitzt einen honigartigen Geruch.

Hauptwirkungen: Innerlich: Herz-/Kreislauf, d. h. gefäßaktiv.
Äußerlich: UV-schützend.

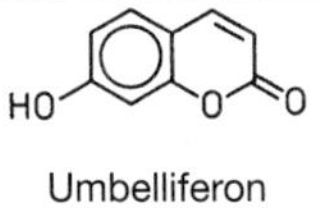

Abb. 1.13: Struktur eines Cumarins.

1.15.7 Ätherischöle

Hierunter versteht man ein flüchtiges, zumeist charakteristisch riechendes, öliges Substanzgemisch, das man durch Wasserdampfdestillation aus sogenannten Ätherischöldrogen erhalten kann. Der Hauptteil der Gemische (Abb. 1.14) besteht aus *terpenoiden Verbindungen*, die wie die Steroide oder Triterpene aus *Isopreneinheiten* aufgebaut sind, aber ein wesentlich niedrigeres Molekulargewicht besitzen.
Hierzu gehören *Monoterpene* wie z. B. das Menthol oder *Sesquiterpene* wie z. B. das Azulen der Kamille. Ein kleinerer Teil der Öle besteht aus ebenfalls flüchtigen und charakteristisch riechenden *Phenylpropan-Verbindungen*, wie z. B. das Eugenol der Nelkenfrüchte.
Wegen ihres stark lipophilen Charakters durchdringen Ätherischöle leicht Zellmembranen, können also auch perkutan appliziert Wirkungen entfalten. Die mannigfaltigen Wirkungen der Verbindungen beruhen auf einer Kombination dieser physikalisch-chemischen Eigenschaften und spezifischen Substitutionsmustern.

Hauptwirkungen: Sekretionsanregend, spasmolytisch, antimikrobiell, zum Teil auch antiphlogistisch, hautreizend.

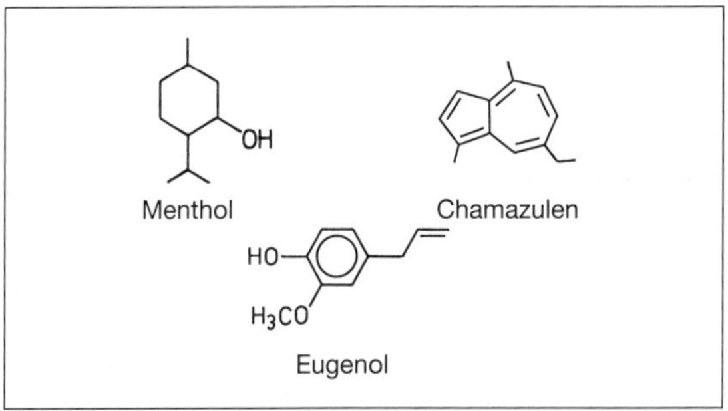

Abb. 1.14: Hauptgrundstruktur von Ätherischöl-Verbindungen.

1.15.8 Gerbstoffe

Diese Stoffklasse umfaßt wasserlösliche höhermolekulare Verbindungen mit Molekulargewichten zwischen 500 und 3000 Dalton, die in der Pflanze auf enzymatischem Wege aus *einfachen phenolischen Verbindungen* oder *Phenolcarbonsäuren* (Katechine oder Gallussäure) gebildet werden (Abb. 1.15).
Gerbstoffe sind braun oder rötlich gefärbt. Die Anhäufung von *phenolischen OH-Gruppen* verleiht ihnen die Eigenschaft, sich an Eiweißstrukturen zu binden und dadurch adstringend bzw. gerbend zu wirken. In der Pflanze bilden die Gerbstoffe eine Schutzbarriere gegen Mikroorganismen und andere exogene Schadstoffe.

Hauptwirkungen: Adstrigierend, antiphlogistisch, antimikrobiell.

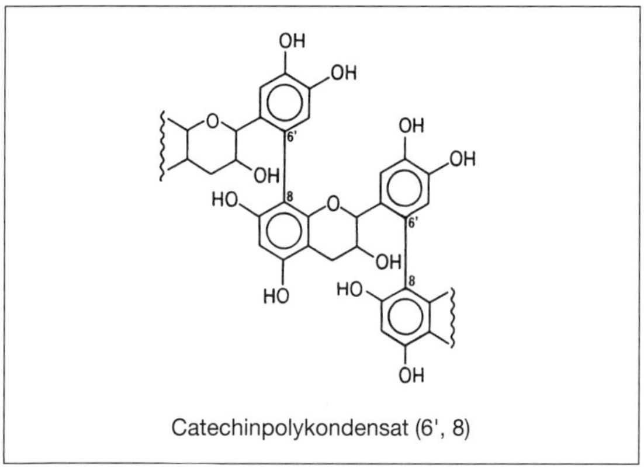

Abb. 1.15: Grundstrukturen von Gerbstoffen.

1.15.9 Polysaccharide

Diese Stoffklasse *entstammt dem Primärstoffwechsel*. Die bekanntesten Verbindungen sind *Zellulose*, *Stärke* und *Schleime*.
Chemisch handelt es sich um *Zuckerpolymere* (Molekulargew. zwischen 9000 und einigen Millionen), die in der Pflanze aus einfachen Zuckern (z. B. Glucose oder Saccharose) durch enzymatische Polymerisation entstanden sind (Abb. 1.16). Je nach Molekülgröße, Zuckerart (sauer oder neutral), Zugehörigkeit zu bestimmten Bindungstypen oder Anwesenheit von Estergruppen oder Alkalimetallen im

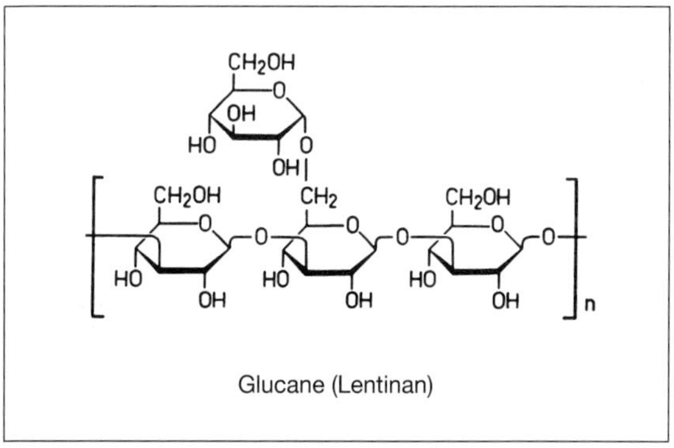

Abb. 1.16: Polysaccharide.

Molekül, liefern die einzelnen Polysaccharide in Wasser *sol- oder gelartige Raumstrukturen.*
Die pharmakologischen Eigenschaften einiger Polysaccharide sind an im einzelnen noch nicht bekannte Strukturen höherer Ordnung gebunden.

Hauptwirkungen: Antiphlogistisch, laxierend, immunstimulierend, gerinnungshemmend.

1.15.10 Fette, Öle, Fettsäuren, Phosphatide

Fette oder die sog. Triglyzeride (Abb. 1.17) *entstammen dem Primärstoffwechsel.* Sie sind aus *Glyzerin und gesättigten oder ungesättigten Fettsäuren,* die wiederum aus dem *Essigsäure-Stoffwechsel* stammen, zusammengesetzt. Die Verknüpfungsweise macht sie zu *Estern.* Durch Spaltung in Gegenwart von Laugen erhält man Seifen.
Normalerweise haben Fette als Arzneistoffe keine Bedeutung. Sie spielen in der Pharmazie als Hilfsstoffe (Arzneimittelträgerstoffe) eine gewisse Rolle. Einige *Fettsäuren,* die auch ungebunden in freier Form vorliegen können (z. B. die Rizinolsäure des Rizinusöls), besitzen definierte pharmakologische Wirkungen.

Die **Phosphatide** stellen eine *Variante der Triglyzeride* insofern dar, als ein Fettsäurerest im Molekül z. B. durch einen phosphat- und einen stickstoffhaltigen Rest (z. B. Phosphorylcholin im Lecithin) ersetzt ist.

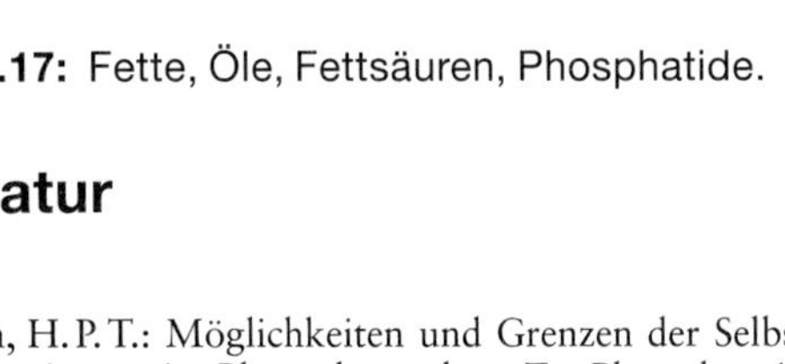

Abb. 1.17: Fette, Öle, Fettsäuren, Phosphatide.

Literatur

Ammon, H. P. T.: Möglichkeiten und Grenzen der Selbstmedikation mit Phytopharmaka, Z. Phytother. 10: 167–174 (1989).

Berko, R., Seissmann, K., Calvin, M., Bocian, R. C., Ben-Efraim, S., Dray, S.: Tumorcidal and immunmodulatory activities of drugs and implications for therapy of mice bearing a late stage MOPC-315 plasmacytoma. Int. J. Immunpharmac. 10: 825–834 (1988).

Beurteilung pflanzlicher Kombinationsarzneimittel: Gesellschaft für Phytotherapie, Deutscher Apotheker Verlag, Stuttgart (1988).

Bock, H. E. W.: Pflanzen und Pflanzliches in der Geschichte der menschlichen Krankenbehandlung. Therapiewoche 30: 6807–6813 (1980).

Bornkessel, B.: Arzneimittel: Lebensmittel oder Kosmetika? Dtsch. Apoth. Z. 129: 2539–2540 (1989).

Brekhman, I. I.: Man and Biologically Active Substances. Pergamon Press, Kronberg/Taunus (1980).

Buchborn, E.: Erfahrung in der Medizin. Münch. med. Wschr. 125: 185–186 (1983).

Crantz, H.: Selbstmedikation – Analyse und Perspektiven. Wissenschaftliche Verlagsgesellschaft, Stuttgart, (1987).

De Smet, P. A. G. M., Keller, K., Hänsel, R., Chandler, R. F.: Adverse Effects of Herbal Drugs, Vol. 1. Springer, Berlin–Heidelberg–New York (1992).

Dirscherl, R.: Phytopharmaka auf dem Prüfstand, Teil I–VI. Apotheker-Journal (1982–1985).

Eberwein, B., Helmstaedter, G., Reimann, J., Schoenenberger, H., Vogt, C.: Pharmazeutische Qualität von Phytopharmaka. Dtsch. Apoth. Verlag, Stuttgart (1989).

Fintelmann, V.: Möglichkeiten und Grenzen der Phytotherapie in der Klinik. Phytother. 8: 1–5 (1982), ibid. Ärztezeitschr. Naturheilverf. 27: 657 (1986).

Hajto, T., Hostanska, K., Gabius, H. J.: Modulatory potency of the β-galactoside-specific lectin from mistletoe extract (Iscador) on the host defense system in vivo in rabbits and patients. Cancer Res. 49: 4803 (1989).

Hanke, G.: Qualität pflanzlicher Arzneimittel. Wissenschaftl. Verlagsges. Stuttgart (1984).

Heidelberg, R.: Kriterien der Verlaufskontrolle und der Dosisfindung bei der Misteltherapie. Therapeutikon 1–2: 32 (1990).

Kalbermatten, R.: Die Dosierung in der Phytotherapie. Natur- und Ganzheits-Medizin 3: 341–350 (1990).

Schilcher, H.: Phytotherapie-Möglichkeiten und Grenzen. Dtsch. Apoth. Z. 128: 2–10 (1988).

Schilcher, H.: Naturheilmittel aus wissenschaftlicher und praktischer Sicht. Therapeutikon 2 (5): 247–254 (1990).

Überla, K. K.: Die Qualität der Erfahrung in der Medizin. Münch. med. Wschr. 18: 124 (1982).

Vogel, G.: Die Lage der Phytotherapie, das zweite Arzneimittelgesetz und das Problem der Therapiefreiheit. Therapiewoche 36: 1054–1063 (1986).

Wagner, H. u. Mitarb.: Analyse und Standardisierung von Arzneidrogen und Phytopräparaten durch Hochleistungschromatographie (HPLC) und andere chromatographische Verfahren. 1.–13. Mitteilung. Dtsch. Apoth. Z. (1980– 1990).

Wagner, H., Kreher, B., Jurcic, K.: In vitro stimulation of human granulocytes and lymphocytes by pico- and femtogram quantities of cytostatic agents. Arzneim.-Forsch/Drug Res. 38: 273 (1988).

Weiß, R. F.: Lehrbuch der Phytotherapie, 6. Aufl. Hippokrates, Stuttgart (1985).

Wichtl, M.: Teedrogen, 2. Aufl. Wiss. Verlagsges., Stuttgart (1989).

Zheng, Q. Y., Wiranowska, M., Sadlik, I. R., Hadden, I. W.: Purified podophyllotoxin (CPA 86) inhibits lymphocyte proliferation but augments macrophage proliferation. Int. J. Immunopharmac. 9: 539–549 (1987).

2 Homöopathie

2.1 Prinzip

Die Homöopathie basiert auf einem eigenständigen Therapieprinzip, dessen Begründer der Leipziger Hochschullehrer Dr. med. habil. *Samuel Hahnemann* ist (1755–1843). Sie wurde zusammen mit Phytotherapie und Anthroposophie als *«Besondere Therapierichtung»* im Arzneimittelgesetz von 1976/78 festgeschrieben.

Die Homöopathie läßt sich nach ihrem derzeitigen Verständnis als eine **Regulationstherapie** definieren. Die psychophysische Einheit der Eigenregulation («Gesamtheit») bildet das Korrelat für das homöopathische Therapieverfahren. Ihr Ziel ist die Steuerung der körpereigenen Regulation (= Stimulation) durch ein Arzneimittel (= spezifisch), das jedem einzelnen Kranken (= individuell) in seiner Reaktionsweise entspricht.

Das methodische Vorgehen in der Homöopathie beruht auf der sog. **Ähnlichkeitsregel** *(Simile-Prinzip) «Similia similibus curentur – Ähnliches kann durch Ähnliches»* geheilt werden. Sie ist kein Naturgesetz, sondern stellt eine praktische Handlungsanweisung dar, in einschränkendem Sinne nur ein heuristisches Prinzip (Ritter u. Wünstel, 1988).
Die Ähnlichkeitsregel beinhaltet jenes wesentliche Kriterium, das auch bei der Auswahl und Anwendung homöopathischer Arzneimittel zu berücksichtigen ist: die möglichst genaue Übereinstimmung und damit Ähnlichkeit (Simile) zwischen dem Krankheitsbild und dem Arzneimittelbild (Abb. 2.1).
Bei der Arzneimittelwahl kommt es dabei nicht auf eine oberflächliche scheinbare Ähnlichkeit an, sondern die *Arzneiwirkung muß mit dem zu behandelnden Krankheitsbild eine gewisse Übereinstimmung nach «Sitz, Art und Charakter» zeigen.* Es ist das Verdienst der Homöopathie, im Krankheitsfall Mittel anzuwenden, von denen experimentell am Gesunden nachgewiesen wurde, daß diese im erkrankten Organ ähnliche Reaktionen in Gang zu setzen oder zu fördern in der Lage sind, wie sie der Organismus schon – wenn auch ungenügend – zur Wiederherstellung der Gesundheit eingeleitet hat (Ritter u. Wünstel, 1988).

2.2 Arzneimittelbild

Mit dem Begriff des Arzneimittelbildes wird in der Homöopathie die *Wirkungsrichtung und der Wirkumfang eines Arzneimittels* beschrieben. Letztendlich kommt im Arzneimittelbild die *Pharmakodynamik* und damit das Wirkungsprofil der Substanz zum Ausdruck, wobei deren Erkenntnisse auf verschiedenen Komponenten beruhen. Ohne Frage muß als wesentlichste Quelle die Arzneimittelprüfung, d. h. das Experiment am gesunden Probanden bezeichnet werden.

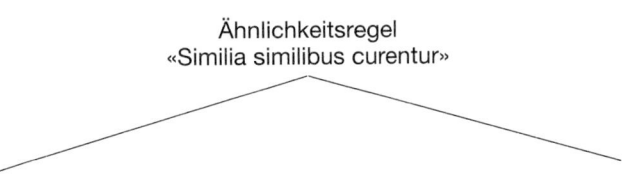

Ähnlichkeitsregel
«Similia similibus curentur»

Arzneimittelbild (Wirkungsprofil)

- Arzneimittelprüfung am gesunden Probanden
- Pharmakologie/Toxikologie
- Erfahrungen am Kranken
- Empirie

Krankheitsbild (Krankheitsstatus)

- Anamnese
- Objektiver Status praesens = für die Krankheit typische, d.h. pathognomonische Zeichen und Symptome
- Subjektiver Status praesens = für den Kranken typische, d.h. individuelle Zeichen und Symptome

Abb. 2.1: Die homöopathische Ähnlichkeitsregel: «Similia similibus curentur».

Der Arzneiversuch löst beim Gesunden Befindensveränderungen aus. Diese funktionellen Störungen, die sich während der Applikation der Prüfsubstanz als Krankheitssymptome zeigen, müssen exakt beobachtet und aufgezeichnet werden. Diese wiederum indizieren nämlich die geprüfte Arznei gemäß dem Simile-Prinzip in Erkrankungsfällen mit analoger Symptomatik.

Aus historischer Sicht war der *Selbstversuch mit Chinarinde für Hahnemann* der zündende Funke. Er glaubte dabei einen fieberartigen Zustand erlitten zu haben – freilich ohne Temperaturmessung, die damals noch nicht üblich war. Dieser schien ihm der Malaria ähnlich zu sein. Er meinte schon vorher beobachtet zu haben, daß eine chronische Krankheit oft günstig durch das Hinzutreten einer akuten beeinflußt würde – aber nur, wenn sie jener ähnlich und noch dazu die stärkere sei. Also, schloß er, heile ebenso Chinarinde die Malaria, weil sie eine künstliche Krankheit, das Chinafieber, am Gesunden erzeuge und weil dieses der Malaria ähnlich und stärker als sie sei.
1796 wurde unter dem Titel «Über ein neues Prinzip zur Auffindung der Heilkräfte der Arzneisubstanzen» erstmals über den Chinarinden-Versuch von Hahnemann publiziert; er untermauerte seine These anhand von über 50 pflanzlichen und 3 anorganischen Arzneimitteln (Ritter, 1974; Ritter u. Wünstel, 1988). Dieser Hinweis verdient insofern besondere Beachtung, da Hahnemann sein Simileprinzip nicht nur mit dem häufig in Frage gestellten «Chinarindenversuch» begründet hat.

Der *Versuch am gesunden Probanden* («**Arzneimittelprüfung**») steht im Mittelpunkt bei der Erstellung eines Arzneimittelbildes. Ergänzt und erweitert werden die Kenntnisse über die Arzneimittelwirkung durch die Anwendung am kranken Menschen und Tier (ex usu in morbis) sowie durch die Erfahrungen aus dem Bereich der Volksheilkunde und der Empirie.

Nach Köhler (1988) kommt es entscheidend darauf an, soviel wie möglich und so umfassend wie die Erkenntnisse unserer Zeit es zulassen, über die Wirkung eines arzneilichen Stoffes etwas zu erfahren. Die Arzneimittelbilder im Sinne der Wirkungsprofile sind keine statischen und endgültig abgeschlossene Erkenntniszustände; durch die permanente Anwendung der Arzneimittel wird der Erkenntnisprozeß über die Arzneimittelbilder kontinuierlich optimiert.

Praxisrelevant können **homöopathische Arzneimittel in drei Wirkungsgruppen** eingeteilt werden (Abb. 2.2). In Abhängigkeit der Erkrankungssituation kann dabei zur Arzneimittelfindung eine unterschiedliche Dauer der Anamnese erforderlich werden, weshalb Köhler vom «kurzen» und «langen» Weg der Arzneimittelfindung spricht:

- *Organotrope und histiotrope Homöopathika*, deren Wirkung ein umschriebenes Organsystem resp. Gewebe erfaßt. Das Erkrankungsbild läßt sich häufig mittels typischer Symptome («Syndrom») beschreiben.
  Dieser Behandlungsansatz hat sich vor allem bei akuten Krankheiten bewährt, wobei die Homöopathika überwiegend in *tieferen Potenzen* eingesetzt werden (z. B. D3, D4, D6).
- *Funktiotrope Homöopathika*, deren Wirkung mehrere Organsysteme differenziert erfaßt. Ihre Anwendung hat sich zur Initial- und Intervallbehandlung auch chronischer Erkrankungen bewährt. Unter diesem Aspekt werden solche Homöopathika zumeist als *mittlere Potenzen* angewendet (z. B. D12, D15).
- *Personotrope Homöopathika*, auch als *Konstitutionsmittel* bezeichnet, deren Wirkung das konstitutionelle Geschehen und den Krankheitsablauf umfassend erfaßt. Demnach wird diese Art der Behandlung bevorzugt bei chronischen Erkrankungen durchgeführt und das *streng indivi-*

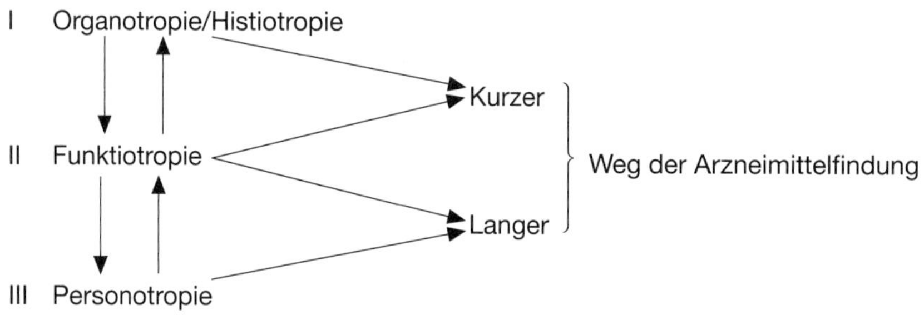

Abb. 2.2: Wirkungsgruppen homöopathischer Arzneimittel.

Tab. 2.1: Anwendungsweise von tiefen und mittleren Potenzen von Homöopathika (»Niederpotenz-Homöopathika«)

Stadium	Applikationsfrequenz	Beispiel
Perakut	Alle 2–3 Minuten 3 Tropfen/1 Tablette	Kollaps
Akut	Alle halbe oder volle Stunde 3 Tropfen/1 Tablette	Fieberhafter Infekt
Subakut	Alle 2 Stunden 3 Tropfen/1 Tablette	Exanthem
Chronisch	2–3 × täglich oder seltener 5 Tropfen/1 Tablette	Colon irritabile

Hinweise:
Anzahl der Tropfen entspricht Anzahl der Globuli.
Bei eintretender Besserung ist das Intervall entsprechend zu verlängern.

duell ausgesuchte Homöopathikum in *hohen Potenzen* (z.B. C30, C200) als Einmalgabe angewendet.

Entsprechend dieser Einteilung werden in den einzelnen Kapiteln aus praktischen und didaktischen Erwägungen organotrop/histiotrop und funktiotrop wirkende Homöopathika genannt. Als «Niederpotenz-Homöopathika» werden sie dabei wie in Tab. 2.1 gezeigt angewendet.

2.3 Dosierungslehre

In der Diskussion um die Homöopathie wird häufig die *Frage der Potenzen* überbewertend in den Vordergrund gedrängt. An dieser Frage wird nicht nur stets und oft fälschlicherweise die alleinige Wirksamkeit von Homöopathika gemessen, sondern teilweise das Prinzip der Homöopathie in Frage gestellt: Das *Dosierungsproblem* ist seit Anbeginn ihr schwierigstes Problem geblieben, das heute noch so wenig bewältigt ist wie ehemals (Ritter u. Wünstel, 1988).

Allerdings existieren dazu neuere experimentelle Arbeiten von Harisch und Kretzschmer (1990), die an Enzymsystemen Effekte von Hochpotenzen (C200, C1000) nachweisen konnten. Dabei sind auch die experimentellen Studien zur physikalischen Struktur homöopathischer Potenzen zu nennen, die von Weingärtner (1992) mit C30 und tiefer durchgeführt wurden.

Besondere Erwähnung bedarf die mit Pollen C30 bei der Pollinosis durchgeführte Studie, die methodisch sauber mit doppelblindem plazebokontrolliertem Design angelegt ist. Dabei ergab sich ein statistisch signifikanter Unterschied zugunsten des Verums. Trotz teilweiser massiver Kritik konnte die Glaubwürdigkeit dieses Studienergebnisses nicht erschüttert werden (Reilly et al. 1986).

Eine viel zu wenig bekannte Doppelblindstudie wurde von Schwab (1990) mit Sulfur-Hochpotenzen (bis C1000) bei Dermatosen durchgeführt. Es wurden ebenfalls statistisch signifikante Unterschiede zugunsten des Verums gefunden.

Hahnemann verabreichte seine Arzneimittel zunächst in relativ hoher Konzentration z.B. als Urtinkturen. Dabei stellte er häufig eine vorübergehende Verschlechterung des Krankheitszustandes fest. Er ging deshalb dazu über, die Arzneigrundstoffe systematisch zu verarbeiten. Er fand oft eine bessere Wirkung, wenn er durch Verdünnen eine zu große Reaktion des Organismus vermieden hatte, zumal Empfänglichkeit und Reaktionsbereitschaft gegenüber der Arznei individuell verschieden ist. *So kam Hahnemann 1827 zur Vorstellung der Potenzierung als Steigerung der Heilkraft und nannte die Verdünnungsstufen seiner Arzneien Potenzen.* Daraus folgte auch die Entwicklung einer eigenständigen Arzneimittelforschung.

2.4 Homöopathische Pharmazie

Die Herstellung homöopathischer Arzneimittel wird heute im wesentlichen nach denselben Grundsätzen durchgeführt, wie sie von Hahnemann aufgestellt wurden (Schindler, 1985; Schorn, 1989). Sie sind im HAB 1 (Homöopathisches Arzneibuch als Bestandteil des Deutschen Arzneibuches) verbindlich festgelegt (Tab. 2.2).

Tab. 2.2: Arzneigrundstoffe für Homöopathika (HAB 1)

- Pflanzen und definierte Pflanzenteile
- Tiere und deren Ausscheidungsprodukte
- Mineralien und Metalle sowie deren Verbindungen
- Nosoden (pathologisches Gewebe)

Man unterscheidet prinzipiell **drei unterschiedliche Herstellungsverfahren** (Tab. 2.3):

Tab. 2.3: Herstellungsverfahren für Homöopathika (HAB 1)

Arzneigrundstoff und Arzneistoffträger werden verschüttelt/verrieben:	
1:10	Dezimalpotenz *D1, D2, D3*
1:100	Centesimalpotenz *C1, C2, C3*
1: 50000	LM-(Q)Potenz *LM I, LM II, LM III*

Die standardisierten Substanzen (Arzneigrundstoffe) werden mit einer Vehikelsubstanz (Alkohol, Wasser, Laktose, Sacharose) als Träger verarbeitet. Dies bedeutet eine Verschüttelung oder Verreibung des Ausgangsstoffes mit der Vehikelsubstanz im Verhältnis *1:10 (Dezimalpotenzen «D»)* bzw. *1:100 (Centesimalpotenzen «C»)* stufenförmig bis zur benötigten Arzneistärke (Potenz).
Demzufolge werden die Dezimalpotenzen («D») jeweils aus einem Teil Ausgangsstoff und 9 Teilen Vehikel hergestellt und als erste Dezimalpotenz («D1») bezeichnet; die weitere pharmazeutische Aufarbeitung erfolgt analog bis zur gewünschten Dezimalpotenz, wobei grundsätzlich keine Zwischenstufen übersprungen werden dürfen. Analog wird mit den Centesimalpotenzen verfahren. Im Prinzip werden alle Potenzstufen verwendet (Tab. 2.4).

Neben der zunehmenden Bedeutung der *Q(LM)-Potenzen*, generell, werden in Deutschland überwiegend Dezimalpotenzen eingesetzt, während im Ausland C-Potenzen bevorzugt werden. Die Ursache dafür läßt sich wohl nur historisch erklären; auch mangelt es an systematischen Untersuchungen über Wirkungsunterschiede der verschiedenen Potenzreihen (Fricke, 1986; Wiesenauer, 1985).

Galenisch wird in der Homöopathie zwischen *flüssigen und festen Arzneimitteln* unterschieden, woraus verschiedene Darreichungsformen resultieren, die situativ und individuell eingesetzt werden (Tab. 2.5).

Tab. 2.5: Darreichungsformen für Homöopathika (HAB 1)

Dilution	Tabletten
Ampullen	Salben
Globuli	Suppositorien
Trituration	Augen-/Nasentropfen

2.5 Möglichkeiten und Grenzen

Ein wesentlicher Bestandteil der Homöopathie ist ihre **Empirie**, ein umfassendes Erfahrungswissen, auf das nachfolgende Ärztegenerationen aufgebaut haben. Dies erklärt auch die umfangreiche homöopathische Literatur, wo sich als Beleg für die Wirksamkeit eine Vielzahl an therapeutischen Beobachtungen und Mitteilungen findet. Dies wird *arzneimittelrechtlich* auch als sogenanntes *besonderes Erkenntnismaterial* bezeichnet. Im Rahmen der Aufbereitung und Nachzulassung homöopathischer Arzneimittel durch die zuständige Arzneimittelkommission D am BGA kommt diesem besondere Bedeutung zu. Beispielhaft ist die Aufbereitungsmonographie von Aloe wiedergegeben (Abb. 2.3).

Tab. 2.4: Überwiegend eingesetzte Darreichungsformen in Abhängigkeit häufig verordneter Verdünnungsstufen (in Klammern gesetzt: weniger üblich)

Verdünnungsstufen	Dil.	Tabl.	Trit.	Glob.	Amp.
Ø, D1, D2, D3, D4, D6, D8, (D10), D (12), (D15)	X	X	X	(X)	X
D30, D200, D1000;					
C30, C200, C1000	X	(X)	(X)	X	X
LM*VI, XII, XVIII, XXIV, XXX	X	–	–	X	–

*Anstelle des Verschreibungssymbols LM (L = 50, M = 1000), wie es offiziell eingeführt ist, findet sich in der Literatur auch das Zeichen Q-Potenzen, d. h., von Quinquagintamillesimal-Potenzen, abgeleitet von 50000 (lat. quinquaginta mille).
Aus: Wiesenauer, M.: Homöopathie für Apotheker und Ärzte. Deutscher Apotheker Verlag, Stuttgart 1993.

Tab. 3.4: Besserungsraten der allgemeinen Herzfunktionen

Klassifizierung	Medikament	Deutliche Besserung	Mäßige Besserung	Leichte Besserung	Keine Veränderung	Verschlechterung	Gesamt	U-Test	Besserungsrate %
Gesamt	V	1	13	12	8	1	35	$p < 0{,}01$	74,3
	P	1	5	15	24	0	45		46,7
Schweregrad II	V	0	10	10	6	0	26	$p < 0{,}01$	76,9
	P	0	5	13	21	0	39		46,2
Schweregrad III	V	1	3	2	2	1	9	$p < 0{,}01$	66,7
	P	1	0	2	3	0	6		50,0

(Iwamoto et al. 1981).

Therapiestudie – Beispiel 2

In einer randomisierten kontrollierten Doppelblindstudie mit Crataegutt novo (3 × 1 Filmtablette entsprechend 3 × 60 mg, 3 Wochen lang) wurden 60 Patienten mit *koronarer Herzkrankheit nach NYHA I u. II* behandelt.
Die **Auswertung** bei standardisierter Ergometerbelastung ergab einen Anstieg der Belastungstoleranz und eine Ökonomisierung des myokardialen Sauerstoffverbrauchs. Die prozentuale Besserung lag bei 43,5 % gegenüber Plazebo (19,0 %) (Hanak u. Brückel, 1983).

Therapiestudie – Beispiel 3

An 374 Patienten mit *Herzerkrankungen des Schweregrades I und II* wurde die Wirkung eines Crataegus-Monoextraktpräparates (Esbericard) im Vergleich zu einem Tranquillizer (Oxazepam) (157 Patienten) und Plazebo (Vitamine) (60 Patienten) in einer offenen kontrollierten Studie während einer 3wöchigen Behandlung geprüft. Als subjektive Parameter wurden nächtliche Tachykardie, Herzstiche und Kurzatmigkeit, als objektiver Parameter die EKG-Werte vor und nach einem Schwimmtest registriert. Die Besserung der Symptome lag in der Esbericard-Gruppe zwischen 96 und 97 %, in der Plazebogruppe zwischen 38 und 50 % (Kühle, 1982).

- Kürzlich durchgeführte Therapiestudien mit einem Crataegusextrakt in ca. 5-fach höherer Dosierung (900 mg/Tag gegenüber 180– 480 mg/Tag früher) ergaben eine höhere Arbeitstoleranz und Ökonomisierung kardiopulmonarer Parameter gegenüber den früheren, mit niedriger Dosierung durchgeführten Studien. Überraschenderweise wurde gefunden, daß bei dieser hohen Dosierung und zugleich längerer Behandlungsdauer der Crataegus-Extrakt so wirksam wie der ACE-Hemmer Captopril war.

Therapiestudie – Beispiel 4

Indikation. Herzinsuffizienz, Stadium II nach NYHA.
Präparat. Trocken-Extrakt aus Blüten und Blättern von Crataegus, hergestellt mit Methanol.
Droge: Extrakt-Verhältnis 5-7 : 1 stand. auf 2.2 % Flavonoide, 300 mg Trockenextrakt pro Dragee.
Vergleichspräparat. Captopril, 12,5 mg pro Dragee.
Studienart. Multizentrische Doppelblindstudie unter Einschluß von 95 Patienten mit einem mittleren Alter von 63 Jahren. Die Dosierung betrug in beiden Behandlungsgruppen 3 × 1 Dragee. Die Behandlungsdauer betrug 56 Tage mit einer vorangestellten 7-tägigen Wash-out Phase.
Prüfkriterien. Zu den Zeitpunkten 0, 28 und 56 Tage erschöpfende Fahrradergometrie, Messung der maximalen Arbeitstoleranz in Watt. Zusätzliche Parameter: Beschwerde-Score, Druck-Frequenz-Produkt, globales Wirksamkeitsurteil.
Ergebnis: In beiden Behandlungsgruppen wurden im Therapie-Verlauf signifikante Verbesse-

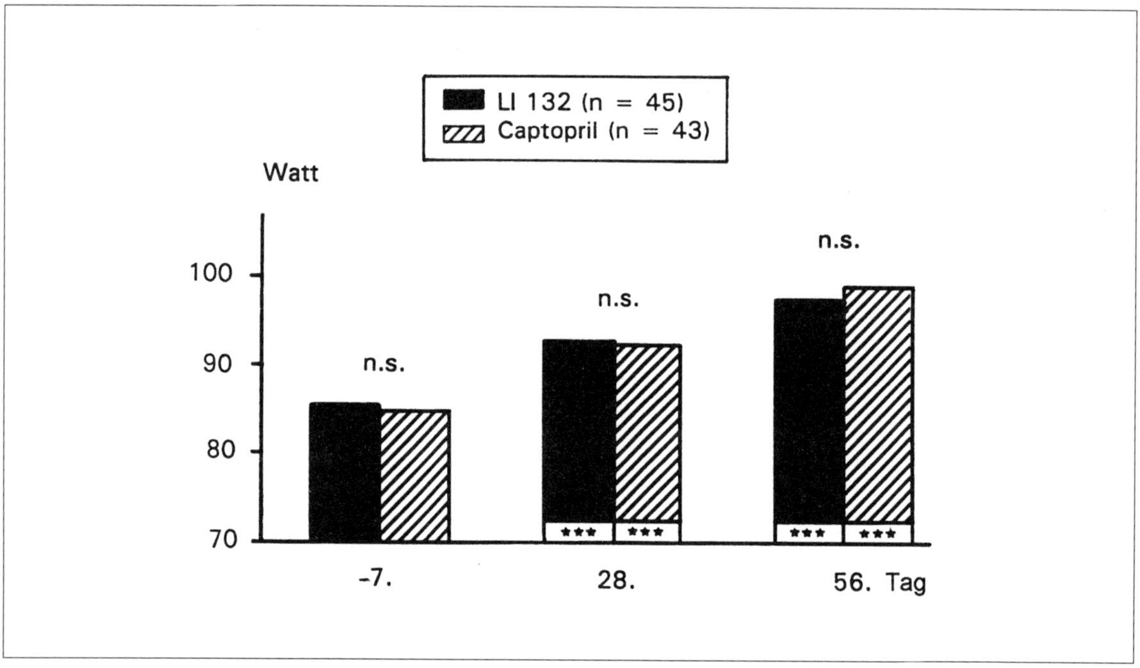

Abb. 3.5: Therapie mit hochdosiertem Crataegus-Extrakt (900 mg/Tag). Arbeitstoleranz (Mittelwerte) herzinsuffizienter Patienten vor, während und nach 8-wöchiger Therapie mit Crataegus-Extrakt (LI 132) bzw. Captopril: hochsignifikanter Anstieg in beiden Gruppen, keine Signifikanz im Gruppenvergleich. (Tauchert et al. 1994)

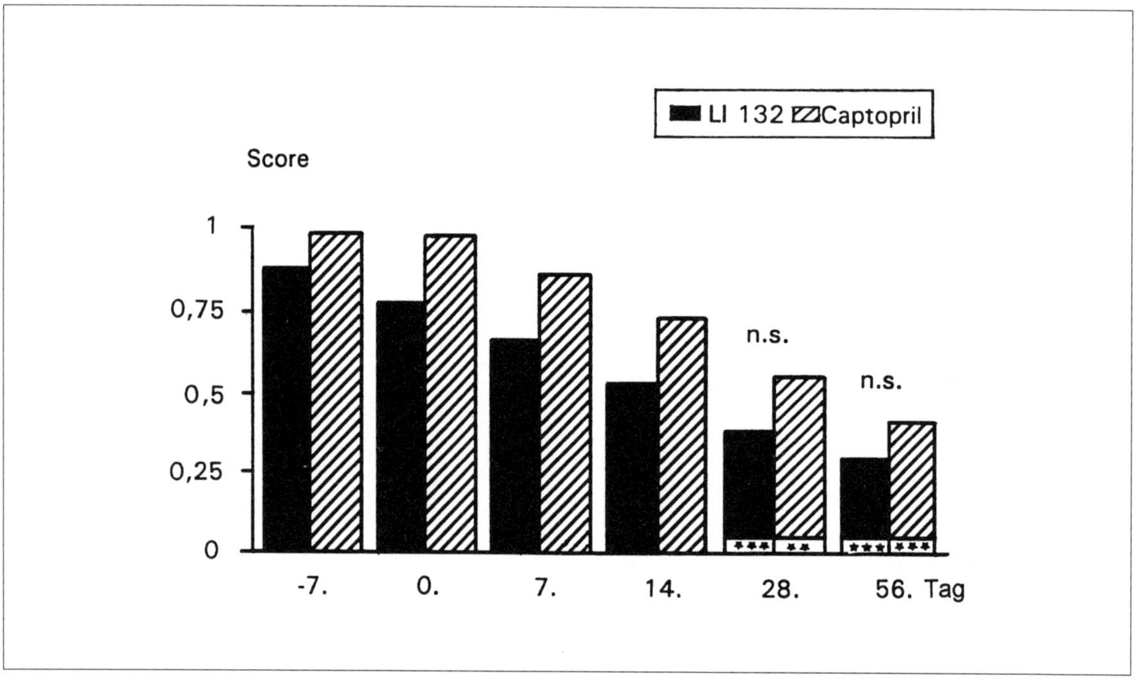

Abb. 3.6: Therapie mit hochdosiertem Crataegus-Extrakt (900 mg/Tag). Mittlerer Beschwerde Score herzinsuffizienter Patienten vor, während und nach 8-wöchiger Therapie mit Crataegus-Extrakt (LI 132) bzw. Captopril: eine signifikante Besserung in beiden Behandlungsgruppen. (Tauchert et al. 1994)

rungen der Arbeitstoleranz (konfirmatorische Parameter) beobachtet. Die Mittelwerte stiegen vom 0. bis zum 56. Tag statistisch hochsignifikant von anfangs 53,3 Watt (Crataegus-Gruppe) bzw. 84,6 Watt (Captopril-Gruppe) auf 97,4 bzw. 99,2 Watt an (Abbildung 3.5). Zwischen beiden Prüfmedikationen waren keine signifikanten Unterschiede zu verzeichnen, so daß beide Behandlungen als gleichwertig wirksam bei Patienten mit Herzinsuffizienz im Stadium NYHA II anzusehen sind. Die subjektiven Beschwerden (Score-Bewertung) zeigten ebenfalls in beiden Behandlungsgruppen eine signifikante Besserung (Abbildung 3.6). Leichte Nebenwirkungen wurden in beiden Behandlungsgruppen bei je 3 Fällen registriert.
In der Captopril-Gruppe trat ein Fall mit schwerem Reizhusten auf, der zum Therapie-Abbruch zwang (Tauchert et al. 1994)

Hauptindikationen

Hieraus ergeben sich für Crataegus-Extrakte folgende Hauptindikationen:
- Leichte funktionelle Herzbeschwerden,
- Leichte stenokardische Beschwerden,
- Noch nicht digitalisbedürftiges Altersherz,
- Leichte Formen von bradykarden Herzrhythmusstörungen,
- Zum physikalischen Ausdauertraining im Alter als adjuvante bzw. ergänzende Maßnahme.
- nach **M** nachlassende Leistungsfähigkeit des Herzens entsprechend NYHA II (Extr. aus Blättern mit Blüten bzw. Blättern, Blüten u. Früchten)

3.1.2.4 Weitere Nicht herzglykosidhaltige Drogen und Extrakt-Präparate (Tab. 3. 5)

3.1.2.5 Phytopräparate

Standardisierte Monoextrakt-Präparate von Herzglykosiddrogen

Z. B. Digitalysat Bürger, Convacard,	Scillamiron

Biol. standardisierte Herzglykosidextrakt-Kombinationspräparate

Z. B. Miroton (forte) (Extrakte aus Scillae bulbus, Convallariae herba, Oleandri folium und Adonidis herba); Cor-loges (Extrakte aus Scillae bulbus und Convallariae herba)	Lacoerdin N (Extrakte aus Convallaria und Crataegus + K- und Mg-Salze)

Crataegus-Extrakt-haltige Monoextraktpräparate

Die Extrakte sind auf Flavonolglykoside (ber. als Hyperosid) oder oligomere Procyanidine standardisiert.

Z. B. Crataegutt novo	Regulacor
Crataegutt forte	Salus-Weißdorn-Tropfen
Faros 300	Melicedin
Crataegysat Bürger	Born
Cratamed	Adenylocrat
Esbericard	Orthangin N
Oxacant (forte)	
Kneipp-Weißdorn-Saft	

Crataegus-Extrakt-haltige Kombinationspräparate

Mit hauptsächlich herzglykosidhaltigen Extrakten:

Z. B. Card-Ompin	Korodin
Digaloid	Convastabil
Guttacor	Cor-Vel N-Drag.
Asgoviscum N	

Tab. 3.5: Weitere nicht herzglykosidhaltige Drogen mit Hauptwirkungen und Präparatebeispielen

	Droge	Beschriebene Hauptwirkungen	Präparatebeispiele (Komb. Pr.)
M	*Visci herba (Viscum album)*	Antihyperton*	Craviscum, Asgoviscum, Tonoplantin N
M	*Arnicae flos (Arnica montana)* DAB 10, ÖAB, Helv VII	Positiv inotrop*	Arnitaegus, Enziagil, Arnicorin, Lacoerdin N
	Cacti flos (Cactus grandiflorus)	Koronardilatierend*	Diffocard N
	Leonuri herba (Leonurus cardiaca)	Positiv inotrop, sedierend	Thyreogutt, Cardisetten, Crataezym
M	*Ammi visnagae fructus (Ammi visnaga)* DAB 10	Koronardilatierend, leicht positiv inotrop	Khellangan
M	*Campher* DAB 10, ÖAB, Helv VII	Antihypoton, Kreislauftonisierend	Korodin

* bisher wissenschaftlich nicht belegt.

Mit verschiedenen anderen nicht herzglykosidhaltigen Extrakten:
Siehe Tabelle 3.5.

Ferner mit Extrakten von Sedativ-Drogen:
Z. B. Valeriana officinalis, Melissa officinalis, Passiflora incarnata

Extern anwendbare Extraktpräparate
Siehe Koronarpräparate S. 47.

Teerezepturen

Bevorzugt zur Stärkung der Herzkraft und zur Tonisierung

Rp:		Rp:	
Herba Adonidis	50,0	Flos Arnicae	12,5
Herba Spartii scoparii	50,0	Fol. Oleandri	12,5
Fol. Rosmarini	50,0	Rad. Glyzyrrhizae	12,5
Flos Lavandulae	50,0	Testae Cacao	12,5
Fol. Rutae	50,0	Herba Convallariae	25,0
		Herba Leonuri	30,0
		Herba Adonidis	40,0
		Flos Crataegi	55,0

Bevorzugt zur Verbesserung der Koronardurchblutung

Rp:		Rp:	
Fol. Rosmarini	35,0	Flos Arnicae	
Fruct. Crataegi	35,0	Rhiz. Calami	
Herba Leonuri	10,0	Flos Crataegi aa	15,0
Herba Hyperici	5,0	Fol. Melissae	
Herba Mate	15,0	Herba Leonuri	
		Herba Millefolii	
		Rad. Valerianae aa	25,0
		Herba Equiseti	
		Herba Visci albi aa	20,0

3.2 Koronare Herzkrankheit (Angina pectoris)

3.2.1 Anwendungsgebiete und Behandlungsprinzipien

Anwendungsgebiete

- *Anfallsprophylaxe*
- *Leichte, stabile Form der Angina pectoris* (Stadium I und II nach NYHA = Anfälle nur bei besonders großen, über das tägliche Maß hinausgehenden, körperlichen Anstrengungen).
- *Intervall- und Nachbehandlung der Koronarinsuffizienz* und des *Myokardinfarktes*.
- *Adjuvant* können Phytopharmaka auch zur Minimierung einiger Risikofaktoren wie z. B. Hypercholesterinämie, Triglyzeridämie, Hyperurikämie, arterielle Hypertonie und Gerinnungsstörungen eingesetzt werden.

Keine Anwendungsgebiete

Angina-pectoris-Anfall, Präinfarktsyndrom und *Myokardinfarkt*, für die Nitrate, Betablocker, Calzium-Antagonisten die Mittel der Wahl sind. !

Behandlungsprinzipien

Bei der **Anfallprophylaxe, Intervall-Behandlung** und **Nachbehandlung** muß diese vorrangig darauf gerichtet sein, die mangelhafte Energie- und Sauerstoffversorgung durch Senkung des Sauerstoffverbrauchs zu beseitigen. Dies kann geschehen durch Senkung der Herzfrequenz, Dämpfung des enddiastolischen Drucks (negative Inotropie) und Senkung des arteriellen Drucks mit Minderung der linksventrikulären Nachlast.
Diese Effekte können erreicht werden durch Phytopräparate mit **antihypoxischer, koronardilatierender** und **spasmolytischer** Wirkung. Bei leichteren stenokarden Beschwerden werden auch Externa («Herzsalben») angewendet.

Literatur: Siehe auch Koppenhagen et al., 1986; Hammer, 1982; Wechenmann, 1987; Hanák 1975.

3.2.2 Drogen und Präparategruppen

3.2.1.1 Ammeos visnagae fructus (Echte Ammeofrüchte) M

Off.: DAB 10, Ammi visnaga.

Die ursprünglich aus Ägypten und dem Vorderen Orient stammende Droge wurde in der Volksmedizin der Mittelmeerländer als Tee bei Nierenkoliken und Asthma eingesetzt. Eingang in die Therapie stenokardischer Beschwerden haben erst die aus der Droge isolierten Wirkstoffe **Khellin** und **Visnadin** gefunden.

Chemie (Abb. 3.7)

Khellin (ÖAB) (0,5–1 %) ist ein **Furanochromonderivat** mit einem charakteristischen γ-Pyronring, **Visnadin** (0,1–0,3 %) ein **Ester-Pyranocumarinderivat** mit einem charakteristischen α-Pyronring. Obwohl die chemischen Grundstrukturen beider Verbindungen verschieden sind, leiten sich beide als biosynthetische Zwitter aus dem Phenylpropan- und Terpen-Stoffwechsel ab. Aus dem Khellin wurden die strukturabgewandelten *synthetischen Verbindungen* Carbocromen (z. B. Intensain) und die Cromoglicinsäure (z. B. Intal) entwickelt.

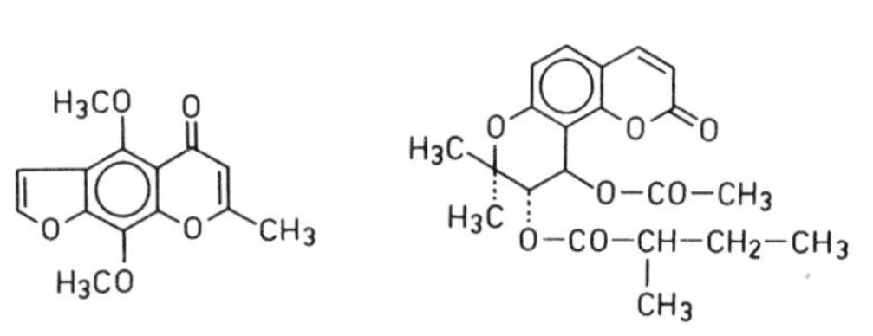

Khellin Visnadin

(Ammi visnaga)

Abb. 3.7: Hauptinhaltsstoffe der Ammi visnaga-Droge.

Pharmakologie

Das in Wasser praktisch *nicht lösliche Khellin* wird nach p. o. Gabe langsam resorbiert und offenbar auch nur langsam eliminiert. Über die Resorption und Pharmakokinetik von Visnadin liegen keine genauen Angaben vor. Am Hund zeigt das Visnadin bei p. o. Applikation gute Wirksamkeit. Beide Verbindungen üben ihre spasmolytische Wirkung auf die Koronargefäße durch Angriff an der glatten Muskulatur aus, wobei beim Khellin die spasmolytische Komponente auf die Koronarien überwiegt.
Als Vorteil ist bei *Visnadin* zu werten, daß die erhöhte Durchblutung ohne Zunahme des Sauerstoffverbrauchs erfolgt. Visnadin senkt gleichzeitig den Lactat-Pyruvat- und Glucose-Spiegel im venösen Blut und erhöht den Gehalt an freien Fettsäuren. Das Herzzeitvolumen erhöht sich, ohne daß die Frequenz und der arterielle Blutdruck verändert werden.

Khellin wird heute wegen beschriebener Nebenwirkungen *nur noch in Kombinationspräparaten relativ niedrig dosiert* angewendet.
Aus dem gleichen Grund hat die Droge neuerdings eine Negativ-**M** erhalten.

3.2.2.2 Crataegus-Extrakte

Siehe Kapitel Herzinsuffizienz S. 38

Therapiestudien

Es existieren mehrere plazebokontrollierte Doppelblindstudien (O'Conolly et al., 1987; Wang et al., 1984; Hanák u. Brückel, 1983) in denen gezeigt werden konnte, daß Crataegusextrakte zu einer erhöhten Koronardurchblutung und Ökonomisierung des myokardialen Sauerstoffverbrauchs bei Stadium I und II der Angina pectoris und damit zu einer Minderung stenokardischer Beschwerden führen bzw. die Zahl der Angina-pectoris-Attacken reduzieren und den Nitroglycerinverbrauch helfen einzuschränken.
Die Wirkung von Crataegus-Extrakten wird in diesem Sinne als **antihypoxisch** und **koronardilatatorisch** beschrieben.

Therapiestudie-Beispiel 1

Indikation. Leichte stabile Form der Angina pectoris (Schweregrad I und II nach NYHA).

Präparateform. Filmtablette enthaltend 60 mg Trockenextrakt aus Folium, Flos und Fructus Crataegi (1:5) standardisiert auf 3 mg Procyanidine/Tablette.

Studienart. Plazebokontrollierte Doppelblindstudie mit 58 Patienten.

Behandlungsart. 3 × täglich 1 Tablette über einen Zeitraum von 21 Tagen.

Prüfkriterien. Belastungstoleranz, Blutdruck, Pulsfrequenz und Blutdruck in Ruhe und nach Belastung.

Ergebnis. Die Belastungstoleranz konnte in der Verumgruppe um 100 Watt × Minute (= 25 %) gesteigert werden. Die erhöhte Belastbarkeit der Verumgruppe gegenüber der Plazebogruppe ist mit $p < 0{,}08$ statistisch gesichert (Tab. 3.6). Bei 78 % der Patienten kam es zu einem deutlichen Rückgang der Ischämiereaktion, beobachtet im Belastungs-EKG (siehe Tab. 3.7), Pulsfrequenz und Blutdruck zeigten zwischen den Gruppen keine signifikanten Unterschiede.

Tab. 3.6: Veränderung der Kreislaufparameter (Differenz vor und nach der Behandlung)

Kreislaufparameter	Phytopharmakon $\bar{x}$	Phytopharmakon s_x	Plazebo $\bar{x}$	Plazebo s_x	p
Pulsfrequenz in Ruhe	– 9,2	3,7	– 2,4	2,0	n. s.
Blutdruck systolisch in Ruhe	– 3,6	2,8	– 2,1	3,04	n. s.
Blutdruck diastolisch in Ruhe	– 1,3	1,6	– 1,0	2,0	n. s.
Belastungstoleranz (Watt x min)	+100,0	33,4	– 1,5	46,0	0,08
Blutdruck systolisch nach Belastung	– 1,3	2,8	+ 1,1	4,4	n. s.
Blutdruck diastolisch nach Belastung	– 2,3	1,6	– 2,6	1,4	n. s.
Pulsfrequenz nach Belastung	+ 0,1	2,2	+ 0,2	2,2	n. s.

(Hanák u. Brückel 1975)

Tab. 3.7: EKG-Veränderung unter Belastung

	Vor Behandlung pathologisch	Nach Behandlung Normalisiert		Gebessert		Unverändert		Verschlechtert		Mantel-Haenszel-Test
	n	n	%	n	%	n	%	n	%	p
Phytopharmakon	23	8	34,8	10	43,5	5	21,7	0	0	0,001
Plazebo	21	2	9,5	4	19,0	12	57,2	3	14,3	

(Hanák u. Brückel 1975)

3.2.2.3 Theophyllin (Abb. 3.8)

Off.: DAB 10.
Das Alkaloid Theophyllin aus den Blättern von Camellia sinensis (Teestrauch) wird heute *fast nur noch synthetisch* hergestellt. Die *koronardilatierende* Wirkung kommt vermutlich über eine Inhibierung der Phosphodiesterase in der Gefäßmuskulatur zustande. Seine Wirkung ist nicht sehr stark und langdauernd. Effektiver sind die *Theophyllinderivate* Proxyphyllin, Diprophyllin und Etofyllin sowie die Kombination von Theophyllin mit Ethylendiamin (Euphyllin) (siehe Lehrbücher der Pharmakologie).

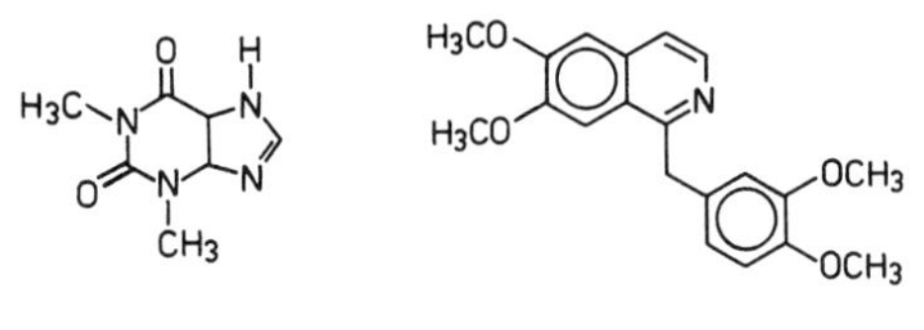

Theophyllin (Thea sinensis) Papaverin (Papaver somniferum)

Abb. 3.8: Hauptalkaloide der Blätter von Camellia sinensis und von Opium.

3.2.2.4 Papaverin (Abb. 3.8)

Off.: DAB 10, ÖAB, Helv VII.
Das Alkaloid Papaverin, ein Nebenalkaloid des Opiums, von Papaver somniferum, wirkt vermutlich nach dem gleichen Mechanismus wie Theophyllin. Die *koronardilatierende* Wirkung wird nicht als sehr hoch eingeschätzt (siehe Lehrbücher der Pharmakologie).

3.2.2.5 Scharfstoff-Drogen

Off.:
Galangae rhizoma (Galgantwurzel) (Helv. VII), Alpinia officinarum.
M[1] **Zingiberis rhizoma** (Ingwerwurzel) (ÖAB, Helv. VII), Zingiber officinalis.
M Capsici fructus (Paprikafrüchte) (DAB 10, ÖAB, Helv. VII), Capsicum annuum und frutescens.
Diese drei Drogen sind primär als Gewürzdrogen zur *Magensaftsekretionssteigerung* (Stomachika) bekannt. In der Volksmedizin werden die Drogenpulver gelegentlich in Salbenform oder auch peroral zur *Angina-pectoris-Behandlung* eingesetzt (siehe auch Herzsalben 3.2.2.6). Eine koronardilatierende Wirkung könnte auf reflektorischem Wege über eine Vagusreizung und Freisetzung von Prostaglandinen zustande kommen.
Pharmakologische Untersuchungen fehlen. *Für eine rationale Therapie sind diese Drogen daher bei dieser Indikation nicht geeignet.*

3.2.2.6 Phytopräparate

Extraktmonopräparate

Z. B. die Crataegus-Präparate	Khellangan N (Ammi vis. Extrakt)
Crataegutt, Crataegutt novo,	Steno-loges N, Esbericard,
Crataegysat Bürger; Carduben, Ammi visn. Kaps.,	Cratamed, Oxacant, Orthangin N u. a. (siehe Kardiaka S. 43)

Kombinationspräparate
Extraktpräparate:
In ihnen sind am häufigsten kombiniert Extrakte von Crataegus oxyacantha, Ammi visnaga, Cactus grandiflorus, Arnica officinalis, mit herzglykosidhaltigen Extrakten und Theophyllin-Derivaten oder Ätherischölbestandteilen, z. B.

Diacard N,	Kyaugutt N,
Korodin,	Tensitruw,
Card-Ompin,	Cardisetten

Kombination von Extrakten mit Nitraten:

Z. B. Nitro-Crataegutt,	Cefangipect (Homöop.)

Andere Kombinationen:
Kombiniert werden die Extrakte oder Reinstoffe gelegentlich auch mit Solanaceenalkaloiden, z. B. Scopolamin-HCl oder anderen sedierend wirkenden Drogenauszügen (z. B. Valeriana, Humulus, Melissa), z. B. Cardisetten.

Externa («Herzsalben»):
Diese Präparate dienen zur sog. *Segmenttherapie*, die an traditionelle Heilmethoden wie Rubefazientia (z. B. Senf, Ameisensäure, Bienengift), Schröpfen oder Neuraltherapie nach Huneke anknüpft. Die Segmenttherapie von «Brustschmerzen» verfolgt das Ziel, durch Unterbrechung der Schmerzleitung oder über kutisviszerale Reflexe durch hyperämisierende und spasmolytische Effekte segmental auftretende Schmerzen zu beseitigen und den Kreislauf anzuregen. Die heutige perkutane Angina-pectoris-Therapie mit nitroglyzerinhaltigen Klebefolien (Nitroderm TTS) geht im Prinzip den gleichen Weg (Hanák, 1975).
Von den heute zur Verfügung stehenden Präparaten enthalten nur einige herzglykosidhaltige Extrakte. Die meisten Präparate enthalten neben Crataegus-, Valeriana- oder Arnica-Extrakten vor allem Ätherischöle wie z. B. Campher, Rosmarinöl, Fichtennadelöl, Eucalyptusöl oder Senföl. Z. B.

Cor-Select,	Kneipp-Herzsalbe,
Cor-Vel-N-(forte),	Euflux-N,
	Praecordin

3.3 Herzrhythmusstörungen

Diese treten in Form von Reizbildungs- und/oder Reizleitungs-Störungen (bradykard, tachykard) auf. Sie stellen keine eigenständigen Erkrankungen dar, sondern sind Symptome oder Komplikationen von kardialen oder systemischen Grunderkrankungen, wobei nervöse Einflüsse eine große Rolle spielen.

3.3.1 Behandlungsprinzipien und Anwendungsgebiete

Alle Formen von Rhythmusstörungen, allerdings haben fast nur Reinstoffpräparate und nur in wenigen Fällen Kombinationen dieser mit Drogenextrakten Bedeutung (siehe Lehrbücher der Pharmakologie und Brisse, 1989; Effert, 1988; Steinbeck, 1988; Witzke-Gross u. Gilfrich, 1988).

Pharmakotherapeutisch unterscheidet man drei Behandlungsmöglichkeiten:
- Eine direkte Beeinflussung des Leitungssystems durch pflanzliche Antiarrhythmika wie z. B. **Ajmalin** oder **Chinidin**. Ajmalin ist bei tachykarden R. St., Chinidin bei infektbedingten R. St. angezeigt.
- Beseitigung von Faktoren, die zur Auslösung von Herzarrhythmien führen, wie z. B. Herzhypoxie, Herzdilatation oder Störungen des Elektrolyt- und Säure-Basengleichgewichtes, z. B. durch **Crataegus**-Extrakte.

[1]In **M** keine Angabe über koronardilatierende Wirkung.

- Unterdrückung von Einflüssen seitens des vegetativen Nervensystems bzw. deren Transmittersubstanzen wie z. B. durch **Atropin.**

Zusätzlich oder alternativ werden außerdem synthetische Antiarrhythmika, β-Rezeptorenblocker, Herzglykoside oder synthetische Parasympatholytika bzw. zentral sedierende Synthetika angewendet. Bei tachykardem Vorhofflimmern und Bestehen einer manifesten Herzinsuffizienz ist die Kombination mit Herzglykosiden angezeigt.

Soweit möglich sind die auslösenden Ursachen wie z. B. Hyperthyreosen, Azidose oder Hypokaliämie zu behandeln.

3.3.2 Drogen und Präparategruppen

3.3.2.1 Chinidin (Abb. 3.9)

Off.: DAB 10, ÖAB, Helv. VII

Chemie

Chinidin, aus der Rinde von **Cinchona succirubra**, besitzt das Grundgerüst der *Chinaalkaloide*, bestehend aus dem Chinolin- und Chinuclidin-Ringsystem. Es liegt als Nebenalkaloid vor (0,1–0,5 %) und ist optisch isomer zum Hauptalkaloid Chinin (1–4 %). Es wird zum Teil aus den Mutterlaugen der Chininfabrikation und zum anderen Teil partialsynthetisch durch Isomerisierung aus Chinin gewonnen.

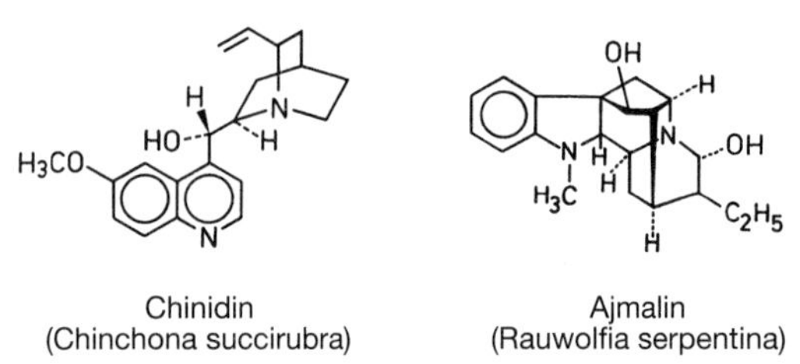

Abb. 3.9: Nebenalkaloide der Chinarinde und Rauwolfia-Wurzel.

Pharmakologie

Pharmakologisch wirkt Chinidin ähnlich wie Chinin. Seine Antimalariawirkung ist aber gering. Dafür besitzt Chinidin eine Herzwirkung und hier vor allem *Wirkung auf das Reizleitungssystem.* Es wirkt membranstabilisierend mit spezifischer Hemmwirkung auf den raschen Na^+-Einstrom und repolarisierenden K^+-Ausstrom.

Indikation. Chinidin ist ein *depressiv wirkendes Antiarrhythmikum*, das vor allem bei Vorhofflimmern und zur Behandlung der supraventrikulären und ventrikulären tachykarden Arrhythmien eingesetzt wird. Chinidin *verstärkt die Herzglykosid-Wirkung*. Es wird oral sehr gut resorbiert. Wirkungsmaximum 1–3 Std. nach p. o. Einnahme. Für die Dauerbehandlung eignen sich nur Retardpräparate.

3.3.2.2 Ajmalin

Off.: DAB 10.

Chemie

Ajmalin (Abb. 3.9), ein Hauptalkaloid von **Rauwolfia serpentina** und **R. vomitoria** besitzt wie Reserpin das Grundgerüst des Yohimbans. Es unterscheidet sich von dem Reserpin durch einen hexacyclischen Ringaufbau. Es ist eine Indolinbase. Durch Quarternisierung des Carbinolamin-Stickstoffs mit einem Propylrest wurde das partialsynthetische Abwandlungsprodukt *Prajmalium (Neo-Gilurytmal)* erhalten.

Pharmakologie

Es besitzt einen *dem Chinidin sehr ähnlichen Wirkungsmechanismus.* Es wirkt durch Verlangsamung der Depolarisations- und Repolarisationsgeschwindigkeit sowie durch eine Verzögerung der Reaktivierung des Natriumsystems.

Indikation. Ajmalin wird bei eingeschränkter p. o. Resorption wie Chinidin bei supraventrikulären und ventrikulären Tachykardien, Extrasystolen, Vorhofflimmern und -flattern eingesetzt. Gegenanzeigen sind die dekompensierte Herzinsuffizienz, Bradykardie und der partielle oder totale AV-Block. Die Bioverfügbarkeit von Ajmalin bei peroraler Applikation ist gering.

3.3.2.3 Spartein

Chemie

Spartein (Abb. 3.10), das Hauptalkaloid von **Sarothamnus scoparius**, dem Besenginster, hat eine Chinolizidin-Struktur ohne chemische Verwandtschaft mit den China- oder Rauwolfia-Alkaloiden. Es ist wie das Nicotin eine ölige und mit Wasserdampf flüchtige Base.

Pharmakologie

Spartein hemmt den Natrium-Transport durch die Zellmembran, beeinflußt aber kaum den Kalium-

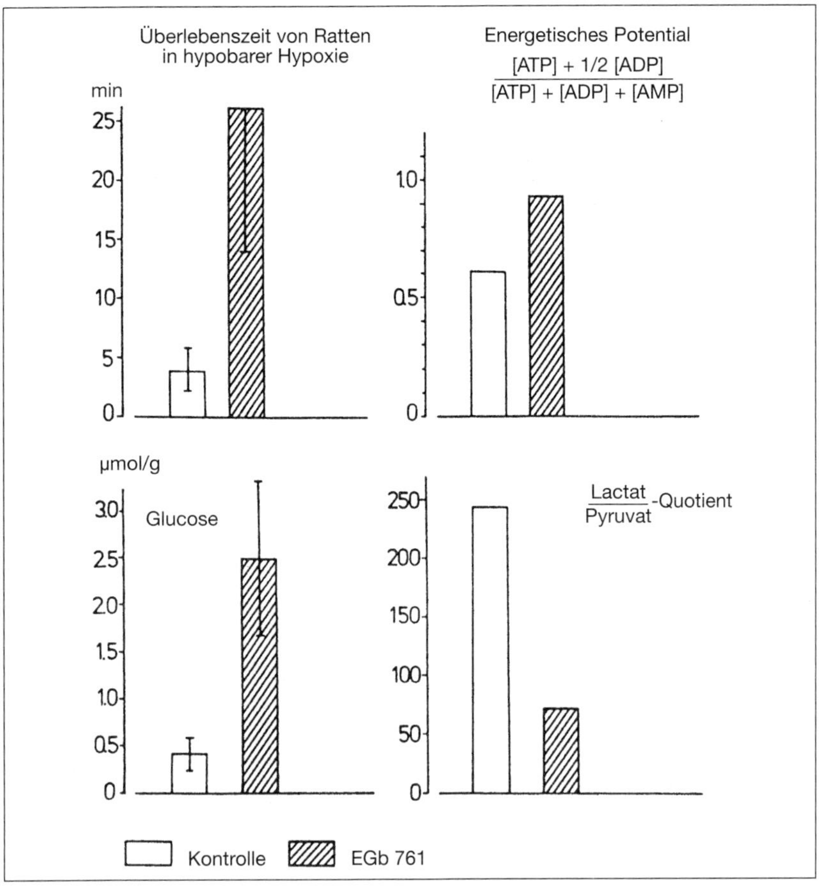

Abb. 3.15: Erhöhung der Hypoxietoleranz von Ratten durch Ginkgo-Spezialextrakt EGb 761.
Der Ginkgo-Extrakt erhöhte die Hypoxietoleranz von Ratten erheblich. Obwohl die EGb-behandelten Ratten etwa 6mal länger der hypobaren (180 mm Hg) Hypoxie ausgesetzt waren, zeigten diese Tiere einen wesentlich besseren Status ihres zerebralen Energiestoffwechsels (Karcher et al., 1984).

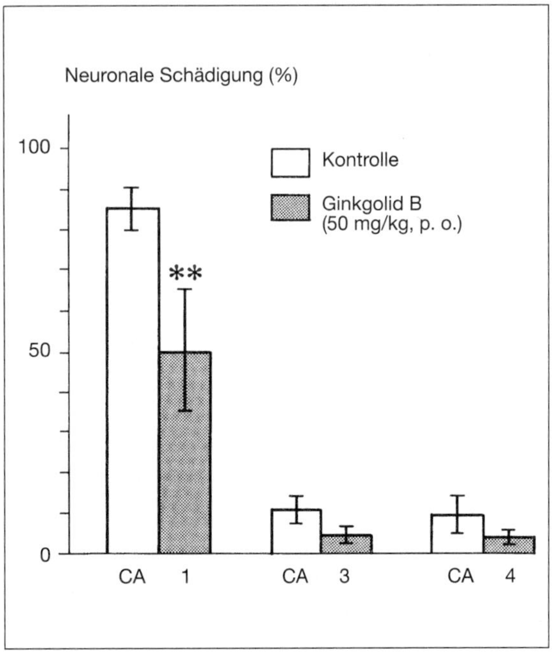

Abb. 3.16: Der Prozentsatz an geschädigten Neuronen wird nach 10 min Vorderhirnischämie der Ratte im CA1-Band des Hippocampus signifikant vermindert. Im CA3- und CA4-Band sind unter Kontrollbedingungen die Schäden vergleichsweise gering und ein signifikanter Effekt von Ginkgolid B ist nicht nachweisbar (Oberpichler et al., 1990).

leiten. Ob dabei den Acylglykosiden eine besondere Gefäßwirkung zukommt, ist unbekannt. Eine PAF-antagonistische Wirkung konnte ausgeschlossen werden.

Eine genaue Zuordnung der Ginkgo-Inhaltsstoffe zu den beschriebenen Wirkungen ist daher derzeit noch nicht möglich. Da aber nachgewiesen werden konnte, daß die von PAF ausgelösten Reaktionen ähnlich denen in hypoxischen Geweben ablaufen und diese auch an der Entstehung der zerebralen Ischämie beteiligt sind, dürfte den Ginkgoliden als *PAF-Antagonisten* die Hauptwirkung zukommen. Eine Auflistung der Experimentalarbeiten zur Pharmakologie des Ginkgo-Extraktes finden sich bei Chatterjee und Trunzler (1981), Fünfgeld, 1988 sowie bei Braquet (1986, 1988, 1989) und Krieglstein (1990).

Klinische Studien

Für zwei nach Spezialverfahren hergestellte und auf Flavonolglykoside standardisierte Ginkgo-Extrakte (Rökan = Tebonin = Tanakan; Kaveri) existieren eine Vielzahl von klinischen Studien und eine Reihe von Doppelblind- bzw. Vergleichsstudien (z. B. Eckmann und Schlag, 1982; Bauer, 1984; Weitbrecht u. Jansen, 1986; Halama et al., 1988; Hofferberth, 1989; Hartmann u. Schulz, 1991).
Eine Zusammenstellung und Bewertung aller bisherigen Studien wurde kürzlich von Herrschaft (1992) und Kleijnen u. Knipschild (1992 a, b) gegeben. Hieraus ergibt sich folgendes:

Als **Hauptindikation** wird die symptomatische Behandlung von leichten bis mittelschweren Hirnleistungsstörungen im Rahmen eines therapeutischen Gesamtkonzeptes bei der Demenz angegeben. Als Zeitsymptome werden genannt: Gedächtnis-, Konzentrations-, Denk-, Affekt- und Orientierungsstörungen, Antriebs- und Motivationsmangel und erhöhte Ermüdbarkeit. Zusätzlich wird noch die *Claudicatio intermittens* als vielversprechende Indikation angegeben.
Zur primären Zielgruppe gehören:
- Primär degenerative Demenz vom Alzheimer Typ (DAT),
- Vaskuläre Demenz (VD),
- Mischformen aus DAT und VD.

Die kontrollierten Studien wurden mit **4 Präparaten** *durchgeführt.* Von diesen enthalten die drei Präparate mit verschiedenen Namen Tebonin, Tanakan, Rökan den gleichen Spezialextrakt (EGb761), standardisiert auf 24 % Ginkgoflavonolglykoside und 6 % Gesamtterpenoide. Der vierte Extrakt, Kaveri, ist auf 25 % Ginkgo-Flavonolglykoside und 6 % Terpenoide standardisiert.

Die **Dosierungen** betrugen 120–160 mg, in einigen Fällen auch 240 mg/Tag, die Behandlungsdauer mindestens 4–6 Wochen, in mehreren Fällen auch 12 bis 24 Wochen.

> 80 % der Studien wurden *doppeltblind* geführt. In einer Studie wurde Ginkgo (120 mg/d) mit 4,5 mg/d Dihydroergotoxin verglichen.
Nahezu alle existierenden evaluierten 40 kontrollierten Studien, davon 8 mit guter Qualität, kamen zu einem *positiven Ergebnis* nach einer Mindestbehandlungszeit von 4–6 Wochen. Die Score-Werte von Verum lagen nach dieser Zeit signifikant über denen von Plazebo. In der einzigen Vergleichsstudie mit Dihydroergotoxin zeigten die Besserungsraten in beiden Gruppen keine Unterschiede.

Die bisher von der Kommission E **beim BGA akzeptierte Indikationen** sind: Tinnitus aurium und periphere arterielle Durchblutungsstörungen des Stadium II nach Fontaine (Claudicatio intermittens)

Therapiestudien

Therapiestudien-Beispiel 1 und 2

Indikation 1. Tinnitus aurium.

Präparat. 100 ml Flüssigextrakt enthaltend 4 g Trockenextrakt (100:1) von Fol. Ginkgo bilob. stand. auf 24 % Ginkgoflavonoide.

Studienart. Multizentrische, randomisierte Doppelblindstudie gegen Plazebo mit 103 ambulanten Patienten. (Meyer, 1986).

Behandlungsart. 2mal täglich 4 ml über 3 Monate.

Prüfkriterien. Tonale Audiometrie.

Studienergebnis. Die Auswertung ergab eine statistische Verbesserung in der Verum-Gruppe bezüglich folgender therapeutischer Wirksamkeitskriterien:
Allgemeiner Hörbefund ($p=0{,}05$); Zeit vor dem Verschwinden der Symptome deutliche Verbesserungen ($p=0{,}03$); Intensitätsverlauf zwischen der ersten und letzten Konsultation ($p=0{,}03$);

Tab. 3.8: Tinnitus aurium-Studie. Positiver Verlauf in %

Prognostische Klassifizierung	Plazebo	Ginkgo-biloba-Extrakt
Klasse 1, alt, bilateral, periodisch	50%	75%
Klasse 2, kürzlich, unilateral, permanent	66%	75%
Klasse 3, kürzlich, bilateral, permanent	33%	80%
Klasse 4, alt, unilateral, permanent	29%	46%
Klasse 5, alt, bilateral, permanent	11%	20%

(Meyer, 1986).

Abnahme der Gehörminderung (p=0,08). Die statistische Analyse zeigte, daß drei Variablen prognostischen Wert besitzen: Vorgeschichte (> oder <30 Tage), Einseitig- oder Zweiseitigkeit und Periodizität (permanent oder mit Unterbrechungen). Hieraus ergeben sich fünf verschiedene Prognoseklassen (siehe Tab. 3.8).

Indikation 2. Fundus hypertonicus bei Hypertonie Stadium I nach Thiel.

Präparat. Ginkgospezialextrakt (standardisiert auf 25 % Ginkgo-Flavonolglykoside).

Studienart. Randomisierte plazebokontrollierte Doppelblindstudie mit 24 Hypertonikern mit Fundus hypertonicus Stadium I.

Behandlungsart. Täglich 3 × 1 Filmtablette à 100 mg Ginkgo-Spezialextrakt über 6 Wochen.

Prüfkriterien. Messung der retinalen Mikrozirkulation in der Quadrantenarterie mit Hilfe eines 2-Punkte-Fluorometers/Planplattenmikrometers unter Adaptation einer Funduskamera.

Studienergebnis. Der Blutfluß in einer Quadrantenarterie nahm unter Verum-Behandlung im Mittel von 1,94 auf 2,19 × 10^{-2} mm^2/sec (entsprechend 42,5 %) zu bei nahezu unveränderten Werten in der Plazebogruppe. Die arterio-venöse Kreislaufzeit verkürzt sich unter der Verumbehandlung von 1,90 auf 1,29 sec. Die Unterschiede waren bei beiden Messungen statistisch signifikant auf dem 1%-Niveau (Abb. 3.17, Abb. 3.18).

3.4.2.8 Phytopräparate

Raubasin (Ajmalicin)
Z. B. Lamuran (Raubasin) und verschiedene Raubasin enthaltende Kombinationspräparate.

Theophyllin und Partialsynthetika
Z. B. Rentylin, Trental/400, Durapental/400, Complamin (Xantinol-Nicotinat).

Papaverin
Papaverin (Isis Chemie).

Hydrierte Mutterkornalkaloide
Dihydroergocristin und andere Dihydroalkaloidhaltige Präparate, z. B.
Dacoren-Amp./-Tabl./-Tropfen, Circanol, Hydergin, Sermion, Orphol, Ergodesit forte/-spezial, Novofluën, Ergoplus und zahlreiche Kombinationspräparate.

Vincamin
Z. B. Vincapront Retard, Equipur, Esberidin, Cetal, u. a.

Aescin – Aesculus-Extrakt
Monopräparate
Z. B. Reparil-Amp.

Kombinationspräparate
Z. B. mit Secale, Rutin, Nicotinsäure, Sarothamnus-Extrakten u.a.
Cefadysbasin,
Intradermi forte Tropfen
u. a.

Ginkgo Extrakte
- Tebonin forte-Tabl.: 40 mg Extrakt = 1 Tabl. stand. auf 9,6 mg Ginkgoflavonglykoside und 2,4 mg Terpenlactone (Ginkgolide und Bilobalid).
- Tebonin i. v./i. m. 50 mg Extrakt = 1 Inj.-Flasche stand. auf 12 mg Ginkgoflavonglykoside und 3 mg Terpenlactone.

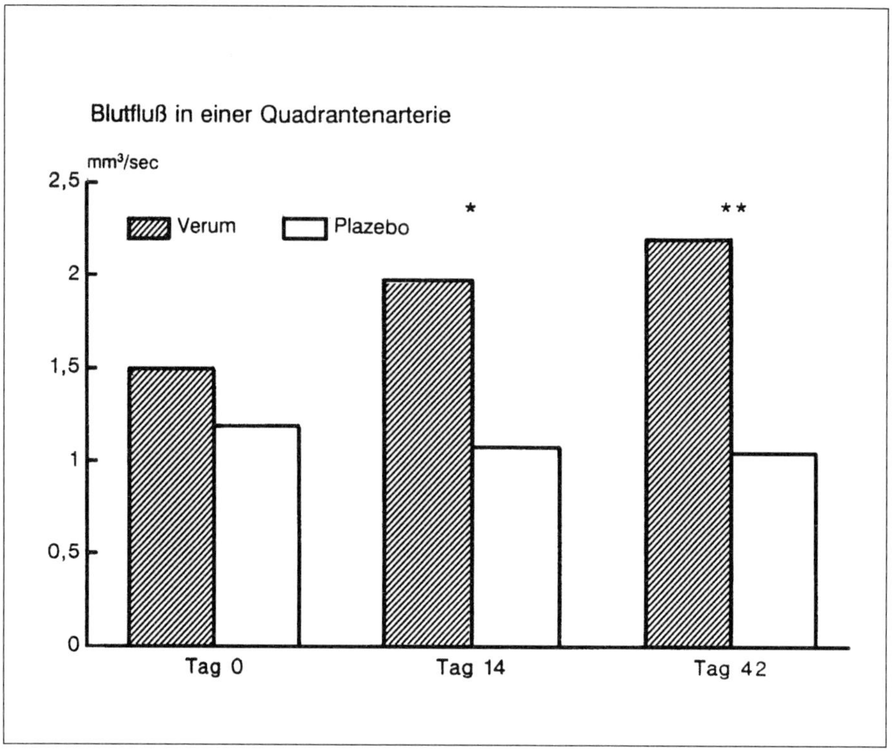

Abb. 3.17: Messung des Blutflusses in einer Quadrantenarterie.
Signifikante Zunahme der Mittelwerte in der Verumgruppe (dunkle Säulen) nach sechswöchiger Therapie sowohl im Behandlungsverlauf als auch im Vergleich gegen Plazebo (* = p < 0,05; ** = p< 0,01) (Koza et al., 1991).

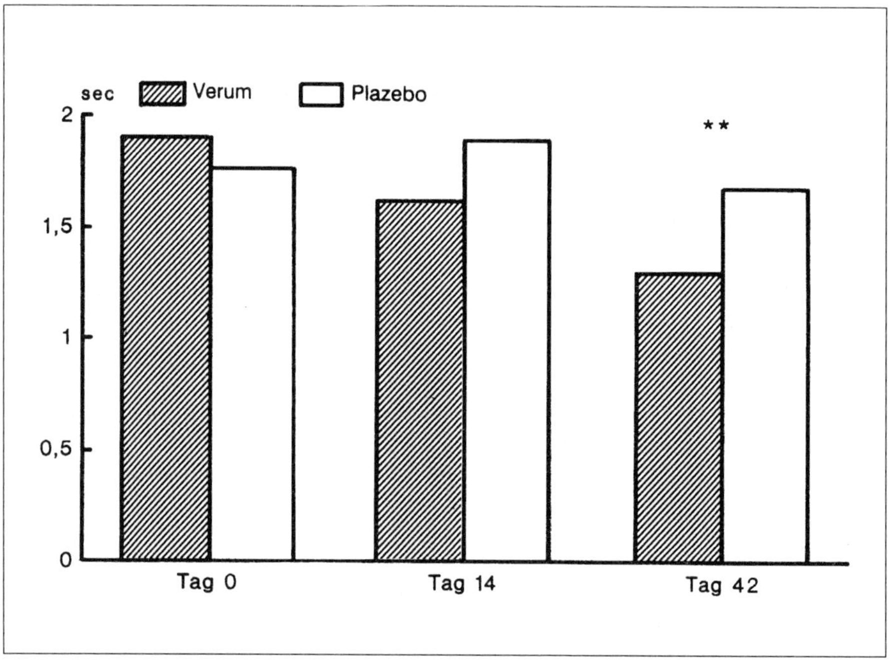

Abb. 3.18: Signifikante Abnahme der arterio-venösen Kreislaufzeit unter Verum nach sechswöchiger Therapie mit dem Ginkgo-Spezialextrakt (* = p < 0,05; ** = p < 0,01) (Koza et al., 1991).

genuine Verbindungen Methyl-, Propyl- und 1-Propenyl-Verbindungen des Cysteinsulfoxides (Abb. 3.27). Diese werden bei der Fermentation analog in Allicin-Homologe umgewandelt. Außer Cycloalliin und Adenosin wurden außerdem als weitere schwefelhaltige Verbindungen die Sulfinyldisulfide (Cepaene) sowie Hydroxyfettsäuren und Flavonglykoside isoliert. Der äußerst instabile tränenreizende Stoff der Küchenzwiebel wurde als Thiopropanal-5-oxid identifiziert (Abb. 3.27).

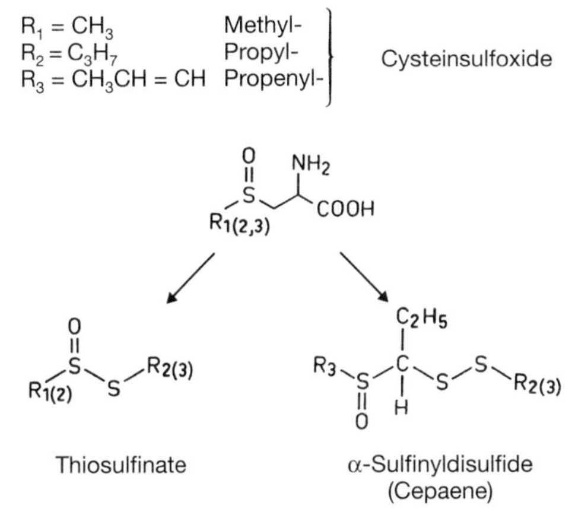

Abb. 3.27: Hauptwirkstoffe der Küchenzwiebel.

Pharmakologie und Probandenversuche

Neben der *antiasthmatischen* Wirkung (siehe Kap. 4.: Atemwegserkrankungen) wurden für Zwiebelextrakte auch *thrombozytenaggregationshemmende, fibrinolytische* und *antiphlogistische* Wirkungen nachgewiesen (Menon et al., 1968; Baghurst, 1977; Phillips u. Poyser, 1978; Augusti und Mathew, 1974; Makheja et al., 1979a, b: Vanderhoek et al., 1980; Srivastara, 1984; Wagner et al., 1988).

Worauf diese Wirkungen im einzelnen zurückzuführen sind, ist noch nicht genau geklärt. Man kann aber annehmen, daß analog dem Knoblauch die Thiosulfinate und zusätzlich die Cepaene hierfür verantwortlich zu machen sind. Ein Wasserdampfdestillat und ein Ätherextrakt besitzen Fibrinolyseaktivität (Augusti und Mathew, 1974). Dasselbe wurde für das Cycloalliin nachgewiesen.

Die *Thiosulfinate und Cepaene* erwiesen sich als starke Cyclooxygenase- und 5-Lipoxygenasehemmer und Inhibitoren der Leukozyten-Chemotaxis (Wagner et al., 1990; Dorsch et al., 1990).

In einem *Probandenversuch* konnte die durch eine fettreiche Mahlzeit verminderte fibrinolytische Aktivität durch gekochte Zwiebeln wieder erhöht werden (Menon et al., 1968). Die Thrombozytenaggregation wurde durch Einnahme von gebratenen Zwiebeln gehemmt (Baghurst et al., 1977).

3.7.2.4 Essentielle Phospholipide

Chemie

Unter dem Namen Essentiale (forte) ist ein Präparat im Handel, das aus der **Sojabohne** (Glyzine max = Soja hispida) gewonnen wird und nahezu reines «*Sojalecithin*» darstellt. Chemisch handelt es sich um einen zur Stoffklasse der Phosphatide gehörenden Cholinphosphorsäure-diglyzeridester, in dem der Fettsäureanteil überwiegend aus ungesättigten Fettsäuren, speziell Linolsäure (ca. 70 %) Linolen- und Ölsäure besteht. Handelsübliche «Lecithinprodukte» stellen demgegenüber Gemische aus Phosphatidylcholin, Phosphatidyl-ethanolamin, -serin, und Inosit dar (Abb. 3.28).

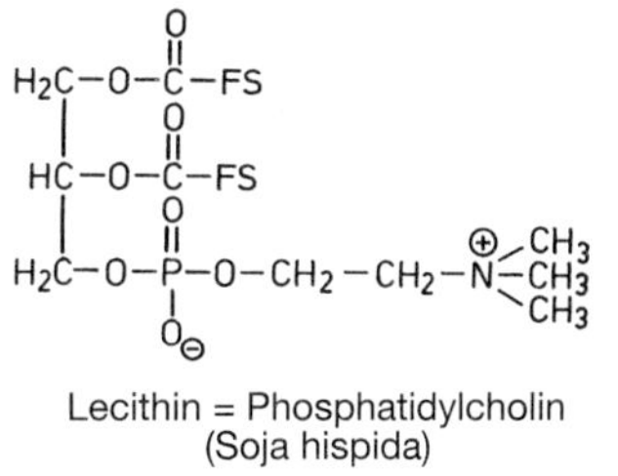

Abb. 3.28: Phospholipide.

Pharmakologie

Untersuchungen mit oral appliziertem, doppelt radioaktiv markiertem Sojalecithin haben gezeigt, daß dieses nach Resorption in etwa gleichem Radioaktivitätsverhältnis wieder in Leber und anderen Organen erscheint, so daß dieses Lecithin entweder ungespalten resorbiert wird oder nach Teilhydrolyse im Darm und Passage der Darmwand wieder zu intaktem Lecithin resynthetisiert wird.

Klinik

Es liegen Arbeiten vor, die zeigen, daß es bei einer p.o. Verabreichung von 20–40 g Phospholipiden entsprechend etwa 6–8 Kapseln Essentiale (forte) = 2–3 g Reinlecithin täglich über mehrere Monate zu einer Senkung des Serumcholesterins (Serum-LDL) kommt (Rebmann 1974, Reynolds 1982). Die Triglyzerid- bzw. Cholesterinsenkung soll über eine Änderung des Verhältnisses im HDL («high density lipoproteins») zu LDL («low density lipoproteins») zustande kommen, da man auch diätetisch durch Zufuhr hochungesättigter Fettsäuren diese Relation in Richtung der protektiven Wirkung verschieben kann. Es wird allgemein angenommen, daß die HDL allgemein den Cholesterinabtransport fördern.

3.7.2.5 Fischöle

Die auf dem Markt befindlichen Fischölpräparate enthalten Öle, die von *Hochseefischen*, hauptsächlich von Makrele, Sprotte, Sardine, Meeresforelle, Hering und Lachs gewonnen werden. Eine andere Quelle sind die den *«Lebertran» liefernden Fische* vom Kabeljau und Dorsch-Typ.

Chemie

Die Öle enthalten außer Vitamin A, D und E, Jod und gesättigten Fettsäuren überwiegend **ungesättigte Fettsäuren der C_{16}-, $_{18}$-, $_{20}$- und C_{22}-Reihe.** Die Ölpräparate sind in der Regel auf *Eicosapentaensäure* und *Docosahexaensäure-Gehalte* standardisiert. Diese Fettsäuren gehören im Gegensatz zu den bevorzugt in Pflanzen vorherrschenden ω-6-Fettsäuren zur Klasse der sog. ω-3-Fettsäuren mit der 1. Doppelbindung hinter dem dritten C-Atom von der Methylgruppe (-Ende) aus gerechnet (Abb. 3.29).

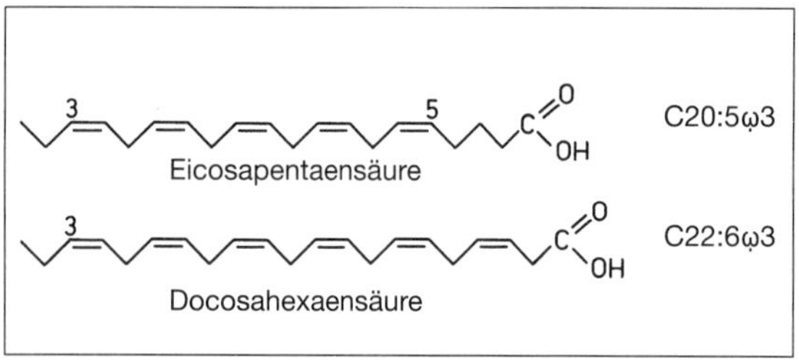

Abb. 3.29: ω-3-Fettsäuren von Fischölen.

Pharmakologie

Die Fettsäure der ω-3 Reihe (z.B. Eicosapentaensäure) werden im Prostaglandinstoffwechsel zu Thromboxan TX_3, Prostaglandin PGE_3 und PGI_3, sowie in die Leukotriene LTB_5 und LTD_5 umgewandelt. Diese Metabolite wirken bevorzugt *antiaggregatorisch auf Thrombozyten* und *vasodilatatorisch* und damit allgemein hemmend auf die Atherombildung. Diese Wirkung scheint bei den ω-6-Fettsäuren zu fehlen oder geringer zu sein. Bei erhöhter regelmäßiger Zufuhr der ω-3-Fettsäuren kommt es zu einer Senkung der Plasmatriglyzeride und Änderung des Lipoproteinprofils (Künzel und Bertsch, 1989; Harris et al., 1983; Sanders und Mistry, 1984; Sanders, 1987). Außerdem wird auch die Blutviskosität herabgesetzt (Ernst 1987). Beschrieben wurden *blutdrucksenkende* und *antiphlogistische* Effekte (siehe auch Literaturzusammenstellung in Basisbroschüre und Literaturdossier zu Eicosapen (Hormon Chemie). Über den Mechanismus der Triglyzerid- und Cholesterinsenkung gilt vermutlich das gleiche wie bei den Phospholipiden angeführt. (siehe auch Tab. 3.9)

3.7.2.6 Avena sativa (Haferkleie)

Haferkleie enthält neben Zellulose und Hemizellulosen wasserlösliche, gelbildende, *hochmolekulare Schleimstoffe*, die sich aus **neutralen Glucanen** und **sauren Galacturorhamnanen** zusammensetzen.

Im Gegensatz dazu enthält z.B. die *Weizenkleie* nicht-gelbildende Ballaststoffe.

Durch Zufuhr von ca. 100 g Haferkleie entsprechend ca. 20 g Ballaststoffe täglich kann innerhalb von 2–3 Wochen das *Gesamtcholesterin* um ca. 13 %, das LDL-Cholesterin um ca. 14 % *gesenkt* werden (Kirby et al., 1981; Gold und Davidson, 1988).
In einer ähnlich angelegten Studie konnte bei der gleichen täglich verabreichten Menge innerhalb von 14 Wochen eine Gesamtcholesterinabnahme von 16 % und gleichzeitiger Reduktion des LDL-Spiegels um 21 % erreicht werden (Fischer et al., 1991). Der cholesterinsenkende Effekt ist auf die gelbildenden Ballaststoffe beschränkt. *Weizenkleie zeigt diesen Effekt nicht.*
Der Mechanismus der cholesterinsenkenden Wirkung ist ungeklärt. Man nimmt an, daß Abbauprodukte der hochmolekularen Schleimstoffe die Cholesterinsynthese in der Leber hemmen. Dadurch könnte es zu einer erhöhten Inkorporation von LDL in die Leber kommen. Eine andere mehr einleuchtende Erklärung ist, daß die Schleimstoffe Cholesterin absorbieren und dadurch die Resorption von Cholesterin verzögern. Die Folge wäre ein erhöhter Cholesterinbedarf der Leber, der über die Aufnahme von LDL-Cholesterin gedeckt würde. Dadurch wird die Menge an LDL im Plasma abgesenkt. Ein solcher Wirkungsmechanismus entspräche in etwa den von Anionenaustauscherharzen vom Typ des Cholestyramin. (Siehe auch Tab. 3.9).

3.2.2.7 Pectine

Chemie

Pectine sind im Zellsaft von Pflanzen vor allem von Früchten (Apfel, Birne, Orange, Beeren) gelöst vorkommende *Zuckerpolymere*, die aus teilweise mit Methanol vernetz-

ten *Galacturonsäureketten* bestehen. Sie können auch aus dem in den Zellwänden gebundenen wasserunlöslichen **Protopectinen** durch Protopectinasen oder durch Kochen unter Druck im schwachsaurem Milieu hergestellt werden.
In wäßriger Lösung haben vor allem die niederveresterten Pectine die Eigenschaft, unter gewissen Bedingungen (Anwesenheit von Zuckern, Säuren oder Salzen) *unter Ausbildung einer Netzstruktur in den Gelzustand überzugehen.* In dieser Form können sie dann zu Pulver oder Granulaten verarbeitet werden. Pectine werden heute bevorzugt aus Apfelschalen und Zitrusfrüchten hergestellt.

Pharmakologie

Pflanzliche Ballaststoffe vom Typ der Pectine können bei regelmäßiger und erhöhter Zufuhr zu einer *Mehrausscheidung von Cholesterin* führen, wobei es bei Gaben von 5–30 g/Tag zu einer Serumcholesterinsenkung von 5–20 % des Ausgangswertes kommen kann. Wahrscheinlich entsteht dieser Effekt wie beim Cholestryamin über eine vermehrte Gallensäuresalzausscheidung im Blut (Kasper, 1985). (siehe auch Tab. 3.9)

3.7.2.8 Guar

Chemie

Guar ist ein aus der indischen Büschelbohne (Cynopsis tetragonoloba) gewonnenes Reservepolysaccharid, ein *Galaktomannan* (MG = 220,00). Die Grundstruktur setzt sich aus β-1→4-verknüpften D-Mannoseeinheiten zusammen, die an jeder 2. Einheit ein Galaktosemolekül in α-1,6-Bindung enthalten.

Pharmakologie

Durch Guar lassen sich bei einer Dosierung von 3 × 5 g/Tag der Cholesterinspiegel um 6–8 % und der Triglyceridspiegel um 13–17 % senken. Der Effekt betrifft die als *atherogen klassifizierten LDL.*
Indikationen für eine Monotherapie sind leichtere Formen der *Hyperlipoproteinämie Typ II a und Typ II b.* Für schwere Erkrankungen mit Serumcholesterinspiegeln über 250 mg/dl kommt nur eine Kombinationsbehandlung mit einem nicht pflanzlichen Lipidsenker in Betracht.
Die WHO hat Guar für «unbegrenzten Gebrauch» zugelassen. In Deutschland ist der Stoff als Fremdzusatz bis zu 20 g/kg zugelassen.
Es gibt im Lebensmittelhandel eine Vielzahl von Guar-Präparaten, die vor allem zu Formula-Diäten und auch zur Adjuvanstherapie des *Diabetes Typ I und II* eingesetzt werden.

3.7.2.9 β-Sitosterin – (siehe auch Prostatahyperplasie S. 197)

Chemie

β-Sitosterin unterscheidet sich vom Cholesterin durch eine zusätzliche Äthylgruppe in der C-17-Seitenkette. Es läßt sich leicht aus Soja- oder Maismehl großtechnisch herstellen (Abb. 3.30).

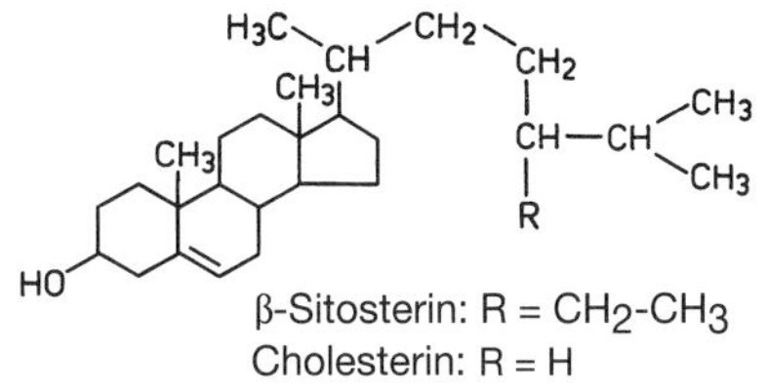

Abb. 3.30: β-Sitosterin.

Pharmakologie

β-Sitosterin führt bei einer Dosierung von täglich 3–6 g zu einer Reduktion des LDL-Cholesterin bzw. Cholesterin im Plasma um ca. 20 % (Oster et al. 1976, Etminan et al. 1979). Für die *cholesterinsenkende Wirkung* gibt es eine einfache Erklärung. β-Sitosterin besetzt die Cholesterinrezeptoren an den Mukosazellen des Darmes und verhindert die Bindung von Cholesterin aus dem Darm, das dann durch die Fäzes ausgeschieden wird. Sitosterin selbst wird nur wenig resorbiert. Damit stehen etwa ⅓ des vom Körper benötigten Cholesterins (Darm-Pool) nicht mehr zur Verfügung. Durch den Resorptionsverlust an Cholesterin wird zwar die endogene Cholesterinsynthese aktiviert, doch kann diese insgesamt den Verlust nicht kompensieren. (siehe auch Tab. 3.9)

Indikation. Familiäre (Typ II a) und multifaktorielle Hypercholesterinämie.

3.7.2.10 Guggul (Falsche Myrrhe) Commiphora wightii (mukul)

Die aus Indien, Pakistan und Arabien stammende Droge entspricht in Aussehen und Form der offiziellen Myrrhe. Die Droge enthält ca. 1,5 % ätherisches Öl, 50–60 % Harzprodukte, aus denen die Guggulsterone I–II isoliert wurden, sowie 30–35 % Schleimstoffe.
Den Guggulsteronen I und II wird die *Cholesterin-* und *Triglyzerid-senkende* und *Blutplättchen-aggre-*

gationshemmende Wirkung zugeschrieben. Im experimentellen Arthritismodell zeigen die gleichen Sterole eine mit dem Phenylbutazon vergleichbare *antiphlogistische* Wirkung (Satyarati, 1991 in Literatur «Therapie der Hyperlipidämie»).

3.7.2.11 Phytopräparate

Knoblauch

Knoblauchtrockenpulver: Mono- und Kombinationspräparate

Z. B. Kwai-Drag.	Ilja-Rogoff forte-Drag.
Carisano-Drag.	und verschiedene andere
Alligoa plus-Drag.	Kombinations-Präparate.
Sapec-Drag.	
Zirkulin-Knoblauch-Kps.	

Knoblauch-Ölmazerate

Z. B. Klosterfrau Aktiv-Kps.	Sanhelios-(333)-Kps.
Arterosan-Kps.	Zirkulin-Kps.
	Alliocaps F-Kps.
	Tegra Drag.

Knoblauchdestillationsöle

Z. B. Vitagutt Knoblauch 300-Kps.	Strongus Knoblauch-Kps.

Küchenzwiebel

Z. B. Zwiebel-Caps (Zwiebelöl)	(Dosierungsempfehlung 3 × tägl. 2 Kapseln).

Essentielle Phospholipide

Z. B. Essentiale (forte)	Biolecithin.
Lipostabil 300 forte	

Fischöle

Z. B. Eicosapen
Bilatin Omega
Als Dosierung zur Langzeitbehandlung (mehrere Wochen) werden 5–8 g Öl entsprechend etwa 8–10 Kapseln pro Tag empfohlen.

Haferkleie

Z. B. Kolesso	Haferkleie (Sunval) u. a.
Koless	diätetische Haferkleie
Kolesstinos	enthaltende Produkte.

Pectine

Z. B. Aplona	Pectin-K (Dr. Ritter).

Guar

Z. B. Glucotard	Guar Verlan u. a.

β-Sitosterin

Sito-Lande Past. u. Granulat

3.8 Migräne

Die Pathophysiologie der Migräne ist im einzelnen noch nicht geklärt. Sie betrifft häufiger Frauen als Männer. Eine familiäre Disposition wird ebenfalls beobachtet.
Der heutigen Theorie zufolge wird im Prodromalstadium eines Migräneanfalls die physiologische Blutzirkulation in den Kapillargefäßen im Kopfbereich durch das Öffnen arteriovenöser Anastomosen (Shunts) umgangen, wodurch es zu einer verminderten Hirndurchblutung und Sauerstoffversorgung kommt. Den Migräneschmerz erklärt man sich durch eine anschließend eintretende *kortikale Vasodilatation der Shunts.*
Für den Migräneanfall scheinen die *Neurotransmitter Serotonin und Tryptamin* eine wesentliche Rolle zu spielen. Bewiesen ist, daß es bei Serotonin-Stimulation bestimmter Rezeptoren in den zerebralen Gefäßwänden zu einer Verengung der arteriovenösen Shunts und zu einem Nachlassen des Migräneschmerzes kommt. Beim Absinken des Serotoninspiegels kommt es wieder zu einer passiven Dehnung extrakranialer Gefäße.

3.8.1 Behandlungsprinzipien und Anwendungsgebiete

Nachdem bewiesen werden konnte, daß Serotoninantagonisten zu einer Verbesserung der Symptomatik führen, sind primär Phytopharmaka mit diesem Wirkprofil angezeigt. Eine gleichzeitige Bekämpfung des Migräneschmerzes macht die Kombination mit Analgetika erforderlich.

Zu unterscheiden ist die *Therapie des Migräneanfalls* und die *prophylaktische Intervalltherapie* (siehe hierzu Übersicht: Soyka, 1985).

3.8.2 Drogen und Präparategruppen

3.8.2.1 Mutterkornpräparate

Ergotamin
Ergotamin (DAB 10, ÖAB, Helv VII) ist ein aus dem Mutterkornpilz, *Claviceps purpurea*, gewonnenes *Peptidalkaloid*, das wie die Alkaloide der Ergotoxingruppe (siehe S. 50) aus Lysergsäure und einem zyklischen Tripeptidrest zusammengesetzt ist (Abb. 3.31).

Ergotamin ist ein *Serotoninantagonist*, der zu einer Vasokonstriktion intra- und extrakranialer Arterien und vor allem der A. carotis externa führt und zusätzlich die Wirkung von Noradrenalin verstärkt.

Tab. 3.12: Beeinflussung der Schmerzen in den Beinen nach 4wöchiger Therapie (n = 19) bzw. Plazebo (n = 15).
Die Prozentangaben beziehen sich auf die Anzahl der Patienten und die Symptome müde Beine, Kribbeln, Spontanschmerz, Druckschmerz und nächtliche Schmerzen.

Patienten-Gruppe	Verschlechterung	Keine Änderung	Besserung	p
Plazebo	4,0 %	81,4 %	14,6 %	< 0,75
Verum	0 %	14,7 %	85,3 %	< 0,001

(Neumann-Mangoldt 1979)

Tab. 3.13: Beeinflussung der Hautveränderungen nach 4wöchiger Therapie (n = 19) bzw. Plazebo (n = 15). Die Prozentangaben beziehen sich auf die Anzahl der Patienten und die Symptome Pigmentation, Sklerose, Entzündung, Ekzem und Atrophie.

Patienten-Gruppe	Verschlechterung	Keine Änderung	Besserung	p
Plazebo	1,3 %	94,7 %	4,0 %	< 0,5
Verum	0 %	60,0 %	40,0 %	< 0,001

(Neumann-Mangoldt 1979)

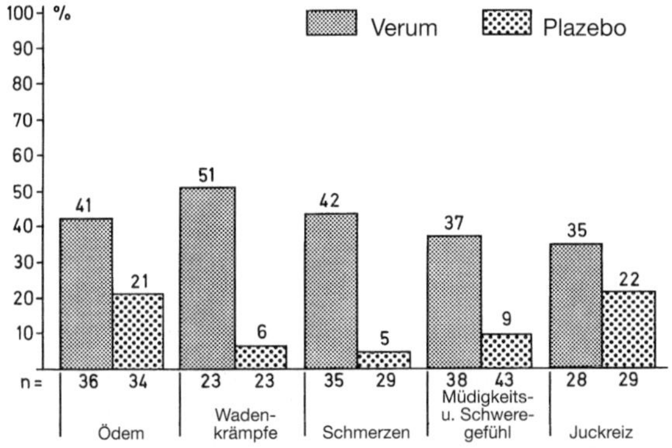

Abb. 3.34: Einfluß eines Aesculus-Präparates auf chronisch venöse Insuffizienz.

Therapiestudie-Beispiel 2

Indikation. Venöse Durchblutungsstörungen.

Präparat. Kapselpräparat enthaltend 270 mg Extr. Semen Hippocastani spir. sicc., stand. auf 50 mg Aescin, 65 mg Trimethylhesperidinchalkon und 100 mg essentielle Phospholipide (= EPL-Substanz).

Studienart. Randomisierte Doppelblindstudie mit 48 Patienten gegen Plazebo.

Behandlungsart. 4 Wochen 3mal täglich 2 Kapseln.

Prüfkriterien. Besserung der Schmerzen in den Beinen (müde Beine, Kribbeln, Spontanschmerz, Druckschmerz, nächtliche Schmerzen) der Hautveränderungen (Pigmentation, Sklerose, Entzündung, Ekzem, Atrophie) sowie Messung des Knöchelumfanges und der Diureseleistung.
Der Schweregrad der Schmerzen wurde mit 0 = nicht vorhanden, 1 = leicht, 2 = mittel, 3 = stark, die Hautveränderungen mit 0 = nicht vorhanden, 1 = angedeutet und 2 = deutlich ausgeprägt eingestuft.

Ergebnis. Die Beeinflussung der beiden ersten Parameter geht aus Tab. 3.12 und 3.13 hervor. Danach ist das Präparat dem Plazebo signifikant überlegen. Die Änderung der beiden anderen Parameter ist graphisch aus Abb. 3.35 und 3.36 ersichtlich. Beide Parameter hatten hochsignifikant abgenommen.

3.9.2.2 Rusci aculeati rhizoma (Mäusedornwurzelstock) M
Ruscus aculeatus

Chemie

Hauptwirkstoffe sind die Ruscus-Saponine **Ruscin** und **Ruscosid** bzw. die Aglykone **Ruscogenin** und **Neo-Ruscogenin** (Abb. 3.37). Im Gegensatz zum Aescin besitzen diese Verbindungen eine *Steroidsapogenin-Struktur*, die in einer Spirostanol- oder Furostanol-Form vorliegen kann.

Pharmakologie

Literatur siehe bei Rauwald u. Janssen (1988).

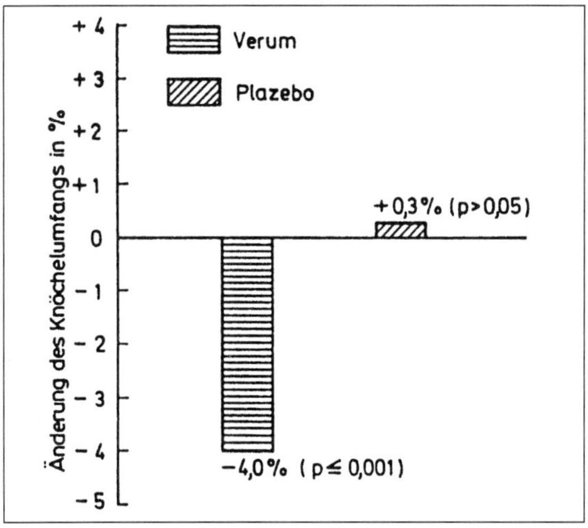

Abb. 3.35: Änderung des Knöchelumfangs nach 4wöchiger Therapie (n = 19) bzw. Plazebo (n = 15). Differenzierung der Mittelwerte bezogen auf den Ausgangsmittelwert in %. (nach Neumann-Mangoldt, 1979).

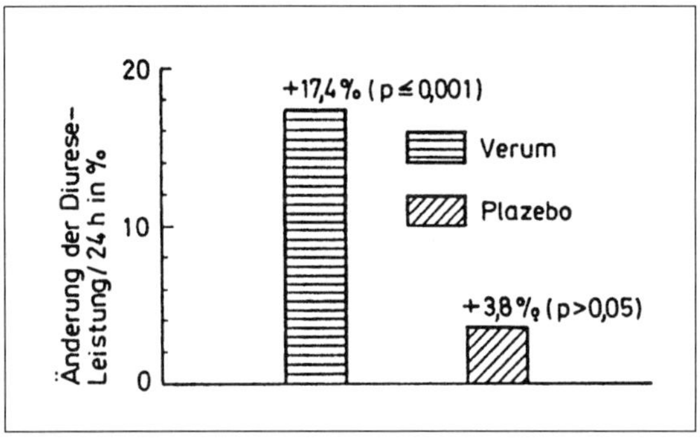

Abb. 3.36: Änderung der Diurese-Leistung pro 24 Stunden nach 4wöchiger Therapie (n = 19) bzw. Plazebo (n = 15). Differenzierung der Mittelwerte bezogen auf den Ausgangsmittelwert in %. (nach Neumann-Mangoldt, 1979).

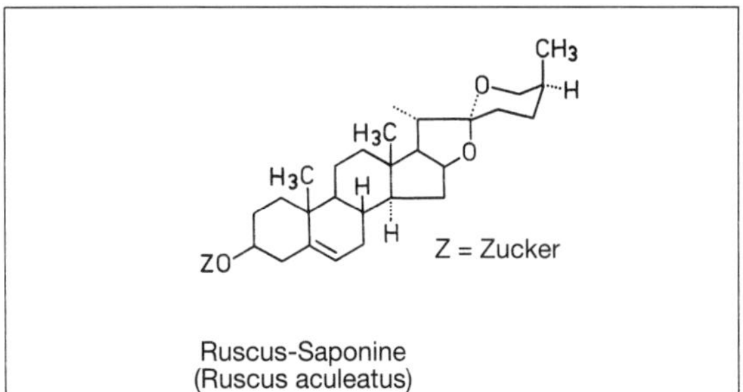

Ruscus-Saponine
(Ruscus aculeatus)

Abb. 3.37: Hauptwirkstoffe der Ruscus-Droge.

Während die Glykoside hämolytisch wirken, zeigen Ruscogenine am Rattenpfotenödem eine *antiexsudative* und *antiphlogistische* Wirkung.
Zusätzlich sind direkt *α-sympathomimetische* und auch *indirekt sympathomimetische* Effekte nachgewiesen worden. Die tonisierende Wirkung soll bei Venen stärker als bei Gefäßen sein. Sie ist aber schwächer als jene von Dihydroergotamin und von klassischen Sympathomimetika.
Hinsichtlich *Dosierung, Aufnahme, Verteilung und Halbwertzeit* gilt das gleiche wie für die Rutinderivate.

3.9.2.3 Flavonoidglykoside – Rutin (Abb. 3.38)

Unter den im Pflanzenreich weit verbreiteten Flavonoiden entfalten einige Strukturtypen eine ausgesprochen **ödemprotektive** und **venentonisierende** Wirkung. Die bekannteste Verbindung ist das Quercetin-3-O-rutinosid **Rutin.**
Die gleichen Flavonoide besitzen auch die als erstes entdeckte *antihämorrhagische Wirkung*. Diese Flavonoide werden heute auch unter dem Begriff der «Bioflavonoide» zusammengefaßt.

Ödemprotektiv wirkende «Bioflavonoide» (Tab. 3.14)

Chemie

Wegen der geringen Wasserlöslichkeit von Rutin hat man durch Partialsynthese gut wasserlösliche Verbindungen hergestellt. Die bekannteste ist das **Hydroxyethyl-Rutin,** ein Gemisch aus Tri- und Tetrahydroxyethyl-Rutin (Troxerutin). Es wird aus Rutin durch Umsetzung mit Ethylenoxid hergestellt. Eine andere Verbindung ist das aus Hesperidin durch Methylierung darstellbare **Trimethylhesperidinchalkon.**

Pharmakologie und Klinik

Die meisten Studien zur Resorption, Pharmakokinetik und Wirkung liegen vom Hydroxyethylrutin (HR) vor.

Es zeigt eine außergewöhnliche *Pharmakokinetik*. Das O-(β-Hydroxyethyl)-Rutin ist im Tierversuch (Etacrynsäureödem am Hinterlauf der narkotisierten Katze) oral bei einer Resorptionsquote von mehr als 10 % wirksamer als die i. v. Applikation. Orale Gaben von 20 mg/kg als Tagesdosis – vier Tage lang gegeben – wirken ebenso stark wie 200 mg/kg bei einmaliger Applikation. 20 mg/kg i. v. gegeben hemmen das Eiweißödem noch nicht signifikant. Hieraus errechnet sich eine Erhaltungsdosis von 5–20 mg/kg und Tag (Felix et al., 1983).

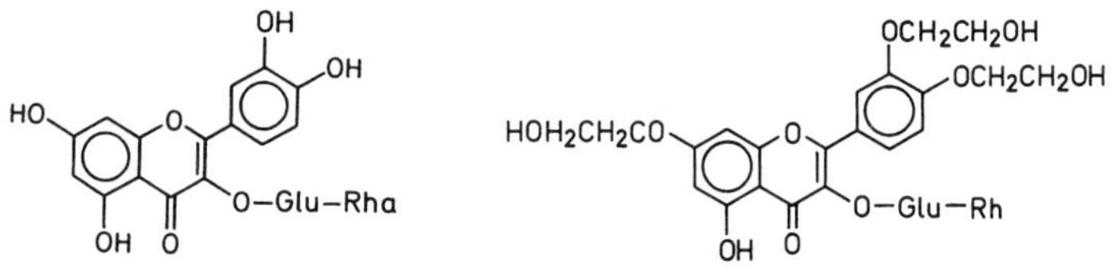

Rutin

Trihydroxyethylrutin (Troxerutin)

Abb. 3.38: Ödemprotektivwirkende Bioflavonoide.

Tab. 3.14: Ödemprotektiv wirkende Bioflavonoide

Flavonoide	Vorkommen
Rutin (Quercitrin + Quercetin)	Fagopyrum-Arten, Eucalyptus-Arten, Sophora japonica, Solidago-Arten
Hesperidinkomplex (Hesperidin, Naringin bzw. Hesperidinchalcon)	Zitrusfrüchte (Orange, Zitrone, Pampelmuse u. a.)
Diosmin (7-O-Rutinosid des 3,5,7-Trihydroxy-4'-methoxyflavons)	Barosma betulina (Buccoblätter); partialsynthetisch durch Dehydrierung aus Hesperidin herstellbar

Der *Wirkungsmechanismus* ist noch nicht eindeutig geklärt. Die bis jetzt vorliegenden an Tieren gewonnenen Versuchsergebnisse geben Hinweise, daß Flavonoide am Endothel angreifen und die PGE_2-Bildung hemmen (Svensjö, 1975). Außerdem konnte eine Hemmung der Thrombozyten- und Erythrozytenaggregation nachgewiesen werden. Die In-vitro-Inhibierung der 5-Lipoxygenase und/oder Cyclooxygenase durch einige Flavonoide (z. B. Quercetin, Catechin) ist gut belegt (Wagner, 1989).
Diosmin hemmt den Noradrenalinabbau und verstärkt dadurch die Venentonisierung (Engst, 1985).

Eine Zusammenfassung der pharmakologischen Ergebnisse, die mit Hydroxyethylrutin durchgeführt wurden, findet sich in der Firmenbroschüre «Venoruton» (Zyma SA Nyon, Schweiz).
Es liegen Doppelblindstudien vor für die Indikationen krampfaderbedingte Ödeme, variköses Syndrom und Schwangerschaftsvarikosis (siehe Firmenbroschüre Zyma).

Siehe auch Literaturzusammenstellungen bei Gabor, 1975; Wurm, 1975.

3.9.2.4 Meliloti herba/extractum (Steinklee) M

Melilotus officinalis u. altissimus

Chemie

Als die Wirkprinzipien sind in erster Linie die in verschiedenen Formen vorliegenden **Cumarine** anzusehen: offenkettige glykosidierte Vorstufe (Melilotosid), nicht substituiertes Cumarin, Dihydrocumarin, Scopoletin und Umbelliferon (Abb. 3.39).

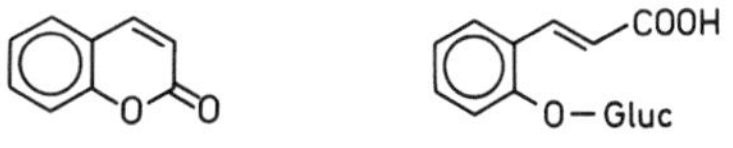

Cumarin

Melilotosid (Melilotus offic.)

Abb. 3.39: Hauptwirkstoffe des Steinklees.

Pharmakologie

Die vorliegenden pharmakologischen Untersuchungen sind spärlich. Für Melilotus-Extrakte werden folgende Wirkungen beschrieben: *entzündungshemmend, spasmolytisch, lymphflußsteigernd* (Felix, 1985), *dilatierende* Wirkung auf arteriovenöse Anastomosen, *Verbesserung der Blutrheologie.*

3.9.2.5 Sparteinsulfat (Besenginster)
Sarothamnus scoparius

Spartein *steigert* den *Venentonus* durch *Erhöhung des venösen Drucks* und verbessert die Strömungsdynamik in den Varizen (siehe auch S. 49).

3.9.2.6 Digitoxin zur lokalen Anwendung

Digitoxin wirkt nach perkutaner Resorption *gefäßkontrahierend* und dadurch *venentonisierend*. Gleichzeitig wirkt es *lymphflußsteigernd*. Die innerliche Anwendung von Präparaten mit herzglykosidhaltigen Extrakten hat das Ziel, bei kardialem Ödem über die Steigerung der Herzmuskelkraft der Lymphstauung entgegenzuwirken.

3.9.2.7 Dihydroergotamin (DHE)

Die Wirkung des hydrierten Secalealkaloids (Formel Abb. 3.20, S. 60) äußert sich in einer Kontraktion der Venen in Armen und Beinen mit Umverteilung des Blutes in den Thoraxraum. Die auch an den *Varizen* nachweisbare *Tonisierung* führt zu einer Beschleunigung der venösen Hypertension und Verbesserung des Blutrücktransportes aus den gestauten Venolen (Engst, 1985). Bemerkenswert ist die Tonisierung auch der tiefen Venen.

3.9.2.8 Hamamelidis folium/extractum (Hamamelisblätter) M

Off.: Helv VII – Hamamelis virginiana

Siehe Hämorrhoidal-Präparate S. 171.

3.9.2.9 Solidaginis herba/extractum (Goldrutenkraut/-Extrakt) M
Solidago virgaurea

Siehe Kap. Urologische Erkrankungen – Diuretika, S. 184.

3.9.2.10 Phytopräparate

Monosubstanzpräparate enthaltende Interna

Aescin
Z. B. Reparil

Hydroxyethylrutin
Z. B. Venoruton-300, Troxerutin-ratiopharm, Troxeven, Veno-SL 300

Diosmin
Z. B. Tovene-150/300

Rutosid-aescinat
Z. B. Vasoforte N

Dihydroergotaminmesilat
Z. B. Endophleban retard

Monoextraktpräparate enthaltende Interna

Aesculus-Extrakte
Z. B. Venostasin N, Vasotonin, Rexiluven S, Noricaven-Novo, Aescuven forte, Aescorin N, Venoplant retard (Fol.Aesc.hipp.-Extrakt)

Fagopyri herba
Z. B. Fagorutin Buchweizen Tabl. u. Tee (Fagopyrum stand. auf 4 % Rutin)

Dosierungsempfehlungen
Hydroxyethylrutin: 0,5–1,59 g/Tag p. o.
Aescin: Tagesdosis 50–70 mg/Tag p. o.
Aesculusextrakt: 250–350 mg/Tag p. o.

Intern anwendbare Kombinationspräparate
Die am häufigsten miteinander kombinierten Extrakte bzw. Reinsubstanzen sind: Extr. Hippocastani, Extr. Hamamelidis, Extr. Rusci acul., Extr. Meliloti, Herzglykosidhaltige Extrakte, Hydroxyethylrutin bzw. Troxerutin, Trimethyl-Hesperidinmethylchalcon, Diosmin, Heparin, Aescin, Aesculin, Spartein-SO_4, Dihydroergotamin (DHE), essent. Phospholipide und verschiedene Synthetika.

Z. B. Essaven ultra,	Pascovenol S,
Proveno,	Venelbin,
Venalot,	Daflon,
Venogal S,	Phlebodril u. a.
Venosan,	

Externa (Salben, Lotionen, Gele)
Es überwiegen die Kombinationspräparate. In ihnen dominieren Extr. Hippocastani, Extr. (Ol.) Arnicae, Extr. Hamamelidis, Extr. Rusci acul. und Heparin u. Heparinoide. Als weitere Bestandteile kommen vor:
Extr. Meliloti, Extr. Vitis vinif., Extr. Calami, Spartein-SO_4, Etherische Öle, synthetische Stoffe, Vitamine u. a.

Z. B. Reparil Gel,	Venelbin Salbe,
Venoplant comp. Gel,	Venoruton Gel,
Essaven Gel,	Venostasin Gel u. a.
Venalot Liniment,	

Monopräparate:
z. B. Concentrin Gele (Extr. Hippocastani), Ditaven Lotio (Digitoxin) 0,3 mg;

Lymphmittel
Intern: z. B. Lymphomyosot-Tropfen, Lymphaden-Tropfen u. Amp.
Extern: z. B. Unguentum lympathicum, Lymphdiaral-Salbe. (siehe auch Homöopathika S. 273)

Hämorrhoiden-Mittel
Siehe S. 171.

H

3.10 Homöopathie bei Herz-Kreislauf-Erkrankungen

3.10.1 Indikationen

Analog der auf S. 35 gemachten Einteilung umfaßt der Anwendungsbereich der Homöopathika insbesondere die **funktionell-vegetativen Störungen**. Bei fortschreitender Organmanifestation (z. B. Herzinsuffizienz Stadium III und IV) *relativiert* sich ihre Indikation. Solches schließt aber nicht aus, daß diese Präparategruppe im Stadium III adjuvant eingesetzt werden kann.

Der **fixierte Hypertonus ist** *per se keine Indikation* für eine Homöotherapie, was in einer kontrollierten klinischen Studie bestätigt wurde (Hitzenberger et al., 1982). Auffallend dabei war jedoch die Beobachtung, daß Begleiterscheinungen, wie sie durch den Hypertonus wie auch durch die antihypertensive Therapie auftreten, gut auf Homöopathika ansprechen.
Demgegenüber kann der **labile Hypertonus** oftmals homöotherapeutisch beherrscht werden; solches gilt auch für die *Anfangsstadien einer arteriellen Durchblutungsstörung* sowie für das *Raynaud-Syndrom.*

Bei **Herzrhythmusstörungen**, zumal wenn eine vegetative Überlagerung deutlich wird, können ebenfalls Homöopathika angewendet werden (bevorzugt Konstitutionsmittel). Die dabei indizierten Homöopathika werden oftmals auch zur Arteriosklerosebehandlung eingesetzt.

Weniger geeignet ist diese Präparategruppe für den **pektanginösen Anfall.** Zur *Intervall-Behandlung* lassen sich jedoch homöopathische Arzneimittel ebenfalls einsetzen, dabei ist eine längerfristige Behandlung notwendig.

Auch bei der Indikation «Herz-Kreislauf-Erkrankungen» *überlappen* sich die Anwendungsbereiche der Homöopathika, so daß auf eine klinische Einteilung (siehe oben) verzichtet wird. Aus didaktischen Gründen werden die Organ- und Funktionsaffinitäten «Herz» und «Kreislauf» gewählt, zumal sie mit den Wirkungsprofilen der Homöopathika korrelieren.
Besonders sei darauf hingewiesen, daß zur Behandlung von Herz-Kreislauf-Erkrankungen neben *mineralischen Homöopathika* bevorzugt solche aus der *tierischen Gruppe* verwendet werden. Es handelt sich vor allem um *Schlangen- und Spinnengifte*, die – entsprechend ihrer Toxikologie – eine deutliche Affinität zum Gefäßsystem besitzen. Daraus resultiert auch ihre klinische Anwendung u. a. bei pektanginösen Zuständen, zur Nachbehandlung eines Myokardinfarktes sowie bei arteriellen Gefäßerkrankungen.

3.10.2 Herz

Pflanzliche Homöopathika

Aconitum napellus D12, Dil.
Plötzlich einsetzende, zumeist nächtliche Herzbeschwerden und Herzrasen verbunden mit Atemnot; allgemeine Ruhelosigkeit und große Angst («Präkordialangst»).

Adonis vernalis D3, Dil.
Unspezifische Herzbeschwerden, schnelle, subjektiv belastende Pulsunregelmäßigkeiten, auch im Verlaufe fieberhafter Infekte oder bei Schilddrüsenstörungen (Hyperthyreose).

Apocynum cannabinum D2, Dil.
Herzinsuffizienz mit Belastungsdyspnoe, Ödembildung und Arrhythmie.

Convallaria majalis D3, Dil.
Herzunruhe, unregelmäßige Pulstätigkeit, insbesondere bei funktionellen Herzbeschwerden (z. B. «Raucher-Extrasystolie»).

Digitalis D6, Dil.
Herzunregelmäßigkeit mit Angstgefühl, Schwindel- und Schwächegefühl sind – im Gegensatz zur Digitalis-Substitution mit Reinglykosiden – die homöopathische (Anwendung) Indikation.

Iberis amara D3, Dil.
Herzbeschwerden vor allem beim Liegen auf der linken Seite; unregelmäßiger Puls sowie Allgemeinsymptome wie Schwindelgefühl, Atemnot, Meteorismus. Zur «Herzkräftigung» nach akuten Erkrankungen und Operationen.

Kalmia latifolia D4, Dil.
Herzsensationen verschiedener Empfindungen mit Pulsunregelmäßigkeit («tumultartige Herzaktion»); auch in den Arm ausstrahlende Schmerzen. Es besteht eine enge Beziehung zum rheumatischen Formenkreis, z. B. rheumatische Karditis (vgl. Spigelia).

Leonorus cardiaca D3, Dil.
Funktionelle Herzbeschwerden, auch mit Oberbauchbeschwerden (z. B. Roemheld-Syndrom).

Lycopus virginicus D3, Dil.
Herzschmerzen, die sich im Liegen verstärken; allgemeine Herzunruhe mit Tachyarrhythmien. Soll auf die Herzfunktion rhythmusstabilisierend wirken.

Myrtillocactus D2, Dil.
Krampfartige, stechende Herzbeschwerden bei pektanginösen Anfällen; bewährt zur Myokard-Nachbehandlung (zu beobachten ist oftmals eine Einsparung von Nitro-Präparaten).

Prunus laurocerasus (Laurocerasus) D2, Dil.
Unregelmäßiger, kleiner Puls mit insbesondere nächtlich auftretenen Hustenanfällen, auch im Sinne einer Stauungsbronchitis.

Selenicereus grandiflorus (Cactus) D3, Dil.
Pektanginöse Beschwerden mit starkem Druckgefühl präkordial, auch in den linken Arm ausstrahlende Schmerzen. Parästhesien, Dyspnoe, Blutandrang zum Kopf.

Spigelia anthelmia D6, Dil.
Stechende Herzschmerzen, Pulsunregelmäßigkeit verbunden mit Angst und Unruhe. Eingesetzt bei Angina pectoris im Intervall sowie als Adjuvans bei entzündlichen Herzerkrankungen, auch rheumatischer Genese.

Hinweis: Apocynum und Prunus laurocerasus können als Mischung (àa) eingesetzt werden; erfahrungsgemäß läßt sich dadurch der Beginn einer Digitalis-Substitution hinauszögern (Einsparungseffekt), resp. die Verträglichkeit von Diuretika verbessern.

Tab. 3.15: Homöopathische Kombinationspräparate

Angioton-S	Convallysan N	Cralonin
Aranisan N	Corodoc S	Hypophan N
Aurumheel	Corselect	Scillacor

3.10.3 Kreislauf

Pflanzliche Homöopathika

Arnica montana D12, Dil.
Labiler Hypertonus mit Ohrensausen, Schwindel, gehäuftem Nasenbluten bei zumeist hochrotem, gedunsenem Gesicht.

Hinweis: Bei postapoplektischen Zuständen auch zur intravenösen Applikation (z. B. D12, täglich 1 Ampulle).

Cytisus scoparius (Spartium scoparium) D2, Dil.
Pektanginöse Beschwerden, Extrasystolie.

Crataegus D4, Dil.
Herzbeschwerden und Kreislaufstörungen bei gestreßten Menschen; angesprochen wird – im Gegensatz zur phytotherapeutischen Anwendung – eher die funktionell-vegetative Störung.

Haplopappus baylahuen D2, Tabl.
Orthostatische Dysregulation mit typischen Beschwerden wie Schwindel, Schwarzwerden vor den Augen beim Stehen, kalte Hände und Füße, RR-Erniedrigung.

Nicotiana tabacum (Tabacum) D6, Dil.
Kreislaufstörungen mit Schwindel und Übelkeit; bewährt auch bei Kinetosen.

Veratrum album D4, Dil.
Akute Kreislaufschwäche mit frequentem Puls; blaß und kaltschweißig.

Artemisia abrotanum (Abrotanum) D3, Dil.
Periphere Durchblutungsstörungen mit Schmerzen und Parästhesien, bewährt u. a. bei Perniones, auch lokal als Abrotanum-Salbe und beim Raynaud-Syndrom.

Espeletia grandiflora D3, Dil.
Periphere Durchblutungsstörungen mit Ameisenlaufen und Kältegefühl («Raucherbein»); pektanginöse Zustände.

Secale cornutum D4, D6, Dil.
Funktionelle und organische Gefäßerkrankung (z. B. arteriosklerotisch, diabetisch) mit Schwindel, migräneartigen Kopfschmerzen und Innenohrstörungen; auch Zustand nach Apoplex mit Verwirrtheits- und Verstimmungszustand.

Mineralische Homöopathika	
Argentum nitricum D12, Dil.	Nervöse Herzbeschwerden
Acidum arsenicosum (Arsenicum album) D12, Dil.	Angstzustände mit Herzbeschwerden
Aurum metallicum D12, Tabl.	Hypertonie, arteriosklerotische Beschwerden
Barium carbonicum D12, Tabl.	Hypertonie, arteriosklerotische Beschwerden
Kalium carbonicum D12, Tabl.	Beginnende Herzinsuffizienz
Kreosotum D6, Dil	Durchblutungsstörungen
Nitroglycerinum (Glonoinum) D6, Dil.	Angina pectoris
Phosphorus D12, Dil.	Funktionelle Herzbeschwerden
Plumbum metallicum D12, Tabl.	Hypertonie, arteriosklerotische Beschwerden
Strontium carbonicum D12, Tabl.	Hypertonie, arteriosklerotische Beschwerden
Sulfur D12, Tabl.	Hypertonie

*Tierische Homöopathika**	
Lachesis mutus D12, Amp.	Herzbeschwerden mit Hypertonie
Latrodectus mactans D12, Amp.	Angina pectoris
Naja D12, Amp.	Kreislaufiabilität, Blutdruckschwankungen
Tarantula hispanica D12, Amp.	Angina pectoris

*) auch p. o. Applikation

Therapiestudie-Beispiel

Indikation. Orthostatische Dysregulation; Hypotonie.

Präparat. Haplopappus baylahuen D2 Tabletten versus Etilefrin 5 mg Tabletten.

Studienart. Randomisierte Doppelblindstudie bei Hypotonie und orthostatischer Dysregulation. Wesentliche Ausschlußkriterien waren Schwangere und Kinder unter 6 Jahren.

Behandlungsart. Morgens, mittags und nachmittags jeweils eine Tablette vor dem Essen. Andere kreislaufwirksame Therapiemaßnahmen (medikamentös/nicht-medikamentös) waren nicht erlaubt.

Prüfkriterien. Umfassende Befindlichkeitsskala mit typischen Symptomen der orthostatischen Dysregulation; Messung von Puls und Blutdruck im Sitzen und Stehen. Studiendauer: 6 Wochen.

Ergebnis. 15 niedergelassene Ärzte behandelten insgesamt 41 Patienten, 19 Patienten waren in der mit Haplopappus und 22 Patienten in der mit Etilefrin behandelten Gruppe. Sowohl in den subjektiven Kriterien wie auch bei Puls und Blutdruck waren sich beide Präparate gleichwertig (Tab. 3.16).
Über unerwünschte Wirkungen wurde nicht berichtet. (Wiesenauer u. Gaus 1987)

3.10.4 Venenerkrankungen

Die chronisch-venöse Insuffizienz beinhaltet für die Homöopathie eine ganze Reihe von therapeutischen Ansätzen. Neben der Behandlung der *Varikosis* – hier insbesondere der damit verbundenen subjektiven Symptome – können Homöopathika auch

Tab. 3.16: Zusammenfassung der teststatistischen Auswertung n = 41 (nach Wiesenauer et al., 1987)

Symptom	Alpha-Fehler (Signifikanzniveau)	besserer Erfolg bei
Objektive Befunde		
RR syst. sitzend	0,06	(Etilefrin)
RR diast. sitzend	0,83	
Pulsfrequenz sitzend	0,85	
RR syst. stehend	0,86	
RR diast. stehend	0,68	
Pulsfrequenz stehend	0,83	
Subjektive Befunde		
Müdigkeit	0,78	
Lange Anlaufzeit nach dem Aufstehen	0,77	
Konzentrationsschwäche	0,08	(Haplopappus)
Neigung zu Kopfschmerzen	0,60	
Schwindelgefühl	0,09	(Haplopappus)
Schwarzwerden vor den Augen	0,69	
Herzklopfen bei geringer Belastung	0,87	
Feuchte, kalte Extremitäten	0,96	
Wetterfühligkeit	0,72	
Erschöpfungserscheinungen	0,98	
Niedergeschlagenheit	0,52	
Angstgefühle	0,66	
Alle subjektiven Befunde zusammen	0,17	(Haplopappus)

Tab. 3.17: Akute Phlebitis (oberflächlich/tief)

Als Mischinjektion i. v.:	
Initialtherapie:	*Danach:*
Lachesis mutus D12	Lachesis mutus D12
Echinacea D4	Echinacea D4
Pyrogenium D30 aa	Hamamelis virginiana D6 aa
	2 × tägl. 1 Amp. bis zum Abklingen der Akutsymptomatik (längstens 10 Tage)

zur Behandlung der *akuten oberflächlichen* und als *Adjuvans bei der tiefen Phlebitis eingesetzt* werden (Tab. 3.17). Dazu eignen sich erfahrungsgemäß solche Homöopathika mit am besten, die aus *Schlangengiften* hergestellt werden (z. B. Lachesis).
Die Behandlung eines *Ulcus cruris* ist mit Homöopathika ebenfalls möglich. Die Beurteilung eines Erfolgs ist oftmals nicht einfach. Es sei darauf hingewiesen, daß physikalische Maßnahmen einschließlich der Kompressionsverbände eine Conditio sine qua non sind.
In der Homöopathie verwendete Externa sind *überwiegend pflanzlicher* Art, z. B. Calendula officinalis, Echinacea oder Hamamelis virginiana.

4 Atemwegserkrankungen

Hauptanwendungsgebiete für Phytopharmaka:

Keine Indikationen:
Schwere bakterielle, virale oder fungale Infektionen
Karzinome, z. B. Pleura-, Bronchial-Ca
Status asthmaticus

4.1 Bronchitis

4.1.1 Behandlungsprinzipien, Anwendungsgebiete und Wirkeigenschaften von Phytopräparaten

Anwendungsgebiete

Die **akute irritative Bronchitis** und die **Bronchitiden**, die auf dem Boden einer viralen, bakteriellen oder Pilz-Infektion entstanden sind, führen zu entzündlichen Veränderungen der Schleimhäute. Es kommt zur vermehrten Durchblutung, Ödembildung, Zellabstoßung und als Folge davon zu erhöhter Schleimproduktion, Husten und Atemnot.

Die **chronische Bronchitis**, mitverursacht durch rezidivierende Infekte, chronische Sinusitiden, bronchiale Allergien sowie übermäßiges Rauchen, verläuft in der Regel in drei Stufen: Husten und Auswurf, Atemnot und respiratorische irreversible Insuffizienz, obstruktives Emphysem.
Siehe hierzu allgemeine Übersichtsreferate S. 123.

Behandlungskonzepte

- Die meisten der für die Behandlung zur Verfügung stehenden Phytopräparate stellen *Kombinationspräparate* dar, in denen mehrere Wirkeigenschaften vereinigt sind, was ein Vorteil sein kann.
- Die Frage, ob *Forte- oder Mite-Phytopräparate* zur Anwendung kommen sollen, richtet sich nach der Schwere der Erkrankung.
- Ein Vorteil zahlreicher Phytopräparate zur Bronchitisbehandlung ist, daß die Drogenbestandteile wie z. B. die ätherischen Öle auch topisch, d. h. durch *Inhalation oder durch Einreiben in die Haut zur Applikation* kommen können, wodurch hohe Wirkstoffkonzentrationen am Wirkort erreicht werden.
  Aus einem *Tee* kommen primär Wirkstoffe auf reflektorischem Wege, weniger auf systemischem Wege, zur Wirkung. Die gleichzeitig zugeführte hohe Wassermenge trägt zur Verflüssigung des Bronchialsekretes bei.
- *Selbstmedikation* bei bronchitischen Erkrankungen ist nur anzuraten bei akuten, nicht fiebrigen Krankheitssymptomen, die nicht mit eitrigem Auswurf verbunden sind und bei denen die Beschwerden nicht länger als 3–4 Tage andauern. (Gefahr der Chronifizierung) !

Als mögliche *Zusatztherapie zur notwendigen Antibiotika- bzw. Chemotherapie* bei rezidivierenden Infekten der Atemwege kommen Phytopräparate in Frage, die unspezifisch das *Immunsystem* zu stimulieren vermögen (siehe Kap. 9: «Abwehrschwäche, Immunmangelzustände, Infektanfälligkeit»). *Physikalische Maßnahmen* (Inhalation, Wickel, Einreibung) stehen an zweiter Stelle. Übersichtsreferate zu den einzelnen Indikationsgebieten für Phytopräparate siehe allgemeine Literaturübersicht S. 123.

Wirkeigenschaften von Phytopräparaten

Je nach dominierendem Symptom sind Phytopräparate mit folgenden Wirkeigenschaften angezeigt:
- expektorierend,
- antiphlogistisch,
- spasmolytisch,
- desinfizierend.

Im Vordergrund stehen die **expektorierenden Eigenschaften.** Ist die expektorierende Eigenschaft eines Präparates stark genug, so daß das Abhusten allein dadurch erleichtert wird, kann unter Umständen auf Antitussiva ganz verzichtet werden.

Unter **Expektorantien** versteht man Drogen und Wirkstoffe, die durch Verflüssigung des Schleimes *(Mukolytika)*, durch Steigerung der Sekretion des Schleimes *(Sekretolytika)*, Beschleunigung des Schleimtransportes *(Sekretomotorika)* oder durch Bildung von Surfactant die Entfernung einer pathologisch vermehrten Schleimmenge *(Hyperkrinie)* oder eines Schleimes mit erhöhter Viskosität *(Dyskrinie)* zum Ziele haben.

- Die **Mukolyse** erfolgt durch Stoffe, die in der Lage sind, die Quervernetzung des Schleimes aufzubrechen und dadurch die Zähigkeit des Schleimes verringern. Beschrieben wird dies für *N-Acetyl-Cystein* und für *Saponine.*
- Die **Sekretolyse** besteht in einer Erhöhung des Wassergehaltes des Bronchialsekretes. Sie kann induziert werden durch Verbindungen wie z. B. bestimmte *ätherische Öle* oder *Saponine*, die durch lokale Reizung der Bronchialschleimhaut oder/und reflektorisch über die Reizung der Magenschleimhaut – über den sog. gastropulmonalen Reflex – die Sekretion anregen.
- Die **sekretomotorische Wirkung** bezieht sich auf die Aktivität des Flimmerepithels der Bronchialschleimhaut (Zilien), die durch die sog. *ziliäre Clearance* für einen Abtransport von Schleim sorgt. Die Geschwindigkeit liegt zwischen 4–20 mm/min. Zu den Pflanzenstoffen mit stimulierender Wirkung auf die Ziliarfrequenz gehören z. B. die β-Sympathomimetika wie z. B. *Theophyllin*, aber auch *Saponine* und *ätherische Öle.*
- Unter **Surfactant** versteht man eine von Pneumozyten der Alveolen gebildete oberflächenaktive Flüssigkeit, die im Alveolenbereich die Reinigungs- bzw. Abtransport-Funktion des dort fehlenden Flimmerepithels übernimmt. Surfactant verhindert das Verkleben von Schleimplaques. Es ist außerdem für die *Phagozytose* von Partikeln im alveolären Raum und dadurch für die Infektionsabwehr von Wichtigkeit. Man kann annehmen, daß vor allem die *Saponine* und *ätherischen Öle* auch die Surfactant-Produktion stimulieren.

4.1.2 Drogen und Präparategruppen

4.1.2.1 Ipecacuanhae radix (Brechwurzel)

Off.: DAB 10, ÖAB, Helv VII. Cephaelis ipecacuanha und C. acuminata (Abb. 4.1).

Chemie

Für die expektorierende Wirkung verantwortlich sind die beiden Hauptalkaloide **Emetin** und **Cephaelin** (Abb. 4.1), die in den Drogen in einer Konzentration von 2–9 % enthalten sind. Die Alkaloide leiten sich biosynthetisch von 2 Mol Dopamin und einem Monoterpen ab. Ein Teil der Moleküle besitzt Tetrahydroisochinolin-, der andere Chinazolin-Struktur. Für Ipecac. plv. norm. schreibt das DAB 10 einen Mindestgehalt von 1,9–2,1 % Alkaloide vor.

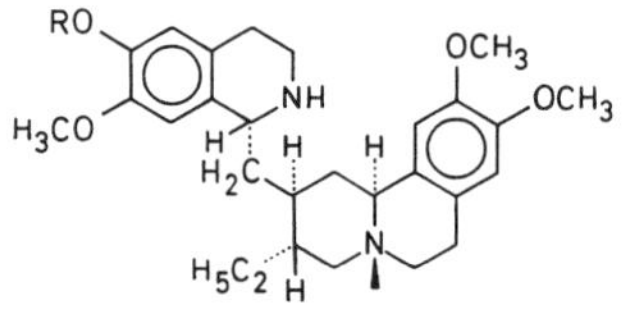

(-)- Emetin : R = CH_3
Cephaelin : R = H
(Cephaelis acuminata)

Abb. 4.1: Strukturformeln von Emetin und Cephaelin.

Pharmakologie

Die Alkaloide wirken peroral bei geringer Dosierung (ca. 0,4 mg Emetin, entsprechend etwa 20 mg Wurzelpulver) reizend auf die Magenschleimhaut und in 15–30 min über die Erregung des Parasympathikus auf reflektorischem Wege *stimulierend auf die Bronchialsekretion.* Bei höherer Dosierung (0,5–2 g) wirkt Ipecacuanha-Wurzel *emetisch.* Da die Alkaloide sehr oxidationsempfindlich sind, werden das Ipecac.-Infus und die Ipecac.-Tinktur heute praktisch nicht mehr verwendet. Verwendung finden daher heute ausschließlich Extrakt- oder Reinalkaloide enthaltenden Fertigpräparate.
Bei längerer Medikation kann es zu Nebenwirkungen vor allem im Magen-Darm-Bereich kommen.

4.1.2.2 **Ätherischöldrogen** (Tab. 4.1)

Tab. 4.1: Ätherischöldrogen mit bevorzugt expektorierender und sekretolytischer Wirkung.

	Droge/Aetheroleum	Hauptwirkstoffe	beschriebene Wirkungen
M	*Anisi fructus (Aetherol.) (Anisfrüchte)* u. Anethol (DAB 10, ÖAB, Helv VII) Pimpinella anisum	**tr.-Anethol,** Methylchavicol, Anisaldehyd (ca. 2 % Gesamtöl)	Expektorierend, spasmolytisch, antibakteriell
M	*Foeniculi fructus (Aetherol.) (Fenchelfrüchte)* (DAB 10, ÖAB, Helv VII) Foeniculum vulgare	**Fenchon, tr.-Anethol** (ca. 4 % Gesamtöl)	Sekretolytisch, expektorierend, antimikrobiell
M	*Thymi herba (Aetherol.) Thymi (Thymianöl)* und *Thymol* (DAB 10, ÖAB, Helv VII) Thymus vulgaris, Th. zygis	**Thymol** Carvacrol (ca. 1,2 % Gesamtöl, davon 0,5 % Thymol)	Sekretomotorisch, bronchospasmolytisch, antibakteriell
M	*Eucalypti Aetheroleum (Eukalyptusöl)* und *Cineol* (DAB 10, ÖAB, Helv VII) Eucalyptus globulus u. andere Arten	**1,8-Cineol** (Eucalyptol), Piperiton, α-Phellandren (ca. 1–3 % Gesamtöl, davon ca. 70 % 1,8-Cineol	Sekretomotorisch, expektorierend, schwach spasmolytisch, lokal hyperämisierend
M	*Piceae Aetheroleum (Fichtennadelöl)* (DAB 10) Picea-Arten	**Bornylacetat** α, **β-Phellandren** α, β-Pinen (5–10 % Gesamtöl)	Sekretolytisch, antibakteriell, lokal hyperämisierend
	Pini pumilionis Aetheroleum (ÖAB, Helv VII) *(Latschenkiefernöl)* Pinus und Picea-Arten	α, β-Phellandren (ca. 60 %) Bornylacetat (ca. 10 %), α, β-Pinen (ca. 10 %)	Sekretolytisch, antibakteriell, expektorierend
M	*Terebinthinae Aetheroleum (Terpentinöl)* (DAB 10, ÖAB, Helv VII) verschiedene Pinus-Arten u. Larix decidera	**α, β-Pinen** Terpinen-4-ol Bornylacetat Caren (ca. 20–25 % Gesamtöl)	Bronchosekretolytisch, antiseptisch, lokal hyperämisierend
M	*Menthae piperitae folium (Aetherol.) ((Pfefferminzöl) u. Menthol* (DAB 10, ÖAB, Helv VII) Mentha piperita u. andere Arten	**Menthol** Estermenthol Menthon (ca. 1,2–1,5 % Gesamtöl, davon 35–40 % Menthol und Menthon)	Sekretolytisch, spasmolytisch, antibakteriell, kühlend
M	*Salviae folium (Aetheroleum)* (DAB 10, ÖAB, Helv VII) Salvia officinalis	**1,8-Cineol,** Kampfer, Thujon (ca. 1,5 % Gesamtöl)	Sekretolytisch, expektorierend, adstringierend, antibakteriell, fungistatisch, virustatisch

Weitere Ätherischöldrogen:

Cinnamomum camphora – Campher
Thymus serpyllum – Quendelkraut
Inula Helenium – Alantwurzel
Pimpinella saxifraga – Pimpinellewurzel
Asarum europaeum – Haselwurz

Chemie (Abb. 4.2)

Die Wirkstoffe der 8 Ätherischöle (Tabelle 4.1) gehören zu den beiden Hauptklassen der *Monoterpene und Phenylpropan-Verbindungen.*

- Die **Monoterpene** leiten sich formal vom 2,6-Dimethyloctadien ab. Sie liegen teils monozyklisch (z. B. Menthol), teils wie bei allen anderen bizyklisch vor. Sie unterscheiden sich außerdem voneinander nur in der Art und Stellung der Sauerstoffsubstitutenden sowie in der Stereochemie. Thymol besitzt als Ausnahme einen aromatischen Ring.
- Die **Phenylpropan-Verbindungen**, wie z. B. das *trans*-Anethol, leiten sich aus dem Zuckerstoffwechsel ab und besitzen zumeist phenolischen Charakter.

Alle genannten Verbindungen sind leicht flüchtig, mit Wasserdampf destillierbar, sie besitzen charakteristische Gerüche und permeieren wegen ihrer starken Lipophilie leicht in die Haut.

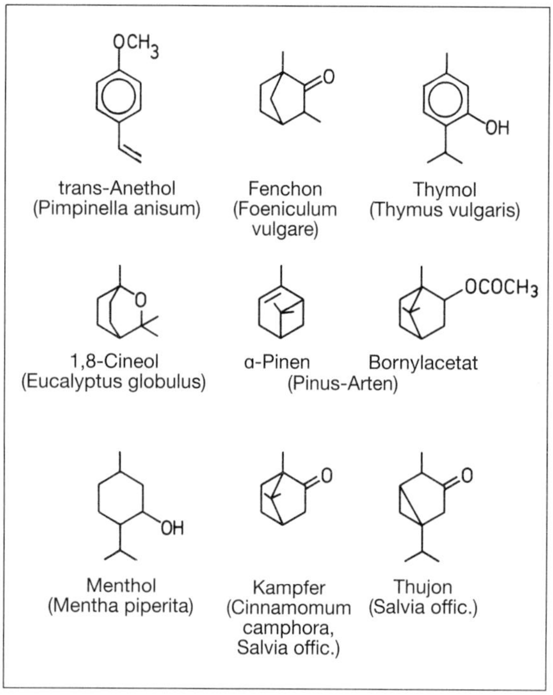

Abb. 4.2: Die Hauptterpene der expektorierend wirkenden Ätherischöldrogen.

Pharmakologie

Die für die einzelnen Öle und ätherischölenthaltenden Präparate angegebenen Wirkungen decken sich nicht in jedem Fall mit den Ergebnissen experimenteller Untersuchungen (Hauschild, 1973; Dolder, 1978; Schneider, 1978; Boyd, 1970, 1972; Boyd u. Sheppard, 1970, 1971; Schäfer u. Schäfer, 1981; Chibanguza et al., 1984). Dies hängt zum Teil damit zusammen, daß die Wirkungen sehr stark von der **Dosierung**, der **Applikationsweise** (inhalativ, perkutan, oral bzw. Lutschen) und natürlich von der **Art** des **verwendeten Öles** bzw. der Ölmischung d. h. von deren Dampfdruck abhängen.

Z. B. wurden bei geringer Dosierung *sekretolytische* und *sekretverdünnende* Effekte gemessen, während es bei hohen Dosen zu einem *«Umkehreffekt»*, d. h. zu einer Hemmung der Sekretolyse und auch zu einer Lähmung der Ziliartätigkeit kam (Dolder, 1978; Hauschild, 1956).

Dosierung und Applikationsweise

Inhalativ gute expektorierende Wirkung zeigten im Tierexperiment *Fenchelöl, Melissenöl, Zitronenöl, Terpentinöl* und die verschiedenen *Pinus-Öle*, während Eukalyptusöl und Anisöl sich hierbei als nicht wirksam erwiesen (Boyd, 1970, 1972). Ob die Verhältnisse denen beim Menschen entsprechen, ist ungeklärt.

Durch Blutspiegelmessung nach **Inhalation** eines Ätherischölgemisches (Kampfer, Menthol, Eukalyptus- und Pinus-Öle) konnte gezeigt werden, daß bei einer Wassertemperatur von 80° C aus 5 g Salbe und 500 ml Wasser 60–70 %, das sind 0,1–0,3 g der in der Inhalationsluft befindlichen Gesamtterpene, durch pulmonale Resorption in das Blut aufgenommen werden. Da die Eliminationshalbwertzeiten der Terpene relativ kurz sind (30–40 min), ist eine Kumulation im Organismus auch bei langfristiger Applikation nicht zu erwarten (Römmelt et al., 1988). Schäfer und Schäfer (1981) konnten im Tierversuch nachweisen, daß bereits bei geringeren Konzentrationen der gleichen ätherischen Öle bei intratrachealer Insufflation signifikante pharmakologische Wirkungen (Bronchospasmolyse) zu erzielen sind. Daraus kann man schließen, daß ätherische Öle bei Inhalation die Bronchialschleimhäute erreichen.

Bei **peroraler Applikation** werden ätherische Öle schnell und nahezu quantitativ resorbiert. Aufgrund der geringen Mengen, die im Tierexperiment 60 min nach **perkutaner Applikation** in der Exspirationsluft gemessen wurden (1–5 %), kann gefolgert werden, daß die auf diesem Wege zur Wirkung gelangenden ätherischen Ölmengen und damit die Bioverfügbarkeit gering sind. In Probandenversuchen haben aber Schuster et al. (1986) gezeigt, daß aus einer terpenhaltigen Salbe (2 g) die Terpene bereits 5 bis 15 Minuten nach lokaler Applikation auf die Haut im Plasma eine maximale Konzentration von insgesamt ca. 20 ng/ml erreichten. Sie sind dort noch 3 Stunden nach Applikation nachweisbar. Daraus wird abgeleitet, daß ätherische Öle auch nach transdermaler Absorption pharmakologisch wirksam sind. Bei Verwendung von Ätherischöldrogen zur **Teemedikation** sind aber keine nennenswer-

Die **symptomatische medikamentöse Therapie** verwendet
- Bronchodilatoren,
- Expektorantien,
- Antitussiva,
- Antiphlogistika (Mastzellenstabilisatoren).

Die Wahl des geeigneten Therapeutikums richtet sich danach, welche Symptomatologie im Vordergrund steht, der Bronchospasmus wie z. B. bei akutem Anfall oder die bronchiale Hypersekretion wie z. B. bei den chronischen Verlaufsformen. Mite-Phytopharmaka (Extraktpräparate) sind z. Z. noch von untergeordneter Bedeutung und haben nur Adjuvanscharakter.

Beim **Status asthmaticus** kommen nur *Glucocorticoide* und schnell wirksame *Reinalkaloide* wie z. B. Theophyllin und Atropin bzw. ihre partialsynthetischen Abkömmlinge und Vollsynthetika zum Einsatz. Bei den *leichteren Asthmaformen* sind gelegentlich auch phytotherapeutische Zubereitungen aus Solanaceen-Drogen verwendbar.

Für die **Intervallbehandlung** eignen sich *Theophyllin* und *Khellinpräparate.*

Als allgemeine Bronchospasmolytika haben sich auch das Alkaloid *Ephedrin* oder entsprechende standardisierte Extrakte bewährt.

Expektorantien sind ein fester Bestandteil der Asthmabehandlung (Werning et al., 1987).

4.3.2 Drogen und Präparategruppen

4.3.2.1 Theophyllin und Derivate (Abb. 4.13)

Chemie

Theophyllin leitet sich vom Xanthin oder 2,6-Dioxopurin ab. Da es *Säureamidstruktur* besitzt, zeigt es wie das Theobromin eine saure Reaktion. Vom Coffein unterscheidet es sich als Trimethylderivat des Xanthins durch das Fehlen einer Methylgruppe.
Theophyllin kann aus den Blättern von **Thea sinensis** (Teestrauch) isoliert werden. Heute wird es praktisch nur noch synthetisch dargestellt, desgleichen die zahlreichen *Theophyllinderivate wie z. B. Etofyllin, Pentoxyfyllin oder Diprophyllin.*

Pharmakologie

Theophyllin wird oral, i. m. oder i. v. appliziert. Es wirkt *broncholytisch* durch Hemmung der Phosphodiesterase und Hemmung der Histaminausschüttung aus den Mastzellen. Es besitzt auch einen *antitussiven* Effekt und stimuliert die mucoziliäre Clearance.

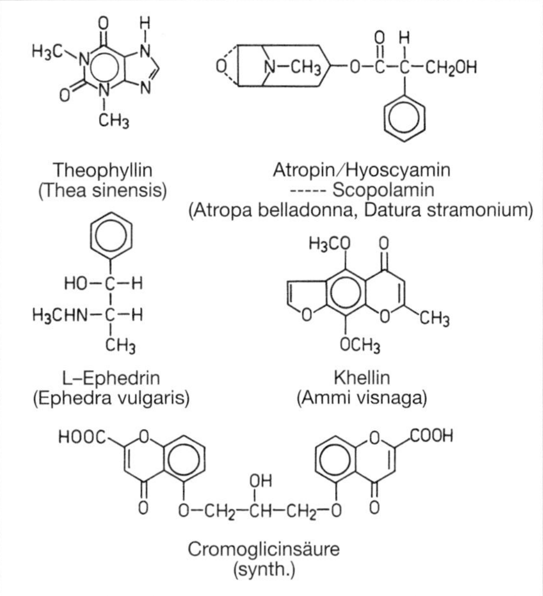

Abb. 4.13: Strukturen der antiasthmatisch wirkenden Solanaceen-Alkaloide Ephedrin und Khellin.

Indikation. Status asthmaticus, Prophylaxe nächtlicher Asthmaanfälle.

4.3.2.2 Solanaceen-Alkaloide

Atropin (Abb. 4.13)

Atropin wird aus den Blättern der Tollkirsche *Atropa Belladonna* (Belladonnae folium) gewonnen. Es ist ein Parasympatholytikum *(Anticholinergikum).* Es besitzt eine *dilatierende* Wirkung auf das Bronchialsystem, *hemmt* aber gleichzeitig die Bronchialsekretion und *lähmt* das Flimmerepithel. Histamin- und serotoninbedingte Bronchialspasmen reagieren *nicht* auf Atropin. Heute werden anstelle von Atropin inhalativ anwendbare chemisch abgewandelte Atropinderivate wie z. B. das Ipratropiumbromid (Berodual, Atrovent) eingesetzt.

Indikation. Status asthmaticus.

L-Hyoscyamin, L-Scopolamin

Off.: DAB 10, ÖAB, Helv. VII
Das optisch aktive L-**Hyoscyamin** (Abb. 4.13) stammt von *Hyoscyami folium* (Hyoscyamus niger), L. **Scopolamin**, das Epoxid des Hyoscyamins, von *Stramonii herba* (Datura Stramonium). Alle

beiden Alkaloide wirken ebenfalls *broncholytisch* mit unterschiedlicher Intensität. Standardisierte Trocken-Extrakte und Trinkturen sind Bestandteile von nur noch einigen wenigen Kombinationspräparaten. Die früheren Darreichungsformen Räuchertee und Asthmazigaretten sind heute ebenfalls nicht mehr im Gebrauch.

4.3.2.3 Ephedrae Herba (Meerträubchenkraut)

Ephedra vulgaris – Ephedrin

Chemie

(–)**Ephedrin** leitet sich biosynthetisch von der Aminosäure *Phenylalanin* ab. Das natürliche Ephedrin liegt in der linksdrehenden L-Form vor. Es wird heute ausschließlich synthetisch hergestellt. Razemisches Ephedrin ist als Ephetonin im Handel.

Pharmakologie

Beide Ephedrine führen als *indirekt wirkende Sympathomimetika* zur Freisetzung von Noradrenalin. Sie wirken dadurch *bronchodilatatorisch*. Die heute verwendeten ebenfalls β-sympathomimetisch wirkenden synthetischen Verbindungen wie z. B. Salbutamol oder Fenoterol leiten sich vom Ephedrin bzw. Adrenalin ab.

! **Indikation.** Asthmaähnliche Bronchitis, Emphysem, Keuchhusten. Nicht beim Status asthmaticus!

4.3.2.4 Ammi visnagae fructus und herba (Echte Ammeifrüchte)

Off.: DAB 10, Ammi visnaga, Khellin.

Hauptwirkstoff ist das Furanochromonderivat Khellin (0,5–1 %) (ÖAB (Abb. 4.13).

Chemie

Khellin ist das 1-Methyl-5,8-dimethoxy-6,7-furano-chromon. Biosynthetisch wird diese chinoide Verbindung aus dem Phenylpropan- und Acetat-Stoffwechsel aufgebaut. Der Furanring wird über aktives Isopren gebildet.

Pharmakologie

Khellin besitzt wie das Papaverin eine broncho-spasmolytische Wirkung. Das Khellin diente als Strukturmodell für die peroral nicht mehr wirksame synthetische **Cromoglicinsäure.** Die nur zur Inhalation geeignete Verbindung wirkt nicht mehr direkt spasmolytisch, verhindert aber durch Stabilisierung der Mastzellmembran die Freisetzung von Entzündungsmediatoren aus den Mastzellen. Die Cromoglicinsäure wirkt *nur prophylaktisch*. Sie ist im *Asthmaanfall unwirksam*.

Indikation. Allergisches u. belastungsinduziertes Asthma.

4.3.2.5 Allii cepae bulbus (Zwiebel)

Allium cepa **M**

Chemie, Pharmakologie

Nachdem der frische Zwiebelsaft in der Volksmedizin schon immer mit Erfolg gegen Husten, Bronchitis und Asthma verwendet worden war, ist es kürzlich gelungen, die im Chloroformextrakt des Saftes enthaltenen **Thiosulfinate** als die *antiasthmatisch* wirksamen Komponenten der Droge zu identifizieren (Dorsch et al. 1989, Wagner et al., 1989). Es handelt sich um die in dem Formelschema Abb. 4.14 gezeigten fünf Alkylthiosulfinsäureester (Thiosulfinate), die bei der Extraktion der Droge auf enzymatischen Wege aus genuinen Vorstufen gebildet werden.

An der *antiphlogistischen Wirkung* von Zwiebelextrakten sind außerdem die ebenfalls neu entdeckten **Sulfinyldisulfide (Cepaene) beteiligt** (Wagner et al., 1990).

Diese Thiosulfinate hemmen

- die anti-IgE-induzierte Freisetzung von Histamin aus peripheren Granulozyten,
- die Leukotrien-Biosynthese in vorstimulierten Granulozyten durch Hemmung der 5-Lipoxygenase und
- die Thromboxan-B_2-Biosynthese in menschlichem plättchenreichem Plasma und Lungenfibroblasten.

Da die Thiosulfinate in vitro sowohl die Cyclooxygenase als auch die 5-Lipoxygenase hemmen, handelt es sich um potente duale Hemmstoffe der Prostaglandin-Kaskade (Wagner et al., 1990).

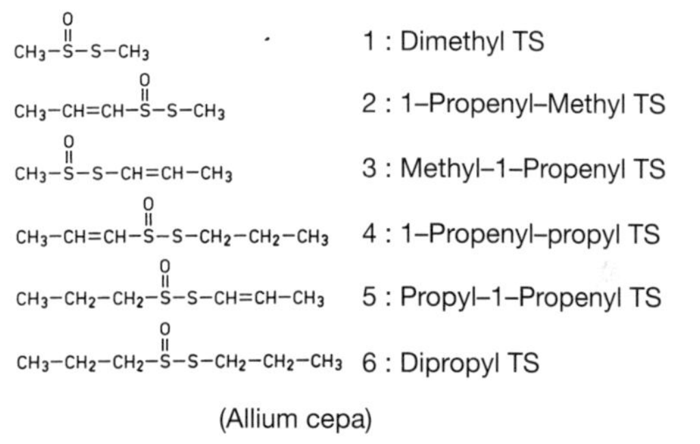

Abb. 4.14: Antiasthmatisch wirksame Thiosulfinate der Zwiebel.

Lyophilisierte Zwiebelextrakte inhibieren nach p. o. Gabe eine durch Ovalbumin oder PFA-Inhalation ausgelöste Bronchialobstruktion, gemessen am sen-

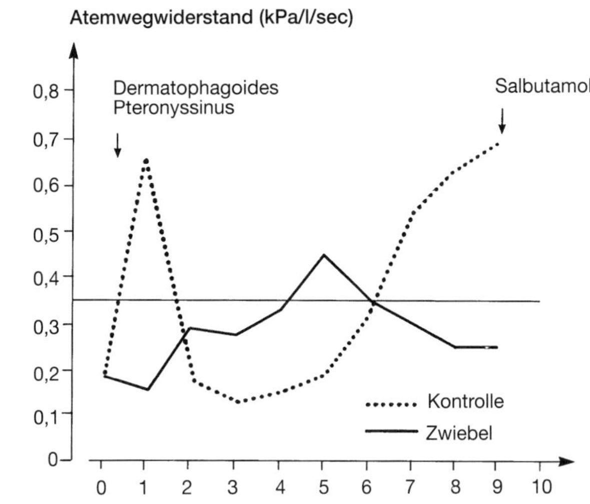

Abb. 4.15: Unterdrückung einer asthmatischen Sofort- und verzögerten Reaktion bei einer Patientin durch einen Zwiebelextrakt, gemessen im Plethysmographen.
Die orale Einnahme von 2 × 100 ml ethanolischem Zwiebelextrakt (= 2 × 200 g Zwiebel) unterdrückt die asthmatische Sofort- und verzögerte Reaktion einer Patientin auf die Inhalation von Hausstaubmilbenextrakt. Salbutamol hat nur Einfluß auf die asthmatische Sofortreaktion (Dorsch et al., 1987).

sibilisierten Meerschweinchen mit dem Ganzkörper-Pletysmographen (Dorsch et al., 1987). In einem Humanversuch waren 150 ml ethanolischer Zwiebelextrakt, prophylaktisch gegeben, in der Lage, einen durch Hausstaubmilbenextrakt ausgelösten Asthmaanfall nahezu völlig zu unterdrücken (siehe Abb. 4.15).

Bewertung. Obwohl damit das Vorliegen eines antiasthmatischen Prinzips in der Zwiebel und die Richtigkeit der volksmedizinischen Anwendung bewiesen sind, können die bisher auf dem Markt befindlichen Zwiebelpräparate (z. B. Sanhelios Zwiebelkapseln oder Zwiebel-Caps) *noch nicht für die Asthmatherapie empfohlen* werden. Das gleiche gilt für den selbst hergestellten Zwiebelpreßsaft. Die Zwiebel-Fertigpräparate, eingesetzt bisher nur zur Behandlung der Hyperlipidämie, enthalten die eigentlichen Wirkstoffe nicht oder nur in geringer Konzentration. Von selbst hergestellten Zwiebelpreßsäften ist ebenfalls keine gleichbleibende chemische Zusammensetzung zu erwarten. Solange daher keine geeignete galenische Form für ein standardisiertes Präparat gefunden ist, sind die genannten Präparate zur rationalen Therapie noch nicht geeignet. Außerdem stehen klinische Untersuchungen und damit der exakte Wirksamkeitsbeweis noch aus.
In der **M** ist Asthma als Indikation nicht genannt.

4.3.2.6 Phytopräparate

Theophyllin oder Theophyllinderivate enthaltende Präparate
Z. B. Aerobin, Theophyllin retard,
Bronchoretard, Euphyllin
Solosin, Uniphyllin.

Kombinationen von Theophyllin-Derivaten mit Ephedrin: z. B.
Perspiran N,
Dr. Boether Bronchitten forte N.

Solanaceen-Alkaloidhaltige Kombinationspräparate
Z. B. Asthmacolat,
und eine Reihe von homöopathischen Präparaten.

Ephedrae herba: Kombinationspräparate (**mit Extrakten und Synthetika**) Z. B.
Asthma-frenon-S, Antibex c. Ephedrin,
Colomba spezial, Asthma 6-N-flüssig

Khellin-haltige Präparate z. B.
Asthma 6 N-flüssig,
Cefedrin N.

Cromoglicinsäure-Dinatrium-Salz z. B.
Intal,
Lomupren,
Vividrin (Sprays) u. a.

4.4 Oto-Rhinopathien

4.4.1 Anwendungsgebiete und Behandlungsprinzipien

Hauptindikationen für Phytopharmaka

Akute und chronische Infekt- und Allergie-bedingte **Rhinopathien** (z. B. Rhinitis catarrhalis, Rhinitis vasomotorica)
- Entzündungen des äußeren Gehörganges,
- Pollinosis,
- Sinusitiden.

Adjuvante Behandlung:
- Chronische Infekte,
- Alle Folgen von Erkältungskrankheiten.

Keine Anwendungsgebiete
- Schwere Infektionen des Mittel- und Innenohrs und der Nebenhöhlen,
- Hörsturz,
- Tumorerkrankungen.

Behandlungs-Ziele und -Formen bei allen entzündlichen Erkrankungen

Angezeigt sind Phytopharmaka mit folgenden **Wirkeigenschaften**:
- antiphlogistisch, antiallergisch und schleimhautabschwellend,
- schleimhautbefeuchtend und sekretionsfördernd bei Gefahr der Schleimhautepithelaustrocknung,
- schleimhautsekretionshemmend bei wäßrig-seröser Hypersekretion,
- mastzellenstabilisierend,
- antibakteriell, desinfizierend,
- schleimhautregenerationsfördernd,
- immunstimulierend.

Die Therapie erfolgt **primär symptomatisch und lokal** in Form von **Salben, Balsamen und Inhalationen** (mit Wasserdampf oder Sole-Feuchtzerstäuber). Bei Säuglingen und Kleinkindern empfehlen sich besser hypertone kochsalzhaltige Tropfpräparate. Allgemein haben aber die modernen Dosierkammerpumpsprays gegenüber der Tropfpipetten-Applikation wegen besserer Dosierbarkeit Vorteile. Als Trägermedien für Arzneistoffe finden heute kaum noch Fette, sondern wäßrige Medien, Hydrogele auf Methylcellulosebasis und hypertone Kochsalzlösungen Verwendung. Die direkte Inhalation von reinen ätherischen Ölen ist – Kamillenöle ausgenommen – wegen der Gefahr der Schleimhautirritationen nicht angezeigt.

Immunmodulatorisch wirkende Präparate kommen gelegentlich lokal, meistens aber parenteral oder peroral zur Anwendung (siehe 4.4.2.3).

4.4.2 Drogen und Präparategruppen

4.4.2.1 Ätherischöldrogen

Siehe auch Kapitel Bronchitis S. 93

Der Einsatz von Ätherischölen in Form von Inhalationen oder Salben kann vor *allem bei den Erkältungrhinopathien nur mit Einschränkung empfohlen werden.* Zahlreiche ätherische Öle rufen starke Reizungen hervor, entfalten hyperämisierende Wirkungen und behindern die Ziliartätigkeit der Schleimhaut.
Eine Ausnahme machen einige Öle wie z. B. das *Kamillenöl*, das deshalb auch an erster Stelle steht und nach der Dermatologie in der HNO-Praxis den größten Anwendungsbereich gefunden hat (Saller et al., 1990).

Chamomillae aetheroleum/-flos (Kamillenöl/-blüten)

Das bei der Inhalation zur Wirkung gelangende Ätherischöl der Kamille besitzt im Gegensatz zu fast allen anderen Ätherischölen keinerlei irritierende und zur Hyperämie führende Wirkung. Statt dessen wirken die Hauptterpene des Öles, Chamazulen und das (-)α-Bisabolol, *stark antiphlogistisch*, nachgewiesen in zahlreichen Entzündungsmodellen.
Die Wirkung scheint über eine ACTH-Aktivierung und Hemmung der Histamin- und Serotonin-Freisetzung zustandezukommen (Carle u. Isaac, 1987).

Indikationen. Exsudative und eitrige Sinusitiden, chronische, eitrige, fötide Mittelohrentzündungen, Ozäna, Rhinitis und Heuschnupfen allein oder zusätzlich zur eventuell notwendigen Antibiotikatherapie.
Anwendungsformen
- Die *Blütendroge*: 2 Eßlöffel Droge mit $^1/_2$ l kochendem Wasser übergießen und den Dampf einatmen.
- Das *Kamillenöl* allein zur Inhalation.
- Die *Kamillenflüssigextrakte* (z. B. Kamillosan Liquidum, Kamille Spitzner) — 1 Teelöffel Extrakt auf $^1/_2$ l heißes Wasser und bei grober Düse inhalieren.

Andere Ätherischöle

Von den anderen ätherischen Ölen sind zur Inhalation oder in Form von Salben *nur solche empfehlenswert, die nur schwach irritierend wirken* und zu einer genügend starken Schleimsekretion führen. Diese ist erwünscht, um das Austrocknen der Schleimhäute zu verhindern und die Mukoziliartätigkeit aufrecht zu erhalten.

Die am *häufigsten verwendeten Öle bzw. Drogen* sind außer Kamillenöl, Pfefferminzöl bzw. Menthol, Fichten- und Kiefernnadelöle, Eukalyptusöl, Kampfer, und Terpentinöl. Vermutlich beruht die hohe Akzeptanz des Pfefferminzöles oder Menthols, des Kampfers und Eukalyptusöles auf dem Kältegefühl, das diese durch die Reizung der Kälterezeptoren hervorrufen.

Wegen der Gefahr reflektorischer Herz-Kreislauf- und Atemdepressionen dürfen Ätherischöle, vor allem Menthol, *bei Säuglingen und Kleinstkindern nicht in die Nase* appliziert werden.

Zur *innerlichen Anwendung* vor allem von trockener Rhinitis und Sinusitis steht das *Myrtenöl* (Gelomyrtol) zur Verfügung. Wegen der geringen Bioverfügbarkeit muß es allerdings sehr hoch dosiert werden (0,35 bis 1,0 g/Tag).

4.4.2.2 Sympathomimetika und Antiasthmatika

Z.B. Ephedrin, DL-Norephedrin oder Pseudoephedrin (siehe auch Kapitel Bronchitis S. 93).

4.4.2.3 Immunmodulatoren (Reizkörper-Präparate, Umstimmungsmittel)

Bei der Behandlung von akuten und chronisch-entzündlichen Erkrankungen der Nasennebenhöhlen gewinnen neben sekretolytisch und lokal abschwellend wirkenden Präparaten immer mehr immunstimulierend wirkende Präparate an Bedeutung (Schmaltz, 1991). Dies ist verständlich, da dieser Erkrankung fast immer eine virale Infektion und eine chronische Entzündung zugrunde liegt.
Es fehlen zwar beweiskräftige klinische Studien für die Wirksamkeit reiner «Immunstimulantien» bei den angegebenen Indikationen, doch existieren zahlreiche Erfahrungsberichte und eine langjährige Praxis, die den Versuch einer Behandlung z.B. mit Echinacea-haltigen Präparaten oder immunmodulierend wirkenden Sekretolytika rechtfertigt.

Präparate Typ A
Z.B. Echinacin-Lösung, Pastillen und Injektionslsg.,
Esberitox N-Lösung, Supp. und Injektionsl.,
Echinacea ratiopharm-Tab. und Tropfen
und andere Präparate siehe Kap. 9: «Abwehrschwäche» S. 272.

Präparate Typ B
In diesem sind *sekretolytische, antiphlogistische und immunstimulierende Wirkeigenschaften* vereinigt. Ein solches Präparat liegt z.B. in dem Präparat Sinupret vor. Dieses Präparat besteht aus Extrakten von Gentianae radix, Primulae flos, Rumicis herba, Sambuci flos und Verbenae herba.
Die bisher bekannten Wirkprinzipien dieser Drogen erlauben *eine ungefähre Zuordnung* zu bestimmten **pharmakologischen Wirkungen**. Nachgewiesen wurden immunmodulierende und antiphlogistische Effekte. Die Drogenkombination ist wirksam im Infektions-Belastungsmodell sowie im Asthmamodell am Meerschweinchen. Nachgewiesen wurden im Tierversuch *sekretolytische* Eigenschaften und in In-vitro-Versuchen eine Stimulierung phagozytierender Zellen. Die 50fache therapeutische Dosis der Drogenkombination 10 × innerhalb von 80 Std. appliziert führte zu keinerlei Nebenwirkungen.

Im **klinischen** Bereich imponieren das gute Abschneiden bzw. die Überlegenheit des Präparates gegenüber bekannten Sekretolytika wie z.B. Gelomyrtol, Fluimucil, Mucosolvan oder Ambroxol. Dabei ist auffallend, daß die für das Präparat angewendeten Dosierungen meist niedriger liegen als die von der Kommission E für die Einzeldrogen gegebenen Anwendungsempfehlungen. Diese Diskrepanz ist nur so erklärbar, daß hier immunologische Mechanismen, reflektorische Wirkungen bzw. synergistische Effekte zum Tragen kommen, die in der Regel wesentlich niedrigere Dosierungen erfordern.

4.4.2.4 Klinische Studien

Kontrollierte Studien existieren von einigen Ätherischöl- und immunologisch wirksamen Präparaten (z.B. Salviathymol und Sinupret). Sie beziehen sich auf akute und chronische Sinusitiden und Sinu-Bronchitiden (Richstein u. Mann 1980, Strobel, 1984; Stussak, 1987).

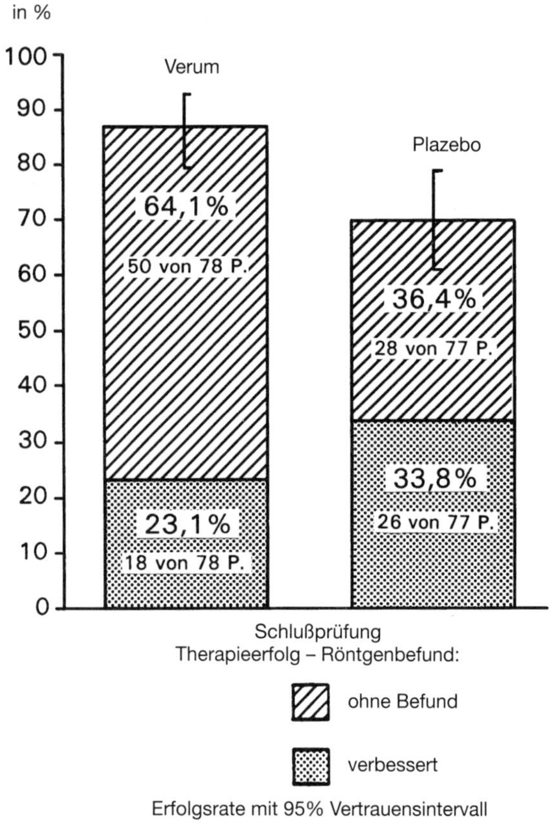

Abb. 4.16: Therapieerfolg – Röntgenbefund der Nasennebenhöhlen bei der Sinusitis-Therapie mit einem Phytopharmakon.

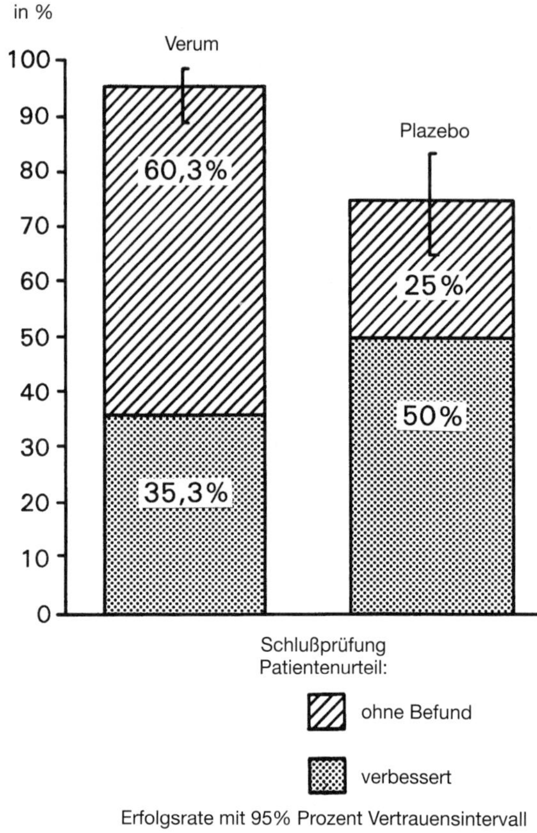

Abb. 4.17: Therapieerfolg – Patientenurteil bei der Sinusitis-Therapie mit einem Phytopharmakon.

Therapiestudie

Indikation. Akute Sinusitis.

Präparat. Kombinationspräparat aus Gentianae radix, Primulae flos, Rumicis herba, Sambuci flos, Verbenae herba-Extrakten (Sinupret Dragees).

Studienart. Randomisierte Doppelblindstudie Verum vs. Plazebo mit 78 Patienten in der Verum- und 77 Patienten in der Plazebogruppe auf Basis einer Therapie mit Antibiotikum (Doxycyclin) und abschwellenden Nasentropfen (Xylomatazolin); Therapiedauer: 2 Wochen.

Prüfkriterien. Röntgenbefund der Nasennebenhöhlen, Patientenurteil, klinische Parameter (durch Rhinoskopie).

Ergebnis. Der therapeutische Effekt der Verumgruppe war statistisch signifikant größer als der Therapieerfolg in der Gruppe Plazebo + Basistherapie (Chi-Quadrat-Test; p = 0,01). Sekretolytische Therapie zusätzlich zur konventionellen Therapie mit Antibiotikum und abschwellenden Nasentropfen steigert die Erfolgsraten.
Die Zielkriterien Röntgenbefund und Patientenurteil sind die wesentlichen Indikatoren bei dieser Erkrankung. Die klinischen Befunde korrelieren eindeutig mit dem Ergebnis für die Zielvariablen (Rödig et al., 1992) (Abb. 4.16 u. 4.17).

4.4.2.5 Phytopräparate

Ätherischölhaltige Phytopräparate
Z. B. JHP-Rödler (Pfefferminzöl), Coldastop-Nasenöl, Soledum-Nasentropfen N, Gelomyrtol (Myrtol), Rhinotussal-E/S-Balsam, rhino-loges N, Nasulind-Nasensalbe, Pumilen-Nasentropfen/Inhalat.

Immunstimulantien
z. B. Sinupret u. Präparate S. 272

4.5 Erkrankungen des Mund- und Rachenraumes

4.5.1 Anwendungsgebiete und Behandlungsprinzipien

Hauptindikationen

Phytotherapeutisch behandelbar sind folgende vor allem durch virale, bakterielle und fungale Infekte ausgelöste schmerzhaften, zum Teil eitrigen, mit Schluckbeschwerden oder Heiserkeit verbundenen Entzündungen und Schwellungen des Zahnfleisches, des Mundes und des Rachenraumes

- Gingivitis,
- Soor,
- Stomatitis,
- Pharyngitis, Laryngitis,
- Tonsillitis.

! *Schwere Infektionen bedürfen der Antibiotikatherapie (cave: AIDS).*

Behandlungskonzept

Die Behandlung durch Phytopharmaka erfolgt in erster Linie **symptomatisch** und äußerlich durch Präparate zum *Gurgeln, Inhalieren, Sprühen, Spülen* oder *Lutschen.*

Eine gleichzeitige **kausale Therapie** zur Reduktion der Keimzahl ist hierdurch *nur in geringem Maße erreichbar.* Die zur Verfügung stehenden Präparate zeichnen sich durch antiphlogistische, adstringierende, schwach antiseptische und schwach antibiotische Wirkungen aus. Die *Wiederherstellung eines intakten Schleimhautzustandes* ist das Ziel einer solchen Behandlung.

Zur **innerlichen Anwendung** stehen nur wenige Phytopharmaka zur Verfügung. Da die meisten Infekte infolge mangelhafter Immunabwehr zum Ausbruch kommen, ist der Einsatz von *systemisch wirksamen Präparaten mit immunstimulierender Wirkung sinnvoll.* Neuerdings gewinnen auch *lokal* anwendbare Immunstimulantien an Bedeutung. Hierdurch lassen sich unter Umständen die Krankheitsdauer abkürzen und die Rezidivhäufigkeit verringern. Bei Risikopatienten eignen sich diese Immunstimulantien auch zur *Prophylaxe.*

4.5.2 Drogen und Präparategruppen

4.5.2.1 Chamomillae flos (Kamillenblüten) M

Off.: DAB 10, ÖAB, Helv VII; Chamomilla recutita. Siehe auch Kap. 4.4: «Oto-Rhinologika».

Hohe Effektivität besitzen nur solche Auszüge, die mit *hohem Alkoholgehalt* hergestellt wurden, da nur hierdurch der Ätherischölanteil und die anderen mehr hydrophilen Wirkstoffe quantitativ erfaßt werden.

Als die **Hauptwirkprinzipien** alkoholisch wäßriger Extrakte gelten neben den *antiphlogistisch wirkenden* Terpenen wie Chamazulen und die Bisabolole, die alkohol- und zum Teil auch wasserlöslichen **Flavonoide** (z.B. Apigenin, Apigenin-7-glucosid). Die Kamillen-Flavonoide wirken bei *topischer Anwendung* ebenfalls antiphlogistisch, so daß mit diesen Extraktpräparaten eine höhere Wirksamkeit erreichbar ist als mit den reinen Ölpräparaten. Die antibakterielle Wirkung des Kamillenöls ist gering.

Im *Teeaufguß* sind außer wenig Ätherischöl die Flavonglykoside und die antiphlogistisch und immunstimulierend wirkenden Schleimpolysaccharide enthalten (siehe Tab. 4.6).

4.5.2.2 Salviae folium (Salbeiblätter) M

Off.: DAB 10, ÖAB, Helv VII; Salvia officinalis.

Wie bei der Kamille ist die Wirksamkeit dieser Droge auf mindestens **2 Wirkprinzipien** zurückzuführen: auf das **Ätherischöl** und die **Gerbstoffe bzw. Flavonoide**. Als Hauptwirkstoffe des Öls gelten *Thujon, Cineol, Campher* und *Thujylalkohol.* Sie wirken antiseptisch und fungizid. Die Gerbstoffe besitzen *antiphlogistische und adstringierende* Eigenschaften. Diese werden durch die Flavonoide verstärkt. Die Adstrinktion führt zur Abdichtung der Gefäße und Gewebe, wodurch der Heilprozeß gefördert wird. Die beste Wirksamkeit ist wiederum von den *alkoholischen Extrakten* zu erwarten, da in diesen beide Wirkprinzipien in hoher Konzentration enthalten sind.

Im selbst hergestellten *Salbeitee* kommt primär die *Gerbstoffwirkung* zum Tragen. Ein Aufguß, der wegen der Flüchtigkeit des Öls nicht gekocht werden darf, enthält nur noch 0,015–0,02 % Ätherischöl.

Tab. 4.6: Wirkprofile verschiedener Kamillenpräparate.

Wirkprinzip	Günstigste Präparateform	Zu erwartende Wirkung
Ätherischöl	Destillat/alkohol. Extr.	Antiphlogistisch (spasmolytisch, antiseptisch)
Flavonoide	Alkohol.Extr./wässriger Auszug	Antiphlogistisch, spasmolytisch
Schleimpolysaccharide	Wässriger Auszug	Antiphlogistisch, immunstimulierend

4.5.2.3 Weitere Ätherischöldrogen und ihre reinen Öle

Thymi herba	– Thymiankraut
Menthae pip. folium	– Pfefferminzblätter
Eucalypti folium	– Eukalyptusblätter
Caryophylli fructus	– Nelken
Santali lignum	– Sandelholz
Foeniculi fructus	– Fenchel
Millefolii herba	– Schafgarbenkraut

4.5.2.4 Gerbstoffdrogen

M Quercus cortex (Eichenrinde) (ÖAB,, Helv VII); Quercus robur.
M Rhei radix (Rhabarberwurzel) (DAB 10, ÖAB, Helv VII); Rheum palmatum
M Ratanhiae radix (Ratanhiawurzel) (DAB 10, ÖAB, Helv VII, zusätzlich Tct. Ratanhiae); Krameria triandra.
M Tormentillae radix (Tormentill-Wurzel); Potentilla tormentilla.

Die gut wasserlöslichen Gerbstoffe, die zu 10–20 % in den Drogen enthalten sind, werden mit Ausnahme der Ratanhia-Tinktur wegen ihres unangenehmen Geschmacks nur selten allein verwendet. Genutzt werden ihre *adstringierenden* und *antiphlogistischen* Wirkungen.

4.5.2.5 Myrrhe M

Off.: DAB 10, ÖAB, Helv VII, zusätzl. Tct. Myrrhe; Commiphora-Arten.

Der *antiseptische, granulationsfördernde, antiphlogistische* und *adstringierende* Effekt der Tinktur stammt von dem **Ätherischöl** (**Eugenol**) und den **Harzsäuren.**
Die aus dem Myrrhe-Harz hergestellte Myrrhentinktur gehört zu den Standardzubereitungen der Mund- und Rachentherapeutika.

4.5.2.6 Schleimdrogen

Siehe Kap. 4.1: «Bronchitis».

Bevorzugt werden **Isländisches Moos** und **Spitzwegerich** verwendet. Bei Gesamtextrakten aus Isländischem Moos kommen auch noch die *schwach antibiotisch bzw. antibakteriell* wirksame **Cetrar-** und **Fumarcetrarsäure** zum Tragen.

4.5.2.7 Antibiotisch und immunstimulierend wirkende Drogen

Tropaeoli herba (Kapuzinerkresse) **M**
Tropaeolum majus.

Das Wirkprinzip des Krautes, **Benzyl-Senföl**, wird wie alle Senföle erst bei Extraktion oder Wasserdampfdestillation fermentativ aus seinem Glucosid in Freiheit gesetzt. Es wirkt *gegen grampositive und gramnegative Bakterien* und besitzt zusätzlich *immunstimulierende* Eigenschaften. Über gute Erfolge wurde auch bei *Candida-Infektionen* berichtet. Im Vergleich zu den klassischen Antibiotika ist die antibiotische Wirkung der Senföle allerdings sehr schwach.

Die *immunologische Wirkung* kommt wahrscheinlich durch einen allen Senfölen eigenen irritierenden Effekt auf die Haut und dadurch ausgelöste zelluläre und humorale Abwehrmechanismen zustande. Wegen der Flüchtigkeit des Öles ist es schwierig, Extrakt und Öl zu standardisieren. Die Anwendung ist peroral.

Armoraciae radix (Meerrettich) **M**
Armoracia rustiacana.

Verwendung findet die Wurzel, aus der durch Fermentation das **Phenyl-Senföl** und **Allyl-Senföl** als Hauptwirkstoffe freigesetzt werden. Wegen seiner guten Verträglichkeit eignen sich entsprechende Drogenpräparate zur *Intervallbehandlung bei intensiver Antibiotikatherapie.*

Immunstimulantien

Siehe auch Kapitel Abwehrschwäche S. 255.

Es gibt Hinweise, daß beim Lutschen oder beim Spülen Wirkstoffe direkt mit dem *rachenassoziierten Immunsystem* in Kontakt treten und eine Immunantwort auslösen können. Das rachenassoziierte Immunsystem, das aus dem lymphatischen Waldeyerschen Rachenring und den Rachen-, Gaumen- und Zungen-Tonsillen besteht, enthält die für die Immun-Abwehr wichtigen B- und T-Lymphozyten, die Makrophagen und die follikulär-dendritischen Zellen. Die letztgenannten Zellen binden an ihrer Oberfläche Antigene und präsentieren sie den Lymphozyten und Makrophagen.
In den *Gaumentonsillen* fand man eine mittlere Ig--Verteilung von 64 (IgG): 30 (IgA): 4 (IgM):2 (IgD). Die Tonsillen nehmen damit eine Mittelstellung zwischen darmassoziiertem lymphatischen Gewebe und Lymphknoten ein (Papst et al., 1986).

4.5.2.8 Phytopräparate

Kamillenblüten

Z. B. Kamillosan, Kamille Spitzner, Eukamillat, Perkamillon, Chamo Bürger.

Weitere Ätherischöldrogen und ihre reinen Öle

Kombinationspräparate
Z. B. Salviathymol, Echtrosept N-Tropfen, Salbei-Tropfen Curarina, Salus Salbei-Tropfen u. a.

Gerbstoffdrogen

Kombinationspräparate
Z. B. Salviathymol (Tct. Ratanhiae + Ätherischöle), Pyralvex (Extr. Rhei + Salicylsäure) Gingivitol (Tannin + Hydrastis-Extrakt) Echtrosept (Ratanhia-Extrakt + Ätherischöle + Echinacea-Extr.)

Myrrhe

Alkohol. Tct. Myrrhae allein oder zusammen mit Tct. Ratanhiae, sowie als Bestandteil zahlreicher Kombinationspräparate, z. B.
Salviathymol,
Dentinox Lsg./Gel, Ad-Muc Salbe

Schleimdrogen

Z. B. Isla-Moos Pastillen

Antibiotisch-immunstimulierend wirkende Drogen

Kapuzinerkresse
Nur noch in einigen Kombinationspräparaten.
Z. B. Angocin Anti-Infekt

Meerrettich
Nur noch in einigen Kombinationspräparaten.
Z. B. Angocin Anti-Infekt

Übersicht
Monopräparate
Z. B. Echinacin (Preßsaft), Pascotox forte Injektopas, Salus Echinacea-Tropfen, Echinacea purp. forte-Hevert Tropf.

Kombinationspräparate
Ein Teil der Präparate enthält homöopathische Urtinkturen oder deren Verdünnungen, die deshalb als «Homöopathika» zu klassifizieren sind, z. B.
Esberitox, Tonsilgon N, Gripp-Heel, Engystol, Lophakomp Echinacea N, Cefasept, Echtrosept, Contramutan, Resistan, Toxiselect.

Bei rezidivierenden Infekten und Entzündungen hat sich die Kombination der aufgeführten Präparate mit Eigenblut empirisch bewährt.

4.6 Homöopathie bei Atemwegserkrankungen

4.6.1 Indikationen

Die Behandlung von Atemwegserkrankungen mit Homöopathika umfaßt sowohl **akute wie chronische Prozesse.** In Abhängigkeit der Ursache (z. B. bakteriell/viral/allergisch) und der Manifestation (z. B. Sinu-Bronchitis) lassen sich Homöopathika zur Monotherapie oder aber auch in Kombination mit anderen Behandlungsverfahren einsetzen.
Schwerer verlaufende Krankheitsprozesse und hier insbesondere solche bakterieller Genese (z. B. Bronchopneumonie) *sind primär kein Indikationsgebiet für Homöopathika.* Sie können aber in Abhängigkeit von der Symptomatik adjuvant und insbesondere zur Nachbehandlung eingesetzt werden.

Der Einsatz von Homöopathika orientiert sich weniger am pathophysiologischen Geschehen im Sinne definierter Angriffspunkte und Wirkungsmechanismen, sondern mehr an der dominierenden Symptomatik *(«Leitsymptome»).* Von daher läßt sich eine grobschematische Zuordnung der Wirkungseigenschaften von Homöopathika vornehmen (Abb. 4.18). Dem Behandlungsprinzip entsprechend sind Überschneidungen möglich.

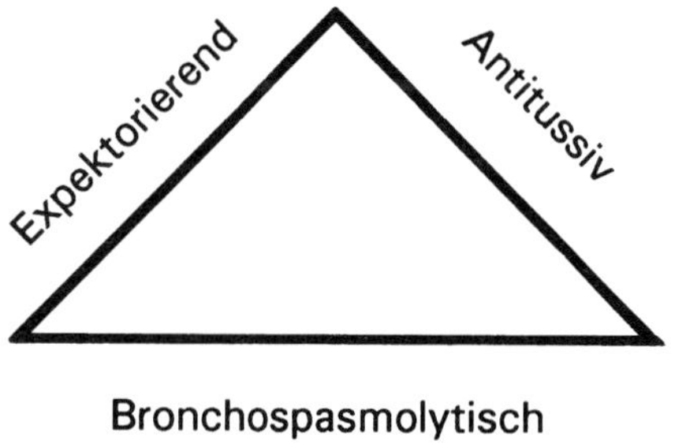

Abb. 4.18: Hauptwirkeigenschaften von Homöopathika.

Neben den aus der *Phytotherapie* bekannten Drogen wie Ipecacuanhae radix, Polygalae radix oder Pulmonariae herba werden in der Homöopathie weitere Pflanzen verwendet. Zusätzlich finden sich in der Gruppe der *tierischen und mineralischen Stoffe* wichtige, diesen Anwendungsbereich umfassende Homöopathika.
Die *pflanzlichen und tierischen Homöopathika* werden im allgemeinen mehr bei *akuten und subakuten Verläufen* eingesetzt, während die der *mineralischen Gruppe häufiger bei chronischen* Prozessen Anwendung finden.

Die chronische Bronchitis wie auch das Asthma bronchiale sollten mit *personotrop wirkenden Homöopathika (Konstitutionsmittel)* behandelt werden. Zur Anfangs- und Intervallbehandlung eignen sich auch *organotrope Homöopathika*; hierbei ist eine freie Kombination mit anderen Therapiestrategien (Allopathika) oftmals unumgänglich (Tab. 4.7).

4.6.2 Akute Bronchitis

Die Behandlung der akuten Bronchitis erfolgt *überwiegend mit organotrop wirkenden Homöopathika aus der pflanzlichen Gruppe.* Im Gegensatz zur phytotherapeutischen Anwendung orientiert sich ihre Verordnung als Homöopathikum am Syndrom: bei der Bronchitis imponiert zunächst die trocken-entzündliche Phase, der dann das katarrhalische Stadium folgt.
Im Hinblick auf den Symptomenwandel während einer akuten Bronchitis kann ein Wechsel des indizierten Mittels notwendig werden.

Tab. 4.7: Stadienabhängige Kombinationsmöglichkeit von allopathischer und homöopathischer Therapie bei obstruktiven Atemwegserkrankungen (als Beispiel).

Therapie/Stadium	Akut	Intervall	Langzeit
Allopathisch	X	(x)	(X)
Organotrop/funktiotrop	(X)	X	
Personotrop		(X)	X

Pflanzliche Homöopathika

Bryonia cretica D6, Dil./Tabl.
Trockener Husten mit starken Thoraxschmerzen bei pleuritischer Mitbeteiligung; subfebrile Temperatur. Auch im Verlaufe eines grippalen Infektes. Deutliche Verschlechterung durch Bewegung und in Wärme.

Drosera D6, Dil./Tabl.
Anfallsweiser Husten (pertussiform), krampfartig mit Schleimauswurf endend, erschwerte Atmung mit Zyanoseneigung. Verschlechterung nachts.

Euspongia officinalis (Spongia) D4, Dil./Tabl.
Trocken-rauher, kruppöser Husten mit Atemnot und Heiserkeit; ausgeprägte Trockenheit im Mund-Rachenraum. Nächtliche Verschlechterung.

Hedera helix D6, Dil./Tabl.
Reizhusten mit Fließschnupfen und katarrhalisch entzündetem Rachenraum. Verschlechterung beim Sprechen und in Wärme.

Hyoscyamus niger D4, Dil./Tabl.
Trockener, insbesondere nächtlicher Hustenreiz bei deutlicher Verschlechterung im Liegen.

Rumex crispus D4, Dil./Tabl.
Trockener Kitzelhusten, schmerzhaft und krampfartig. Es besteht eine große Kälteempfindlichkeit. Besserung durch Wärme.

Mineralische Homöopathika – Leitsymptom «Sekretarmer Husten»:

Causticum D4, D6, Tabl.

Corallium rubrum D4, D6, Tabl.

Cuprum aceticum D4, D6, Tabl.

Phosphorus D12, Dil.

4.6.3 Chronische Bronchitis

Die Behandlung der chronischen Bronchitis erfordert einen differenzierten Einsatz homöopathischer Arzneimittel. In erster Linie sollten *konstitutionell* wirkende Homöopathika angewendet werden, um die Disposition für Folgekrankheiten und rezidivierende Infekte zu minimieren.

Die nachstehend genannten Homöopathika werden vor allem zu Therapiebeginn bzw. zur Intervalltherapie, auch bei passagerer Krankheitsverschlechterung eingesetzt. Auf die oftmals notwendige Kombination verschiedener Therapiemaßnahmen sei hingewiesen (Tab. 4.8).

Pflanzliche Homöopathika

Cephaelis ipecacuanha (Ipecacuanha) D6, Tabl./Dil.
Sekretreiche, asthmoide Bronchitis mit zähem Sputum bei starker Übelkeit und rezidivierendem Erbrechen.

Hydrastis canadensis D3, Dil.
Weißlich-gelbe Schleimhautsekretion der Atemwege (Sinu-Bronchitis); das reichliche Sekret unterhält den beständigen Hustenreiz sowie das Räuspern.

Lobaria pulmonaria (Sticta) D6, Dil./Tabl.
Bellender, schmerzhafter Husten mit Auswurf bei zähschleimigem Nasen-Rachen-Sekret (Sinu-Bronchitis); abgeschwächtes Geruchsvermögen. Atemnot mit Besserung beim Aufsitzen.

Oenanthe aquatica (Phellandrium) D4, Dil.
Zunächst sekretarmer, dann sekretreicher Husten mit reichlich zähflüssigem Sputum. Atemnot bei Kurzatmigkeit.

Polygala senega (Senega) D4, Dil.
Zähschleimiges Sekret bei eher trockenem Husten; das Sputum kann nicht abgehustet werden. Begleitende Thoraxschmerzen beim Husten; dyspnoisches Bild, vor allem auch beim Altersemphysem.

Mineralische und tierische Homöopathika – Leitsymptom «sekretreicher Husten»

Kalium stibyltartaricum (Antimonium tartaricum) D4, D6, Tabl.

Carbo vegetabilis D6, D12, Dil./Tabl.

Stannum jodatum D6, D12, Tabl.

Sulfur jodatum D6, D12, Tabl.

Dactylopius coccus (Coccus cacti) D4, D6, Tabl.

Tab. 4.8: Homöopathische Kombinationspräparate.

Bronchiselect	Schwöpect
Lomabronchin	Tussistin
Monapax	Tussisana

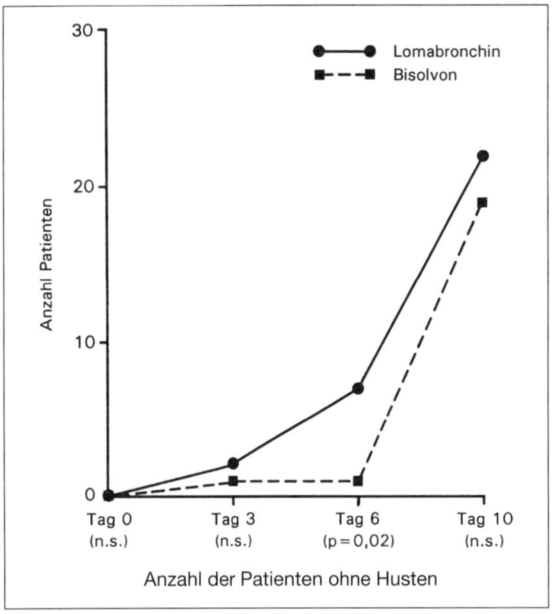

Abb. 4.19: Einfluß des pflanzl. Homöopathikums und von Bisolvon auf die Hustensymptomatik. (Stippig u. Kaiser 1994)

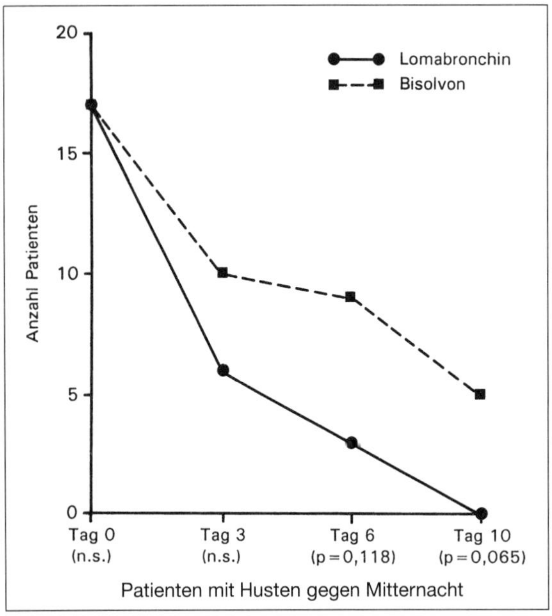

Abb. 4.20: Einfluß des pflanzl. Homöopathikums und von Bisolvon auf die Hustensymptomatik. (Stippig u. Kaiser 1994)

Therapiestudie

Indikation. Akute Erkrankungen der Atemwege (Rhinobronchitis, Rhinopharyngitis, Tracheitis etc.) bei Kindern.

Präparat. Homöopathisches Kombinationspräparat bestehend aus Echinacea angustifolia D2, Drosera D4, Yerba santa D4, Ephedra D4, Ipecahuanha D6 und Rumex D4 (Lomabronchin Tropfen).

Studienart. Randomisierte Doppelblindstudie mit 40 Kindern (Durchschnittsalter ca. 3 Jahre). In der Vergleichsgruppe waren ebenfalls 40 Kinder mit Bromhexinhydrochlorid-Tropfen (Bisolvon) behandelt worden.

Behandlungsart. Dreimal täglich 16 bis 17 Tropfen durchschnittlich (je nach Alter) für 10 Tage bzw. bis zur Symptomfreiheit.

Prüfkriterien. Ziel der Studie war es, die Äquivalenz bzw. Nichtäquivalenz der beiden Behandlungsgruppen festzustellen.

Hauptzielkriterium. Abheilzeit.
Nebenzielkriterien: Zahl der Hustenanfälle, Art des Hustens, Hustenintensität, zeitliches Auftreten des Hustens, Art des Schnupfens, Fieber.

Ergebnis. Die Abheilzeit in der Lomabronchin-Gruppe war um 0,7 Tage kürzer als in der Bisolvon-Gruppe, jedoch war der Unterschied nicht signifikant (p = 0,066). In praktisch allen Parametern war der Verlauf der Symptomatik gleichartig, jedoch mit zum Teil tendenziell besseren Ergebnissen für Lomabronchin (Abb. 4.19 und 4.20). Am 6. Tag hatten signifikant mehr Patienten unter Lomabronchin keinen Husten mehr als unter Bisolvon (Abb. 4.19). In beiden Gruppen traten keine Nebenwirkungen auf. (Stippig u. Kaiser 1994)

4.6.4 Asthma bronchiale

Der *akute Asthma-Anfall ist primär keine Indikation für die Homöotherapie.* Wie in der Phytotherapie können aber Homöopathika bei anfallsartiger «leichter» Atemnot eingesetzt werden, was dementsprechende therapeutische Erfahrung voraussetzt.

Die Homöotherapie des Asthma bronchiale erfordert insbesondere eine *konstitutionelle Langzeittherapie*, wobei zur Anfangs- und Intervalltherapie die nachstehend genannten Homöopathika eingesetzt

Tab. 4.9: Eigenblut-Behandlung.

Eigenblut:
Venös entnommenes Eigenblut (0,2–0,5 ml) wird allein oder zusammen mit Formica rufa D6 oder D12 im wöchentlichen Wechsel mit Cortison D12 oder D30 als Mischinjektion i. m. während 10 Wochen injiziert.

Eigenblutnosode:
Kapillär entnommenes Eigenblut (1 Tropfen) wird nach homöopathisch-pharmazeutischen Vorschriften verarbeitet und wie folgt peroral appliziert (Säuglinge und Kleinkinder entsprechend 2 Tropfen auf Wasser):

C5:	3 × pro Woche morgens nüchtern 5 Tropfen
C7:	3 × pro Woche morgens nüchtern 5 Tropfen
C9:	3 × pro Woche morgens nüchtern 5 Tropfen
C12:	3 × pro Woche morgens nüchtern 5 Tropfen

werden können. Im übrigen sind differentialtherapeutisch auch die unter «Chronische Bronchitis» genannten Arzneimittel zu beachten. Dies betrifft auch und gerade eine sinnvolle Kombinationsbehandlung mit unterschiedlichen Ansatzpunkten (siehe Abb. 4. 18).

Für die *«Reizkörpertherapie» des Asthma bronchiale* kommt auch die *Eigenblutbehandlung* bzw. potenzierte Eigenblutnosode in Betracht (Tab. 4.9). Sie kann entweder als Monotherapie oder in Kombination mit dem indizierten Homöopathikum eingesetzt werden. Empirisch bewährt hat es sich auch, das Homöopathikum an die entsprechenden *Akupunktur-Punkte* zu quaddeln.

Pflanzliche Homöopathika

Aralia racemosa D4, D6, Dil./Tabl.
Trockener Husten mit Fremdkörpergefühl im Rachen; Atemnot beim Hinliegen resp. nach kurzem Schlaf. Starke Empfindlichkeit gegen Zugluft. Oftmals auch allergischer Genese.

Datura stramonium (Stramonium) D12, Dil.
Krampfartiger, trockener Husten, heisere Stimme. Unruhiger Patient mit Angstgefühl; schweißig rote Gesichtsfarbe. Deutliche Verschlechterung nachts.

Grindelia robusta D4, D6, Dil.
Atemnot bei schwerlöslichem Schleim, Hustenanfälle mit keuchender Atmung, Erstickungsgefühl.

Lobelia inflata D4, D6, Dil./Tabl.
Trockener Reizhusten mit zunehmender Spastik und Atemnot. Häufige Begleitsymptome sind Kreislauflabilität (Vagotonie), Schwächegefühl und Übelkeit. Kaltschweißig, blasses Gesicht und Angstgefühl.

Solanum dulcamara (Dulcamara) D4, D6, Dil./Tabl.
Rauher-bellender Husten, asthmoide Beschwerden infolge von feuchter Kälte. Atemnot nach Temperatur- und Wetterwechsel.

Nachstehend sind die wichtigsten mineralischen und tierischen Homöopathika bei Asthma bronchiale aufgelistet (Tab. 4.10).

Einige wichtige **Kombinationspräparate** sind in Tabelle 4.11 genannt.

Tab. 4.10: Mineralische Homöopathika bei Asthma bronchiale*.

Acidum arsenicosum (Arsenicum album)	Kalium sulfuricum
Acidum silicicum (Silicea)	Natrium chloratum
Calc. carb.	Natrium sulfuricum
Cuprum metallicum	Phosphorus
Jodum	

* Nur nach streng individueller Anamnese anwendbar (vgl. Wiesenauer 1992)

Tab. 4.11: Homöopathische Kombinationspräparate.

Aralia Nestmann	Asthmakhell N
Asthma-Bomin H	Cupridium
Asthma-Gastreu R43	Multiplex Nr. 12

4.6.5 Rhinitis, Sinusitis, Otitis

Erkrankungen der oberen Luftwege imponieren oft als chronisch-rezidivierende Prozesse und können sich klinisch als antibiotikaresistenter Fokus zeigen, wie z. B. das *sinubronchitische Syndrom*. Dieses unterhält das chronisch-entzündliche Geschehen und kann auch als «*Infektallergie*» auftreten.
Vor diesem Hintergrund muß die Behandlung mit Homöopathika als *systemisch* bezeichnet werden, so daß dieser Therapieansatz zugleich als «*allgemeine Umstimmung*» zur Reduzierung der Infektanfälligkeit zu verstehen ist. Dies ist ohne Frage die Hauptdomäne der Homöotherapie, gleichwohl auch das akute Geschehen unter ihr Indikationsspektrum fällt. Auf die bewährte Möglichkeit der Eigenblutbehandlung sei hingewiesen (s. Tab. 4.10).

Pflanzliche Homöopathika

Allium cepa D4, D6, Dil.
Stark reizendes, wäßriges Nasensekret; Begleitkonjunktivitis. Es kommt zu gehäuftem Niesen, auch kann ein Reizhusten bestehen.

Atropa belladonna (Belladonna) D4, D6, Tabl.
Die Entzündung beginnt sich zu lokalisieren: stark gerötete Mund- und Rachenschleimhaut, hellrote, vergrößerte Tonsillen mit Schluckbeschwerden, stechende Ohrenschmerzen; erhöhte Temperatur.

Euphrasia officinalis D3, D4, Dil.
Konjunktivitis mit brennender Sekretion, Begleitrhinitis, auch allergischer Ursache.

Galphimia glauca D4, D6, Dil.
Allergisch bedingte Rhinitis und Konjunktivitis, oft auch mit bronchospastischen Verläufen.
Auch prophylaktisch anzuwenden: ca. 6 Wochen präsaisonal Galphimia D12, 1 × tägl. 5 Tropfen.

Luffa operculata (Esponjilla) D6, D12, Tabl./Dil.
Wäßriges oder zäh-schleimiges Nasensekret mit Schleimstraße im Rachen, Kopfschmerzen und druckschmerzhafte Nasennebenhöhlen. Reduziertes Allgemeinbefinden.

Phytolacca americana D4, D6, Tabl./Dil.
Dunkelrote Rachenschleimhaut mit Tonsillenhyperplasie; bis in die Ohren ausstrahlende Schluckbeschwerden. Reduziertes Allgemeinbefinden bei subfebrilen Temperaturen.

Thuja occidentalis D12, Dil.
Chronisch-rezidivierende Atemwegsinfekte mit zähschleimigem Nasensekret und Hustenattacken. Deutliche Verschlechterung durch naßkaltes Wetter.

Mineralische Homöopathika, Kombinationspräparate

Nachstehend sind die wichtigsten mineralischen Homöopathika und Kombinationspräparate (Tab. 4.12) aufgelistet.

Mineralische Homöopathika	
Ferrum phosphoricum D6, D12, Tabl.	Infekte der Atemwege (Rhinitis, Otitis)
Hydrargyrum sulfuratum rubrum (Cinnabaris) D6, Tabl.	Sinu-Bronchitis
Kalium bichronicum D6, Tabl.	Sinu-Bronchitis
Barium jodatum D6, Tabl.	Hyperplasie des lymphatischen Rachenringes
Calcium carbonicum D12, Tabl.	Chron.-rezidiv. Atemwegs-erkrankungen

Tab. 4.12: Homöopathische Kombinationspräparate.

Angin-Heel S	Remedium sinutale EKF
Angina-Gastreu	Sinfrontal
Cepa-Wecoplex	Sinuselect
Euphorbium comp. Nasentropfen	Tonsilotren S

Literatur

Allopathie

Allgemeine Übersichtsreferate

Bauer, X.: Asthma bronchiale. Wiss. Verlagsgesellschaft, Stuttgart (1989).
Buchbauer, G., Hafner, M.: Aromatherapie. Pharmazie in unserer Zeit 14: 8–18 (1985).
Dorsch, W.: Asthma bronchiale: Allergie und Entzündung. Mschr. Kinderheilkd. 138: 578–583 (1990).
Erkrankungen des Respirationstraktes und des Bewegungsapparates und ihre medikamentöse Behandlung, Schriftenreihe der Bundesapothekerkammer Bd. V, Grüne Reihe 1985, Werbe- und Vertriebsgesellschaft Deutscher Apotheker mbH, Frankfurt a. Main.
Haen, E.: Expektorantien und Antitussiva. Med. Mo. Pharm. 12: 344–355 (1989).
Härter, T.: Asthma bronchiale und Antiasthmatika. DAZ Fortbildung 8, Aktuelle Pharmakotherapie. Dtsch. Apoth. Z. 127: 837 (1987).
Hahn, H. L.: Husten, Mechanismen, Pathophysiologie und Therapie. Dtsch. Apoth. Z. 127, Nr. 3/Suppl. 5: 3 (1987).
Hollenhorst, W.: Expektorantien. Apoth. J. 2: 22 (1984).
Kurz, H.: Antitussiva und Expektorantien. Dtsch. Apoth. Z. 126: 1024–1029 (1986).
Kurz, H.: Antitussiva und Expektorantien. Wiss. Verlagsgesellschaft Stuttgart (1989).
Moser, U.: Antitussiva und Expektorantien. DAZ Fortbildung Pharmakologie 47: Dtsch. Apoth. Z. 125: 383 (1985).
Moser, U.: Obstruktive Atemwegserkrankungen und ihre medikamentöse Therapie. DAZ Fortbildung Pharmakologie 29: 243. Dtsch. Apoth. Z. 123(45) 45: 2192 (1983).
Otzen, Th.: Hustenmittel in der Selbstmedikation. Apoth. J. 1: 10–20 (1992).
Reimann, H. J., Schmidt, U., Emslander, H. P.: Phytotherapie der Atemwegserkrankungen. Therapiewoche 36: 1090–1099 (1966).
Renovanz, H. D., Reusch, H.: Broncholytika – eine Übersicht. Med. Mod. Pharm. 3: 70 (1980).
Schumann, K.: Schnupfen. Dtsch. Apoth. Z. 126 (17), Suppl. 3: 7 (1986).
Wichtl, M.: Teedrogen. 2. Aufl. Wiss. Verlagsgesellsch. Stuttgart (1989).
Wunderer, H.: Mund- und Rachentherapeutika. Dtsch. Apoth. Z. 126: 2281–2291 (1986).

Pharmakologie und Klinik von Drogenpräparaten

Boyd, E. M.: A review of studies on the pharmacology of expectorants and inhalants. Int. J. Clin. Pharmacol. Therap. Toxicol. 3: 55–60 (1970).
Boyd, E. M.: Studies on respiratory tract fluid. Arzneim.-Forsch (Drug-Res.) 22. 612–616 (1972).
Boyd, E. M., Sheppard, E. P.: The effect of inhalation of citral and geraniol on the output and composition of respiratory tract fluid. Arch. intern. Pharmacodyn. Ther. 188: 5–13 (1970).
Boyd, E. M., Sheppard, E. P.: An autumn-enhanced mucotropic action of inhaled terpens and related volatile agents. Pharmacology 6: 65–80 (1971).
Brandt, W.: Spasmolytische Wirkung ätherischer Öle. Z. Phytother. 9: 33–39 (1988).
Carle, C., Isaac, O.: Die Kamille – Wirkung und Wirksamkeit. Z. Phytother. 8: 67 (1987).
Chibanguza, F., März, R., Sterner, W.: Zur Wirksamkeit und Toxizität eines pflanzlichen Sekretolytikums und seiner Einzeldrogen. Arzneim.-Forsch (Drug Res.) 34: 32-36 (1984).
Deininger, R.: Neues aus der Terpenforschung. Kassenarzt 7: 1–12 (1985).
Dolder, R.: Arzneiformen zur Anwendung an Auge, Ohr und Nase, In: Sucker, H., Fuchs P., Speiser, P. (Hrsg.): Pharmazeutische Technologie. Thieme Stuttgart (1978).
Dorow, P., Weiss, Th., Felix, R., Schmutzler, H.: Einfluß eines Sekretolytikums und einer Kombination von Pinen, Limonen und Cineol auf die mukoziliare Clearance bei Patienten mit chronisch obstruktiven Atemwegserkrankungen. Arzneim.-Forsch. (Drug Res.) 37: 1378–1381 (1987).
Dorsch, W., Addmann-Grill, B., Bayer, T., Ettl, M., Hein, G., Jaggy, H., Ring, I., Scheftner, P., Wagner, H.: Zwiebelextrakte als Asthma-Therapeutika? Allergologie 10: 316–324 (1987).
Dorsch, W., Wagner, H., Bayer, Th.: Asthmaschutzwirkung von Zwiebelextrakten: Wirkprofil von Thiosulfinaten. Allergologie 12 (9): 388–396 (1989).
Geyer, M., Mayer, H., Pfandl, A., Engelhard, G. M.: Isländisches Moos – eine alte Heilpflanze aus heutiger Sicht. Pharm. Z. 131: 2298 (1986).
Gracza, L., Spieler, H., Gerster, G.: Asarum europaeum L. – Untersuchungen zur Qualität, Wirkung, Wirksamkeit und Unbedenklichkeit der Haselwurz. Therapeutikon 11: 634–643 (1988).
Hauschild, F.: Pharmakologie und Grundlagen der Toxikologie. Thieme, Leipzig (1973).
Kartnig, Th.: Cetraria islandica – Isländisches Moos, Z. Phytother. 8: 127 (1987).
Linsenmann, P., Swoboda, M.: Therapeutische Wirksamkeit etherischer Öle bei chronisch-obstruktiver Bronchitis. 14tägiger klinischer Doppelblindversuch mit Pinimenthol. Therapiewoche 36: 1162–1166 (1986).
Martindale, F.: The Extrapharmacopoeia, 29th ed., (Reynolds, J. E. F. ed.). The Pharmaceutical Press, London, (1982) p. 1567.
Pabst, R.: Die Tonsillen, wichtige Organe des Immunsystems? Med. Mo. Pharm. 9: 70 (1986).
Richstein, A., Mann, W.: Zur Behandlung der chronischen Sinusitis mit Sinupret. Ther. d. Gegenw. 119(a): 1055-1060 (1980).
Rödig, E., Neubauer, N., März, R.: Doppelblindstudie mit Sinupret bei akuter Sinusitis. Phytomedicine (im Druck).
Römmelt, H., Schnitzer, W., Swoboda, M., Senn, E.: Pharmakokinetik ätherischer Öle nach Inhalation mit einer terpenhaltigen Salbe. Z. Phytother. 9: 14 (1988).
Rosch, A.: Klinische Prüfung von Escarol (stand. Asarum europ.-Extrakt) im Doppelblindversuch. Z. Phytother. 5: 964 (1974).
Saller, R., Beschorner, M., Hellenbrecht, D., Bühring, M.: Behandlung unkomplizierter Erkältungskrankheiten mit Kamillenkonzentrat. Therapeutikon 4: 680–691 (1990).
Schäfer, D., Schäfer, W.: Pharmakologische Untersuchun-

gen zur broncholytischen und sekretolytisch expektorierenden Wirksamkeit einer Salbe auf Basis von Menthol, Campher und etherischen Ölen. Arzneim.-Forsch (Drug-Res.) 31: 82 (1981).

Schilcher, H.: Ätherische Öle – Wirkungen und Nebenwirkungen. Dtsch. Apoth. Z. 124: 1433–1442 (1984).

Schmaltz, B.: Steigerung der körpereigenen Abwehr bei chronischer Sinusitis. Therapiewoche 41: 266–69 (1991).

Schneider, G.: Expektorantien unter besonderer Berücksichtigung biogener Wirkstoffe, In: Der Respirationstrakt und seine medikamentöse Beeinflussung, 59–70, Schriftenreihe der Bundesapothekerkammer, Frankfurt (1978).

Schuster, O., Haag, F., Priester, H.: Transdermale Absorption von Terpenen aus den ätherischen Ölen der Pinimenthol-S-Salbe. Med. Welt 37: 100 (1986).

Stafunsky, M., von Manteuffel, G. E., Swoboda, M.: Therapie der akuten Tracheobronchitis mit ätherischen Ölen und mit Soleinhalation – ein Doppelblindversuch. Z. Phytother. 10: 130–134 (1989).

Stöcklin, P.: Klinische Erfahrungen mit dem Hustenmittel Prospan. Praxis, Schweiz. Rundsch. Med. 48: 934 (1959).

Strobel, W.: Zur Verträglichkeit von Sinupret – Einflüsse einer Dauermedikation auf klinisch-chemische Parameter bei gesunden Probanden. Z. Phytother. 5: 960 (1984).

Stussak, G., Scheimann, K.: Behandlung der chronischen Sinusitis. Allgemeinmed. 63: 869–871 (1987).

Wagner, H., Jurcic, K., Deininger, R.: Über die spasmolytische Wirkung von Eugenolestern und -äthern. Planta Med. 37: 9–14 (1979).

Wagner, H., Wierer, M., Bauer, R.: In vitro Hemmung der Prostaglandin-biosynthese durch ätherische Öle und phenolische Verbindungen. Planta Med. 3: 184–187 (1986).

Wagner, H., Bayer, Th., Dorsch, W.: Das antiasthmatische Wirkprinzip der Zwiebel (Allium cepa L.). Therapeutikon 3 (5): 266–275 (1989).

Wagner, H., Dorsch, W., Bayer, Th., Breu, W., Willer, F.: Antiasthmatic effects of onions, inhibition of 5 lipoxygenase und cyclooxygenase in vitro by thiofulfinates and cepaens. Prostaglandins, Leukotriens and Essential Fatty Acids 39: 59–62 (1990).

Wagner, H.: Pflanzliche Immunstimulanzien. Dtsch. Apoth. Z. 131: 117 (1991).

Werning, C.: Krankheiten der Lunge, In: Werning, C. (Hrsg.): Medizin für Apotheker, S. 78–84. Wiss. Verlagsges., Stuttgart (1987).

Zänker, K. S., Tölle, W., Blümel, G., Probst, I.: Evaluation of surfactant-like effects of commonly used remedies for colds. Respiration 39: 150–157 (1980).

Zänker, K. S., Blümel, G.: Terpene included lowering of surface tension in vitro: A rationale for surfactant substitution. Res. exp. Med. (Bal) 182: 33–38 (1983).

Homöopathie

Elies, M.: Naturheilverfahren und Homöopathie in der HNO-Heilkunde. Therapeutikon 4: 621–628 (1990).

Friese, K.-H.: Otitis media. Therapeutikon 5: 57–60 (1991).

Friese, K.-H.: Allergien im Bereich der oberen Luftwege. Therapeutikon 5: 497–503 (1991).

Gawlik, W.: Die homöopathische Behandlung von Sinusitiden. Therapeutikon 4: 608–612 (1990).

Stippig, S. G., Kaiser, P. M.: Randomisierte Doppelblindstudie mit Lomabronchin versus Bromhexinhydrochlorid. Allgemeinarzt (im Druck).

Wiesenauer, M.: Allergische Rhinitis – eine Langzeituntersuchung. Z. Allg. Med. 62: 388–392 (1986).

Wiesenauer, M., Gaus, W., Häussler, S.: Behandlung der Pollinosis mit Galphimia glauca. Allergologie 13: 359–363 (1990).

Wiesenauer, M.: Homöotherapie bei allergischen Atemwegserkrankungen. Dtsch. Apoth. Z. 127: 1565–1568 (1987).

Wiesenauer, M.: Pädiatrische Praxis der Homöopathie Hippokrates Verlag, Stuttgart (1992)

5 Funktionsstörungen und Erkrankungen der Verdauungsorgane

Hauptanwendungsgebiete für Phytopharmaka:

Keine Indikationen:

Akute erosive Gastritis mit gastrointestinalen Blutungen
Magen- und Darmulzera im Akutstadium
Colitis ulcerosa und
Morbus Crohn im fortgeschrittenen Stadium
Infekt-Enterokolitis (z. B. Thyphus oder Ruhr)
Leberzirrhose im fortgeschrittenen Stadium
Gallensteine
Ileus
Tumorerkrankungen

5.1 Funktionsstörungen des Magens und Darmes

5.1.1 Anwendungsgebiete und Behandlungsprinzipien

Die **Domäne der Behandlung mit Phytopräparaten** liegt primär bei den **funktionellen Beschwerden** und **chronischen Erkrankungen**, gleich ob durch vegetativ bedingte Dysfunktionen oder Organerkrankungen ausgelöst. Hierzu gehören z. B. Reizmagen, Reizkolon, das Oberbauchsyndrom und alle dyspeptischen Beschwerden (siehe hierzu Fintelmann, 1985, 1989; Kasper u. Wunderer, 1987; Maiwald, 1984).

Es handelt sich um zumeist psychosomatisch, seltener funktionell bedingte Dysfunktionen, ohne daß Organveränderungen morphologisch nachweisbar sind. Sie beruhen im wesentlichen auf Störungen des Tonus, der Motilität, der Sekretion und der Resorption. Hierzu zählen:

- Appetitlosigkeit
- Sodbrennen
- Aufstoßen
- Erbrechen
- Übelkeit
- Flatulenz
- Regurgitation

Die entsprechenden klinischen Bilder sind u. a.

- Refluxerkrankungen
- Reizmagen
- Reizkolon mit abwechselnd Diarrhöen und Obstipation
- Maldigestion und Malabsorption.

Behandlungsprinzipien

Die Behandlungsart dieser Dysfunktionen richtet sich nach der Art der vorherrschenden Symptome. Neben den diätetischen Maßnahmen bzw. Nahrungsmittelkarenz kommen Phytopharmaka mit folgenden Wirkqualitäten zum Einsatz:

- Sekretionssteigernd oder sekretionsmindernd
- Säureabsorbierend
- Motilitätsfördernd
- Entzündungshemmend

- Enzymsubstituierend
- Spasmolytisch
- Sedierend.

Diesen Wirkqualitäten entsprechen in etwa *fünf Drogen- bzw. Wirkstoffgruppen.*

Ätherischöl- und Scharfstoff-Drogen (Aromatika, Acria)

Diese Drogen werden in der Pharmazie unter dem Begriff *«Karminativa»* geführt: zur Anregung der Speichel- und Magensaftsekretion bei Appetitlosigkeit und Gärungsdyspepsien, zum Teil auch zur Spasmolyse, Entzündungshemmung und zur Bakteriostase.

Bitterstoffdrogen (Amara)

Zur Anregung der Speichel-, Magen- und Gallesekretion.

Bitterstoffe und Ätherischöle enthaltende Drogen (Amara-Aromatika)

Für etwa die gleichen Indikationen wie oben.

Schleimdrogen (Muzilaginosa)

Bevorzugt zur Abpufferung der Magenübersäuerung und zur Schleimhautprotektion.

Alkaloid-Drogen

Zur Bekämpfung von Spasmen und kolikartigen Schmerzen im gesamten Gastrointestinaltrakt.

Enzyme

Zur Substitution bei verminderter Enzymproduktion.

5.1.2 Drogen und Präparategruppen

5.1.2.1 Ätherischöl- und Scharfstoff-Drogen (Tab. 5.1 und Abb. 5.1)

Chemie der Ätherischöle (Abb. 5.1)

Bei den pharmakologisch relevanten Hauptwirkstoffen der Ätherischöldrogen 1–12 handelt es sich um flüchtige, aromatisch riechende und zum Teil scharf schmeckende azyklische, mono- oder bizyklische **Monoterpene** (z. B. Menthol, Fenchon, Carvon, Anethol, Linalool, α-Phellandren, 1,8-Cineol), um **Sesquiterpene** (z. B. Chamazulen), um **Phenylpropan**-Verbindungen (z. B. β-Asaron) oder um **phenolische** Verbindungen mit Seitenketten (z. B. Gingerole).

Die Wirkstoffe des **Knoblauchs** und der **Zwiebel** werden erst bei der Aufarbeitung der Drogen aus schwefelhaltigen Aminosäuren (z. B. *Alliin*) durch Enzymeinwirkung *(Alliinase)* freigesetzt. s. S. 62. Es handelt sich um kettenförmig aufgebaute niedermolekulare, zum Teil flüchtige Sulfide und/oder Sulfoxid-Verbindungen mit charakteristischem Geruch (z. B. Allicin, Ajoen, Diallyldisulfid).

Die aus Brassica-Arten entstehenden schwefelhaltigen **Senföle** werden ebenfalls erst bei der Aufarbeitung der Droge aus den sogenannten **Glucosinolaten** durch das Enzym Myrosinase freigesetzt. Sie sind mit Ausnahme des wasserlöslichen Benzyl-Senföls des weißen Senfs ebenfalls flüchtig und stechend riechend.

Pharmakologie der Ätherischöle

Ihre vielfältigen pharmakologischen Wirkungen auf molekularbiologischer Ebene resultieren zunächst aus ihrer *allgemein hohen Flüchtigkeit und Affinität zu Membranstrukturen*, des weiteren aus ihren *unterschiedlichen Substitutionsmustern* und ihrer *Stereochemie.* Dabei ist zu unterscheiden zwischen Direktwirkungen auf Organe und sog. Fernwirkungen, die über Geruchs-, Geschmacks- oder Hautreize ausgelöst werden und auf reflektorischem Wege oder über chemische Mediatoren (Hormone) die Organfunktionen beeinflussen.

Die für die Behandlung von Funktionsstörungen des Magens und Darms relevanten **pharmakologischen Wirkungen** lassen sich wie folgt zusammenfassen:

Ätherischölbestandteile wirken **sekretionsfördernd** *auf direktem und reflektorischem Wege.* Es kommt zur Freisetzung von Salzsäure, Pepsin, Gastrin, Histamin und Prostaglandinen und dadurch zur *Stimulierung der Magen- und Darmmotilität* (siehe Glatzel, 1968).

Zusätzlich besitzen einige Ätherischöle ausgesprochen **spasmolytische Eigenschaften** (Wagner und Sprinkmeyer, 1973; Brandt, 1988; Rees et al., 1979; Dew et al., 1984). Am Ileum-Längsmuskelpräparat des Meerschweinchens zeigten besonders das *Melissenöl, Pfefferminzöl, Nelkenöl* und *Angelikaöl* mit IC_{50}-Werten von 5–10 mg/l die stärkste spasmolytische Wirkung.
Von den reinen Ätherischölkomponenten wirkten *Eugenol, Caryophyllenoxid, Citral, Citronellal* am stärksten erschlaffend auf das Ileum.
Kümmelöl, Anisöl und *Fenchelöl* zeigten in dieser Versuchsanordnung keinen spasmolytischen Effekt. Es ist daher anzunehmen, daß diese Öle ihre nachgewiesene Wirkung bei Meteorismus nicht einem spasmolytischen Effekt, sondern einer anregenden Wirkung auf die Darmmotorik verdanken.
Übereinstimmend ergaben Versuche am Meer-

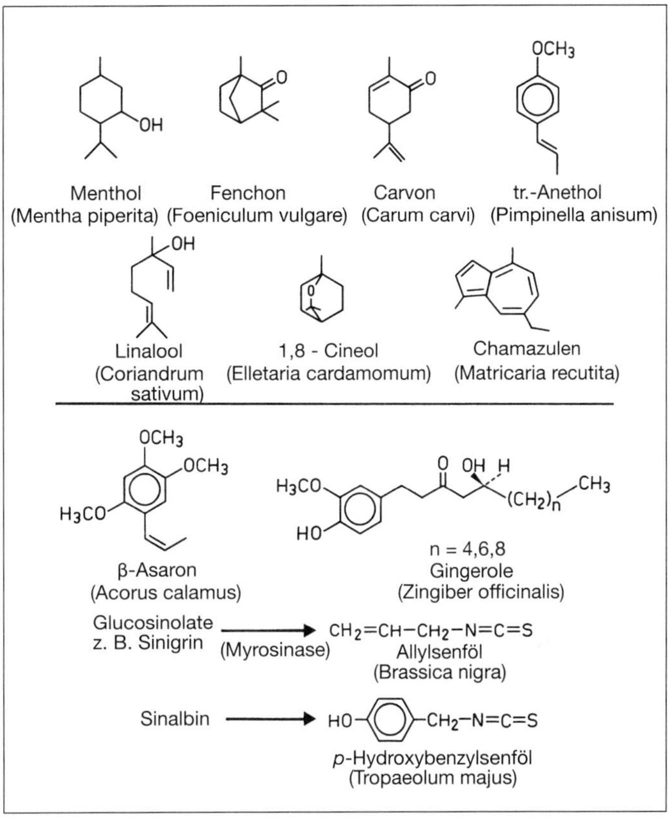

Abb. 5.1: Karminativ wirkende Ätherischöle und Scharfstoffe.

schweinchen-Ileum, daß Ätherischölmischungen bzw. entsprechende Extraktkombinationen, wie sie in zahlreichen Präparaten vorliegen, stärkere, d. h. synergetische bzw. überadditive Wirkungen besitzen im Vergleich zu den Einzelkomponenten (Forster, 1983).
Bei der Bewertung der spasmolytischen Wirkung von *karminativ wirkenden Präparaten* aus Ätherischöldrogen ist zwischen reinen Ätherischölmischungen und alkoholischen Gesamtextrakten zu unterscheiden.
Alkoholische Extrakte aus *Kümmel, Fenchel* und *Kamille* zeigen auch deutliche spasmolytische Wirkungen, die hier aber zum Teil auf andere Extraktbestandteile (z. B. Flavone) als nur Ätherischöle zurückgeführt werden können (Forster, 1983). Der spasmolytische Effekt wird mit einer Hemmung der Calcium-Mobilisierung, möglicherweise einer direkten Hemmung des Calcium-Einstroms in die Zelle, erklärt.
Menthol besitzt im In-vitro-Experiment eine Ca-antagonistische Wirkung.

Einige Öle, z. B. *Pfefferminzöl, Melissenöl* oder *Lauchöle*, besitzen zusätzlich eine **cholagoge bzw. choleretische Wirkung** (siehe Glatzel, 1968 und Kapitel «Galleerkrankungen»). Das *Pfefferminzöl* wird z. B. bevorzugt bei Spasmen der Gallenwege und beim Reizkolon gegeben.

Zahlreiche Ätherischöle, z. B. *Pfefferminzöl, Fenchelöl, Senföl*, besitzen auch **antibakterielle, antimykotische** und **virozide** Wirkungen (Deininger, 1985).

Durch die ausgesprochen **karminative** (blähungstreibende) Wirkung einiger Ätherischöle wird eine Kreislaufentlastung erreicht, die die Symptome des gastrokardialen Symptomenkomplexes (Römheld-Syndrom) mildert.

Über die **antiphlogistische** Wirkung des Kamillenöles siehe nächstes Kapitel S. 137.

Einige Ätherischöle können bei nichtbestimmungsgemäßem Gebrauch, bei **Überdosierung** oder bei entsprechend disponierten Personen Reizerscheinungen im Magen und Darm, verbunden mit Übelkeit, Erbrechen und Durchfall, auslösen (siehe auch Kapitel Bronchitis S. 93). Bekannt geworden sind Nebenwirkungen bei Zufuhr hoher Mengen *Pfefferminzöl* (z. B. Vorhofflimmern, Benommenheit, Allergien), oder *Kümmelöl* (zentrale Erregung, Schwindel, Bewußtseinsstörungen).

Tab. 5.1: Ätherischöl- und Scharfstoff-Drogen mit beschriebenen Hauptwirkungen.

	Droge/Stammpflanze	Hauptwirkstoffe	Beschriebene Wirkungen
M	*Menthae fol. und aetherol.* *Pfefferminzblätter und -öl* DAB 10, ÖAB, Helv VII (Mentha piperita)	Ca. 1,2–1,5 % Ätherischöl mit den Terpenen: Menthol (35–70 %), Menthylacetat (3–17 %), Menthon (25–40 %) und Menthofuran (2,5–5 %)	Spasmolytisch, cholagog, karminativ
M	*Foeniculi fructus und aetherol.* *Fenchelfrüchte und Fenchelöl* DAB 10, ÖAB, Helv VII (Foeniculum vulgare)	2–8 % Ätherischöl mit Fenchon (ca. 20 %), trans-Anethol (50–70 %), Foeniculin u. a	Spasmolytisch, sekretolytisch, karminativ
M	*Carvi fructus und aetherol.* *Kümmelfrüchte und -öl* DAB 10, ÖAB, Helv VII (Carum carvi)	3–7 % Ätherischöl mit Carvon (50–80 %), Limonen, Carveol u. a. Terpene	Spasmolytisch, antibakteriell, karminativ
M	*Anisi fructus und aetherol.* *Anisfrüchte und -öl* DAB 10, ÖAB, Helv VII (Pimpinella anisum)	Bis zu 2 % Ätherischöl mit tr-Anethol (80–90 %), Methylchavicol, Anisaldehyd	Spasmolytisch, sekretolytisch, antibakteriell
M	*Coriandri fructus* *Corianderfrüchte und -öl* DAB 10, ÖAB, Helv VII (Coriandrum sativum)	Bis 1 % Ätherischöl mit Linalool (60–70 %), Geraniol, Borneol u. a., TKW (ca. 20 %)	Spasmolytisch, karminativ
M	*Angelicae radix* *Angelikawurzel* ÖAB (Angelica archangelica)	0,3–1,3 % Ätherischöl mit α- und β-Phellandren (20–40 %) und α-Pinen (bis 30 %); daneben die Cumarine Xanthotoxin, Imperatorin und Umbelliferon	spasmolytisch, cholagog, karminativ
M	*Cardamomi fructus* *Kardamomfrüchte* (Elletaria cardamomum)	2–8 % Ätherischöl mit 1,8-Cineol (über 50 %), α-Terpineol, Terpenylacetat (ca. 2 %)	Cholagog, karminativ
M	*Matricariae (Chamomillae) flos und aetherol.* *Kamillenblüten und -öl* DAB 10, ÖAB, Helv VII (Matricaria recutita)	0,5–1,8 % Ätherischöl mit Chamazulen, Bisabololen, Bisabololoxiden, Eninbicycloether	Antiphlogistisch, spasmolytisch, antibakteriell
Scharfstoff-Drogen (einschließlich Senföldrogen)			
M	*Calami rhizoma* *Kalmuswurzel* ÖAB, Helv VII (Acorus calamus)	2–7 % Ätherischöl mit β-Asaron (bis 80 %) und Iso-Eugenolmethyläther; zusätzlich Bitterstoffe	Karminativ
M	*Galangae rhizoma* *Galgantwurzel* Helv VI (Alpinia officinarum)	Ca. 5 % Ätherischöl und scharfschmeckendes Harz (Galangol, Alpinol)	Spasmolytisch, antiphlogistisch, antibakteriell, karminativ
M	*Zingiberis rhizoma* *Ingwerwurzel* ÖAB, Helv VII (Zingiber officinalis)	2,5–3 % Ätherischöl mit den Hauptkomponenten Zingiberen (60 %) und Zingiberol; daneben die Scharfstoffe Gingerol und Methylgingerol	Spasmolytisch, cholagog, antiemetisch, karminativ

Tab. 5.1: Fortsetzung

	Droge/Stammpflanze	Hauptwirkstoffe	Beschriebene Wirkungen
M	*Allii sativi bulbus* *Knoblauch* (Allium sativum)	Ca. 1 % Alliin (Allylcysteinsulf-oxid), Folgeprodukte von enzymatischen Umwandlungen bei der Aufarbeitung: Allicin, Ajoene, Vinyldithiine, Diallyl- u. a. Sulfide	Antibakteriell
M	*Andere Allium-Arten,* z. B. Allium cepa	Verschiedene Alkylsulfide und Thiosulfinate aus Vorstufen bei der Aufarbeitung entstanden	Antibakteriell
M	*Sinapis nigri semen/aetherol.* *Schwarzer Senf* ÖAB, Helv, VII (Brassica nigra)	Ca. 1,0–1,2 % Sinigrin, Allylsenföl liefernd	Bakteriostatisch
M	*Sinapis albae (Eruceae) semen* *Weißer Senf* ÖAB, Helv. VII (Sinapis alba)	Ca. 2,5 % Sinalbin, p-Hydroxybenzylsenföl liefernd	Bakteriostatisch
M	*Tropaeoli aetherol.* *Kapuzinerkresseöl* (Tropaeolum majus)	Glucotropaeolin, p-Hydroxybenzylsenföl liefernd	Bakteriostatisch
M	*Iberis amari herba (semen)* *Schleifenblumenkraut* (Bitterer Bauernsenf) (Iberis amara)	Glucoiberin Senföle liefernd, ferner Ibamarin (Bitterstoff) und Cucurbitacine	Bakteriostatisch, karminativ

Pharmakologie der Scharfstoffe und Senföle

Scharfstoffe steigern ebenfalls die Speichelsekretion und regen wie die Bitterstoffe auf reflektorischem Wege die *Magensaftsekretion und Peristaltik des Darmes* an. Die *reflektorische Wirkung* wird durch Erregung von Schmerz- und Thermo-Rezeptoren ausgelöst.

Die beschriebene *antianginöse Wirkung* der **Galgant-Droge** wird wahrscheinlich durch eine Vagusreizung und Stimulierung des Vasomotoren- und Respirationszentrums und/oder Herz/Kreislaufentlastung beim sog. Roemheld-Syndrom als Folge einer karminativen Wirkung ausgelöst.

Die **Senföle** wirken gegenüber zahlreichen grampositiven und gramnegativen Bakterien im in vitro-Versuch *antibakteriell* und *antimykotisch*. Das Allicin des *Knoblauchs* hemmt das Wachstum von hämolytischen Streptokokken, Bacillus subtilis, Proteus-, Enteritis- und Paratyphusbazillen, Typhusbazillen, Dysenteriebazillen, Streptokokken, Viren u. a. (s. Glatzel, 1968). Diese antimikrobiellen Wirkungen sind die Ursache, weshalb diese Drogen z. B. bei Gärungsdyspesien eingesetzt werden.

Wirksamkeitsstudien von Ätherischölpräparaten

Pfefferminzöl

In zwei Doppelblindstudien wurde die spasmolytische und damit schmerzlindernde Wirkung von Pfefferminzöl beim Reizkolon belegt (Rees et al., 1979; Dew et al., 1984) (siehe Therapie des Reizkolons S. 152). Eine andere endoskopische Untersuchung mit Pfefferminzöl bei lokaler Anwendung kommt zu dem gleichen Ergebnis (Leicester und Hunt, 1982).

Kombinationspräparate

In einer Doppelblindstudie an 40 Patienten mit arzneimittelbedingten Magen-Darm-Beschwerden (nichtsteroidale Entzündungshemmer, Herz-Kreislaufmittel, Thrombozytenaggregationshemmer) konnte unter Applikation einer aus 9 vorwiegend Ätherischöldrogen enthaltenden Extraktkombination – trotz fortgesetzter Einnahme der die Beschwerden auslösenden Mittel - eine statistisch signifikante Besserung nahezu aller Symptome erreicht werden.

In einer Doppelblindstudie wird über die Behandlung arzneimittelbedinger Magen-Darm-Beschwerden mit einem senfölhaltigen Präparat (Iberogast) berichtet (McLean u. Hübner-Steiner, 1987).
Von dem gleichen Präparat existiert eine Blindvergleichsstudie mit Metoclopramid, bei der das gleiche Präparat bei der Indikation funktionelle Gastroenteropathien gleichgut abschnitt sowohl hinsichtlich Schnelligkeit des Wirkungseintrittes als auch des Grades der Symptomatikbeeinflussung (Nicolay, 1984).
In einer vergleichenden klinischen Untersuchung eines Karminativum-Kombinationspräparates bei Kindern mit Blähungserscheinungen wurde durch Sonographie des Abdomens über einen Behandlungzeitraum von 3 Tagen ein statistisch gesicherter Behandlungserfolg ermittelt (Schwenk u. Horbach, 1978).

Therapiestudien

Therapiestudie-Beispiel 1

Indikation. Meteorismus, Säuglingsdyspepsie und spastische Obstipation.

Präparat. Flüssiges Kombinationspräparat enthaltend alkoholische Fluidextrakte (31 %) von Chamomilla, Mentha, Carum, Foeniculum und Citrus aur.

Studienart. Randomisierte Doppelblindstudie mit 19 Kindern in der Verumgruppe und 18 Kindern in der Plazebogruppe. Als Schichtungskriterien wurden Altersgruppen unterschieden.

Behandlungsart. 3 Tage lang täglich 30 Tropfen (Altersklasse 1, < 1 Jahr), 45 Tropfen (Altersklasse 2,1–< 5 Jahren) 60 Tropfen (Altersklasse 3,5 und mehr Jahre). Die tägliche Gesamtdosis wurde auf 3 Einzeldosen verteilt.

Prüfkriterien. Sonographie des Abdomens zur Feststellung des prozentualen Anteils der Sichtbarkeit der Aorta vor und nach Behandlung.

Ergebnis. Wie aus Abb. 5.2 a und 5.2 b hervorgeht, ist die Aorta vor der Behandlung nur abschnittsweise sichtbar. Nach 3tägiger Behandlung ist die Aorta vom Unterrand der Leber bis zu ihrer Aufteilung sichtbar.
In Abb. 5.3 a und 5.3 b sind die Verläufe der prozentualen Sichtbarkeit der Aorta bei der Sonographie graphisch dargestellt. In der Verumgruppe ist eine Tendenz der Zunahme der Sichtbarkeit d. h. ein Verschwinden der Blähungen, in der Plazebogruppe das Gegenteil zu beobachten (Schwenk u. Horbach, 1978).

Therapiestudie-Beispiel 2

Indikation. Funktionelle Oberbauchbeschwerden (nicht-ulzeröse Dyspepsie, NUD).

Präparat. Ein mit 45 %igem Ethanol aus Herb. Absinthii, Fruct. Carvi, Fol. Menthae hergestelltes Tinkturengemisch + Kümmel- und Pfefferminzöl.

Studienart. Randomisierte Doppelblindstudie mit 30 Patienten gegen 30 Patienten, die mit Metoclopramid[1]-Tropfen behandelt wurden.

Behandlungsart. Bis zu 14 Tage (bzw. bis Symptomfreiheit) dreimal täglich 25 Tropfen ca. 20 min vor den Mahlzeiten.

Prüfkriterien. Ziel der Studie war es, die Äquivalenz oder Nichtäquivalenz der beiden Präparate festzustellen.
Hauptzielkriterium: Abheilzeit
Nebenzielkriterien: Magendruck/Schmerz, Übelkeit, Aufstoßen, Sodbrennen, Magenkrämpfe, Brechreiz, Völlegefühl, Appetitlosigkeit (jeweils anhand eines verbalen Scores), Befindlichkeit (10 cm visuelle Analogskala), Globalurteil durch Arzt und Patient (verbaler Score).

Bewertung
Die *mittlere Behandlungsdauer* war in der Phytopharmakon-Gruppe statistisch signifikant kürzer als in der Metoclopramid-Gruppe. Auch bei den meisten anderen Meßparametern war das Phytopräparat nach dem 7. Tag der Behandlung dem Vergleichspräparat überlegen (Beispiele: siehe Abb. 5.4, 5.5).
Nebenwirkungen traten hochsignifikant häufiger unter Metoclopramid auf als unter dem Phytopharmakon. 13mal Dyskinesien und/oder Schwindel nach Metoclopramid, einmal Übelkeit unter dem Phytopharmakon bei fraglichem Zusammenhang mit dem Prüfpräparat.
Bei je 10 Patienten in beiden Gruppen war der *Prolactin-Spiegel* bestimmt worden. Dieser stieg in der Metoclopramid-Gruppe signifikant an, während er sich in der Phyto-Gruppe kaum veränderte (Häringer et al., 1993).

[1] Synthetischer Dopamin-Antagonist, enthalten z. B. in Duraclamid, Paspertin oder Viaben.

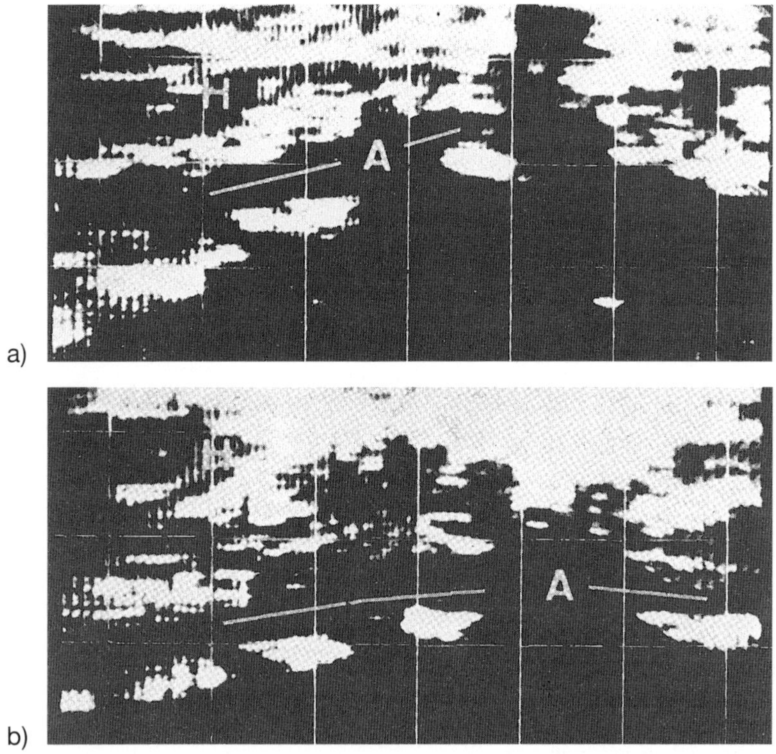

Abb. 5.2a u. b: Einfluß eines Kombinationspräparates auf Meteorismus, Dyspepsie und spastische Obstipation gemessen durch Sonographie des Abdomens.
Sonographische Längsschnittuntersuchung des Oberbauches bei einem 5jährigen Jungen (H = Hepar, A = Aorta).
a) Ohne Vorbereitung: Nur ein Abschnitt der Aorta ist sichtbar.
b) Nach einer dreitägigen Vorbereitung mit dem Phytopräparat: Die Aorta ist vom Unterrand der Leber bis zu ihrer Aufteilung sichtbar (Schwenk u. Horbach, 1978).

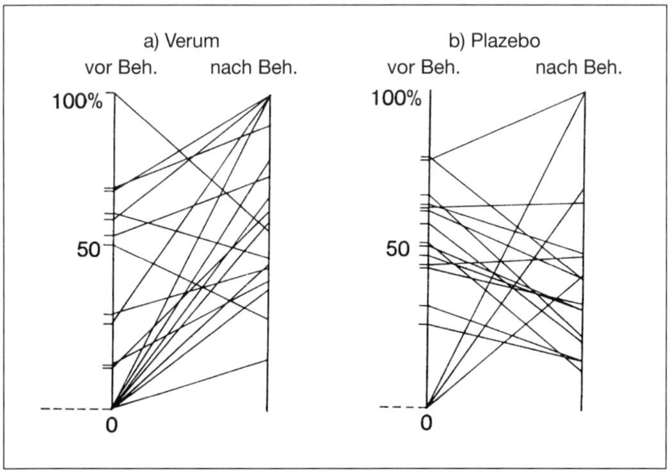

Abb. 5.3a u. b: Graphische Darstellung der sonographischen Ergebnisse von Abb. 5.2 a und b.
Graphische Darstellung der Verläufe der prozentualen Sichtbarkeit der Aorta bei Ultraschalluntersuchungen (a = Verum, b = Plazebo) (Schwenk und Horbach, 1978).

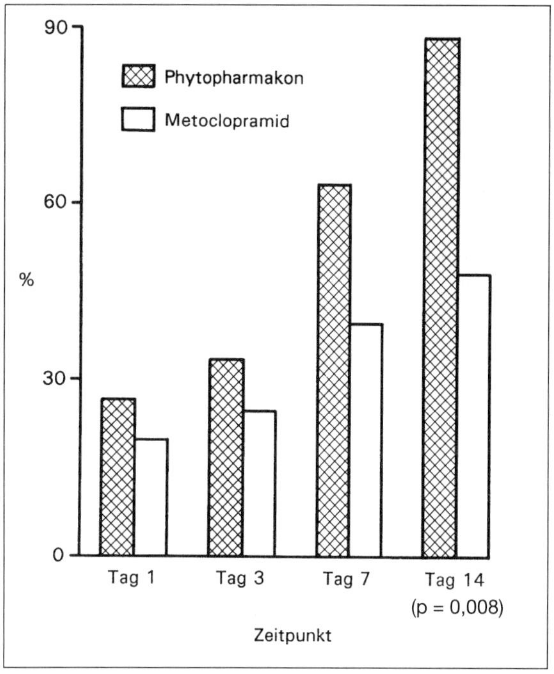

Abb. 5.4: Einfluß des Phytopharmakons auf das Symptom Magenkrämpfe im Vergleich zu Metoclopramid: Phytopharmakon versus Metoclopramid: Anteil der Patienten ohne Magenkrämpfe (Häringer et al., 1994).

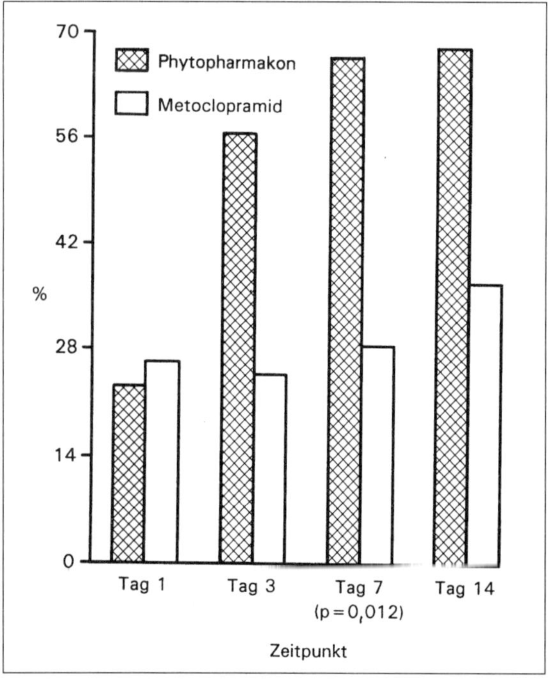

Abb. 5.5: Einfluß des Phytopharmakons auf das Symptom Sodbrennen: Phytopharmakon versus Metoclopramid. Anteil der Patienten ohne Sodbrennen. (Häringer et al., 1994).

5.1.2.2 Bitterstoff-Drogen (einschließlich Amara aromatica) (Tab. 5.2, Abb. 5.6)

Die beschriebenen Wirkungen aller Bitterstoffdrogen auf den Verdauungstrakt sind übereinstimmend: *sekretionssteigernd auf Speichel, Magen und Galle und damit appetitanregend* (siehe Maiwald, 1987).

Chemie

Die meisten Bitterstoffe der in der Tabelle aufgeführten Bitterstoffdrogen gehören zur Stoffklasse der **Mono- und Sesquiterpene.**
Hierzu zählen die Bitterstoffe des **Enzians**, des **Wermuts**, des **Tausendgüldenkrauts**, des **Benediktenkrauts**, und zum Teil auch von der **Bitterorange.** Als Prototypen können das am bittersten schmeckende Iridoidesterglykosid Amarogentin des *Enzians* mit einem Bitterwert von 1:58 Millionen und das Absinthin bzw. Anabsinthin des *Wermuts* mit Bitterwerten von ca. 1:13 Millionen angesehen werden.

Die Bitterstoffe des **Bitterholzes** (Quassia amara), das Quassin bzw. Neoquassin, gehören der **Seco-Triterpenreihe** an. Sie besitzen Bitterwerte von ca. 1:17 Millionen.

Die Bitterwirkung der **Chinarinde** ist auf das **Alkaloid Chinin** und das zusätzlich in der Rinde enthaltene Triterpensäureglykosid *Chinovin* zurückzuführen. Der Bitterwert für Chinin-Hydrochlorid liegt bei 1:200 000.

Die Bitterstoffe der **Kondurangorinde** besitzen ein *Steroid*-Grundgerüst.

Für den bitteren Geschmack der **Pomeranzenschalen** sind neben den Limonoiden mit terpenoider Struktur die Flavanonglykoside **Naringin** und **Neohesperidin** verantwortlich. Diese besitzen wesentlich niedrigere Bitterwerte als die terpenoiden Verbindungen.

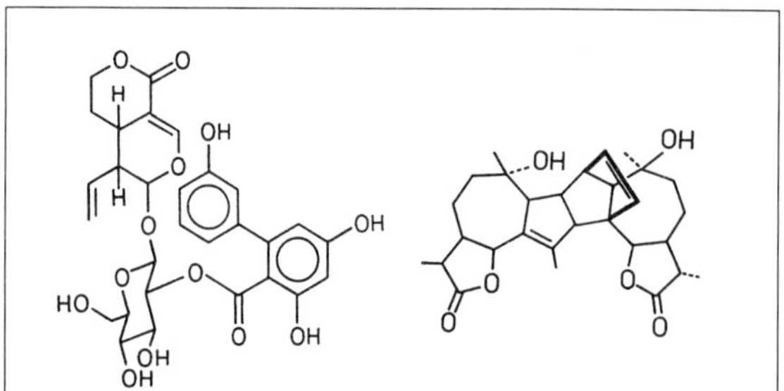

Abb. 5.6: Hauptbitterstoffe von Enzianwurzel und Wermutkraut.

Pharmakologie

Bitterstoffe wirken, wenn sie nicht zu hoch dosiert werden, **sekretionssteigernd** durch Direktwirkungen im Magen und auf reflektorischem Wege über

Tab. 5.2: Verdauungsfördernde Bitterstoffdrogen mit Hauptwirkstoffen.

	Droge/Stammpflanze	Hauptwirkstoffe
M	*Gentianae radix* *Enzianwurzel* DAB 10, ÖAB, Helv VII *Gentiana lutea*	Bitterstoffglykoside mit Secoiridoidgerüst (Gentiopikrin 2–3,5 %, Amarogentin (0,05 %) u.a.), Xanthone, Gentianose, (Trisaccharid, bitter) und 5–8 % Gentiobiose (bitter)
M	*Absinthii herba* *Wermutkraut* DAB 10, ÖAB (Tct. Abs.), Helv VII (Artemisia absinthium)	0,15–0,4 % Sesquiterpenlacton-Bitterstoffe (Absinthin, Artabsin) und 0,2–0,8 % Ätherischöl, Chamazulen, Thujon, Thujylalkohol
M	*Centaurii herba* *Tausendgüldenkraut* DAB 10, ÖAB, Helv VII (Centaurium erythraea)	Bitterstoffe Gentiopikrin, Swertiamarin, Amarogentin
M	*Aurantii pericarpium* *Pomeranzenschalen* DAB 10, ÖAB, Helv VII (Citrus aurantium subsp. amara)	Bitter schmeckende Flavanonglykoside Neohesperidin und Naringin, Triterpen Limonin, 1–2 % Ätherischöl mit Limonen u. a. Terpenen
M	*Quassiae lignum* *Jamaika-Bitterholz* (Picrasma excelsa, Quassia amara)	Bitterstoffe Quassin, Neoquassin (0,1–0,2 %)
M	*Cnici benedicti herba* *Benediktenkraut* ÖAB (Cnicus benedictus)	Ca. 0,25 % Sesquiterpenbitterstoffe, u. a. Cnicin und Artemisiifolin, ca. 0,3 % Ätherischöl
M	*Chinae cortex* *Chinarinde* (Chinchona pubescens)	3–14 % bittere Chinolinalkaloide: Chinin (1–3 %), Chinidin (1–4 %), Cinchonin (2–8 %); zusätzlich das bittere Triterpensäureglykosid Chinovin und Gerbstoffe (mind. 7 %)
M	*Condurango cortex* *Condurango-Rinde* ÖAB 9, Helv VII (Marsdenia condurango)	1–2 % des Bitterstoffgemisches Condurangin
M	*Cichorii radix (herba)* *Wegwarten-Wurzel (Kraut)* (Cichoryum intybus)	Terpenoide Bitterstoffe z. B. Lactopicrin, Lactacin und Cichoriin

eine Erregung der Bitterrezeptoren in den Geschmacksknospen des Zungengrundes. Die Rezeptoren befinden sich am Ende von zottenartigen Plasmafortsetzen (Mikrovilli), die aus den 20–30 Sinneszellen einer Geschmacksknospe in einen Porus hineinragen.

Für eine Erregung ist abgesehen von besonderen strukturellen Besonderheiten eine bestimmte Mindestkonzentration (Schwellenkonzentration = 10^{-3} bis 10^{-6} Mol/l) an Bitterstoffen erforderlich. Die Weiterleitung der Geschmacksempfindung erfolgt hauptsächlich über den N. glossopharyngeus. Gleichzeitig wird auch der N. vagus beeinflußt. Dies führt reflektorisch zur *Steigerung von Speichel- und Magensekretion (enzephalische oder vagale Phase der Magensekretion)*. Die Drüsenschläuche der Magenmukosa werden dadurch verstärkt zur Produktion von Salzsäure und Pepsin angeregt. Die 2. Phase der Sekretion, die gastrische Phase, setzt ein, wenn die Bitterstoffe zusammen mit der Nahrung in den Magen gelangen. Das daraufhin freigesetzte Gastrin, ein Polypeptid, wirkt auf humoralem Wege weiter sekretionssteigernd. Es stimuliert außerdem die Motorik des Magens und Darms *(enterale Phase der Magensekretion)* und regt die Produktion von Galle- und Pankreas-Saft an. Daß Bit-

terstoffe auch auf lokalem und humoralem Wege, und vermutlich stärker als bisher angenommen wurde, die *Gastrinfreisetzung* und eine *Pepsinogenaktivierung* induzieren, konnte von Amann u. Maiwald (1988) durch Messung der gastralen Proteolyse bewiesen werden. Bitterstoffe setzen damit einen Mechanismus in Gang, der letztlich zu einer verbesserten Verdauung der Nahrung und Resorptionssteigerung von lebenswichtigen Nahrungsstoffen führt. Die insgesamt durch Bitterstoffe ausgelöste Sekretionszunahme beträgt zwischen 20 und 80 % (siehe auch Kapitel Galleerkrankungen S. 146).
Wesentliche Voraussetzung für die Wirkung der Bitterstoffe ist, daß sie etwa ½ Stunde vor der Nahrungszufuhr gegeben werden (Aperitif!).

Da die sekretionssteigernde Wirkung von Drogenextrakten im wesentlichen vom **Bitterwert**[1] der jeweiligen Droge abhängt, kann man sich bei der Wahl und Dosierung der Droge an einer Wertskala (Tab. 5.3) orientieren. Zu hohe Dosen an Bitterstoffen können gegenteilige Effekte, Sekretions- und Appetit-Hemmung auslösen.

Bitterstoffe, vor allem Enzian, wirken **reflektorisch** auch auf das **Herz-Kreislaufsystem**, so daß es zu einer Abnahme des Herzschlagvolumens kommt. Es resultieren eine schnellere Füllung des Magens und eine Sekretionssteigerung.

[1] Bitterwert = reziprokaler Wert derjenigen Konzentration eines Arzneimittels, in der dieses eben noch bitter schmeckt.

5.1.2.3 Harunganae cortex (Harongarinde)
Harungana madagascariensis

Die bisher aus der Droge isolierten Inhaltsstoffe *Hypericine, Flavonoide, Catechine* und *Sterine* erklären nicht, weshalb die Droge bei Untersuchungen am Menschen zu Säure-, Magensaft- und Galle-Sekretion führen (Keméný 1970, 1971; Kiani et al., 1968).

5.1.2.4 Verdauungsenzmye

Viele Oberbauchbeschwerden, die mit Blähungen, Druck im Epigastrum, Maldigestion und Durchfällen einhergehen, sprechen gut auf Enzymsubstitution an. Die Verabreichung von Enzymen ist somit *nicht nur bei Patienten mit chronischer Pankreatitis* angezeigt.

Da die gastrale Proteolyse unverzichtbarer Teil der physiologischen Sympathikusfunktion von Magen und Darm ist und alle cholinergen und gastrinabhängigen Vorgänge im Gastrointestinaltrakt steuert, ist die *Kombination* von Pepsin oder einem dem Pepsin in der Wirkung vergleichbaren Enzym wie Lipasen, Proteasen und Amylasen aus Pankreas oder solchen pflanzlicher Herkunft sinnvoll.

Tab. 5.3: Bitterwerte der wichtigsten Bitterstoffdrogen.

Droge	Bitterwerte (Arzneibuchangaben)
Quassiae lignum (Bitterholz)	40000–50000
Gentianae radix (Enzianwurzel)	10000–30000
Absinthii herba (Wermutkraut)	10000–25000
Condurango cortex (Condurangorinde)	ca. 15000
Centaurii herba (Tausendgüldenkraut)	2000–10000
Aurantii imm. pericarpium (Pomeranzenschalen)	600– 2500
Cardui benedicti herba (Benediktenkraut)	800– 1500
Chinae cortex (Chinarinde)	ca. 1000

Besondere Bedeutung haben die sog. *Zwei-Phasen-Enzymatika* erlangt, die durch eine besondere Galenik (Kombination von magensaftlöslichen und resistenten Drageeüberzügen) eine milieuabhängige stufenweise Enzymfreisetzung von Pepsin bzw. intraduodenal benötigten Enzymen gewährleisten.

Enzyme aus Pflanzen und Mikroorganismen

Diese Enzyme unterscheiden sich z. B. von den Pankreasenzymen nur hinsichtlich Wirkintensität, Substratspezifität und pH-Wirkungsoptima.

Papain (Papayotin)

Dieses Enzym wird aus dem Milchsaft (Papayotin) der unreifen, fleischigen Früchte (Beeren) des *Melonenbaumes (Carica papaya, Caricaceae)* gewonnen. Papain mit einem MG von ca. 21 000 spaltet vorwiegend Peptidbindungen, an denen basische Aminosäuren beteiligt sind. Das pH-Optimum liegt bei 6.5. Je nach Qualität spalten Papain-Handelsprodukte das 35fache bis 250fache ihres Gewichtes an koagulierbarem Hühnereiweiß. Es wird leicht oxidiert und ist im Magen wenig beständig. Bei dem Papayotin handelt es sich um ein Handelsrohprodukt.

Bromelain

Dieses Enzym wird aus dem Preßsaft der «Mutterstümpfe» von *Ananas comosus* (Bromeliaceae) gewonnen. Es entspricht in seiner Aktivität in etwa dem Papain. Es wird auf int.-Einheiten (Hämoglobin als Substrat) standardisiert.

Ficin

Dieses Enzym wird aus dem frischen Milchsaft verschiedener *Ficus-Arten* gewonnen.

Cellulasen (Hemicellulasen)

Diese Enzyme werden aus *Bakterien oder Pilzen* gewonnen. Das bekannteste vegetabile Enzymkonzentrat ist jenes aus *Aspergillus oryzae*. Es wird auf Cellulase-, Protease- bzw. Amylase-FIP-Einheiten standardisiert.

Lipasen

Lipasen werden entweder aus dem Pankreas oder dem Pilz *Rhizopus arrhizus* dargestellt. Sie werden nach FIP-Einheiten standardisiert.

5.1.2.5 Phytopräparate

Ätherischöle, Scharf- und Bitterstoffe, Harungarinde

Die Hauptindikationen sind: Spasmen des Intestinaltraktes, Flatulenz, Völlegefühl, gastrokardialer Symptomenkomplex (Roemheld).

Monopräparate
JHP-Rödler Tropf.
Japanisches Heilpflanzenöl und Japanisches Minzöl Klosterfrau (Pfefferminzöl),
Harongan-Tropfen und -Tabletten,
Pascovegeton 100 (Angelikawurzeltinktur).

Kombinationspräparate
Die am häufigsten in diesen Präparaten enthaltenen Drogen bzw. daraus gewonnene Extrakte bzw. Destillate stammen von Fenchel, Kümmel, Pfefferminze, Kamille, Absinth, Enzian und Süßholz, z. B.:
Anethol 36 Lohmann N,
Carminativum Hetterich,
Digestivum Hetterich N,
Carvomin,
Gastrol,
Gastricard N,
Poikigastran,
Ventrimarin N,
Gastricholan N,
Iberogast,
Sedovent.

Arzneibuch-Zubereitungen, z. B.: Tct. Absinthii composita (ÖAB).

Andere Magen-Darm-Mittel

In diesen werden karminativ wirkende Drogen mit spasmolytisch, antazid, sedierend, antiphlogistisch, desinfizierend oder enzymatisch wirkenden Präparaten kombiniert (siehe hierzu Präparate zur Behandlung von Ulkus, Galle- und Durchfallerkrankungen).

Teefertigpräparate

Z. B.
Magen-Tee Stada N
Roha-Fenchel-Tee
Vier-Winde-Tee
Majocarmin-Tee
Magentee I (Standardzulassung 1987).

Tee-Rezepturbeispiele:

1. Rp:
Fructus Carvi
Fructus Foeniculi aa 20,0
Fol. Menthae pip.
Fol. Melissae aa 30,0

2. Rp:
Fructus Carvi
Fructus Foeniculi
Herba Absinthii
Herba Millefolii aa 25,0
Rad. Gentianae
Rhiz. Calami aa 5,0
Herba Centaurii 10,0

3. Rp:
Fructus Carvi
Fructus Foeniculi aa 20,0
Flor. Chamomillae ad 100,0

4. Rp:
Fructus Carvi
Fructus Anisi
Fructus Foeniculi
Flor. Chamomillae aa 10,0
Herba Millefolii 20,0
Fol. Menthae pip. 15,0
Radix Valerianae 5,0

Enzyme

Präparate, die Kombinationen von tierischen, pflanzlichen und mikrobiellen Enzymen enthalten, z. B.:

Nortase (Rhizolipase + Asperagillus-Protease- und Amylase-Konzentrat),	Combizym, Meteozym, Nutrizym N, Luizym.

Präparate, in denen Enzyme mit Pflanzenextrakten (z. B. Extr. Absinthii, Extr. Harongae, Extr. Foeniculi) kombiniert sind, z. B.:
Pascopankreat,
Enzym-Harongan N,
Panchol-truw

5.2 Akute und chronische Gastritis sowie Ulkus-Krankheiten

5.2.1 Anwendungsgebiete und Behandlungsprinzipien

Anwendungsgebiete

Die **akute Gastritis**, ausgelöst durch exogene Noxen wie z. B. Alkohol oder Medikamente, ist in der Regel auf die Schleimhäute beschränkt. Sie heilt nach Beseitigung der Noxen gewöhnlich rasch ab.

Bei der **chronischen Gastritis** unterscheidet man den gegen die Parietalzellen gerichteten Antikörperbedingten *Typ A* (Fehlen der Salzsäureproduktion) und den vorwiegend gegen gastrinbildende Zellen gerichteten mit Reflux von Duodenalsaft in den Magen verbundenen *Typ B*. Beide Typen der chronischen Gastritis führen zu einer hormonellen und vagalen Störung der normalen Verdauungsvorgänge. Bei der chronischen Schleimhautatrophie vom Typ B kommt es ohne Behandlung sehr häufig zur *Ulkusentwicklung*. Bei höhergradiger Schleimhautdysplasie besteht ein erhöhtes Risiko für Eisen- und Vitamin-B_{12}-Mangelanämien und Magenkarzinome.

Ulcus ventriculi und U. duodeni entstehen als Folge eines Übergewichtes an *aggressiven ulzerogenen Faktoren* im Magen- und Duodenalsaft (z. B. Salzsäure, Pepsin, Gallensäuren) gegenüber *defensiven protektiven Faktoren* (z. B. genügende Schleimproduktion, Schleimhautdurchblutung und Epithelregeneration). Neuerdings werden auch *gastropathogene Virus- und Pilzinfektionen* (z. B. durch Campylobacter pylori) als Ursachen für die Ulkusentstehung diskutiert.

Behandlungsprinzipien und -ziel

Die Behandlungsziele bei **Gastritiden, Ulcus ventriculi** und **U. duodeni** sind in etwa die gleichen:
- Ausschalten der pathologisch überhöhten Säure- und Pepsin-Produktion durch *sekretionshemmende sog. antipeptische* (anticholinergische) Mittel wie *Atropin* bzw. *Belladonna*-Extrakte.
- Einsatz von *schleimhautprotektiven Mitteln.* Bis vor kurzem stand bei der Behandlung der peptischen Ulzera die Hemmung der Säuresekretion im Vordergrund. Heute neigt man dazu, Ulzera über eine Zytoprotektion der Magen-Mukosa zu behandeln, dies besonders bei jenen Patienten, bei denen es wünschenswert erscheint, einen normalen pH-Wert im oberen Gastrointestinaltrakt aufrechtzuerhalten. Dieser Umschwung in der Behandlungsstrategie ist auf Ergebnisse von Langzeit-Tierversuchen mit Sekretionshemmern zurückzuführen, bei denen die Induktion von Magentumoren beobachtet wurde. Faktoren, die zur Zytoprotektion der Mukosa beitragen, betreffen besonders die Ulkus-Produktion und die Mikrozirkulation, die Bikarbonat-Sekretion und die Zellerneuerung der Mukosa. Hierzu gehören vor allem *Süßholz-Präparate.*
- Linderung von Schmerzen und Spasmen durch *analgetisch* und *spasmolytisch* wirksame Präparate wie z. B. *Belladonnaextrakte.*
- Zusätzlich sind *antiphlogistisch* wirkende Mittel (z. B. *Kamille- oder Süßholz-Präparate*) und allgemeine Sedierung angezeigt.
- *Diätetische* Maßnahmen, d. h. Vermeiden saurer, sehr süßer oder gewürzter Speisen und Getränke, erhitzter Fette, faserreichem Gemüse, frischem Brot, Kaffee und Alkoholika; statt dessen z. B. reizlose Breikost.
- *Absetzen von ulzerogenen Arzneimitteln* (z. B. Salicylsäurederivate, Indometacin, Phenylbutazone).
- Klärung der allgemeinen Situation des Patienten (Arbeitsstreß, allgemeine Überforderung, soziale, wirtschaftliche Schwierigkeiten!).

5.2.2 Drogen und Präparategruppen

5.2.2.1 Belladonnae folium (radix) (Tollkirschblätter und -wurzel) M

Zusätzlich Extrakte, Tinkturen, Atropin-Sulfat
Off.: DAB 10, ÖAB, Helv VII, Belladonnae radix (ÖAB), Atropa belladonna.

Im Gegensatz zu Extrakten von Chelidonium maj., Curcuma longa und Artemisia absinthium konnte mit einem Silybum-Extrakt eine signifikante, aber nur flüchtige *Zunahme der Cholerese im Sinne eines cholekinetischen Effektes* gemessen werden. Es kam bei alleiniger Gabe des Silybumextraktes aber zu einem Anstieg der Lipase-, nicht aber der Amylasetätigkeit (Baumann, 1975).

Therapiestudien: Übersicht

Bei einer **Doppelblindstudie** bei *alkoholbedingten Lebererkrankungen* konnte außer einer Normalisierung der Leberfunktionswerte auch eine Erhöhung von pathologisch erniedrigter Lymphozyten-Transformations-Fähigkeit und Erythrozyten-Superoxid-Dismutase-Aktivität beobachtet werden (Feher et al., 1990). Damit konnte gleichzeitig gezeigt werden, daß Silymarin außer einer Membranstabilisierung auch antioxidative und immunmodulierende Aktivitäten besitzt.

Pathologisch erhöhte Werte von Prokollagen-III-Peptid ließen sich unter Silymarin-Behandlung signifikant senken (Held, 1992).

Das Präparat Legalon *(Silymarinkomplex)* wurde in mehr als 11 Studien, davon 5 randomisierte **Doppelblindstudien**, 3 kontrollierte Studien und 4 offen angelegte Studien, mit der Prüfindikation *«toxischer Leberschaden»* untersucht. Die verursachenden Noxen waren: Psychopharmaka, Narkosemittel, Antiepileptika, Tuberkulostatika und Ethanol (Fintelmann, 1970, 1973; Fintelmann u. Albert, 1980; Lahtinen et al., 1981; Saba et al., 1976; Kurz-Dimitrowa, 1971; Filip et al., 1977 ; Di Mario et al., 1981; Salmi u. Sarna, 1982; Martines et al., 1980; Held 1992). Die Dosierungen betrugen 3 × 140 mg täglich. Weitere Studien wurden mit Legalon zur unterstützenden Behandlung bei chronisch-entzündlicher Lebererkrankung sowie bei Leberzirrhose durchgeführt (Kiesewetter et al., 1977; Benda et al., 1980). Zur Pharmakokinetik existieren ebenfalls eine Reihe von Untersuchungen.

Therapiestudie

Indikation. Leberzirrhose.

Präparat. Ein mit Silymarin hochangereicherter Silybum-marianum-Extrakt in Flüssig- oder Drageeform enthaltend 70 mg Silymarin in 100 mg (Dragee) und 1 g Silymarin in 100 g (flüssig).

Studienart. Doppelblind prospektive und randomisierte Studie an 170 Patienten mit Leberzirrhose, davon 87 in der Verumgruppe (46 Alkoholiker und 41 Nichtalkoholiker) und 83 in der Plazebogruppe. Aus der Verumgruppe starben 24 Patienten, aus der Plazebogruppe 37 Patienten in dem Beobachtungszeitraum von ca. 41 Monaten. Die Patienten wurden entsprechend dem Zirrhosegrad nach Child-Turcotte in 3 Schweregrade (Child A, B, C) unterteilt.

Behandlungsart. 3mal täglich 140 mg Silymarin. Keine anderweitige Behandlung mit Steroiden oder D-Penicillamin. Die Patienten wurden angehalten keinen Alkohol zu konsumieren.

Prüfkriterien. Die Diagnosestellung «Leberzirrhose» erfolgte innerhalb von 2 Jahren vor Aufnahme des Patienten in die Studiengruppe. Von 70 % der Patienten wurde die Diagnose durch eine Leberbiopsie bestätigt. Außer der Überlebensrate wurden die üblichen Leberfunktionswerte (z.B. Transaminasen, Pseudocholinesterase, SGPT, Bilirubin, alkalische Phosphatase u.a.) in Abständen durchgeführt. Durch SGTP-Bestimmung wurde ermittelt, daß 33 Patienten in der Plazebogruppe und 26 Patienten in der Verumgruppe Alkohol konsumierten. Die Auswertung erfolgte mit Hilfe eines Computerprogrammes, die Statistikberechnung nach Wilcoxon-Breslov sowie Mantel-Cox.

Ergebnis. Wie aus der Abb. 5.13 hervorgeht, betrug nach 4 Jahren die Insgesamt-Überlebensrate 58 % in der Silymarin-Gruppe und 39 % in der Plazebogruppe ($p = 0{,}036$). Bei den «alkoholischen» Zirrhotikern war die Todesrate in der Plazebogruppe zweimal so hoch wie in der Silymaringruppe. Bei den nichtalkoholischen Zirrhotikern war zwischen der Plazebo- und Silymarin-Gruppe kein signifikanter Unterschied. Bei der Child-A-Gruppe war die Überlebensrate in der Silymarin-Gruppe signifikant verbessert ($p = 0{,}03$), nicht dagegen in den Child-B- und -C-Gruppen (Ferenci et al., 1989).

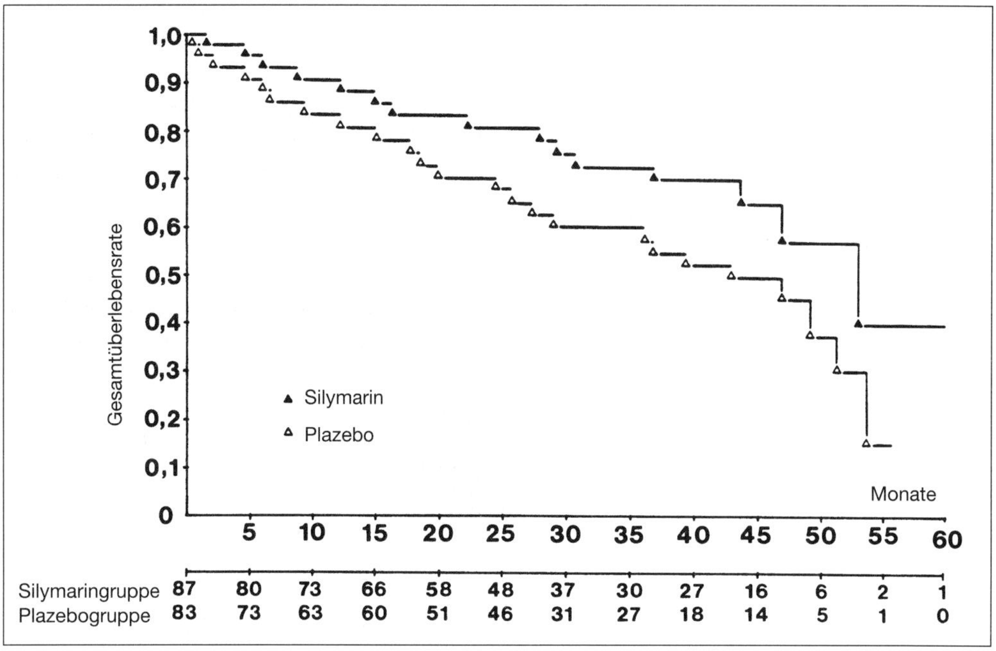

Abb. 5.13: Überlebenskurven von 170 mit Silymarin bzw. Plazebo behandelten Leberzirrhose-Patienten (Kaplan-Meier-Analyse-Methode). (Wilcoxon-Breslov Test p = 0,036; Mantel-Cox Test p = 0,058).

5.3.2.2 Cynarae folium (Artischockenblätter) M
Cynara scolymus

Chemie

Als Hauptwirkstoffe der Droge gelten das **Cynarin**, der Dikaffeesäureester der Chinasäure (ca. 0,03–0,03 %) und der Sesquiterpenbitterstoff **Cynaropikrin** (Abb. 5.14).

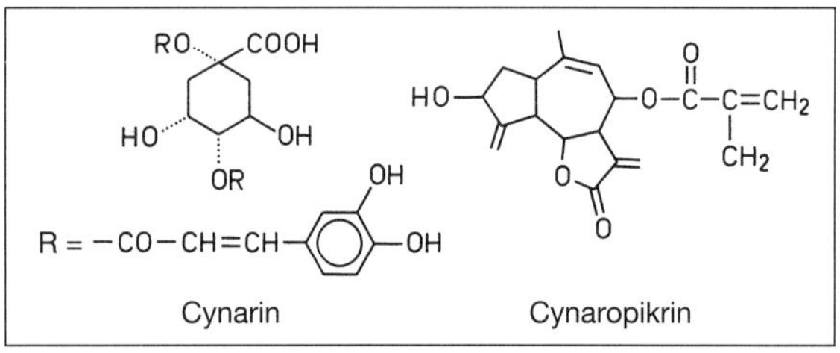

Abb. 5.14: Strukturformeln von Cynarin und Cynaropikrin.

Pharmakologie und Klinik

Für Extrakte der Artischocke werden folgende Mehrfachwirkungen beschrieben:
- Leberschutzwirkung,
- Leberregenerationsfördernde Wirkung,
- Choleretische Wirkung und
- Lipidsenkende Wirkung.

Für den *Leberschutz* scheint *primär das Cynarin* verantwortlich zu sein.

An der *choleretischen* Wirkung ist neben *Cynarin* auch das *Cynaropikrin* beteiligt.
- Die *Leberschutzwirkung* wurde im Tierexperiment durch Inhibierung von durch Arsen und Megaphen induzierten Leberschäden bewiesen (Scholz u. Kretschmar, 1958; Adzet et al., 1987). Dieses Ergebnis wurde im klinischen Versuch durch Behebung einer Arsenobenzol-Vergiftung im Rahmen einer Lues-Behandlung bestätigt.
- Die *leberregenerierende Wirkung* des wäßrigen Extraktes wurde an teilhepatektomierten Ratten gewichtsmäßig und durch Bestimmung von Mitose-Index und Zunahmerate von Hepatozyten sowie des RNA-Gehaltes bestimmt (Maros et al., 1966).
- Die *Stimulierung der Cholerese* bis zu 100 % wurde an Ratten und Hunden sowie an gesunden Patienten nachgewiesen (Struppler u. Rössler, 1957) (siehe auch Galle-Erkrankungen S. 146).
- Die *Triglycerid- und Cholesterin-senkende Wirkung von Cynarin* (Listracol) wurde an Hyperlipidämie-Patienten festgestellt (Hammerl und Pichler, 1959; Hammerl et al. 1973; Montini et al., 1975).
- Mit einem Cynara-Extrakt-haltigen Kombinati-

onspräparat (Cynarix comp.) wurden bei Patienten mit *Cholezystopathien* vor allem bei *Dyskinesien der Gallenwege* und bei dem *Postcholezystektomie-Syndrom* gute Ergebnisse erzielt (Kainz, 1971) (siehe auch 5.4.2.3).

5.3.2.3 Sojalecithin (Lecithinum ex soja)
ÖAB. Glycine max. (soja) **M**

Chemie

Das aus den Samen (Sojabohne) durch Auspressen oder Acetonextraktion erhältliche Sojaöl enthält ca. 5–10 % eines Phospholipidgemisches (Rohlecithin) (Abb. 5.15), aus dem durch Alkoholfällungen reines Sojalecithin (= Phosphatidylcholin) erhalten werden kann. Das Phosphatidylcholin-Molekül setzt sich aus dem Diglyzeridteil, Phosphorsäure und Cholin zusammen.
Der Diglyzeridteil enthält vorwiegend die *ungesättigten Fettsäuren Öl-, Linol- und Linolensäure.* Es ist in hochgereinigter Form in dem Präparat Essentiale enthalten.

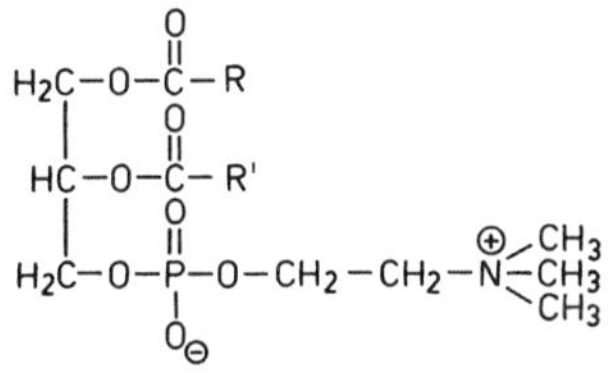

Lecithin (Phosphatidylcholin)
R, R' = gesättigte und ungesättigte Fettsäuren

Abb. 5.15: Strukturformel von Lecithin.

Pharmakologie und Klinik

- Lecithin wird bei peroraler Anwendung im Darm zu Lysolecithin hydrolysiert und teilweise in der Darmmukosa wieder zu Phosphatidylcholin reazyliert (Hölzl und Wagner, 1971).
- Da das Lecithin von der Zelle in toto aufgenommen wird, wird ein hoher Energiespareffekt erreicht.
- Lecithin führt zu einer *Senkung des Cholesterin- und Fettspiegels in der Leber* und bei pathologisch verändertem α/β-Lipoproteinmuster zu dessen Normalisierung.
- Lecithin besitzt *Leberschutzwirkung* und vermag bei lebertoxischen Schäden durch Antibiotika oder Tuberkulostatika die erhöhten Serumtransaminasewerte (SGOT- und SGPT) wieder zu senken (Peters, 1976).

Therapiestudien: Übersicht

- An 81 Patienten mit *kompensierter Leberzirrhose* mäßiger Aktivität wurden 6 Monate lang täglich 3 × 2 Kapseln Essentiale forte verabreicht. Bei keinem Patienten wurde ein akuter Schub der Erkrankung festgestellt. Folgende Parameter wurden verändert: Signifikante Erholung der Albuminspiegel, Senkung des γ-Globulins, Zunahme des Albumin/Globulin Quotienten, Rückgang des ALT-Spiegels, Senkung des β-Lipoproteins, Apolipoproteins B und Gesamtcholesterins (Peters und Prokop, 1986).
- 17 Patienten mit *«aktiven Tuberkuloseformen»* erhielten zusätzlich zu einer 3monatigen kombinierten Rifampicin-Behandlung (RMP + Isoniacid + Ethanbutol) täglich parenteral 1000 mg EPL-Substanz (10 ml Essentiale zur Infusion). Die unter reiner Tuberkulostatikum-Behandlung erhöhten Transaminase- und SGPT- sowie SGOT-Werte lagen bei der Kombinationsbehandlung signifikant tiefer. Es wurden in der Kombination mit EPL in keinem Fall intrahepatische Cholestasen (Erhöhung von alk. Phosphatase, GLDH und Bilirubin) beobachtet (Kuntz et al., 1978).

5.3.2.4 Betain – Beta vulgaris (Rote Rübe)

Chemie

Betain ist die lipotrop wirkende Verbindung der roten Bete (Abb. 5.16). Das Betain wird in Fertigarzneimitteln als Salz verwendet. Da es sich vom Cholin nur durch die Carboxylgruppe anstelle der CH_2OH-Gruppe unterscheidet, gehört es wie dieses und Methionin zu den *hepatotropen* Verbindungen.

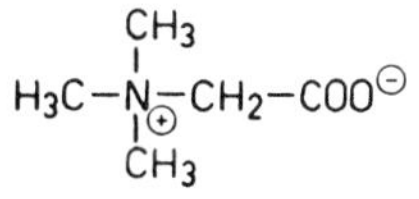

Betain

Abb. 5.16: Strukturformel von Betain.

Pharmakologie

Man nimmt an, daß diese Wirkung durch Beteiligung am *Transmethylierungskreislauf des Fettstoffwechsels* in der Leber und an der Resynthese des Methionins zustande kommt. Das für den Aufbau der Phosphatide wichtige Cholin kann seine Methylgruppe nur über sein Oxydationsprodukt Betain auf andere Verbindungen übertragen.

5.3.2.5 Weitere Leberdrogen

Agrimoniae herba (Odermennigkraut)
Agrimonia eupatoria **M**
Wirkstoffe: Flavonverbindungen.

Gnaphalii (Helichrysi) herba (Katzenpfötchenkraut)

Helichrysum arenarium, *Wirkstoffe:* Die Flavanonglykoside Helichrysin A + B.

Drogen der Volksmedizin Indiens und Chinas:

Eclipta aba (Indien)	Picrorrhiza curroa (Indien)
Wedelia calendulacea (Indien)	Phyllanthus niruri (Indien)
Rhemania glutinosa (China)	Schizandra chinensis (China)

Ihre Wirkungen sind bevorzugt leberprotektiv und regenerationsfördernd, zum Teil auch *entzündungshemmend.* Die Wirkstoffe mit diesem Wirkprofil gehören zur Stoffklasse der Cumestane (Wedelia, Eclipta), Lignane (Phyllanthus, Schizandra) und Iridoide (Rhemania).

Ein *Kombinationspräparat*, in dem einige dieser Drogenextrakte enthalten sind, ist unter dem Namen Liv 52 (Himalaya Drug Comp., Indien) in der Schweiz als Arzneimittelpräparat zugelassen.

5.3.2.6 Phytopräparate

Mariendistelfrüchte

Hauptindikationen
Toxische Leberschäden, zur unterstützenden Behandlung bei chronisch-entzündlichen Lebererkrankungen und Leberzirrhose, zum Leberzellschutz.
Es gibt hoch mit Silymarin angereicherte Monoextraktpräparate, die auf bestimmte Silymarin- bzw. Silibinin-Gehalte eingestellt sind: z. B.:

- Legalon 70/140: 30 mg zw. 140 mg Silymarin = 30 bzw. 60 mg Silibinin in 90 mg bzw. 180 mg Extrakt/Dragee bzw. Kapsel, oder 1 g Silymarin = 0,43 g Silibinin in 1,3 g Extrakt/100 g Suspension.
- Silibene 140: Extrakt enthaltend 140 mg Silymarin bzw. 60 mg Silibinin/Tabl.
- Durasilymarin 70/150: Extrakte enthaltend 70 bzw. 150 mg Silymarin/Kapsel.
- Silymarin 70 «Ziethen»: Extrakt enthaltend 70 mg Silymarin/Kapsel.

Ferner

Hepa-Merz Sil	Poikicholan 100
Hepa-loges N	Cefasilymarin 140
Hepaduran V	Probiophyt V
Hegrimarin/uno	Mariendistel-Tropfen-
Silimarit	Curarina.

Artischockenblätter

Z. B. Cynarix N
Hekbilin A/liqu. oder
Hepar SL extrastark (Extr. Cynarae) oder
Cynarzym N (Extr. Cynarae + Extr. Boldo + Extr. Chelidonii).

Lecithin-Präparate

Essentiale und Essentiale forte (EPL-Substanz = hochgereinigtes Phosphatidylcholin).

Rote Rübe

Flacar (Betaindihydrogencitrat + Sorbitol).

Kombinationspräparate

Zu den mit Silybum- und Cynara-Extrakten oder Lecithin am häufigsten kombinierten Drogenextrakten zählen Extrakte von gallenwirksamen Drogen wie z. B. Taraxacum officinale, Chelidonium majus, Curcuma xanthorrhiza, Cheiranthus cheiri, Mentha pip., Carduus benedictus, Artemisia absinthium sowie Anthrachinon-Drogen, z. B.

Hepaticum-Medice N	Hepaduran V
Cheiranthol	Bilisan
Hepaton	Hepatimed N u. a.

Teepräparate

Siehe Kapitel Galleerkrankungen S. 152.

5.4 Erkrankungen der Gallenblase und der Gallenwege

5.4.1 Anwendungsgebiete und Behandlungsprinzipien

Die Erkrankungen der Gallenwege und der Gallenblase lassen sich in **funktionelle Störungen** und **organische Veränderungen** einteilen. Dabei gibt es häufig pathogenetische Überschneidungen und klinische Mischformen. Gallenstauung, Dyscholie und Entzündung mit Steinbildung sind die pathophysiologischen Voraussetzungen der Dyskinesie, Cholezystitis/Cholangitis und Cholelithiasis.
Die enge topographische und funktionelle Verknüpfung des Gallenwegsystems mit Magen, Duodenum, Leber und Pankreas läßt eine wechselseitige Beeinflussung dieser Organe erwarten, so daß auch von einem **Oberbauch-Verbundsystem** gesprochen werden kann. Entsprechend haben die sog. Gallepräparate auch Wirkungen auf diese Organe, und umge-

kehrt können magen-, pankreas-, leber- und darmwirksame Präparate günstige Effekte auch auf die Cholerese und Gallekinese haben.

Hauptindikationen

Zu den durch Phytopharmaka allein oder zusammen mit Chemotherapeutika und physiotherapeutischen Maßnahmen **behandelbaren Gallenwegserkrankungen** zählen:
- Die *Dyskinesie des Gallenwegsystems*, die sich bis zur Stärke einer Gallenkolik steigern kann, ohne daß ein eigentlicher Befund nachzuweisen ist.
- Das *Gallensteinleiden* als häufigste Erkrankung der Gallenwege und der Gallenblase.
- Die *akute und die chronische Cholezystitis*. Während in neun von zehn Fällen akuter Cholezystitis eine Cholelithiasis besteht, entwickelt sich die chronische Cholezystitis meist als Folge einer rezidivierenden Entzündung.
- Die *akute Cholangitis* und die *chronische Cholangitis*, letztere als rezividierende und sklerosierende Form.
- Das sogenannte *Postcholezystektomiesyndrom*.

Keine Anwendungsgebiete

! - Verschluß der Gallenwege,
- Ileus,
- Gallenblasenempyem,
- Schwere Leberfunktionsstörungen,
- Schwere Infektionen und Entzündungen.

Behandlungsprinzipien und -ziele

Sofern aufgrund der Diagnosestellung keine Operation erforderlich ist und Alkohol-, Nikotin-, Kaffeekarenz sowie diätetische Maßnahmen allein keine Besserung der Beschwerden bringen, sind je nach Beschwerdebild Phytopräparate mit nachfolgenden **Wirkeigenschaften** allein oder adjuvant angezeigt:
- Choleretisch (Galleproduktion anregend)
- Cholagog (= cholekinetisch)
- Sedierend
- Analgetisch
- Antiphlogistisch
- Antibakteriell.

Bei **hypertoner Dyskinesie** kommen primär *sedierende und spasmolytisch* wirksame Präparate zum Einsatz.

Bei **hypotoner Dyskinesie** sind *choleretisch* und *cholekinetisch* wirksame Präparate angezeigt.

Gallensteinkoliken können im Falle einer konservativen Behandlungsstrategie mit *analgetisch* und *spasmolytisch* wirkenden Präparaten bekämpft werden. Eine *Steinauflösung* kann mit Gaben von Chenodesoxicholsäure oder Urodesoxicholsäure versucht werden.

Die **akuten** und **chronischen Cholezystitiden**, oft durch einen steinbedingten Zystikusverschluß hervorgerufen, können *adjuvant* zur oft nötigen Antibiotikatherapie mit *Antiphlogistika, Analgetika und Spasmolytika* angegangen werden.

Die **akute** und **chronische Cholangitis** wird ähnlich wie die Cholezystiden behandelt.

Die Behandlung des **Postcholezystektomiesyndroms** kann bei Vorliegen eines Gallensäureverlust-Syndroms mit Gallensäurebindern (z. B. Colestyramin) oder je nach Befund mit *Enzym- und Triglyzerid-Substitution* und anderen konservativen Maßnahmen angegangen werden, sofern nicht eine Reoperation erforderlich ist.

Die Kombination von Gallemitteln mit Laxantien ist wissenschaftlich nicht zu begründen und therapeutisch abzulehnen. !

5.4.2 Drogen und Präparategruppen

Drogen-Übersicht

Siehe Tab. 5.5 und 5.6

Weitere Drogen

M Cnici herba, Benediktenkraut, Cnicus benedictus.

M Podphylli rhizoma (resina), Fußblatt-Wurzel (Harz), Podophyllum peltatum. Marrubii herba, Andornkraut, Marrubium vulgare.

M Allii bulbus, Küchenzwiebel, Allium sativum.

M Harunganae cortex, Harongarinde, Harungana madagascariensis.
Abrotani herba, Eberrautenkraut, Artemisia abrotanum.

Tab. 5.5: Gallenwirksame Drogen I.

	Droge/Stammpflanze	Hauptwirkstoffe	Beschriebene Wirkungen
M	*Chelidonii herba (Schöllkraut)* DAB 10 Chelidonium majus	Ca. 20 Alkaloide (ca. 0,4–0,8 %) mit den Hauptalkaloiden Chelidonin, Berberin, Sanguinarin und Chelerythrin	Spasmolytisch, analgetisch
M	*Boldo folium (Boldoblätter)* Peumus boldus	Aporphinalkaloide mit Hauptalkaloid Boldin (ca. 0,25 %), außerdem ca. 2 % Ätherischöl	Choleretisch, spasmolytisch, sekretionssteigernd
M	*Fumariae herba (Erdrauchkraut)* Fumaria officinalis	Das Hauptalkaloid Fumarin (= Protopin, 0,13 %) und weitere Alkaloide	Choleretisch, cholagog, spasmolytisch
M	*Berberidis radix (Berberitzenwurzel)* Berberis vulgaris	Bis 3 % Alkaloide mit Berberin, Jateorhizin, Palmitin als Hauptalkaloide	Cholagog, spasmolytisch, antibiotisch
M	*Curcumae longae (Xanthorrhizae) rhizoma (Javanische Gelbwurzel)* DAB 10 Curcuma longa (C. xanthorrhiza)	Die Zimtsäurederivate Curcumin und Desmethoxycurcumin (3–5 %), 2–7 % Ätherischöl mit vorwiegend Sesquiterpenen, z. B. Curcumen, Xanthorrhizol, Turmeron	Choleretisch und cholagog.
M	*Taraxaci radix c. herba (Löwenzahnwurzel mit Kraut)* Taraxacum officinale	Sesquiterpen-Bitterstoffe, Triterpene (Taraxasterol) und Sterole (Sitosterin, Stigmasterin)	Choleretisch, diuretisch, sekretionssteigernd

Tab. 5.6: Gallenwirksame Drogen II.
Die Wirkungen aller nachstehend aufgelisteten Drogen sind bevorzugt **cholagog** oder **choleretisch**.

	Droge/Stammpflanze	Hauptwirkstoffe
M	*Cynarae folium (Artischockenblätter)* Cynara scolymus	0,02–0,03 % Cynarin (= Dicaffeoylchinasäure); ferner Sesquiterpenlactonbitterstoffe (Cynaropikrin)
M	*Absinthii herba (Wermutkraut)* DAB 10, ÖAB, Helv VII Artemisia absinthium	0,15–0,4 % Bitterstoffe mit Sesquiterpenlactonstruktur (Absinthin, Artabsin) (Bitterwert mind. 15000); 0,2–1,3 % Ätherischöl mit den Hauptkomponenten (+)-Thujon (3–10 %) und Thujylalkohol (25–75 %), wenig Chamazulen
M	*Gentianae radix (Enzianwurzel)* DAB 10, ÖAB, Helv VII Gentiana lutea und andere Gentiana-Arten	Secoiridoid-Bitterstoffe: 2–3 % Gentiopikrin, 0,05 % Amarogentin mit dem höchsten Bitterwert (1 : 58 000 000) u. a. Bitterstoffe
M	*Menthae folium (Pfefferminzblätter)* DAB 10, ÖAB, Helv VII Mentha piperita	0,5–4 % Ätherischöl (Mindestgehalt DAB 10 1,2 %) mit den Monoterpenen Menthol (42 %), Menthylacetat (3–17 %), Menthon (25–40 %), Menthofuran u. a.
M	*Raphani radix (Rettichwurzel)* Raphanus sativus	Genuin vorkommende Glucosinolate (z. B. Glucobrassicin oder Sinapin), die bei der Wasserdampfdestillation Senföle (z. B. Allyl- und Butylsenföl) liefern

5.4.2.1 Chemie der Hauptwirkstoffe (Abb. 5.17)

Die Alkaloide **Chelidonin, Protopin, Berberin** und **Boldin** leiten sich biosynthetisch von den in Papaverarten häufig vorkommenden *Benzylisochinolin-Alkaloiden* ab. Sie besitzen aber aufgrund von Umwandlungsreaktionen in den letzten Stufen der Biosynthese andere Grundgerüste wie z. B. das Benzophenanthridingerüst (Chelidonin), das (Proto)Berberin-Gerüst (Berberin, Protopin) oder das Aporphingerüst (Boldin).

Curcumin ist eine von der *Ferulasäure*, einer Zimtsäure, abgeleitete Verbindung (Diferuloylmethan).

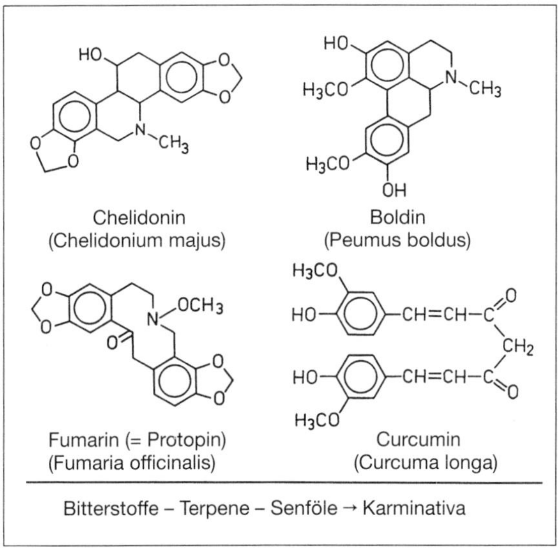

Abb. 5.17: Strukturformeln einiger wichtiger gallenwirksamer Drogeninhaltsstoffe.

Menthol gehört zu der Gruppe der *Monoterpene*.

Die **Bitterstoffe** gehören der *Mono- oder Sesquiterpenreihe* an. Das Amarogentin der Enzianwurzel ist der am bittersten schmeckende, bisher bekannte Naturstoff.

Die **Senföle** sind in der Pflanze aus *Aminosäuren* aufgebaute schwefel- und stickstoffhaltige Verbindungen mit scharfem Geschmack und/oder stechendem Geruch.

Die **Podophyllum**-Wirkstoffe gehören zur Stoffgruppe der *Lignane*.

Haronga-Extrakte enthalten *hypercinähnliche* Verbindungen.

5.4.2.2 Pharmakologie der Hauptwirkstoffe (siehe auch Maiwald, 1983).

Soweit diese direkt stimulierend die Galleproduktion und den Gallefluß beeinflussen, unterscheidet man Verbindungen mit **choleretischer** und **cholagoger** oder **cholekinetischer** Wirkung. Einige Stoffe besitzen zusätzlich oder allein noch spasmolytische, antiphlogistische und antibakterielle Wirkungen.

Chelidonium-Extrakte führen, wie von Baumann (1975) tierexperimentell festgestellt werden konnte, zu einer langsamen aber *kontinuierlichen Steigerung des Galleflusses*, der mehr auf einen *choleretischen* als cholekinetischen Effekt zurückzuführen sein dürfte. Interessanterweise wurde das *Gallevolumen* im Vergleich zur Basalsekretion um ca. 370 %, die *Bilirubin*ausscheidung um ca. 285 % erhöht, wenn der Chelidonium-Extrakt mit Extrakten von Silybum marianum und Curcuma kombiniert wurde (Baumann et al., 1771). Außerdem steigert der Extrakt eine zuvor verminderte *Lipase*sekretion und die α-*Amylase*-Ausschüttung des Pankreas.

Mit **Chelidonin**gaben von 2 mg/kg wurden im Tierversuch schon früher *Steigerungen der Galleproduktion* um 60 % erzielt (Daniel-Schmaltz, 1939). Außerdem besitzt Chelidonin *spasmolytische* Eigenschaften (etwa die halbe Papaverinwirkung) mit direktem muskulärem Angriffspunkt.

Berberin, das sowohl in der *Chelidonium-* als auch *Berberis-Droge* enthalten ist, erregt die glatte Muskulatur, *entleert* die Gallenblase, hat aber selbst keine choleretische Wirkung.

Fumaria-Extrakt (z. B. Oddibil) wirkt *spasmolytisch* speziell auf den Sphincter Oddi und besitzt zusätzlich einen *Anti-Serotonin-Effekt*. Es wirkt als «Amphocholeretikum», bei unterschwelliger Galleproduktion als Choleretikum, bei zu starker dagegen als Cholerese-Hemmstoff und damit insgesamt regulierend auf die Gallenfunktion (Fiegel, 1971).

Boldo-Extrakte wirken *choleretisch, spasmolytisch und steigern die Magensaftsekretion*. Der Hauptwirkstoff **Boldin** mindert als Sympatholytikum die Ansprechbarkeit der vasodilatorischen und vasokonstriktiven Nervenenden. Die choleretische Wirkung ist vermutlich auf die Bestandteile des Ätherischöls zurückzuführen.

Für **Curcuma**-Extrakte werden *choleretische und cholezystokinetische Wirkungen* angegeben (Zusammenfassung bei Maiwald u. Schwantes, 1991), wobei allerdings nicht ganz geklärt ist, ob diese allein auf die Curcumine zurückzuführen sind.

Gesamt- und wäßriger Extrakt wirkten jedenfalls wesentlich stärker choleretisch als das Ätherischöl allein. Signifikant war die Zunahme der Bilirubin-Werte nach Gabe eines alkoholischen Curcuma-Extraktes. Gesichert ist dagegen sowohl durch In-vitro- als auch In-vivo-Untersuchungen (Wagner et al., 1986; Srimal und Dhawan, 1973), daß das Curcumin auch eine deutliche *antiphlogistische Wirkung* besitzt (siehe auch Maiwald, 1983; Maiwald u. Schwantes, 1991). Die Amylase- und Lipaseaktivität wird dagegen nicht signifikant gesteigert.

Eine zusammenfassende Darstellung der Curcuma-Pharmakologie geben Ammon und Wahl (1990).

Der **Taraxacum**-Extrakt führt zu einer Steigerung des Galleflusses um mehr als 40 % (Böhm 1959). Die *starke choleretische Wirkung* des Extraktes ist von Pirtkien et al. (1960) in Rattenversuchen schon früher festgestellt worden.

Für **Cynara**-Extrakte wurden neben der *antihepatotoxischen* auch deutliche *choleretische* (20–40 %ige Steigerung) und *diuretische* Aktivitäten gefunden. Dadurch kommt es zu einer rascheren Ausscheidung der Gallensäuren und des Bilirubins aus Blut und Harn (Struppler u. Rössler, 1957).

Die **Bitterstoffe** von **Artemisia absinthium, Gentiana, Cnicus** oder **Marrubium** wirken trotz unterschiedlicher chemischer Strukturen auf die *Bitterstoffrezeptoren* der Zunge, wodurch es auf reflektorischem Wege (N. vagus) zu einer *allgemeinen Stimulierung der innersekretorischen Drüsen* kommt. Außerdem stimulieren Bitterstoffe auch direkt im Magen die Gastrinsekretion. Dadurch wird auch die *Galle- und die Pankreas-Sekretion sowie die Darmperistaltik angeregt.*
Nach Baumann (1975) vermag ein **Absinth**-Extrakt vor allem die Lipase-, Bilirubin- und Cholesterin-Sekretion anzuregen. Absinth gehört zu den am stärksten wirkenden *Choleretika*.
Die gleichfalls starke *choleretische* Wirkung der **Eberraute** (Artemisia abrotanum) (50–60 %ige Steigerung der Gallesekretion) soll auf anderen Wirkstoffen, z. B. Isofraxidin = Cumarinderivat) beruhen (Nieschulz u. Schmersahl 1968).

Ätherischöle wie z. B. jene von **Mentha** pip. oder die **Senföle** von Raphanus besitzen eine *cholagoge* Wirkung, die zum Teil auf einer verstärkten Durchblutung des Leberparenchyms mit nachfolgender erhöhter Transsudation und Diapedese von Stoffen beruht (Götz, 1971). Außerdem wirken Ätherischöle *sekretionsanregend*.

Die Hauptverbindungen von **Podophyllum**, das Podophyllotoxin und Peltatin, wirken durch Reizung *choleretisch* und *abführend*.

Harongana-Extrakte stimulieren die *Cholerese* und die *exokrine Funktion des Pankreas*. (Siehe Kapitel Magen-Darmerkrankungen S. 134).

5.4.2.3 Klinik

Die *meisten Studien wurden mit Kombinationspräparaten durchgeführt*. Registriert wurden subjektive und klinische Parameter. Gemessen wurde unter anderem das «Volumen» der Galleausscheidung sowie der Gallensäure- und Bilirubin-Ausscheidung. Die Gallenblasenkinetik wurde sonographisch verfolgt.

Therapiestudien: Übersicht

Bei einer vergleichenden Studie mit 7 Kneipp-Präparaten und Dehydrocholsäure konnte eindeutig gezeigt werden, daß alle Präparate zu einer echten Cholerese führten. (Maiwald u. Hengstmann, 1969).

Mehrere Studien, zum Teil Doppelblindstudien, wurden mit dem Kombinationspräparat Betulum durchgeführt, wobei eine signifikante Gallensäuresekretion und ein positiver Einfluß auch auf die Pankreasfunktion registriert wurde (Knof et al., 1984; Knof u. Maiwald, 1984; Frühwirth, 1986).

Ähnliche Effekte wurden mit den Präparaten Hepaticum Medice, Gallosanol und Oddibil erzielt (Matzkies u. Webs, 1983; Tympner, 1983). Umfangreiche Therapieerfahrungen liegen vor mit Curcumen, einem curcuminhaltigen Präparat (Leimbach, 1938 u. a. Literaturstellen zit. in Maiwald u. Schwantes, 1991).

Eine placebokontrollierte Doppelblind-Studie, durchgeführt mit einem stand. monographiekonformen Cynaraextrakt (Hepar SL forte) mit 20 Probanden (applizierte Einmaldosis 1.92 g Artischockenextrakt intestinal über Sonde gegeben), führte nach 60 Min. zu einer Steigerung der Cholesterese von ca. 150 % gegenüber der Basissekretion (Placebo: 21 %) (Kirchhoff et al., 1993).

Therapiestudie

Indikation. Funktionelle Störungen der Gallenblase und der Gallenwege (Meteorismus, biliäre Dyspepsie, Postcholezystektomie-Syndrom (PCS).

Präparat. Flüssiges Kombinationspräparat (17 Vol. % Alkohol) enthaltend alkoholische Fluidextrakte aus Absinthii herba, Anisi fructus, Centaurii herba, Inulae rhizoma und Taraxaci radix.

Studienart. Feldstudie (Phase IV) mit 17517 Patienten aller Altersklassen. Die Patienten wurden in 3 Altersgruppen eingeteilt: 1. P. < 40 Jahre, 2. P. zwischen 40 und 60 Jahren und 3. P. > 60 Jahre.

Behandlungsart. 3mal täglich 50 Tropfen des Präparates über einen Zeitraum von 4 Wochen.

Prüfkriterien. Der Therapieerfolg wurde nach den verschiedenen Indikationen (funktionelle Störung, chronische Entzündung, biläre Dyspepsie, Meteorismus und PCS) und der von den Patienten berichteten Symptomatik ermittelt. Zusätzlich wurde notiert, nach wieviel Tagen eine Änderung der Beschwerden eintrat bzw. nicht eintrat. Die statistische Auswertung erfolgte in einer Großrechenanlage nach dem Programmpaket «Statistical Package for the Social Science (= SPSS).

Ergebnis. In der Tab. 5.7 ist die Beurteilung des Therapieerfolges bei den einzelnen Indikationen in Prozenten aufgelistet. Die Therapieerfolge waren bei allen Indikationen bei gleichzeitig sehr niedriger Nebenwirkungsrate gleich gut oder sehr gut. Die Patientengruppe bis 40 Jahre sprach besser auf die Behandlung an als die Seniorengruppe. Geschlechtsabhängige Untersuchungen konnten nicht registriert werden. In den meisten Fällen trat die Wirkung bereits nach 1–2 Wochen ein. (Tab. 5.7)

5.4.2.4 Phytopräparate

Es überwiegen die **Kombinationspräparate.** In ihnen ist die choleretisch-cholagoge Drogenkomponente häufig mit spasmolytisch, antiphlogistisch, karminativ, sedierend, analgetisch oder bakterizid wirkenden Drogenbestandteilen kombiniert. Dies ist sinnvoll, da es bei den Gallenwegserkrankungen nur selten genau abgrenzbare Krankheitseinheiten gibt. Außerdem gehen zahlreiche Cholepathien mit Entzündungen und Krampfneigung als Folge einer vegetativen Übersteuerung einher.
Die Kombination von Choleretika/Cholagoga mit Laxantien ist in den meisten Fällen *unbegründet*, da Laxantien die normale Regulierung der Darmtätigkeit stören und nichts zur kausalen Behandlung beitragen.

Tab. 5.7: Beurteilung des Therapieerfolges des Phytopräparates bei den einzelnen Indikationen in Prozent.

	Erfolg			
Indikation	**Sehr gut**	**Gut**	**Mäßig**	**Klein**
Funktionelle Störung	38,6	47,5	10,4	3,5
Chronische Entzündung	27,2	51,7	16,5	4,6
Biliäre Dyspepsie	27,6	51,3	17,8	3,3
Meteorismus	35,5	46,5	14,2	3,8
PCS	33,8	49,7	12,8	3,7
Kombination 1–5	33,7	49,2	14,4	2,7

(Frühwirth, 1986).

Monoextrakt-Präparate

z. B. Panchelidon und Cholarist (Chelidonium-Extr.)
Oddibil (Fumaria-Extr.)
Choloplant (Curcuma-Extr.)
Löwenzahn-Pflanzensaft Kneipp und Taraleon (Taraxacum)
Kneipp Rettich-Pflanzensaft (Raphanus)
Curcumen (Curcuma-xanthorh.-Extr.)
Salus Schafgarben-Tropfen (Achillea millefolium-Extr.).

Kombinationspräparate

Zu den in diesen am häufigsten enthaltenen gallenwirksamen Extrakten gehören Drogen-Extrakte von Chelidonium, Taraxacum, Curcuma, Mentha pip., Chamomilla, Cynara, Art. absinthium, Gentiana, China, Cnicus benedictus und Boldo.

Kombiniert werden die typischen galletreibenden Drogen häufig mit:
Organextrakten (z. B. Fel tauri), *Heparinoiden* oder *Verdauungsenzymen* (z. B. Pankreatin, Lipase, Amylase),
Spasmolytisch wirkenden Drogen (z. B. Liquiritia oder Belladonna),
Karminativ wirkenden Drogen (z. B. Carum, Foeniculum, Zedoaria, Galanga),
Antiphlogistisch wirkenden Drogen (z. B. Chamomilla, Glyzyrrhiza),
Sedierend wirkenden Drogen (z. B. Valeriana oder Hypericum),
Abführdrogen (z. B. Frangula, Aloe, Rheum, Senna und Cascara).

Präparatebeispiele:

Aristochol N	Chol-Truw (H)
Chol-Kugletten	Chelidophyt N
Cholagutt N	Neurochol N
Cholagogum N Nattermann	Betulum
Cholongal	Cheihepar N
Esberigal N	Cefachol N
Poikicholan	Galenavowen N

Tee-Rezepturen und Tinkturen

Wie bei den Kombinationspräparaten kombiniert man die ausgesprochenen galle- und leberwirksamen Drogen je nach dem im Vordergrund stehenden Krankheitsbild mit karminativ, spasmolytisch, antiphlogistisch oder sedierend wirkenden Drogen:

Beispiel 1
Rp:
Fructus Silybi (Cardui Mariae)
Rad. Taraxaci c. herba
Herba Absinthii
Herba Cardui benedicti
Fol. Menthae pip. aa ad 100,0

Beispiel 2
Rp:
Herba Chelidonii 90,0
Rad. Taraxaci c. herba 40,0
Fructus Carvi
Fructus Foeniculi
Rad. Gentianae
Flor. Chamomillae
Rhiz. Rhei aa 10,0

Beispiel 3
Rp:
Rad Taraxaci c. herba
Herba Chelidonii
Herba Marrubii
Fol. Menthae pip.
Rhiz. Calami
Cort. Frangulae aa 50,0

Beispiel 4
Rp:
Tct. Silybi (Cardui Mariae)
Tct. Absinthii
Tct. Foeniculi comp.
Tct. Chamomillae
Tct. Belladonnae aa 10,0

Beispiel 5
Rp:
Tct. Carminativae
Tct. Strychni
Tct. Absinthii aa 10,0
Tct. Valerianae aeth. 15,0
Ol. Carvi 5,0

5.5 Akute und chronische Diarrhoe, M. Crohn, Colitis ulcerosa, Divertikulose

5.5.1 Anwendungsgebiete und Behandlungsprinzipien

Anwendungsgebiete

Die **akute Diarrhoe** kann rein funktionell bedingt und ohne Entzündungssymptomatik sein. Als weitere Ursachen kommen virale, bakterielle, mykotische und parasitäre Infektionen (infektiöse Durchfälle), ferner Intoxikationen mit Schwermetallen, Alkohol, Laxantien, Zytostatika, Antibiotika oder Strahlenschäden in Frage.

Ursache **chronischer Diarrhöen** können sein: infektiöse Enzephalopathien, organische Darmerkrankungen, Dünndarmstörungen, gastrogene Störungen, Laxantienabusus, Pankreasinsuffizienz, hepatobiliäre Erkrankungen, Nahrungsmittelallergien, parasitäre Infektionen, chronische intestinale Ischämie, neurogene Störungen (z. B. bei Diabetes

Therapiestudien

Therapiestudie-Beispiel 1

Indikation. Symptomatische Divertikulose.

Präparateform. 100 g Granulat enthaltend 52 g Plantago ovata Samen und 22 g Plantago ovata Samenschalen.

Studienart. Kontrollierte Doppelblindstudie bei 24 Frauen und 16 Männern mit Passagestörungen: Obstipation, Wechsel von Diarrhoe und Obstipation, Diarrhoe, falsche Diarrhoe mit einer flüssigen Entleerung nach Absetzen harter Stühle, Abdominalschmerzen. Die Divertikulose wurde durch Bariumsulfateinlauf diagnostiziert.

Behandlungsart. Vor dem Frühstück und nach dem Abendessen je 2 Teelöffel des Phytopräparates (insgesamt 20 g/Tag) oder Plazebo über einen Zeitraum von 8 Wochen. 1 Woche lang erhielten die Patienten das Analgetikum Visceralgine forte (nach Bedarf 0–4 Tabl./Tag).

Prüfkriterien. Erfaßt wurden die Stuhleigenschaften Schmerzintensität, Abdominalbeschwerden, Blähungen. Die Beurteilung des Schweregrades der Erkrankung erfolgte mit einer Punkteskala von 0 bis 14, 7 Tage vor Studienbeginn.

Ergebnis. Die Behandlung mit dem Phytopräparat führte zu einer statistisch signifikanten Besserung des Schweregrades der Erkrankung gegenüber Plazebo (p > 0,01). (Tab. 5.11) Bei mit Verum behandelten Patienten waren die Stuhlentleerungen häufiger normal (p < 0,001) (Tab. 5.12) sowie der Spasmolytikaverbrauch um 37 % geringer als unter Plazebo (p < 0,00001) (Tab. 5.13) (Ligny, 1990).

Therapiestudie-Beispiel 2

Indikation. Stuhlunregelmäßigkeiten bei irritablem Kolon, Divertikulose, Anus praeter, Adjuvans bei M. Crohn.

Präparateform. 100 g Granulat enthaltend 65 g Plantago ovata Samen und 2,2 g Plantago ovata Samenschalen.

Studienart.
Colon irritabile: Offene Kontroll-Studie an 17 Patienten.
Divertikulose: Offene Kontroll-Studie an 21 Patienten.
Morbus Crohn: Offene 6monatige kontrollierte Studie an 31 Patienten.

Tab. 5.11: Einfluß des Phytopräparates auf die symptomatische Divertikulose.(Ligny 1990)

Scores	0–1	2–3–4
Plazebo	28	12 (30 %)
Phytopharmakon	37	3 (7,5 %)

Aufschlüsselung nach dem Schweregrad der Symptomatik nach 8 Wochen Behandlung $\xi^2 = 6{,}64$ ($\rho < 0{,}01$)

Tab. 5.12: Einfluß des Phytopräparates auf die Stuhlkonsistenz. (Ligny 1990)

Stuhl	Anormal (flüssig–hart)	normal (weich geformt, geformt)
Plazebo	15	25 (62,5 %)
Phytopharmakon	2	38 (95 %)

Aufschlüsselung hinsichtlich Stuhlkonsistenzen nach 8 Wochen Behandlung $\xi^2 = 12{,}62$ ($\rho < 0{,}01$)

Tab. 5.13: Einfluß des Phytopräparates auf den Analgetikum-Verbrauch. (Ligny, 1990)

Plazebo	Median	124
	Unteres Quartil	74
	Oberes Quartil	162
Phytopharmakon	Median	78
	Unteres Quartil	74
	Oberes Quartil	108

Vergleich des Visceralgine-Verbrauchs (Zahl der Tabletten) während 8 Wochen Behandlung mit Plazebo oder Phytopharmakon, Wilcoxon Test: signifikanter Unterschied mit $\rho < 0{,}00001$

Akute Diarrhoe: Offene Kontroll-Studie an 22 Patienten mit akuter Diarrhoe und 28 Patienten mit chronischer Diarrhoe.
Anus praeter: Offene kontrollierte Studie an 20 Patienten.

Behandlungsart. 3mal täglich 1–2 Teelöffel bzw. 2 Teelöffel nach dem Abendessen. Behandlungszeit je nach Indikation 5 Tage und 3 bis 6 Monate. Bei M. Crohn erfolgte zusätzlich Basismedikation mit Sulfasalazin und Kortikoiden.

Prüfkriterien. Registriert wurden Stuhlfrequenz, Stuhlkonsistenz und Stuhlpassagezeit. Zusätzlich wurden stichprobenartig makroskopische Untersuchungen der Darmschleimhaut, sowie die Elektrolytresorption und Blutwerte kontrolliert.

Ergebnisse
Colon irritabile
Nach 3 Tagen kam es bei 84 % der Patienten zu einer normalen Stuhlentleerung. Am 4. Tag waren diese Stühle im Mittel von weichgeformter Konsistenz.
Divertikulose
Es kam bereits am 4. Tag zu einer Normalisierung der Darmpassagezeit.
Morbus Crohn
Siehe Abb. 5.21 und 5.22.
Nach der Prüfzeit von 6 Monaten hatte sich die Zahl der Stuhlentleerungen von durchschnittlich 3,79 auf 2,19 Entleerungen/Tag vermindert ($p < 0{,}001$). Die Frequenz der Entzündungsschübe hatte sich bei Außerachtlassen von Perioden aktiver Entzündungsschübe von 2,71 auf 2,0 reduziert. Die Konsistenz der Stühle hatte sich signifikant verfestigt. (Koch, 1984)
Akute und chronische Diarrhoe
Im Vergleich zur mittleren Stuhlfrequenz vom 7/Tag vor der Behandlung reduzierte sich diese am 1. Tag auf 3,28, am 2. Tag auf 1,67 und am 3. Tag auf 0,81/Tag. Am 2. Tag hatte kein Patient mehr flüssige Stühle. Am 3. Tag der Behandlung hatte nur noch ein Patient mehr als einen Stuhlgang.
In einer 2. Studie verringerte sich die mittlere Stuhlfrequenz innerhalb einer Woche um 54 %. Die Konsistenz veränderte sich von flüssig-breiig auf weich geformt bis fest.
Anus praeter
In allen Fällen konnte innerhalb einer Woche eine signifikante Stuhlverfestigung ($p < 0{,}01$) nachgewiesen werden (Koch, 1984).

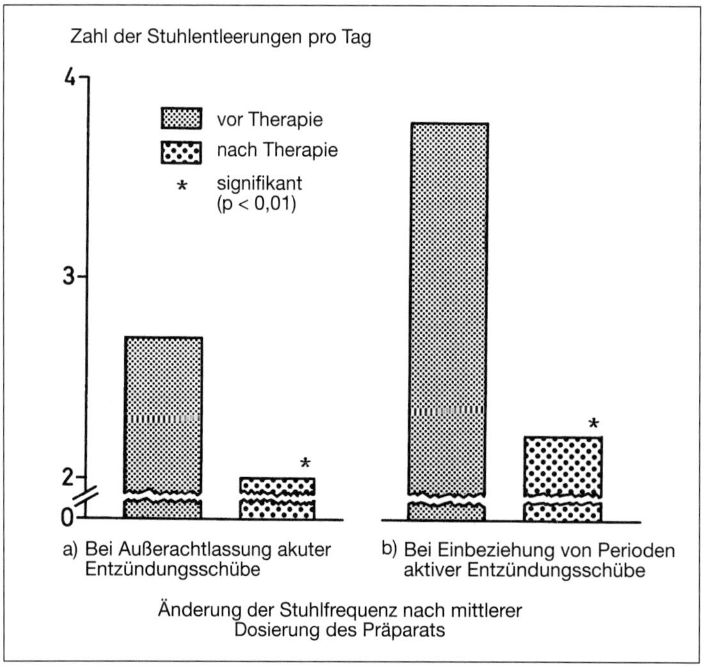

Abb. 5.21: Einfluß des Phytopräparates auf die Stuhlentleerung (Koch 1984).

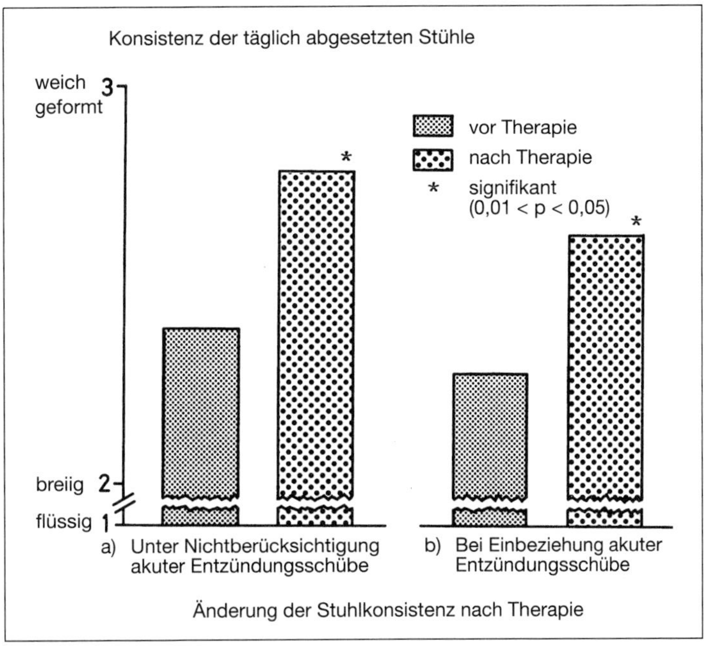

Abb. 5.22: Einfluß des Phytopräparates auf die Konsistenz von Stühlen (Koch 1984).

Diätmaßnahmen

Bei Durchfällen jeder Art sind «scharfe» Speisen, Gewürze, Kaffee und Rohkost zu meiden.
Anstelle von Präparaten können auch diätetische Maßnahmen ausreichend sein, z. B. Verabreichen von Reisschleim oder Haferschleim, Karottensuppe, Bananen-Pürree oder geriebenen Äpfeln.

5.5.2.4 Antidiarrhoika mikrobieller Herkunft

Hauptindikationen. Durch Infektionen, Fehlernährung, medikamentöse Therapie (z. B. Antibiotika) hervorgerufene Diarrhöen, Meteorismus, Colitis ulcerosa und M. Crohn (chronische entzündliche Darmerkrankungen).

Mikroorganismen und deren Stoffwechselprodukte (Übersicht)

Saccharomyces-Arten: Z. B. Saccharomyces boulardii (= S. cerevisiae Hansen [CBS 5926] = ScH CBS 5926).
Lactobacillus acidophilus: Lactobacterium acidophilum und bifidum.
Escherichia coli-Bakterien: Streptococcus faecalis, Bac. subtilis.

Saccharomyces boulardii

Bei Saccharomyces boulardii handelt es sich um einen großtechnisch gewonnenen ursprünglich *tropischen Hefewildstamm*, der aus lyophilisierten, noch lebenden Zellen besteht.

Wirkmechanismus

Dieser Hefestamm *regeneriert und stabilisiert die natürliche, physiologische Darmflora*, indem er präventiv und kurativ die Ansiedlung exogener pathogener Keime z. B. von Candida albicans, Shigellen-, Proteus- oder Pseudomonas-Bakterien *verhindert* und die Vermehrung vorhandener fakultativ pathogener Arten *hemmt* (Ducluzeau u. Bensaada, 1982). Gleichzeitig *fördert* der Hefestamm selektiv das Wachstum der physiologischen Darmsymbionten (z. B. Laktobakterien, Bifidus-Bakterien) oder physiologischen Kolibakterien. Durch die Normalisierung des intestinalen Milieus klingen entzündliche Schleimhautveränderungen ab. Das Hefepräparat *verbessert* außerdem die *humorale und zelluläre Immunabwehr* durch Stimulierung der IgA-Produktion und Steigerung der Proliferationsrate von zytotoxischen und T8-Suppressor-Lymphozyten. Dadurch wird der immunsuppressive Effekt einer Chemotherapie kompensiert.
(Siehe hierzu Seguela u. Llanes, 1982; Massot et al., 1977.)

Klinik

Es gibt eine Vielzahl von klinischen Studien, einige davon als *Doppelblindstudien*. In allen Studien wird übereinstimmend berichtet, daß die Diarrhöen rasch gestoppt, die Konsistenz der Stühle verbessert, die Anzahl der Stühle verringert und die allgemeine Symptomatik gebessert werden konnte. Über besonders gute Ergebnisse wurde bei Antibiotika-induzierten Diarrhöen, Reise-/Sommerdiarrhöen und Durchfallerkrankungen im Säuglingsalter berichtet (Lit. loc. cit. bei Hagenhoff, 1990; Surawicz et al., 1989; Beilage Sacch. boulardii zu Pharm. Ztg., 1990, und Perenteral-Broschüre Thiemann Arzneimittel, 1984).

Therapiestudie

Indikation. Diarrhöen als Folge einer parenteralen überwiegend multiplen Antibiotika-Behandlung mit und ohne nasogastraler Sondenernährung.

Präparat. Saccharomyces-cerevisiae-Präparat (1 Kapsel Sacch. cerevisiae Hansen enthält 50 mg, entsprechend 1 Milliarde lebensfähiger Hefezellen).

Studienart. Doppelblindstudie mit 180 stationären Patienten, die eine Antibiotikabehandlung erhielten.

Behandlungsart. Die orale Behandlung wurde 1 Tag vor der ersten Antibiotikagabe begonnen und 2 Wochen nach Absetzen der Antibiotika beendet. Die Patienten erhielten 3mal täglich 1 Kapsel des Präparates.

Prüfkriterien. Dokumentation der Zahl von wäßrigen Stühlen, wobei mindestens 3 wäßrige Stühle an zwei aufeinanderfolgenden Tagen als Diarrhöen definiert wurden.

Ergebnis. Wie aus der Graphik (Abb. 5.23) hervorgeht, traten unter der Behandlung Diarrhöen wesentlich seltener auf (9,5 %) als in der Plazebogruppe (22 %). In der Patientengruppe ohne nasogastrale Sondenernährung war der Unterschied mit 4,6 % gegenüber 22 % Diarrhöen noch deutlicher zugunsten der behandelten Gruppe.

Lebende bzw. abgetötete apathogene Enterobakterien, bakterielle Autolysate und ihre Stoffwechselprodukte zur mikrobiologischen Darmtherapie

Von diesen Präparatetypen wird angenommen, daß sie wie Hefepräparate die *Regeneration der physiologischen Darmflora fördern* (siehe hierzu Grein-

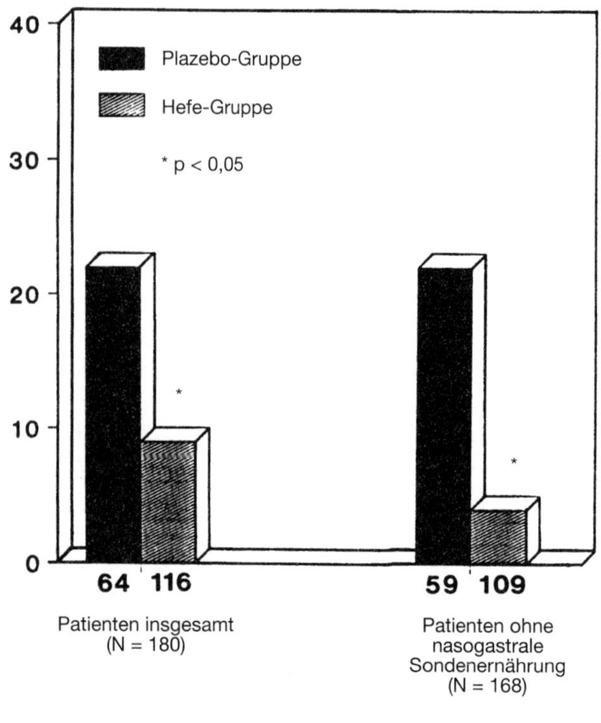

Abb. 5.23: Diarrhoe-Inzidenz bei mit Antibiotika therapierten Patienten unter adjuvanter Behandlung mit Hefe bzw. Plazebo (Surawicz et al. 1989).

wald, 1991; Schütz, 1991). Der Aufbau einer Schutzflora soll in Form einer oralen Substitution mit Bifidobakterien, Laktobazillen und Streptokokken erfolgen. Kürzlich konnte durch In-vitro-Experimente bewiesen werden, daß abgetötete Escherichia-coli-Bakteriensuspensionen (Stamm Nissle 1917, SK 22) Makrophagen der C57Bl/6-Maus zur Freisetzung von Interleukin-6 (IL-6) und des Tumornekrosefaktors sowie zur Freisetzung von Sauerstoffradikalen zu stimulieren vermochten. Es wird angenommen, daß für die Stimulierung außer Lipopolysacchariden noch andere bakterielle Produkte verantwortlich sind (Hockertz, 1991). Demnach würden z.B. E.-coli-Präparate ihren Effekt auf Durchfallerkrankungen als Folge exzessiver Antibiotikatherapien primär einem immunstimulierenden Effekt verdanken. Die Notwendigkeit und Nützlichkeit der Verabreichung von Bifidobakterien wird allerdings von wissenschaftlicher Seite bestritten. Dagegen wird die *Gabe von L(+)-Milchsäure* oder diese enthaltende Produkte (z.B. Sauermilch) für die Entwicklung der für jeden einzelnen Menschen spezifischen Kombination von Milchsäurebakterien der Darmflora für nützlich angesehen.

Die **Indikationen** für die prophylaktische oder therapeutische Anwendung dieser Präparate decken sich in etwa mit denen der Hefepräparate.

Therapiestudie

Indikation. Funktionelle oder chronisch entzündliche Darmerkrankungen (Colon irritabile, M. Crohn, akute und chronisch rezidivierende Diarrhoe).

Präparat. 25×10^9 KBE[1] Gefriergetrocknete voll verwendungsfähige Escherichia coli-Bakterien Stamm Nissle 1917 pro Hartgelatine Kapsel[2].

Studienart. Multizentrische retrospektive Studie an insgesamt 1074 Patienten mit den oben angegebenen Hauptindikationen.

Behandlungsart. In der Regel 2 Kapseln mit 25×10^9 Keimen täglich über einen Zeitraum von 1–2 Wochen bei akuten Diarrhöen, 4–8 Wochen bei funktionellen Darmerkrankungen mit 4–16 Wochen bei organisch chronisch-entzündlichen Darmerkrankungen.

Prüfkriterien. Beurteilung anhand einer Fünfstufen-Skala von Prüfarzt und Patient (sehr gut, gut, zufriedenstellend, mäßig, unbefriedigend, keine Angaben).

Ergebnis. In der Tabelle (5.14) sind die Beurteilungen durch die Prüfärzte bei den verschiedenen Erkrankungstypen aufgelistet. Aus diesen geht hervor: überwiegend sehr gute (55–60 %) bis gute (33–40 %) Verträglichkeit. Die Wirksamkeit lag in der Bewertungsskala «sehr gut» bei 35–58 %, «gut» bei 33–45 % und «zufriedenstellend» bei 11–17 % (Schütz, 1989).

[1] KBE = Koloniebildende Einheiten
[2] Präparateversion schwach 5×10^9 KBE
Präparateversion für Kinder 1×10^9 KBE.

5.5.2.5 Antidiarrhoika mit spasmolytischer und karminativer Wirkung

Hauptindikation: Colon irritabile.
Präparate dieses Typs sind keine klassischen Antidiarrhoika, denn das Krankheitsbild ist durch wechselnde Zustände von Diarrhöe und Obstipation gekennzeichnet. *Vorrang* bei der Behandlung haben Präparate mit *spasmolytischer* bzw. *anticholinergischer* Wirkung. Pankreas-Enzym-Präparate werden heute zur Behandlung des Colon irritabile nicht mehr als sinnvoll erachtet.

Ätherischöldrogen (Tab. 5.15)

Chemie

Menthol, Carvon und **Fenchon** als Hauptverbindungen dieser Öle stellen *monozyklische Monoterpene* dar. Charakteristisch für diese Strukturen sind Sauerstoffunktionen im Molekül (OH, C = O-Gruppen).
Anethol und **Anisaldehyd** leiten sich von einer *Phenylpropanstruktur* ab. Sie entstammen nicht dem Terpen- sondern dem Kohlenhydratstoffwechsel (Strukturformel S. 127).

Pharmakologie

Menthol und die anderen Verbindungen wirken *karminativ (sekretolytisch), spasmolytisch* und wie Menthol auch *choleretisch.*

Das **Pfefferminzöl** wirkt am Ileum der Katze in einer Verdünnung von 1:20000 *spasmolytisch.* Die Wirkung kann durch Bariumchlorid und Acetylcholin aufgehoben werden (Gunn, 1920). Die spasmolytische Wirkung beträgt nach Untersuchungen von Brandt (1988) etwa $\frac{1}{25}$ der Papaverinwirkung. Vermutlich ist diese Wirkung auf einen *Ca-antagonistischen Effekt* zurückzuführen (Taylor et al., 1985).

Tab. 5.14: Wirksamkeit eines Bakterien-Präparates – Beurteilung durch die Prüfärzte.

Indikation	Anzahl der Patienten	Sehr gut		Gut		Zufriedenstellend		Mäßig		Unbefriedigend		Keine Angaben	
	n	n	%	n	%	n	%	n	%	n	%	n	%
Akute Diarrhoe	175	101	58	67	38	5	3	1	0,5	1	0,5	–	–
Chronisch rezidivierende Diarrhöe	269	126	47	102	38	26	10	8	3	7	2	–	–
Chronische Obstipation	88	33	38	35	40	12	14	4	5	3	3	1	1
Colon irritabile	228	99	43	75	33	39	17	8	4	6	3	1	1
Colitis ulcerosa	170	60	35	76	45	24	14	5	3	5	3	–	–
M. Crohn	126	49	39	47	37	21	17	4	3	4	3	1	1
Sonstige Indikationen	18	9	50	6	33	2	11	–	–	1	6	–	–
Gesamt	1074	477	44	408	38	129	12	30	3	27	3	3	1

E. Schütz, 1989

Tab. 5.15: Ätherischdrogen zur Behandlung des Colon irritabile.

	Droge	Stammpflanze (Familie)	Hauptwirkstoffe
M	*Menthae folium (aetheroleum) Pfefferminzblätter (Ätherischöl)* DAB 10, ÖAB, Helv VII	Mentha piperita	Ätherischöl mit Menthol, Menthon und Mentholestern
M	*Carvi fructus (aetheroleum) Kümmelfrüchte (Ätherischöl)* DAB 10, ÖAB, Helv VII	Carum carvi	Ätherischöl mit Carvon
M	*Foeniculi fructus (Fenchelfrüchte)* DAB 10, ÖAB, Helv VII	Foeniculum vulgare	Ätherischöl mit Fenchon und Anethol
M	*Anisi fructus (aetheroleum) Anisfrüchte (aetheroleum)* DAB 10, ÖAB, Helv II	Pimpinella anisum	Ätherischöl mit Anethol und Anisaldehyd
	Asa foetida (Stinkasant)	Ferula foetida	Ätherischöl

Klinik

In einer *Doppelblindstudie* mit Pfefferminzöl appliziert in magensaftresistenten Kapseln konnte bei Patienten mit der Indikation Colon irritabile ein *spasmolytischer* und *analgetischer* Effekt bewiesen werden (Rees et al., 1979; Dew et al., 1984).

Externe Therapie. In der Praxis hat sich beim *Reizdarmsyndrom* das Einreiben des Bauchs mit einigen Millilitern Kümmelöl in einer 10 %igen öligen Lösung bewährt.

5.5.2.6 Phytopräparate und mikrobielle Präparate

Antidiarrhoika mit adstringierender Wirkung

Tannalbin (Tanninalbuminat)
Tannacomp (Tannalbuminat + Ethacridinlactat)
Cefadiarrhon (Tormentilla-Extr. + Kamillen-Extr.)
Pektan M (Quercus-Extr.).

Antidiarrhoika mit neuromuskulärer Wirkung

Opium
Tinctura Opii (DAB 10).

Uzarae radix
Uzara Drag. + Lsg. (Stada).

Antidiarrhoika mit adsorptiven und stuhleindickenden Eigenschaften

Semen Psyllii-Präparate:
Agiocur
Mucofalk
Neda Biolax
Pascomucil
Metamucil/-orange.

Aplona (Apfelpektingranulat + hochdisperses Siliciumoxid)
Arabon (Johannisbrotkernmehl + Zusätze)
Kohle-Compretten
Kohle-Hevert
Diarrhoesan (Apfelpektin + Kamillenextrakt)
Kaoprompt-H (Pektin + Kaolin).

Antidiarrhoika mikrobieller Herkunft

Perenterol
(1 Kapsel = 50 mg Sacch. cer. Hansen CBS 59226 = 10^9 lebensfähige Hefezellen + 6,5 mg Lactose und 93,5 mg Saccharose).
Dosierungsempfehlung:
Zur Prävention 3 × tägl. 1 Kapsel, zur Therapie je nach Schweregrad 3 × tägl. 2–4 Kapseln und mehr.

Lebende bzw. abgetötete apathogene Enterobakterien, bakterielle Autolysate und ihre Stoffwechselprodukte zur mikrobiologischen Darmtherapie

Z. B. Acidopilus-Zyma (Acidophilusmilchpulver + Acidophilus-Bakterien),
Hylak N (Konz. der Stoffwechselprodukte von Milchsäurebildern + E. coli),
Omniflora (gefr. Reinkulturen von Lactobacterium-Stämmen),
Omnisept Durchfallkapseln (Lactobacillus acidophilus + Stoffwechselprodukte),
Symbioflor I (lebende Streptococcus faec., Autolysat),
Symbioflor II (lebende Escherichia coli-Zellen + Autolysat),
Mutaflor (lebende E. coli Zellen),
Colibiogen (Stoffwechselprodukte von E. coli-Bakterien),
Bactisubtil (Bazillen-Sporen).

Ätherischöldrogen

Mentacur (0,2 ml Pfefferminzöl in Weichgelatinekapseln mit magensaftresistentem Überzug),
Colpermin (0,2 ml Pfefferminzöl an einen hydrophoben Träger gebunden in Weichgelatinekapseln mit magensaftresistentem Überzug).
AFK-Tee (Anis, Fenchel und Kümmel àa partes).

Teerezeptur
Rp:
Fruct. Anisi
Fruct. Foeniculi
Fruct. Carvi aa 10,0
Fol. Menthae pip. ad 50,0.

5.6 Akute und chronische Obstipation

5.6.1 Anwendungsgebiete und Behandlungsprinzipien

Ursachen der Obstipation

Obstipation kann verschiedene Ursachen haben. In Frage kommen:
- Ballaststoffarme Ernährung und falsche Eßgewohnheiten,
- Bewegungsarmut,
- Psychosomatische Faktoren (z. B. Streß, Anorexia nervosa),
- Extreme Adipositas,
- Medikamente: z. B. Opiate, Ganglienblocker, Anticholinergika, Antazida, Antipyretika, Sympathomimetika, Antidepressiva bzw. Arzneien, die allgemein eine neuromuskuläre Insuffizienz aus-

lösen, wie z. B. der Gebrauch (Mißbrauch) von Laxantien,
- Organische Erkrankungen, z. B. Hämorrhoiden, Colon irritabile, Analfissuren, Entzündungen oder Tumore (Diagnostik!).

Behandlungsprinzipien und -ziele

Die ersten Maßnahmen zur Bekämpfung der Darmträgheit und der habituellen chronischen Obstipation sollten darin bestehen, die Darmperistaltik durch *bewegungsreiche Tätigkeit* und durch eine *ballaststoffreiche Nahrung* (30–50 % Ballaststoffe/Tag) mit niedrigem «Blähpotential» anzuregen.

Wenn diese Maßnahmen keinen Erfolg bringen, können **Füllungsperistaltika** (Quellstoffe) *und/oder auf motorischem Wege* wirksame **pflanzliche Laxantien** zum Einsatz kommen. Sehr häufig ist eine Kombination von Quellstoffen mit einem die Darmflora aufbauenden *«Nährsubstrat»* (z. B. Molke- bzw. Milchzucker, Kefir, Milcheiweiß oder Intestinalbakterien) von Vorteil.

Nur wenn alle Versuche zur physiologischen Darmregulierung zu keinem Ergebnis führen, muß zu *«echten»*, d. h. über *neuromuskuläre Mechanismen* wirkenden *pflanzlichen Laxantien* übergegangen werden. Gemeint sind **Anthranoid-Drogen** vom Typ der Aloe, Sennesblätter, Faulbaumrinde und Rhabarberwurzel. Die sog. «**Drastika**» (z. B. Rizinusöl) werden heute nur noch selten, und zwar nur in akuten Fällen (z. B. nach Wurmkuren oder zur Operationsvorbereitung) angewendet. Gelegentlich findet man sie, wie z. B. die Harzdrogen, noch als Bestandteile von Kombinationspräparaten.

5.6.2 Drogen und Präparategruppen

5.6.2.1 Anthranoid-Drogen (Tab. 5.16, Abb. 5.24)

Chemie

Charakteristisch für die Verbindungen vom Anthranoid-Typ ist ein *trizyklisches, aromatisches Grundgerüst*, in dem der mittlere Ring als *p*-Chinon oder Hydrochinon vorliegt. Nur solche Verbindungen, die je eine OH-Gruppe in Position C-1 und C-8 tragen, wirken abführend. Je nachdem, ob sie im oxidierten oder reduzierten Zustand vorliegen, unterscheidet man **Anthrachinone** oder **Anthrone** bzw. **Anthranole.** Beide Typen kommen in den einzelnen Drogen in der Regel nebeneinander vor. Die einzelnen Anthranoidverbindungen unterscheiden sich voneinander in ihren zusätzlichen Substituenden in den Positionen C-3 und C-6. Einige, wie z. B. die Hauptwirkstoffe von Senna, zeichnen sich durch eine Dianthranol-Struktur aus. Die meisten Anthranoide liegen als *O- oder C-Glykoside vor.*

Typische **Anthrone** enthaltende Drogen: Aloe, Rhamnus purshianus, Cascara sagrada, Senna.
Bevorzugt **Anthrachinone** enthaltende Drogen: Rhamnus frangula und Rheum palmatum.

Pharmakologie, Toxikologie und Anwendung

(siehe hierzu z. B. Maiwald, 1986; Ewe, 1986; Jekat et al., 1990)

Experimentelle Untersuchungen lassen den Schluß zu, daß die eigentliche Wirkform im Dick- und Dünndarm die zuckerfreie reduzierte Anthron- bzw. Anthranol-Form ist, d. h., daß Glykoside im Kolon und Blinddarm durch β-Glykosidasen der Darmbakterien zuvor gespalten und soweit die entstandenen Aglykone in oxidierter Form vorliegen, durch Darmbakterien reduziert werden müssen. Nach Lemli u. Lemmens (1980) sollen allerdings freie Anthrachinone nicht durch Colibakterien und andere Mikroorganismen reduzierbar sein. Ein Teil der Aglykone wird auch im Dickdarm sofort resorbiert, in der Leber an Glucuronsäure gebunden und über die Galle wieder in den Darm ausgeschieden, wo erneute Spaltung und Reduktion erfolgt (enterohepatischer Kreislauf).

Der **Wirkungsmechanismus** der Anthranoidverbindungen ist ein dreifacher:
- Durch Freisetzung von Histamin und Prostaglandinen kommt es zu einer gesteigerten Peristaltik. Diese Wirkung ist als *neuromuskulär* zu verstehen.
- Durch Hemmung der Wasser- und Natriumionen-Resorption aus dem Dickdarm *(antiabsorptive Wirkung oder osmotische Retention)* über die Inaktivierung der membranständigen Natrium/Kalium-ATP-ase und einen gesteigerten Wasser- und Elektrolyteinstrom in das Darmlumen infolge einer erhöhten Permeabilität der Kittleisten der Darmepithelzellen. Wahrscheinlich als Folge einer Entkoppelung der oxidativen Phosphorylierung in den Mitochondrien (Verhaeren, 1980; Ewe, 1986 u. 1988; Sewing, 1982), wirken sie *hydragog*. Diese Wirkung führt zu einem *Dehnungsreiz*.
- Zusätzlich kommt es im Dickdarm noch zu einer *Steigerung der Schleimsekretion* (Schlemmer, 1984).

Über die neuesten pharmakologischen Untersuchungsergebnisse mit der Sennadroge und Sennosiden informiert ein Proceeding-Band aus dem Jahre 1988 (Lemli u. Leng-Peschlow, 1988).

Tab. 5.16: Abführend wirkende Anthranoid-Drogen mit ihren Hauptwirkstoffen.

	Droge	Stammpflanze	Hauptwirkstoffe
M	*Aloe (Kap- oder Barbados-Aloe)* DAB 9 DAB 10, ÖAB, Helv VII	Aloe ferox, A. barbadensis, A. spicata u. Hybride	25–40 % Aloeemodin-anthron-C-Glykoside (Aloin A, B, Aloinoside A, B), ferner Aloe- Resine
M	*Frangulae cortex (Faulbaumrinde)* DAB 10, ÖAB, Helv VII	Rhamnus frangula Verfälschung: Rhamnus fallax	6–9 % Anthrachinonglykoside, vorwiegend Glucofrangulin A und B und Franguline A und B, daneben Glucoside des Emodins, Physcions und Chrysophanols
M	*Rhamni purshiani cortex (Cascara sagrada-Rinde) oder amerikanische Faulbaumrinde* DAB 10, ÖAB, Helv VII	Rhamnus purshianus	Mind. 8 % Hydroxyanthracenderivate, davon mind. 60 % Cascaroside (Cascaroside A, B, C und D), sowie Aloin und Chrysaloin und 10–20 % Glykoside des Aloe-Emodins, Emodins und Chrysophanols
M	*Rhamni catharticae fructus (Kreuzdornbeeren)*	Rhamnus cathartica	0,7–1,4 % Hydroxyanthracen-Verbindungen (Emodin-Anthrone u. Anthrachinone), ferner färbende Flavonolglykoside
M	*Sennae folium und fructus (Sennesblätter und -schoten)* DAB 10, ÖAB, Helv VII	Cassia angustifolia, C. sennae	Bis 3 % Dianthronglykoside mit den Sennosiden A, B, C und D, ferner Aloeemodin- und Reinmonoglucoside
M	*Rhei radix (Rhabarberwurzel)* DAB 10, ÖAB, Helv VII	Rheum palmatum, Rh. officinale Verfälschung: Rheum rhaponticum	3–12 % Anthrachinon-Glykoside, davon 60–80 % Glykoside des Rheumemodins, Aloe-Emodins, Rheins, Chrysophanols und Physcions; 10–25 % Dianthronglykoside und 5–10 % Gerbstoffe

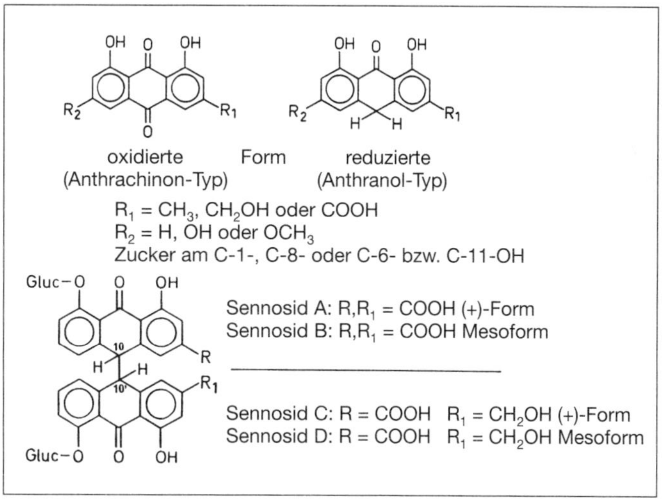

Abb. 5.24: Strukturformel der wichtigsten Anthranoidwirkstoffe.

Die Anthranoidverbindungen führen 6–10 Stunden nach Einnahme dosisabhängig zu mehr oder minder starken durchfallartigen Stühlen.
Die *Anthranoid-Drogen sind mit abnehmendem laxierenden Effekt wie folgt anzuordnen:*
Aloe > Cascararinde > Sennesblätter > Faulbaumrinde > Sennesfrüchte > Rhabarberwurzel > Kreuzdornbeeren.

Nebenwirkungen

! Als unerwünschte Nebenwirkungen *bei chronischem Gebrauch* kommen in Betracht:
- *Elektrolytverlust*, insbesondere Hypokaliämie, die wiederum die Obstipation fördert. Bei Laxantiengebrauch kann es mitunter zu einem Kalium-

verlust von 100 bis 140 mval/Tag (normal 10 mval) kommen.

- Schädigung des neuromuskulären Apparates (Auerbachscher Plexus) und Ausbildung eines sog. «*Laxantienkolons*».
- Entwicklung einer *Pseudomelanosis coli* (schellenartige, braune Pigmenteinlagerung in den Dickdarm), die nach Absetzen des Mittels wieder reversibel ist (Weber, 1988).
- Chronische Nierenschäden.
- *Kolikartige Schmerzen* im Unterleibsbereich können besonders bei *Aloe* und Sennesblättern auftreten, weniger oder selten bei Faulbaumrinde und den Senna-Reinglykosiden bzw. gereinigten Sennaextrakten.
- Über eventuelle *mutagene* Wirkungen liegen noch keine abschließenden experimentellen Ergebnisse vor.
- Im Langzeitversuch an Mäusen konnten nach Verabreichung von Sennosiden und Danthron (Merck) über 16 Wochen weder optisch noch lichtmikroskopisch Veränderungen an Dünn- und Dickdarm festgestellt werden (Dufour u. Gendre, 1988). Nach einer von May 1982 erstellten Dokumentation konnten in 700 Fällen von koloproktologischen Kranken Nebenwirkungen registriert werden, die eindeutig auf mißbräuchliche Anwendung von Laxantien (Aloe, Senna, Diphenylmethan-Verbindungen) zurückzuführen waren. Die nachweisbaren Befunde konzentrierten sich auf
- Defizite im Elektrolythaushalt,
- Lokale Reizung und Entzündung in der Anal- und Rektumregion,
- Direkt entzündliche Veränderungen der Dickdarmschleimhaut und
- Fehlreaktion des Kolons bei spastischer Ausgangslage auf Anthranoide und Diphenylmethan enthaltende Präparate.

Kontraindikationen. *Gravidität* und *Stillzeit, Menstruation, Hämorrhoiden* und *Darmentzündungen* stellen Kontraindikationen für Anthranoidpräparate dar (siehe hierzu Westerndorf 1993). Von Kemper (1985) werden bis zu 20 mg Anthranoide/Tag ber. als 1,8-Dihydroxyanthrachinon bei bestimmungsgemäßem oder bei gewohnheitsmäßigem Gebrauch als risikolos angesehen.
Bei der Verordnung von Anthranoid-Laxantien ist zu beachten, daß ein längerer Gebrauch zu einer *Toleranzentwicklung* führt und einen Circulus vitiosus in Gang setzt, der letztlich die Obstipation wieder verstärken kann.

5.6.2.2 Rizinusöl und Harze (Tab. 5.17, Abb. 5.25)

Rizinusöl

Chemie

Das Rizinusöl enthält bis zu 80 % eines Triglycerides (Trizinolein), in dem die *Rizinolsäure*, eine 12-Hydroxyölsäure (12-Hydroxy-9,10-cis-octadecensäure), mit Glycerin verestert vorliegt.

$$CH_3{-}(CH_2)_5{-}\underset{\displaystyle OH}{\underset{|}{CH}}{-}CH_2{-}CH{=}CH\,(CH_2)_7\,COOH$$

Rizinolsäure
(Ricinus communis)

Abb. 5.25: Strukturformel von Rizinolsäure.

Pharmakologie

Die Wirkform ist die im Darm durch Lipasewirkung in Gegenwart von Gallenflüssigkeit freigesetzte Rizinolsäure bzw. ihr Na-Salz. *Rizinolsäure* wirkt im Dick- und Dünndarm als Seife *direkt* auf die *Darmmotorik* und vermutlich *indirekt* über die Freisetzung von Prostaglandin E_2 und Hemmung der Adeninnukleotid-Transferase. Rizinolsäure wirkt somit *antiabsorptiv* und *hydragog*. Bei hoher Dosierung (10–30 g Öl) kommt es schon nach 2–4 Std., bei niedriger Dosierung nach etwa 8 Std. zur Stuhlentleerung.

Glykosidharze

Chemie

Die stark reizend wirkenden *Glykosidharze (Glykoresine)* sind aus Mono- oder Dihydroxyfettsäuren, kurzkettigen Säuren und Zuckern zusammengesetzte höhermolekulare Verbindungen.

Pharmakologie

Die Abführwirkung soll im Gegensatz zum Rizinusöl an die genuinen Glykosidharze gebunden sein. Der Wirkmechanismus dürfte dem des Rizinusöls entsprechen. Die Wirkung ist, da sie bereits im Laufe von 1–2 Std. eintritt, als drastisch zu bezeichnen.

Tab. 5.17: Abführend wirkende Drogen.

	Droge	Stammpflanze	Hauptwirkstoffe
	Ricini oleum (Rizinusöl) DAB 10, ÖAB, Helv VII	Ricinus communis	Fettes Öl, davon ca. 80 % als Glycerid der Rizinolsäure (Triricinolein)
	Jalapae purgae tuber (Jalapenwurzel)	Ipomoea purga	Glykosidharze (Glykoresine)
	Scammoniae radix (Skammoniawurzel)	Ipomoea orizabensis, Convolvulus scammonia	Glykosidharze (Glykoresine)
M	*Colocynthidis fructus (Koloquinthen)*	Citrullus colocynthis	Cucurbitacine

Cucurbitacine

Chemie

Cucurbitacine besitzen ein C-30-Steroidgerüst mit hohem Sauerstoffgehalt.

Pharmakologie

Die drastische Abführwirkung kommt auf gleichem Wege wie bei den Glykosidharzen zustande. Cucurbitacine wirken ebenfalls stark reizend auf die Schleimhäute des Darmes.

5.6.2.3 Füll- und Quellmittel

Siehe dazu Kap. 5.5: «Durchfallerkrankungen», sowie Tab. 5.18 und Abb. 5.26.

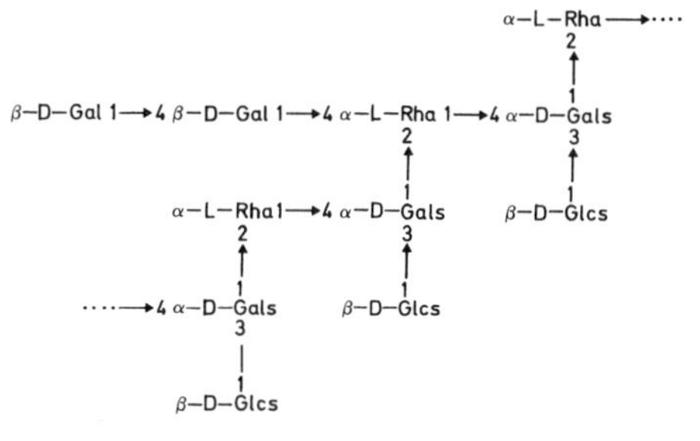

Strukturfragment (Undecasaccharid-Untereinheit) des Althaea-Schleimes (Althaea officinalis)

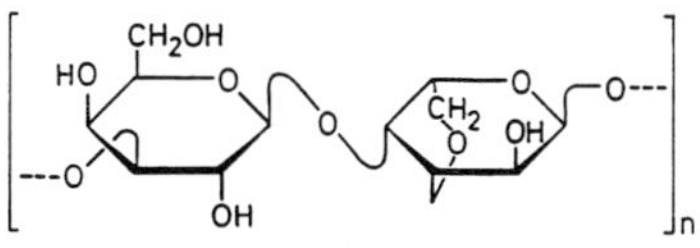

Agar (Gelidium Arten)

Abb. 5.26: Grundstrukturen schwach abführend wirkender Zuckerpolymere (Polysaccharide – Pflanzenschleime).

5.6.2.4 Osmotika

Siehe dazu Tab. 5.19.

Chemie

Die **Pflanzenschleime** sind hochmolekulare Polysaccharide mit einem MG von ca. 50 000 bis ca. 2 Millionen. Man unterscheidet *neutrale und saure Schleime*, und je nach Zuckerzusammensetzung *Glucomannane, Mannane, Galaktomannane, Xylane* oder *Rhamnogalakturane.*

Pharmakologie

Pflanzenschleime werden nicht oder nur geringfügig abgebaut und *nicht resorbiert.*
Bei Applikation der ganzen Droge kommt es wie z. B. beim **Flohsamen** zur *Quellung* um das 2- bis 3fache des Volumens. Dasselbe ist der Fall auch beim **Leinsamen,** mit dem Unterschied, daß hier der Schleim langsam auch in die Umgebung abgegeben wird. **Tragant** und **Agar** quellen bis zum 15fachen ihres Volumens und bilden ein schleimiges Gel. Durch die Volumenvermehrung im Dickdarm wird ein *Dehnungsreiz* und damit über den *Auerbachschen Plexus* eine *verstärkte Peristaltik* ausgelöst. Darüber hinaus übt der Schleim einen *Gleiteffekt* aus und liefert einen weich geformten Stuhl.
Alle Quellmittel benötigen *ausreichend Flüssigkeit.* Als Faustregel gilt 16:1, also etwa 150 ml Flüssigkeit auf 1 Eßlöffel Leinsamen. Sie sollten nicht zu den Mahlzeiten, sondern *zwischen den Mahlzeiten* gegeben werden.

Leinsamen sollten *ungeschrotet* und ebenfalls im Gegensatz zu den anderen Quellmitteln *nur zwischen den Mahlzeiten* eingenommen werden.
Zur Frage von möglichen *Nebenwirkungen* bei Semen Lini siehe Behandlung von Magenulzera, Kap. 5.2 (Schilcher, 1986). Auf eine Kombination mit Darmflora-Nährsubstraten wurde bereits hingewiesen.

Tab. 5.18: Abführend wirkende pflanzliche Füll- und Quellmittel.

	Droge	Stammpflanze	Hauptwirkstoffe
M	*Psyllii semen (Flohsamen)* Helv VII	Plantago afra, ovata, arenaria und psyllium	10–25 % neutrale und saure Schleime bestehend aus Xylose, Arabinose, Rhamnose, Uronsäuren und anderen Zuckern
M	*Lini semen (Leinsamen)* DAB 10, ÖAB, Helv VII	Linum usitatissimum	40 % fettes Öl, 3–6 % saure Schleime bestehend aus Galaktose, Arabinose, Xylose, Rhamnose und Uronsäuren, ferner zyanogene Glykoside
	Tamarindorum pulpa (Tamarindenmus)	Tamarindus indica	Invertzucker (25–40 %, Pectine, Fruchtsäuren (ca. 14 %)
	Caricae (Feigen)	Ficus carica	Ca. 50 % Invertzucker, Schleim, Pectin und Fruchtsäuren
	Weizenkleie	Triticum aestivum	Ca. 63 % Kohlenhydratanteil bestehend aus Pentosanen und Hemizellulose, Zellulose, Stärke und Mono- u. Oligosaccharide
	Agar-Agar (Agar) DAB 10, ÖAB, Helv VII	Verschiedene Gelidium- und Ahnfaltia-Arten	Polysaccharide, bestehend zu 70 % aus dem linearen Polysaccharid Agarose und zu 30 % aus saurem Agaropektin, das aus Galaktose- und Galakturonschwefelsäureestern zusammengesetzt ist
	Tragant und Bassorin	Astragalus gummifer	Wasserunlöslicher, quellfähiger Polysaccharidanteil (Bassorin) ca. 60–70 % und wasserlöslicher Polysaccharidanteil (Traganthin), bestehend aus Galaktose und Galakturonsäure

Tab. 5.19: Schwach abführend wirkende Zucker-Verbindungen.

Droge	Gewinnung
Mannitolum (D-Mannit) ÖAB, Helv VII	Gewonnen aus Früchten oder durch katalytische Hydrierung von Glucose
Sorbitolum (D-Glucit) DAB 9, ÖAB 10, Helv VII	Hergestellt durch katalytische Hydrierung von Glucose
Lactulose	Hergestellt aus Lactose (Milchzucker) durch alkalikatalysierte Isomerisierung.

Die **Kleie** besitzt im Vergleich zu den eigentlichen Schleimdrogen nur ein *geringes Quellvermögen*. Ihre «Abführwirkung» ist daher weniger auf eine Volumenvermehrung des Stuhls als auf einen *Stuhlauflockerungseffekt* zurückzuführen. Neuerdings nimmt man an, daß die durch den Bakterienabbau der Kleie gebildeten kurzkettigen Säuren (z. B. Essigsäure, Buttersäure) schwach reizend und dadurch zusätzlich peristaltikanregend wirken.

Da *Weizenkleie Gluten* (= Klebereiweiß) enthält, darf sie *nicht* Patienten mit *Glutenunverträglichkeit* gegeben werden.

Die **Pectine, Lactulose, Invertzucker, Fruchtsäuren** und **Zuckeralkohole** (z. B. *Sorbit, Mannit*), die nicht oder nur in geringem Maße resorbiert werden, wirken auf *osmotischem Wege* ebenfalls volumenvermehrend und peristaltikanregend.
Über die reizmildernde und Giftstoffe adsorbierende Wirkung siehe auch Kap. 5.5: Durchfallerkrankungen.

5.6.2.5 Phytopräparate

Siehe auch Übersicht bei Schlemmer (1984) und Marck (1987).

Monopräparate

Sennapulver, Extrakt- oder Sennosid-Präparate:

z. B. Bekunis Kräuter-Dragee und Tee,
Colonorm,
Drisi Lax,
Drix Abführ-Dragees,
Kneipp Abführwürfel N,
Neda Früchtewürfel,
Liquidipur Abführdosiertabletten u. Lsg.
Pursennid.

Rizinusöl:
z. B. Rizinuskapseln Pohl (2,0 g),
Laxopol Kapseln (0,5 g, 1,0 g).

Aloe cap.:
Laxatan,
Dr. Janssens Teebohnen N normal/verstärkt.

Frangulaextrakt:
Eupond-F.

Semen Psyllii:
z. B. Metamucil,
Agiocur,
Psyllium-Kneipp, Herbagran,
Neda Biolax,
Mucofalk.

Semen Lini:
z. B. Linusit Creola.

Lactulose Neda,
Laevilac,
Lactofalk,
Laktir,
Lactuflor,
Importal u. a.

Kombinationspräparate

Die am häufigsten in diesen enthaltenen *Anthranoiddrogen* sind: Aloe, Frangula und Senna. Weniger häufig liegen vor Rheum und Cascara.
Von den *nicht anthranoidhaltigen Drogen* steht *Semen Psyllii* an erster Stelle (z. B. Agiolax, Laxiplant). Es folgen Leinsamen, Tamarindenmus und Feigen (z. B. Neda, Duoventrin).
Am häufigsten wird außerdem *kombiniert mit karminativ wirkenden Drogen* (z. B. Foeniculum, Carum Mentha) oder *cholagog wirkenden Drogen* (z. B. Chelidonium, Curcuma, Mentha, Chamomilla, Fel Tauri).
Selten sind enthalten *Harzdrogen*, und dann nur noch in geringen Prozentanteilen.
Z. B.:
Agiolax,
Depuran,
Laxiplant,
Liquidipur,
Normacol,
Pascoletten,
Kneipp Wörisetten u. a.
Beispiele für *Kombinationen mit synthetischen Laxantien* (Bisacodyl und Phenolphthalein) sind
Agarol,
Milkitten S,
Mandro-Lax Abführdragee u. a.

Teerezepturen (Abführtees)

1. Rp:

Cortex Frangulae	50,0
Fol. Sennae	20,0
Fol. Menthae pip.	9,0
Fruct. Foeniculi	10,0
Flor. Pruni spinosi	4,0
(Kneipp-Abführtee)	

2. Rp:
Cortex Frangulae
Fol. Sennae
Fruct. Foeniculi
Flor Chamomillae aa ad 100,0

3. Rp:

Fruct Sennae	75,0
Fol. Sennae	25,0
(Bekunis-Kräuter-Tee)	

4. Rp:

Fol Sennae	35,0
Follic. Sennae	30,0
Fruct. Coriandri	5,0
Fruct. Carvi	5,0
Fruct. Foeniculi	10,0
Fol. Orthosiphonis	10,0
Fol. Bucco	5,0
(Laxatan Abführ-Kräuter-Tee)	

5.7 Erkrankungen des Mastdarmes und Analbereiches, Hämorrhoiden

5.7.1 Anwendungsgebiete und Behandlungsprinzipien

Indikationen
Siehe auch Kap. 15: Hautkrankheiten S. 345

Proktitis,
Hämorrhoiden,
Analfissuren,
Analekzeme.

Keine Indikationen für Phytopharmaka:

Rektumkarzinom,
Rektumprolaps und
Analmykosen.

Die **Proktitis** ist eine Entzündung des Mastdarms, die sehr häufig als Begleiterscheinung oder Folge einer Colitis ulcerosa oder eines M. Crohn auftritt. Die *Symptome* bestehen in Sphinkterkrämpfen, Diarrhöen, Obstipation und Pruritus.

Hämorrhoiden, exakterweise als *«innere» Hämorrhoiden* zu bezeichnen, sind von den perianalen Hämorrhoiden *(«äußere» Hämorrhoiden)* zu unterscheiden. Es handelt sich um Erweiterungen des arteriell versorgten Corpus cavernosum recti.
Als hauptsächlichste *Entstehungsursache* kommen in Frage: Bindegewebsschwäche, Stauungen im unteren Pfortaderbereich, Bewegungsmangel, ballaststoffarme Ernährung, chronische Obstipation, Laxantien- und Alkohol-Abusus, Adipositas.
Je nach Ausmaß der pathologischen Veränderungen des Aufhängeapparates der Schwellkörper (Stadien 1–4) kommt es zu Vergrößerungen und Schädigung bis zur Zerstörung der Schwellkörper. Die Folge sind Entzündungen und Blutungen. Die von einem Venen- bzw. Arteriengeflecht durchsetzten Schwellkörper dienen zusätzlich zum Schließmuskel zum flüssigkeits- und gasdichten Verschluß des Anus.

Behandlungsstrategie von Hämorrhoidalerkrankungen und Analfissuren

Vor jeder Behandlung ist differentialdiagnostisch sicherzustellen, daß *andere Blutungsquellen* z. B. kolorektale Neoplasien *ausgeschlossen werden können*. Die Behandlung erfolgt in erster Linie **lokal** durch Salben, Suppositorien, Tampositorien, Umschläge oder Bäder. Die Wirkung ist *rein symptomatisch*. Zur Unterstützung kann auch eine **innerliche** Anwendung sinnvoll sein. Letztere deckt sich in etwa mit der bei Venenerkrankungen.

Folgende **Wirkqualitäten** von Präparaten sind wünschenswert und angezeigt:

- antiphlogistisch
- adstringierend
- hämostyptisch
- granulationsfördernd
- lokalanästhetisch
- antimikrobiell
- venentonisierend
- spasmolytisch.

Bei der **Teeanwendung** werden Drogen-Kombinationen eingesetzt, die vor allem eine *antiphlogistische, spasmolytische* und *schwach laxierende* Wirkung entfalten.
Der Einsatz von Laxantien dient der täglichen «Entschlackung» und um das sich negativ auswirkende Bauchpressen bei harten Stühlen zu vermeiden (siehe allgemeine Literatur: Stelzner, 1963; Richter, 1984; Kurz et al., 1987).

5.7.2 Drogen und Präparategruppen

5.7.2.1 Arzneidrogen (Übersicht)

siehe Tab. 5.20.

5.7.2.2 Zusätzlich verwendete Drogenpräparate (Übersicht)

Rutin und rutinhaltige Drogen	(siehe Kap. 3.9: Venenerkrankungen)
Rusci acul. radix (Ruscogenin)	(siehe Kap. 3.9: Venenerkrankungen)
Allantoin	(siehe Kap. 15: Hauterkrankungen)
Tannin	(siehe Kap. 15: Hauterkrankungen)
Hyperici oleum (Hypericum perforatum)	(siehe Kap. 15: Hauterkrankungen)
Belladonnae folium (Atropin)	(siehe Kap. 5.2: Ulkuserkrankungen)

Chemie und Pharmakologie der Hauptwirkstoffe

	Chemie	Pharmakologie
Flavonoide (Rutin)	S. 78	S. 78
Gerbstoffe	S. 155	S. 154
Allantoin	S. 340	S. 340
Atropin	S. 137	S. 137
Aescin	S. 75	S. 75
Ruscus-Saponine	S. 78	S. 78
Arnica offic.	S. 339	S. 339
Balsamum peruv.	S. 341	S. 341
Hypericum perf.	S. 217	S. 217

Keméný, T.: Tierexperimentelle Untersuchungen zum Nachweis der verdauungsregulierenden Eigenschaften von Haronga madagascariensis. Arzneim.-Forsch. (Drug Res.) **20:** 271 (1970); ibid. **21:** 421 (1971).
Kiani, B., Lammers, H., Beck, K.: Beeinflußt ein Extrakt aus Haronga madagascariensis die exokrine Pankreasfunktion? Arzneim.-Forsch. (Drug Res.) **18:** 763 (1968).
Leicester, R.J., Hunt, R.H.: Peppermint oil to reduce colonic spasm during endoscopy. Lancet (October): 984 (1982).
McLean, N., Hübner-Steiner, U.: Behandlung arzneimittelbedingter Magen-Darm-Beschwerden – Doppelblindstudie zur Wirksamkeit von Iberogast im Vergleich zu Placebo. Fortschr. Med. **105:** 239 (1987).
Maiwald, L.: Bitterstoffe. Z. Phytother. **8:** 186 (1987).
Nicolay, K.: Funktionelle Gastroenteropathien im therapeutischen Blindvergleich von Metoclopramid mit dem Phytopharmakon Iberogast. Gastro-Entero-Hepatol. **2,** Nr. 4: 1 (1984).
Rees, W.D.W., Evans, B.K., Rhodes, J.: Treating irritable bowel syndrome with peppermint oil. Brit. Med. J. II: 835 (1979).
Schwenk, H.U., Horbach, L.: Vergleichende klinische Untersuchung über die Wirksamkeit von Carminativum-Hetterich bei Kindern mittels wiederholter Sonographie des Abdomens. Therapiewoche **28:** 2610 (1978).
Wagner, H., Sprinkmeyer, L.: Über die pharmakologische Wirkung von Melissengeist. Dtsch. Apoth. Z. **133:** 1159 (1973).

Kap. 5.2: Gastritis und Ulkus-Krankheiten

Achterath-Tuckermann, U., Kindl, R., Flasham, E., Isaac, O., Thiemer, K.: Pharmakologische Untersuchungen von Kamillen-Inhaltsstoffen V. Untersuchungen über die spasmolytische Wirkung von Kamillen-Inhaltsstoffen und Kamillosan am isolierten Meerschweinchen-Ileum. Planta Med. **39:** 38–50 (1980).
Bonzo, H.: Diagnose und Therapie des Ulcus pepticum. Med. Welt. **30:** 979 (1979).
Della Loggia, R.: Lokale antiphlogistische Wirkung der Kamillen-Flavone. Dtsch. Apoth. Z. **125** (43) Suppl. I: 9 (1985).
Hausen, B.M., Busker, E., Carle, R.: Über das Sensibilisierungsvermögen von Compositenarten. VII. Experimentelle Untersuchungen mit Auszügen und Inhaltsstoffen von Chamomilla recutita und Anthemis cotula. Planta Med. **42:** 205–284 (1984).
Inoue, H., Saito, K., Koshihara, Y., Murota, S.: Inhibitory effect of glyzyrrhetinic acid derivatives of lipoxygenase and prostaglandin synthetase. Chem. Pharm. Bull. **34:** 897 (1986).
Issac, O., Thiemer, R.: Biochemische Untersuchungen von Kamilleninhaltsstoffen, III. In vitro-Versuche über die antipeptische Wirkung des (-)-α-Bisabolols. Arzneimittel-Forsch. (Drug Res.) **25:** 1352 (1975).
Jakovlev, V., Isaac, O., Flaskamp, E.: Pharmakologische Untersuchungen von Kamillen-Inhaltsstoffen. VI. Mitt. Planta med. **49:** 67 (1983).
Montgomery, R.D., Cookson, J.B.: The treatment of gastric ulcer. Comparative trial of carbenoxolone and a deglycyrrhizinated liquorice preparation (Caved-S). Clin. Trials J. **9:** 33 (1972).
Morgan, A.G., McAdam, W.A.F., Pacsoo, C., Walker, B.E., Simmons, A.V. (Hrsg.): Fritsch, W.P., Scholten, I.S., Müller, J., Hengels, K.J. In: Pathogenese und Therapie der Ulkuserkrankung. Excerpta Medica Amsterdam (1981).
Schilcher, H.: Die Kamille – Handbuch für Ärzte, Apotheker u.a. Naturwissenschaftler. Wiss. Verlagsges., Stuttgart (1987).
Tamura, Y., Nishikawa, T., Yamada, K., Yamamoto, M., Kumagai, A.: Effects of glyzyrrhetinic acid and its derivatives on Δ^4-5α-and 5β-reductase in rat liver. Arzneimittel-Forsch. (Drug Res.) **29:** 647 (1979).
Wagner, H., Knaus, U., Jordan, E.: Pflanzeninhaltsstoffe mit Wirkung auf das Komplementsystem. Z. Phytother. **8:** 148 (1987).
Welton, A.F., Tobias, L.D., Fiedler-Nagy, C., Anderson, W., Hope, W., Meyers, K., Coffrey, I.W.: Effect of Flavonoids on arachidonic acid metabolism, In: Progress in Clinical and Biological Research Vol. 213, Eds. Cody, V., Middleton, E., Harborne, J.B., Alan, R. Liss, New York (1986).
Wurm, G., Baumann, K., Geves, U.: Beeinflussung des Arachidonsäurestoffwechsels durch Flavonoide. Dtsch. Apoth. Z. **122:** 2062 (1980).

Kap. 5.3: Lebererkrankungen

Silybum marianum

Baumann, J.Ch.: Über die Wirkung von Chelidonium, Curcuma, Absinth und Carduus marianus auf die Galle- und Pankreassekretion bei Hepatopathien. Med. Mschr. **29:** 173 (1975).
Benda, L., Dittrich, H. Ferenci, P., Frank, H., Wewalka, F.: Zur Wirksamkeit von Silymarin auf die Überlebensrate von Patienten mit Leberzirrhose. Wien. klin. Wschr. **92** (19): 678–683 (1980).
Braatz, R., Mennicke, W.H., on the enterohepatic circulation of Silibinin in rats, S. 55, In: Aktuelle Hepatologie – III. Int. Lebersymposium «Experimentelle und klinische Hepatologie», Nov. 1978, Köln. Hanseatisches Verlagskontor, Lübeck (1979).
Di Mario, F. et al.: Die Wirkung von Legalon auf die Leberfunktionsproben bei Patienten mit alkoholbedingter Lebererkrankung, Doppelblindstudie. In: De Ritis et al. (eds.): Der toxisch-metabolische Leberschaden, S. 54–58. Hanseatisches Verlagskontor, Lübeck (1981).
Down, W.H., The influence of silibin on the hepatic microsomal drug metabolising enzyme system of the rat: S. 119–141. In: Braatz, R., Schneider, C.C. (Hrsg.): Symposium on the Pharmacodynamics of Silymarin. Urban & Schwarzenberg, München–Berlin–Wien (1976).
Feher, I., Csomos, G.: Doppelblindstudie mit Silymarin bei alkoholbedingten Lebererkrankungen. Ärztl. Praxis **11:** 16–18 (1990).
Ferenci, P., Dragosics, B., Dittrich, H., Frank, H., Benda, L., Lochs, H., Mervn, S., Base, W., Schneider, B.: Randomized controlled trial of silymarin treatment in patients with cirrhosis of the liver. J. Hepatol. **9:** 105–113 (1989).
Filip, J., Brodanova, M., Chlumsky, J.: Weitere Möglichkeiten der Anwendung von Legalon in der Behandlung von Lebererkrankungen. Aktuelle Hepatologie, S. 40, Ber. Symp. Prag 1976. Hans. Verl.-Kontor, Lübeck (1977).

Fintelmann, V.: Zur Therapie der Fettleber mit Silymarin. Therapiewoche **20** (23): 1055–1062 (1970).

Fintelmann, V.: Postoperatives Verhalten der Serumcholinesterase und anderer Leberenzyme. Med. Klin. **68** (24): 809–815 (1973).

Fintelmann, V., Albert, A.: Nachweis der therapeutischen Wirksamkeit von Legalon bei toxischen Lebererkrankungen im Doppelblindversuch. Therapiewoche **30** (35): 5589–5594 (1980).

Floersheim, G. L.: Treatment of human amatoxin mushroom poisoning. Myths and advances in therapy. Med. Toxicol. **2:** 1 (1987).

Frimmer, M., Kroher, R.: Phalloidin-Antagonisten. 1. Mitt.: Wirkung von Silybin-Derivaten an der isoliert perfundierten Rattenleber. Arzneimittel-Forsch. (Drug Res.) **25:** 394–396 (1975).

Held, C.: Silymarin bei Hepatopathien. Fibrose-Hemmung unter Praxisbedingungen. Therapiewoche **42:** 1696–1702 (1992).

Hikino, H., Kiso, Y., Wagner, H., Fiebig, M.: Antihepatotoxic actions of flavonolignans from Silybum marianum fruits. Planta Med. **50:** 248–250 (1984).

Kiesewetter, E., Leodolter, K., Thaler, H.: Ergebnisse zweier Doppelblindstudien zur Wirksamkeit von Silymarin bei chronischer Hepatitis. Leber-Magen-Darm 7 (5): 318–323 (1977).

Kurz-Dimitrowa, D.: Leberschutzbehandlung psychiatrisch-neurologischer Patienten bei Langzeittherapie mit Psychopharmaka. Medizin des alternden Menschen **1** (9): 275 (1971).

Lahtinen, J., Hendolin, H., Tuppurainen, T.: Die Wirkung von Silymarin auf Leberfunktionstests nach Cholezystektomie unter Allgemeinanaesthesie. In: Der toxisch-metabolische Leberschaden, S. 79. de Ritis, F., Csomos, G., Braatz, R. (Hrsg.). Hans. Verl.-Kontor, Lübeck (1981).

Leng-Peschlow, E., Strenge-Hesse, A.: Die Mariendistel (Silybum marianum) und Silymarin als Lebertherapeutikum. Z. Phytother. **12:** 162–174 (1991).

Martines, G., Mingrino, G. C., Cagnetta, G., Copponi, V.: Ambulante Behandlung von Lebererkrankungen – Multizenterstudie – Cl. Terap. **92:** 33–58 (1980).

Martini, G. A.: Hepatozelluläre Erkrankungen, Lebererkrankungen. In: Riecker, G. (Hrsg.): Therapie innerer Erkrankungen, S. 638–652. Springer, Berlin–Heidelberg–New York (1988).

Rauen, H. M., Schriewer, H.: Die antihepatotoxische Wirkung von Silymarin bei experimentellen Leberschädigungen der Ratte durch Tetrachlorkohlenstoff, D-Galaktosamin und Allylalkohol. Arzneimittel-Forsch. (Drug-Res.) **21:** 1194–1201 (1971).

Saba, P., Galeone, F., Salvadorini, F., Guargualini, M., Troyer, C.: Therapeutische Wirkung von Silymarin bei durch Psychopharmaka verursachten chronischen Hepatopathien. Gazz. Med. Ital. **135** (4): 236–251 (1976).

Salmi, H. A., Sarna, S.: Effect of silymarin on chemical, functional and morphological alterations of the liver. Scand. J. Gastroenterol. **17:** 517–521 (1982).

Sonnenbichler, J., Plattersberger, J., Rosen, H.: Stimulierung der RNA-Synthese in Rattenleber und in isolierten Hepatozyten durch Silybin, einem antihepatotoxischen Wirkstoff aus Silybum marianum L. Gaertn. Hoppe-Seyler's Z. physiol. Chem. **357:** 1171 (1976).

Sonnenbichler, J., Zetl, I.: Untersuchungen zum Wirkungsmechanismus von Silibinin, Einfluß von Silibinin auf die Synthese ribosomaler RNA, mRNA und tRNA in Rattenleber in vivo. Hoppe-Seylers Z. physiol. Chem. **365:** 555 (1984).

Sonnenbichler, J., Goldberg, M., Hane, L., Madabunyi, I., Vogel, S., Zetl, I.: Stimulating effect of Silibinin on the DNA-synthesis in partially hepattectomized rat livers: non-response in hepatoma and other malign cell lines. Biochem. Pharmacol. **35:** 538 (1986).

Vogel, G., Trost, W., Braatz, R., Odenthal, K. P., Brüsewitz, G., Antweiler, H., Seeger, R.: Untersuchungen zur Pharmakodynamik, Angriffspunkt und Wirkungsmechanismus von Silymarin, dem antihepatotoxischen Prinzip aus Silybum marianum (L.) Gaertn. Arzneimittel-Forsch. (Drug Res.) **25:** 82–89 (1975), ibid. 179–188 (1975).

Wagner, H.: Plant Constituents with Antihepatotoxic Activity. p. 217 in: Natural Products as Medicinal Agents. (Beal, J. L., Reinhard, E., eds.), Hippokrates 1981.

Cynara scolymus

Adzet, T., Camarasa, I., Laguna, J. C.: Hepatoprotective activity of polyphenolic compounds from Cynara scolymus against CCl_4 toxicity in isolated rat hepatocytes. J. Nat. Prod. **50:** 612–617 (1987).

Hammerl, H., Pichler, O.: Untersuchungen über den Einfluß eines Artischockenextraktes auf die Serumlipide im Hinblick auf die Arterioskleroseprophylaxe. Wien. med. Wschr. **109:** 853-855 (1959).

Hammerl, H., Kindler, K., Kränzl, Ch., Nebosis, G., Pichler, O., Studlar, M.: Über den Einfluß von Cynarin auf Hyperlipidämie unter besonderer Berücksichtigung des Typs II (Hypercholesterinämie). Wien. med. Wschr. **41:** 601–605 (1973).

Kainz, R.: Klinische Erfahrung mit einem neuen Spasmo-Choleretikum. Prakt. Arzt **25:** 1374 (1971).

Maros, T., Raćz, G., Katonai, B., Kovaćs, V. V.: Wirkungen der Cynara scolymus-Extrakte auf die Regeneration der Rattenleber. Arzneimittel-Forsch. (Drug Res.) **16:** 127–129 (1966).

Montini, M., Levoni, P., Ongaro, A., Pagani, G.: Kontrollierte Anwendung von Cynarin in der Behandlung hyperlipämischer Syndrome. Arzneimittel-Forsch. (Drug Res.) **25:** 1311-1314 (1975).

Scholz, O., Kretschmar, E.: Der cholestatische Effekt des Megaphen und seine Beeinflussung durch Choleretica. Klin. Wschr. **36:** 38 (1958).

Struppler, A., Rössler, H.: Über die choleretische Wirkung des Artischockenextraktes, Med. Mschr. **11:** 221–223 (1957).

Lecithin:

Hölzl, J., Wagner, H.: Über den Einbau von intraduodenal applizierten $^{14}C/^{32}P$-Polyen-Phosphatidylcholin in die Leber von Ratten und seine Ausscheidung durch die Galle. Z. Naturforsch. **26b:** 1151 (1971).

Kuntz, H. D., Rausch, V., Bammel, E.: Die Hepatoxizität von Rifampicin und ihre Beeinflussung durch essentielle Cholinphospholipide. Med. Welt **29:** 452 (1978).

Peters, H.: Phosphatidylcholin. Springer, Berlin–Heidelberg–New York (1976).

Peters, H., Prokop, V.: Die kompensierte Leberzirrhose. Therapieerfahrung mit Essentiale forte. Therapiewoche **36:** 540 (1986).

Therapiestudie-Beispiel 2

Indikation. Urolithiasis (Harnleitersteine).

Präparat. Ein Extraktkombinationspräparat in Kapselform bestehend aus Extrakten von Rubiae tinct. radix, Ammi visnagae fructus, Taraxaci radix c. herba, Solidaginis virg. herba und Aescin als einzigem isolierten Reinstoff.

Studienart. Prospektive randomisierte Studie mit 111 Probanden mit röntgen-positiven, kalziumhaltigen oder Zystin-Steinen.

Behandlungsart. Nach Randomisierung in zwei Therapiegruppen wurde die erste Gruppe (I) mit 3 × 30 Tropfen Novalgin/Tag und 3 × 1 Supp. Baralgin/Tag behandelt, die zweite Gruppe (II) mit 3 × 2 Kapseln des Phytopräparates.

Prüfparameter. Vor Therapiebeginn mußte eine akute Kolik behandelt und der Patient beschwerdefrei sein. Bei allen Patienten wurden Steinlokalisation und Abflußverhältnisse im ableitenden Harnsystem (Abdomen-Leeraufnahme und i. v.-Urogramm) sowie der Urinstatus dokumentiert. Jeweils 1–2 Wochen nach Therapiebeginn wurden die Untersuchungen wiederholt. Nach dem Steinabgang erfolgten erneut eine Abdomenleeraufnahme und Urinkontrolle.

Bewertung. In die Bewertung kamen von Gruppe I 47 Patienten, von Gruppe II 50 Patienten. In Gruppe I konnten mit der klassischen Spasmoanalgesie 85,5 % in der Phytopräparate-Gruppe II 89,3 % Steinabgänge erreicht werden. Die durchschnittliche Harnstein-Transit und Harnsteinaustreibungszeiten sind aus der Tab. 6.4 ersichtlich. In der Phytopräparategruppe erfolgte der Steinabgang im Durchschnitt 3 Tage früher. Auch der Anteil an Patienten, bei denen der Stein innerhalb der ersten 10 Tage abging, ist in der Phytopräparategruppe größer.

Die Studie belegt nicht nur den Nutzen der Phytopräparat-Behandlung, sondern auch die günstige Relation von Wirkung zu Nebenwirkung (Bach et al., 1983).

6.3.2.5 Phytopräparate

Kombinationspräparate

In diesen findet man folgenden Drogen:
Spasmolytika/Analgetika:
Berberidis cortex, Ammeos fructus, Petasitidis radix.
Diuretika:
Solidaginis herba, Urticae radix, Juniperi fructus, Taraxaci radix, Uvae ursi fol.,

z. B. Nieron N,
Urol N (Extr., Fruct. Ammi visn., Herba Solidaginis, Rad. Taraxaci c. herba),
Kalkurenal Goldrute Lsg.
Cystium wern
Nephronorm-med.
Petadolex (Extr. Rad. Petasididis) u. a.

6.4 Miktionsstörungen verschiedener Genese

6.4.1 Anwendungsgebiete und Behandlungsprinzipien

Miktionsstörungen (Beschwerden beim Wasserlassen) können sich in unterschiedlichen **Formen** äußern:

- *Pollakisurie*, ein besonders häufiger Drang zur Miktion, die in einer erhöhten oder verminderten Entleerung, Polyurie oder Oligourie, bestehen kann. Eine besondere Form stellt die sog. *Reizblase* (Neuralgia vesicae) dar. Sie ist charakterisiert durch eine gesteigerte Sensibilität und Erregbarkeit des Detrusors.

Tab. 6.4: Vergleich der Harnsteinausscheidungszeiten mit Phytopräparat und einem Spasmoanalgetikum.

Dauer der Harnstein-Austreibung in Korrelation zur Therapieform						
Therapieart	n (gesamt)	durchschnittliche Behandlungszeit (Tage) 1–5	6–10	11–20	21–30	31 und mehr
Spasmoanalgesie	47	13 (27,7 %)	11 (23,4 %)	6 (12,8 %)	9 (19,1 %)	8 (17 %)
Phytopharmakon	50	15 (30 %)	13 (26 %)	7 (14 %)	8 (16 %)	7 (14 %)

(Bach et al., 1983.)

- *Nykturie*, mehrfache Entleerung (Pollakisurie) während der Nacht.
- *Dysurie*, schmerzhaftes Wasserlassen.
- *Harninkontinenz*, trotz minimal gefüllter Blase.

Man unterteilt nach Brühl (1991) die Miktionsstörungen in **3 Schweregrade:**
- Beim *Schweregrad I* ist die Miktionsfrequenz leicht erhöht.
- Beim *Schweregrad II* kann es zu Harninkontinenz kommen.
- *Schweregrad III* besitzt alle Symptome des Grades II und ist durch das zusätzliche Auftreten von Tenesmen charakterisiert.

Als **Ursache** kommen in Frage:
- Bakterielle Entzündungen der Blase (Zystitis), der Prostata (Prostatitis) und Harnröhre (Urethritis),
- Funktionsstörungen der Blasenmuskulatur (Reizblase),
- Prostataadenom (siehe folgendes Kapitel),
- (psycho)-vegetatives Urogenitalsyndrom, chronische Prostatitis, Reizblase.

Phytopräparate sind indiziert bei Miktionsstörungen des **Schweregrades I.**
Für Störungen des *Schweregrades II können sie adjuvant* zu anderen Maßnahmen eingesetzt werden.
! *Bei akutem Harnverhalt sind Phytopräparate zwecklos.*

Die für Miktionsstörungen zur Verfügung stehenden Drogenpräparate besitzen je nach Zusammensetzung folgende *Wirkqualitäten*:
- antibakteriell,
- tonisierend,
- antiphlogistisch,
- sedierend bzw. vegetativotrop,
- spasmolytisch.

6.4.2 Drogen und Präparategruppen

6.4.2.1 Cucurbitae semen (Kürbissamen) M
Cucurbita pepo und andere Arten

Von den zahlreichen im Handel befindlichen Arten wird arzneilich den Kulturvarietäten von Cucurbita pepo convar. citrullinina var. styriaca, die weichschalige Samen liefern, der Vorzug gegeben.

Chemie

Im Kürbisöl 30–50 % Fettsäuren, vor allem *Öl- und Linolsäure*, β- und α-*Tocopherole*, ferner *Phytosterine*, vor allem Δ^7-Sterole (z. B. 5α-Stigmasta-7,22-dien-3β-ol- und 5α-Stigmasta-7,22,25-trien-3β-ol) und ihre Glucoside, *Terpenalkohole* z. B. Cucurbitol, sowie einige ungewöhnliche *Aminosäuren* wie z. B. Cucurbitin (= 3-Amino-3-carboxypyrrolidin) und die Elemente *Selen, Mangan* und *Zink*.

Pharmakologie

Die Wirkung des Kürbissamenextraktes wird als *«harmonisierend»* auf Dysregulationen von Detrusor und Sphinkter bzw. der gesamten Blasenmuskulatur im Sinne einer Verbesserung des verminderten Blasentonus beschrieben (Schilcher, 1986).
Es ist *ungeklärt*, worauf die prostatrope Wirkung im einzelnen zurückzuführen ist. Man nimmt an, daß diese durch einen Synergismus von mehreren Verbindungen z. B. Sterine, Tocopherole und Selen, zustandekommt (Schilcher, 1984).

6.4.2.2 Weitere miktionsbeeinflussende Drogen (Tab. 6.5)

Diese Drogen finden sich mit Ausnahme von Rhizoma Scopoliae nur in Kombinationspräparaten.

6.4.2.3 Phytopräparate

Hauptindikationen. Reizblase, Enuresis nocturna, Prostatitis, Zystitis, Urethritis, Harnsteinleiden, Blasenschwäche, Prostataadenom Stadium I.

Monopräparate

Z. B. Granufink Kürbiskerne und Granulat.

Kombinationspräparate

Diese enthalten außer Semen-Cucurbitae-Extrakt noch zusätzlich mindestens 4–5 Extraktbestandteile, u. a. zum Beispiel Rhois arom. Extrakt, Echinacea-Extrakt sowie diuretisch und sedierend bzw. spasmolytisch wirkende Extraktkomponenten.
Z. B. Cysto Fink,
Prosta-Fink N,
Inconturina-S-,
Nomon N,
Prostamed,
Rhoival,
Spasmo-Rhoival N,
Spasuret 200,
Urgenin Cucurbitae oleum Kaps.
Uvirgan N,
Olren (Extr. Scopoliae).
Weitere Präparate siehe «Prostata-Mittel» S. 204.

Tab. 6.5: Antiprostatisch wirkende Drogen mit ihren Hauptinhaltsstoffen.

	Droge	Hauptinhaltsstoffe	Beschriebene Wirkungen
	Rhois aromaticae radix, cortex *(Gewürzsumach)* Rhus aromatica	Gallotannine, Orcinglycosid, Flavone, Ätherischöl	Reizreduzierend, spasmolytisch, antiphlogistisch
	Scopoliae rhizoma *(Glockenbilsenkrautwurzelstock)* Scopolia carniolica	Scopolamin	Spasmolytisch, sedierend
M	*Piperis methystici radix* *(Kawa-Kawa-Wurzel)* Piper Methysticum	Kawalactone (Kawain, Dihydrokawain, Dehydrokawain)	Sedierend, muskelrelaxierend
M	*Lupuli strobulus* *(Hopfenzapfen)* Humulus lupulus	Bitterstoffe Humulon und Lupulon, Ätherischöl mit 2-Methyl-3-buten-2-ol	Sedierend
M	*Valerianae radix* *(Baldrianwurzel)* DAB 10, ÖAB, Helv VII Valeriana officinalis	Valepotriate und Ätherischöl (Valeronal, Valerensäure)	Sedierend, spasmolytisch muskelrelaxierend
M	*Hyperici herba* *(Johanniskraut)* Hypericum perforatum	Hypericine, Flavonoide	Sedierend, antidepressiv, anxiolytisch

6.5 Benigne Prostatahyperplasie (BPH)

6.5.1 Klinik und Pathogenese der BPH

Krankheitssymptomatik

Siehe hierzu Brühl (1991).

Die benigne Prostatahyperplasie (BPH) ist durch *ähnliche Symptome wie die Miktionsstörungen*, d.h. durch Dysurie, Pollakisurie, verzögerten Miktionsbeginn und eine unvollständige Entleerung der Blase gekennzeichnet.
Die BPH ist bei Männern *ab dem 40. Lebensjahr* mit zunehmendem Alter häufiger und bei Männern über 70 Jahre fast immer zu konstatieren. Bei etwa 90 % aller Männer über 65 Jahre ist eine BPH zu diagnostizieren, aber nur bei 30–40 % kommt es zu klinisch manifesten Beschwerden beim Wasserlassen.
Hilfreich für die Frage, ob überhaupt eine Behandlung, eine permanente konservative oder eine operative Behandlung notwendig ist, ist die Einteilung der BPH in 4 Stadien (Vahlensieck, 1985) oder in 3 Stadien nach Alken:

Stadium I
Keine Miktionsstörungen, mehr oder weniger ausgeprägte BPH, Uroflow > 15 ml/sec, kein Restharn, keine Trabekelblase.

Stadium II
Wechselnde Miktionsstörungen, (Frequenz, Kaliber), mehr oder weniger ausgeprägte BPH, Uroflow zwischen 10 und 15 ml/sec, kein oder geringer Restharn (–50 ml), keine oder beginnende Trabekelblase.

Stadium III
Permanente Miktionsstörungen, (Frequenz, Kaliber), mehr oder weniger ausgeprägte BPH, Uroflow < 10 ml/sec, Restharn > 50 ml, Trabekelblase.

Stadium IV
Permanente Miktionsstörungen, (Frequenz, Kaliber), mehr oder weniger ausgeprägte BPH, Uroflow < 10 ml/sec, Restharn > 100 ml, Dilatationsblase, Harnstauung oberer Harnwege.

Die Stadien II und IV der angegebenen Einteilung entsprechen den Stadien I bis III nach *Alken*.

Hypothesen zur Ätiologie der BPH

Die genaue Ursache der BPH ist bis heute *noch nicht endgültig geklärt*. Wahrscheinlich liegt ein *multifakterielles* Geschehen vor. Dementsprechend gibt es zur Ätiologie mehrere Hypothesen (siehe auch Abb. 6.9).

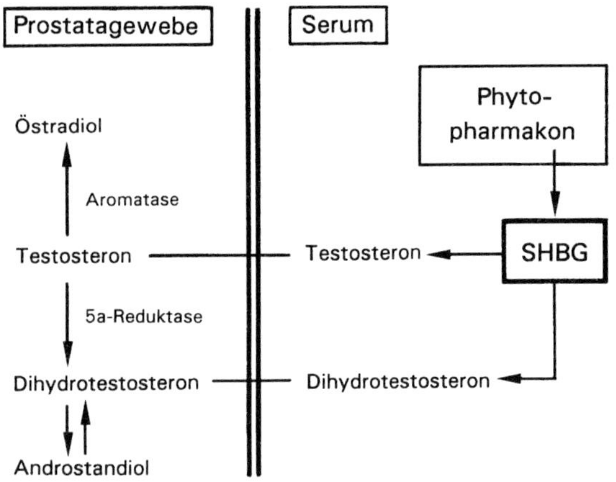

Abb. 6.9: Hormonstoffwechsel der Prostata.

Die **Dihydrotestosteron (DHT)-Hypothese** nach Wilson und Walsh.
Hiernach wäre das DHT, das in der Prostata durch das Enzym 5α-Reduktase gebildet wird und sich dort anreichert, für die Entstehung der BPH von Bedeutung. Tatsächlich findet man beim Adenom eine etwa 5fach höhere Konzentration an DHT im Vergleich zur gesunden Prostata. Das DHT wird im Zytoplasma der Prostatazelle an spezifische Rezeptoren gebunden und zum Zellkern transportiert, wo es die Zellproliferation in Gang setzt. Auf dieser Hypothese beruht die Entwicklung von Arzneimitteln mit einer selektiven Hemmwirkung auf die 5α-Reduktase (siehe Abb. 6.9).

Die **SHBG-Theorie** (Sexualhormonbindendes Globulin = SHBG) nach Schmidt.
Die verminderte Bioverfügbarkeit von Testosteron wird mit einem Anstieg dieses Globulins in Verbindung gebracht. Das SHBG bindet und inaktiviert dadurch Testosteron. Demnach sollte es möglich sein, die Hyperplasie durch Arzneistoffe mit Testosteron-mimetischen oder die Neusynthese von SHBG bremsenden Eigenschaften zu verhindern oder zu bremsen (siehe Abb. 6.9). Diese Hypothese steht aber im Widerspruch zu Befunden, wonach das Androstandiol, das als Hauptabbauprodukt von DHT gilt und im Prostataadenomgewebe ebenfalls signifikant erhöht ist, beim Hund ein Prostataadenom induzieren kann. Aus diesem Grund wird der SHBG-Theorie heute keine große Bedeutung mehr zuerkannt.

Die Androgen/Östrogen-Quotienten-Theorie nach Seppelt.
Diese Hypothese sieht die Auslösung einer Hyperplasie in einer Zunahme des Östradiol/Testosteron-Quotienten mit zunehmendem Alter. Tatsächlich ist die Bildung von Östrogenen aus zirkulierendem Testosteron und Androstendion im Prostatagewebe der BPH erhöht. Daß die Entwicklung der Prostata hormonell gesteuert wird, ist längst bewiesen, nachdem Wernert et al. (1988) in der Prostata Östrogen- und Progesteron-Rezeptoren nachgewiesen haben. Demnach ließe sich durch Hemmung der extratestikulären Aromatisierung von Testosteron, d.h. durch Hemmung des Enzyms *Aromatase* die Progredienz der BPH verhindern (siehe Abb. 6.9).

Stroma-Epithelinteraktions-Theorie nach McNeal und Cunha.
Diese sieht in einer Androgenstimulation des Epithels die Ursache für die Hyperplasie des Stromas.

Die **Stammzell-Theorie** nach Isaacs und Coffrey.
Diese vermutet in der Stimulierung der Stammzellenproliferation und Ausbreitung sogenannter Verstärker- und Transitzellen die eigentliche Ursache für die Hyperplasie.

Die **Wachstumsfaktor-Theorie** nach Story und Wagner.
Diese beruht auf der vom Tumorwachstum her bekannten Erkenntnis, daß Östrogene und Epidermal Growth-Faktoren bei fehlender Suppression eine Proliferation des Prostatagewebes in Gang setzen können. Durch Blockierung entsprechender Rezeptoren (Tyrosinkinase-Domäne bzw.-Epidermal-Growth-Faktor-Rezeptoren) könnte die Entwicklung einer Hyperplasie gebremst werden.

Neuerdings wird auch eine verstärkte Prolaktinbildung in der Prostata mit der Hyperplasie in ursächlichen Zusammenhang gebracht. Wahrscheinlich spielen auch immunologische Faktoren eine Rolle.

6.5.2 Indikationen und Stellenwert der Phytopräparate

Phytotherapeutische Maßnahmen haben objektivierbaren Erfolg bei **Prostata-Adenomen der Stadien I bis III** (Stadium I und beginnendes Stadium II nach *Alken*). Nach einer epidemologischen Unter-

7 Störungen und Krankheitszustände des Nervensystems

Hauptindikationen für Phytopharmaka

Zur Adjuvanstherapie
Abstinenzerscheinungen nach Alkohol- und Medikamentenabusus
Hyperthyreotische Zustände
Organische Krankheiten des Zentralnervensystems (z. B. Parkinsonismus)

Keine Indikationen:
Epilepsien
Schizophrenien
Endogene Depressionen
Infektiöse Gehirnerkrankungen
Traumatische Gehirnschädigungen
Gehirntumoren
Gehirnentwicklungsstörungen

7.1 Wirkqualitäten von Phytopharmaka

Die **Hauptanwendungsgebiete** für Phytopräparate sind die *funktionellen psychischen und neurovegetativen Störungen.*
Phytopharmaka stehen bei der Behandlung von leichten und mittelschweren Schlafstörungen hinter den Benzodiazepinen an zweiter Stelle, da sie bei bester Verträglichkeit vor allem keine Toleranzentwicklung oder Rebound-Wirkung, keine negativen Veränderungen des EEG-Schlafmusters, insbesondere der REM-Phasen, und keine physische und psychische Abhängigkeit zeigen.
Die hierfür in Frage kommenden Phytopharmaka werden in ihren **Wirkqualitäten** beschrieben als
- schlaffördernd,
- «schlafanstoßend»,
- schwach sedierend,
- äquilibrierend, tranquillisierend,
- spasmolytisch, muskelrelaxierend.

Keines dieser Präparate hat *schlaferzwingende* Eigenschaften nach Art der Barbiturate.

Echte tranquillisierende, antidepressive, anxiolytische oder *thymoleptische* Effekte besitzen nur wenige Drogen: z. B. Rauwolfia, Hypericum. Dasselbe gilt für Drogen mit *antivertiginoser* Wirkung.

Die meisten dieser Phytopharmaka besitzen *Direktwirkungen im ZNS* (z. B. limbisches System, Formatio reticularis), indem sie über eine Beeinflussung von Transmittern die neuronalen Aktivitäten dämpfen. Sie wirken aber im Vergleich zu den stark wirkenden pflanzlichen Reinstoffen (z. B. Scopolamin, Reserpin) und den Synthetika schwächer und üben *keine Sofortwirkungen* aus. Einige Wirkungen, wie z. B. die spasmolytische, können auch peripher zustande kommen.

Für einige Phytopharmaka wie z. B. die Baldrianpräparate ist charakteristisch, daß sie im Gegensatz zu den synthetischen Präparaten den *Wachheitszustand nicht beeinflussen*, so daß sie im Gegensatz zu den synthetischen Psychopharmaka vom Typ der Diazepine die allgemeine *Reaktionsfähigkeit nicht vermindern* und daher auch als *ideale Tagesberuhigungsmittel* eingesetzt werden können.

Tab. 7.1: Indikationsbereiche für Drogen mit Wirkung auf nervöse Störungen.

Beanspruchte Anwendungsgebiete (Monographien M modifiz.)	Drogen
Nervöse Unruhe und Angstzustände, Förderung der Schlafbereitschaft	Valeriana, Humulus Eschscholtzia
Nervöse Unruhezustände, Erregungszustände	Passiflora Avena*
Nervös bedingte Einschlafstörungen	Melissa
Befindensstörungen wie Unruhe und Angstzustände, neurasthenisches Syndrom	Lavandula
Nervöse Angst-, Spannungs- und Unruhezustände, klimakterisches Syndrom	Kawa-Kawa
Leichte Formen der Schilddrüsenüberfunktion mit vegetativ-nervösen Beschwerden	Lycopus
Psychovegetative Störungen, depressive Verstimmungen, Angst und nervöse Unruhe (nicht bei endogenen Depressionen!)	Hypericum
Angst- und Spannungszustände und psychomotorische Unruhe	Rauwolfia (Reserpin)
Kinetosen (z. B. Schwangerschaftserbrechen, Reisekrankheit)	Scopolamin, Zingiber

* Nach **M** ist die Wirksamkeit bei den beanspruchten Anwendungsgebieten nicht belegt.

Zur Frage des Wirksamkeitsnachweises von Phytosedativen mit Hilfe neuer psychophysischer Methoden (z. B. Streßlabor, Fahrsimulator) siehe Stocksmeier 1991.
In Tab. 7.1 sind den in der Therapie eingesetzten Drogen die Hauptindikationsgebiete zugeordnet.

7.2 Funktionelle psychische und neurovegetative Störungen

7.2.1 Valerianae radix (Baldrianwurzel) M

Off.: DAB 10, ÖAB, Helv VII

Valeriana officinalis, V. walichii, V. edulis und andere Arten.
Valerianaceae.

Chemie

Die pharmakologisch wirksamen Verbindungen des Ätherischöls, **Valeranon, Valerenal, Valerensäure** und **Acetoxyvalerensäure** sind Sesquiterpenverbindungen. Gesamtgehalt 0,3–0,7 %.

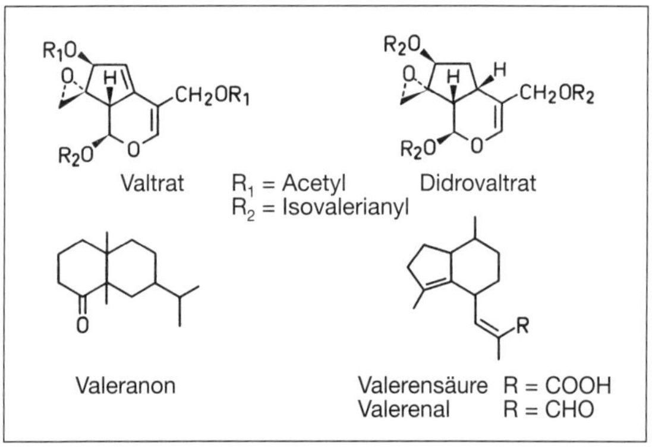

Abb. 7.1: Hauptwirkstoffe der Baldrianwurzel.

Die nicht wasserdampfflüchtigen **Valepotriate** leiten sich strukturell vom Secoiridoid, einem bizyklischen Monoterpen, ab. Die wichtigsten Hauptverbindungen sind: **Valtrat, Isovaltrat, Acevaltrat, Didrovaltrat, Homodidrovaltrat** und **IVHO-Valtrat**. Gesamtgehalt an Valepotriaten 0,5–2,0 %. Die Wurzeln der drei Baldrianarten unterscheiden sich erheblich in der qualitativen und quantitativen Zusammensetzung dieser zwei Hauptwirkprinzipien. Valeriana edulis z. B. enthält kein ätherisches Öl. Valeriana walichii und V. edulis gelten auch als Industriedrogen zur Reindarstellung der Valepotriate.
Da die Valepotriate einem schnellen Abbau unterliegen, findet man in flüssigen Baldrianzubereitungen zum größten Teil nur noch ihre Abbauprodukte, die **Baldrinale**.

Pharmakologie

Von den Terpenen des Ätherischöls zeigte die **Valerensäure** im Tierversuch in hohen Dosen (50–100 mg/kg) eine *zentral dämpfende, spasmolytische* und *muskelrelaxierende* Wirkung (Hendriks et al., 1984).

Das **Valerenal** ergab in einer Konzentration von 50 mg/kg eine *Reduzierung der motorischen Aktivität* und des Bauchmuskeltonus sowie eine Besserung von Ataxiestörungen (Hendriks, et al., 1981).

Das **Valeranon** wirkte nach i. v. Injektion im Tierversuch ebenfalls in hoher Dosierung (100 mg/kg) *zentral dämpfend* (Rücker et al., 1978). Andere Meßanordnungen lieferten aber schon bei 10 mg/kg eine entsprechende Wirkung.

Die **Sesquiterpen**verbindungen *hemmen* im In-vitro-Test den zentralen Neurotransmitter γ-Aminobuttersäure *(GABA)* (Riedel et al., 1982).

Von den **Valepotriaten** erwiesen sich die Verbindungen der Monoen-Reihe (z. B. Didrovaltrat) in elektrophysiologischen Untersuchungen an der Katze bevorzugt *tranquillisierend*, die der Dien-Reihe (Valtrat, Acevaltrat) bevorzugt *thymoleptisch* (Holm et al., 1980, 1984). Für diesen zentralen Angriffspunkt sprachen auch Radioaktivitätsmessungen, die an Rattenhirnen nach p. o. verabreichtem ^{14}C-Didrovaltrat durchgeführt wurden (Wagner u. Jurcic, 1980).
Eickstedt und Rahman (1969) fanden bei Experimenten mit Mäusen im Laufrad, daß ein auf Valepotriate standardisierter Extrakt (50 mg in 100 mg Extrakt) zwar zu einer Dämpfung der Aktivität, aber gleichzeitig auch zu einer Verbesserung der Koordinationsfähigkeit auf dem Drehstab führten. Bei frei herumlaufenden Katzen wurde eine Verminderung von Unruhe, Angst und Aggressivität beobachtet, ohne daß die Reaktivität der Katzen gedämpft war.

In einer anderen Untersuchung, durchgeführt von Grusla et al. (1986) am Rattenhirn mit Hilfe der ^{14}C-2-Desoxyglucose-Methode nach Sokoloff, konnte eine Hemmung des Glucoseumsatzes und damit eine *hemmende Wirkung auf die neuronale Aktivität* nur für einen **Baldrianextrakt** (50 mg/kg i. p.), nicht dagegen für Didrovaltrat, Valtrat und Homobaldrinal, festgestellt werden.
In Untersuchungen von Hazelhoff (1984) zeigte ein Baldrian-Dichlormethanextrakt von allen getesteten Extraktzubereitungen die stärkste Wirkung auf die lokomotorische Aktivität von Mäusen.
Einige In-vitro-Untersuchungen sprechen dafür, daß der Angriff an *GABA-Benzodiazepin-Rezeptoren* erfolgt, so daß ein GABA-Antagonismus anzunehmen wäre (Krieglstein u. Grusla, 1988; Hölzl u. Godau, 1989).
Aus der Tatsache, daß in vielen flüssigen Baldrianzubereitungen die genuinen Valepotriate infolge Abbau nicht mehr nachzuweisen sind, die Präparate aber trotzdem noch gute Wirkung und Wirksamkeit zeigen, muß man den Schluß ziehen, daß auch die *Abbauprodukte (Baldrinale) an der Wirkung beteiligt* sind oder die eigentliche Wirkform der Valepotriate darstellen (Wagner u. Jurcic 1980).
Die bisher durchgeführten Untersuchungen lassen den Schluß zu, daß an der Baldriangesamtwirkung die Terpenverbindungen des ätherischen Öls und die Valepotriate beteiligt sind.

Die **Valepotriate** besitzen aufgrund ihrer Epoxidstruktur *alkylierende* Eigenschaften. Sie hemmen dosis- und zeitabhängig den Einbau von ^{14}C-Thymidin in die DNA von Ehrlich-Aszites-Karzinomzellen (Braun et al., 1982).
Eine *kanzerogene* Potenz ist aber bei p. o. Anwendung kaum zu erwarten, da Valepotriate nach p. o. Gabe an Mäuse wegen Abbau und geringer Resorptionsrate nur noch in sehr geringer Menge unverändert in der Leber und anderen Organen nachweisbar waren (Wagner u. Jurcic 1980). Valtrat besitzt bei p. o. Gabe eine LD_{50} von > 4.6 g/kg.
Da die meisten Baldrianzubereitungen wegen ihres Ätherischölgehaltes einen spezifischen Geruch bzw. Geschmack besitzen, wird die Wirkung solcher Präparate zum Teil auch mit *psychodynamischen Mechanismen* («Bedingte Reflexe») in Verbindung gebracht.

Therapiestudien: Übersicht

In Patientenstudien, durchgeführt mit dem heute nicht mehr auf dem Markt befindlichen Präparat Valmane (Gemisch von 3 Valepotriaten) wurden zusätzlich zu den bekannten Wirksamkeiten noch folgende Beobachtungen gemacht:
- schnelle Dämpfung von Abstinenzerscheinungen bei Alkohol- und Opiatentzug,
- Besserung des Konzentrationsvermögens und Steigerung der Leistungsfähigkeit.
  Lit.: Boeters, 1969; Straube, 1968; Buchthala, 1969; Wittig, 1969; Krueger, 1969; Dziuba, 1968.

Bei **Doppelblindstudien** bzw. multizentrischen Studien, durchgeführt mit einer Baldrian-Extrakt enthaltenden Extraktkombination (Baldrian-Dispert und Baldrisedon) wurde neben den bekannten Besserungen psycho-vegetativer Störungen noch folgendes registriert:

- Verminderung der Wetterfühligkeitssymptome,
- Verbesserung der Einschlafstörungen bei Alterspatienten,
- bessere Bewältigung von Streßsituationen (Straßenverkehr).

Lit.: Kamm-Kohl et al., 1984; Stephan, 1980; Schimmel, 1981; Jansen, 1977; Müller-Limmroth, 1979.

Baldrianextrakt wird nach einer **Probandenstudie** in der Wirksamkeit niedrigen Dosen von Barbituraten und Benzodiazepinen gleichgesetzt (Leathwood et al., 1981). In einer plazebokontrollierten Doppelblindstudie wurde die schlaffördernde Wirkung eines wäßrigen Wasserextraktes (450–900 mg!) nachgewiesen.
Lit.: Leathwood et al., 1981; Leathwood u. Chauffard, 1985; Balderer u. Borbély, 1985.

Als optimale **Dosierung** wird heute eine mittlere Tagesdosis von 500–600 mg Baldriantrockenextrakt (1:5) angegeben.
Ein *Vorteil von Baldrianpräparaten gegenüber Benzodiazepinen* wird darin gesehen, daß diese vornehmlich die Affektzentrale (limbisches System) und weniger stark die Wachzentrale (Formatio reticularis) dämpfen (Müller-Limmroth 1979).

Therapiestudie-Beispiel 1

Indikation. Allgemeine Schlafstörungen, Reizbarkeit, Verstimmung, Antriebsarmut.

Präparat. Baldrianextrakt standisiert auf 50 mg Valepotriate in Kapselform.

Studienart. Doppelblindstudie mit 150 chronisch Kranken (Männer und Frauen) eines Altenkrankenhauses mit einem Durchschnittsalter von 78,8 Jahren. Alle Patienten erhielten gleichzeitig eine Basistherapie.

Behandlungsart. 3mal täglich 2 Kapseln über 30 Tage.

Prüfkriterien. Veränderungen der Symptomintensitäten mit Einstufungen von 3 oder 2 oder 1 auf 0 (= sehr gut), von 3 oder 2 auf 1 (= gut) und von 3 auf 2 (= geringe Besserung).
Keine Intensitätsabnahme = keine Besserung, Zunahme der Symptomintensität = Verschlechterung.

Ergebnis. Die Intensität der wichtigen Symptome Schlaflosigkeit, Umweltverträglichkeit, Antriebsarmut, Kontaktfähigkeit, Verstimmung und Reizbarkeit flachte deutlich ab. Demgegenüber konnte in der Plazebogruppe lediglich bei Schlaflosigkeit eine leichte Besserung festgestellt werden. Die anderen Symptome blieben nahezu unverändert oder zeigten leicht zunehmende Tendenz (siehe Abb. 7.2) (Jansen, 1977).

Tab. 7.3: Veränderung der MHPG-Ausscheidung in µg/ml im Urin bei Gabe eines Phytopharmakons als Indikator für das Ansprechen einer medikamentösen antidepressiven Therapie.

Patient	Ausgangswert	2 Std. nach 1. Applikation	2 Std. nach 2. Applikation
1	0,9	1,6	2,1
2	0,5	4,2	5,2
3	0,3	1,3	1,3
4	0,9	2,7	–
5	0,3	1,8	–
6	1,1	3,2	3,7
$\bar{x}$	0,66 ± 0,26	2,47 ± 1,11	3,07 ± 1,73

(Mittelwert ±SEM)
(Müldner u. Zöller, 1984)

Studienart. 2mal 1 Kapsel/Tag mit Erhöhung in der 2. Behandlungswoche auf 2mal 2 Kapseln bei unzureichender Wirksamkeit mit einer Behandlungsdauer von 14 Tagen. Das Diazepampräparat (2 mg/Kapsel) wurde in gleicher Weise verabreicht.

Prüfkriterien. Die Beurteilung erfolgte auf Arzt- und Patientenebene mit Hilfe von internationalen standardisierten psychometrischen Skalen: CGI-Skala (= Clinical Global Impression) auf Arztebene und Beschwerdeliste B-L' nach v. Zerssen und der Selbstbeurteilungsskala STAI X 2 (State-Trait-Anxiety-Inventory) auf Patientenebene.

Ergebnis. Das Phytokombinationspräparat war wirksamer im Vergleich zu dem niedrig dosierten Diazepam bei der Behandlung von mittelschweren Angstzuständen (Panijel, 1985) (siehe Abb. 7.8 u. 7.9).

Therapiestudie-Beispiel 3

Indikationen nach ICD-09: 300,4 = Neurotische Depression, 309,0 = Kurzdauernde depressive Verstimmung.

Präparat. Methanolischer Hypericum-Extrakt, Droge: Extrakt-Verhältnis 4–7:1, 300 mg Wirkstoff (Extrakt) pro Dragee (Jarsin).

Studienart. Multizentrische plazebokontrollierte Doppelblindstudie unter Einschluß von 105 männlichen und weiblichen Patienten im Alter von 20–64 Jahren. Die Dosierung betrug 3 × 1 Dragee Verum bzw. Plazebo, der Behandlungszeitraum 4 Wochen.

Prüfkriterien. Zu den Zeitpunkten 0, 2 und 4 Wochen nach Beginn der Therapie Beurteilung nach der Hamilton-Depressions-Skala (HAMD) mit 21 Items.

Ergebnis. Der Vergleich zwischen den Therapie-Gruppen erfolgte mit dem Wilcoxon-Mann-Whitney-U-Test. Der Rohsummen-Score nach Hamilton fiel in der Verum-Gruppe von 15,8 auf 9,6 bzw. 7,2 nach 2 bzw. 4 Wochen signifikant stärker ab ($p > 0,05$ bzw. 0,01) als in der Plazebo-Gruppe (Abb. 7.10). In der Verum-Gruppe konnten nach den Responder-Kriterien des Hamilton-Testes (Reduktion des Summenscore um mindestens 50 % oder auf Werte unter 10) in der Plazebo-Gruppe 13 der 47 (28 %) der Patienten als Responder eingestuft werden (Harrer u. Sommer, 1993).

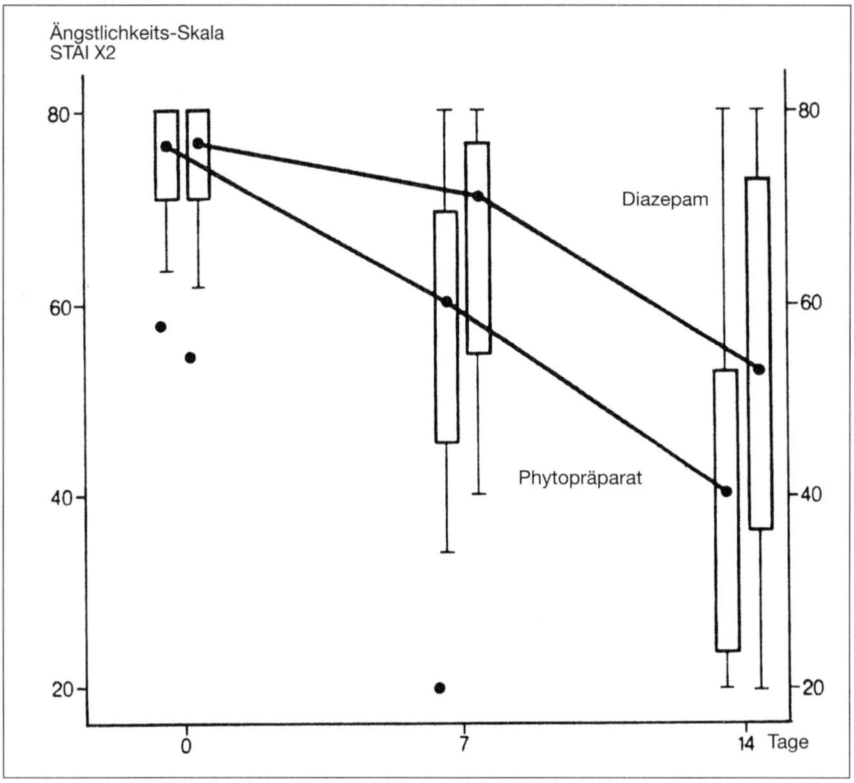
Ängstlichkeits-Skala
STAI X2
80
60
40
20
Diazepam
Phytopräparat
0
7
14 Tage

Abb. 7.8

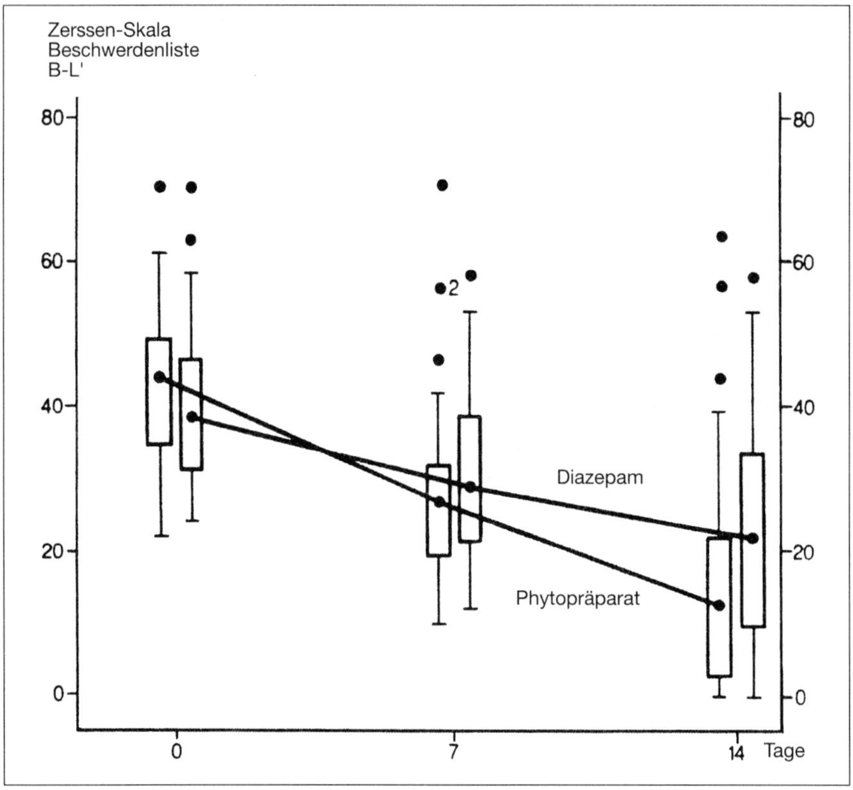
Zerssen-Skala
Beschwerdenliste
B-L'
80
60
40
20
0
2
Diazepam
Phytopräparat
7
14 Tage

Abb. 7.9

◀ **Abb. 7.8:** Verlauf der Medianwerte der Ängstlichkeitsskala STAI X2 über den 14tägigen Behandlungszeitraum. Das Phytopharmakon führt zu einer rascheren und stärkeren Besserung der Angstsymptome. Phytotherapeutikum: –36, Diazepam: –22 Punktwerte. Der Unterschied ist hochsignifikant (p = 0,0007; Wilcoxon-Rangsummentest) (Panijel, 1985).

◀ **Abb. 7.9:** Einfluß eines Phytopharmakons im Vergleich zu Diazepam auf Angstsymptome und allgemeine Beschwerden von Patienten.
Verlauf der Medianwerte der Beschwerdeskala B-L. Nach 2 Wochen haben sich die Beschwerden in der Phytopharmakongruppe soweit gebessert, daß diese Patienten bereits mit einem Referenzkollektiv von gesunden Probanden verglichen werden können. Die Diazepamgruppe bleibt dagegen im (fraglich) pathologischen Bereich. Durch das Phytotherapeutikum konnte der Beschwerde-Score um insgesamt = –33,5 Punktwerte, durch Diazepam dagegen nur um insgesamt = –17,5 Punktwerte verbessert werden. Der Unterschied ist hochsignifikant (p = 0,008; Wilcoxon-Rangsummen-Test) (Panijel, 1985).

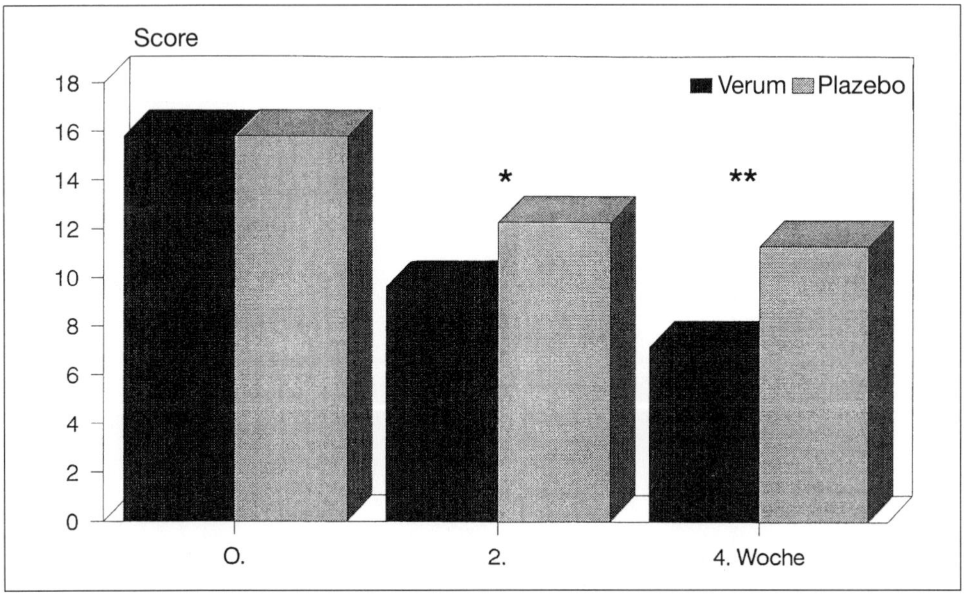

Abb. 7.10: Doppelblindstudie mit einem stand. Hypericumextrakt gegen Plazebo (Harrer u. Sommer 1993).

Therapiestudie-Beispiel 4

Indikationen nach ICD-09: 296,2 = Typische Depression, einzelne Episode; 296,3 = Typische Depression, mehrere Episoden; 300,4 = Neurotische Depression; 309,0 = Kurzdauernde depressive Verstimmung.

Präparat. Methanolischer Hypericum-Extrakt (Jarsin), Droge : Extrakt-Verhältnis 4–7:1, 300 mg Wirkstoff (Extrakt) pro Dragee.

Studienart. Doppelblinde Vergleichsstudie gegen Imipramin mit 135 männlichen und weiblichen Patienten mit einem Durchschnittsalter von 53±13 Jahren aus 20 Facharztpraxen. Die Dosierung betrug 3 × 300 mg des Hypericum-Extraktes bzw. 3 × 25 mg Imipramin pro Tag, die Therapiephase dauerte 6 Wochen.

Prüfkriterien. Als Prüfparameter dienten die Hamilton-Depressions-Skala (HAMD) mit 17 Items, die Depressivitäts-Skala nach von Zerssen (D-S) und die Clinical-Global-Impressions (CGI).

Ergebnis. Bei allen 3 Skalen konnten vergleichbar gute Verbesserungen unter der Therapie mit beiden Präparaten festgestellt werden. So erniedrigte sich der Mittelwert des Hamilton-Scores unter dem Hypericum-Präparat von 20,1 auf 8,8 und unter Imipramin von 19,4 auf 10,7 (Abb. 7.11). Der mittlere Punktwert der D-S nahm unter dem Hypericum-Präparat von 39,6 auf 27,2 und unter Imipramin von 39,0 auf 29,2 ab. Die Verlaufsänderungen waren in beiden Behandlungsgruppen ab der 2. Behandlungswoche statistisch hochsignifikant. Zwischen der Therapie mit Hypericum und Imipramin gab es keine signifikanten Unterschiede in der Wirksamkeit, wohl aber bei der Verträglichkeit. So wurden unter Imipramin insgesamt 22 eher stärkere, unter Hypericum dagegen nur 11, nach deren Schweregrad eher leichtere Nebenwirkungen beobachtet (Vorbach et al. 1993).

7.3.3 Kava-Kava rhizoma (Kava-Wurzel) Piper methysticum, Piperaceae **M**

Chemie

Die **Kavapyrone** (z. B. Kawain, Methysticin und ihre Dihydroderivate) (Abb. 7.12) stellen die Wirkprinzipien der Droge dar. Es handelt sich um *6-Ring-Lactone*, die durch Styryl- oder Phenylethylreste substituiert sind.

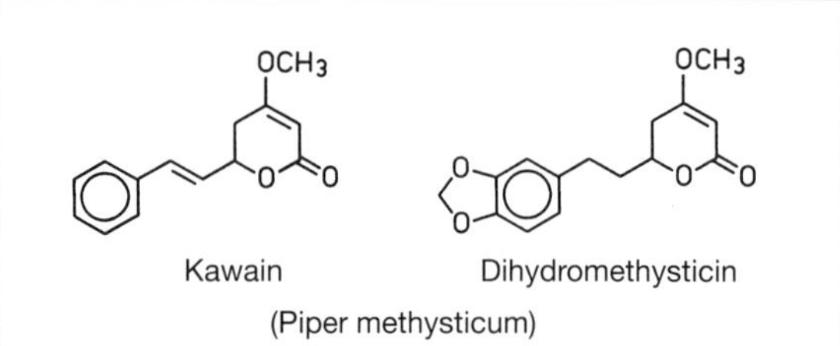

Abb. 7.12: Hauptwirkstoffe der Kava-Wurzel.

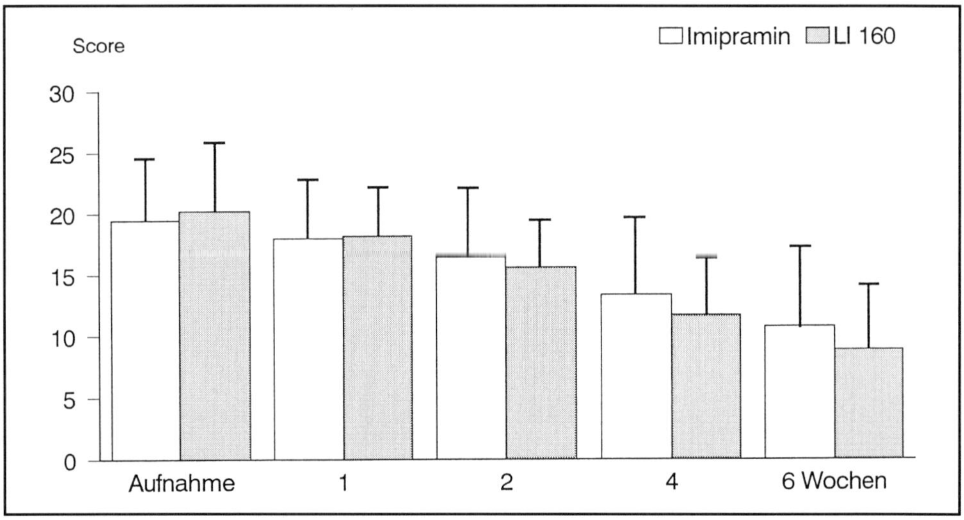

Abb. 7.11: Doppelblindstudie mit einem stand. Hypericumextrakt gegen Imipramin (Vorbach et al. 1993).

Pharmakologie und Anwendung

Die Kavalactone werden relativ gut vom Darm aus resorbiert.

Im *Tierversuch* (Maus) wurden folgende **Wirkungen** festgestellt:
- Eine antagonistische Wirkung gegen experimentell erzeugte Krämpfe (Strychnin, Pentatetrazolkrampf, Elektroschock) bei 10 mg/kg (Meyer, 1964).
- *Muskelrelaxierende Wirkung in niedrigen* Dosen (ca. 10–20 mg/kg i.v.) und zentralnervöse Lähmungen bei höheren Dosen analog dem Wirkprofil von Mephenesin.
- Im EEG den *Hypnotika ähnliche* hirnelektrische Reaktionen.
- Verringerung der Erregbarkeit des limbischen Systems im Sinne einer *Dämpfung der emotionalen Erregbarkeit* (Kretzschmar u. Tschendorf, 1974).

Siehe hierzu Lit. Gerster u. Gracza, 1990.

Therapiestudien: Übersicht

Die Kavalactone (KL) bewirken bei *Patienten mit einem ausgeprägten Angstpotential* vor der Operation im Vergleich zum Plazebo einen deutlichen anxiolytischen Effekt (Bhate et al., 1989; Bahte und Gerster, 1992).
Gesamtextrakte mit einem Gehalt von 8 % Kavalactonen führten *beim klimakterischen Syndrom* mit Tagesdosen von 2 mal 30 mg Kavapyrone in Form eines standardisierten Extraktes über 12 Wochen zu einer signifikanten Verbesserung der Symptome (siehe auch Kapitel «Gynäkologische Erkrankungen S. 312) (Warnecke et al. 1989, 1990).

Kavaextrakte enthaltende **Kombinationspräparate** wurden mit Erfolg bei folgenden Störungen eingesetzt:
- neurovegetative und psychosomatische Störungen im Bereich von Magen, Darm, Galle, Herz sowie
- beim klimakterischen Syndrom (siehe Lit. Gerster u. Gracza, 1990).

Therapiestudie-Beispiel 5

Indikation. Angst-, Spannungs- und Erregungszustände nichtpsychischer Genese (entsprechend Definition DSM-III-R der amerik. Gesellschaft für Psychiatrie).

Präparat. Trockenextrakt aus Kava-Kava-Wurzelstock eingestellt auf 70 mg Kava-Lactone/100 mg Gesamtextrakt.

Studienart. Randomisierte Doppelblindstudie mit 58 Patienten beiderlei Geschlechts.

Behandlung. 300 mg des Präparates/Tag entsprechend 3 × 1 Kapsel à 100 mg oder 3 × 1 Kapsel Plazebo 4 Wochen lang.

Prüfkriterien. Gesamtscore aus der Hamilton-Angst-Skala (HAMA) sowie die Eigenschaftswörterliste (EWL). Zur Abschätzung der Nutzen-Risiko-Relation wurde die CGI-Skala (Clinical Global-Impression) verwendet. Unerwünschte Arzneimittelwirkungen wurden nach der FSUCL-Fremdbeurteilungsskala (Fischer Somatische oder Unerwünschte Effekte Check-Liste) dokumentiert.

Ergebnis. Die Ergebnisse im Verlauf der 4wöchigen Behandlung sind in Abb. 7.13 und 7.14 dokumentiert. Es kam bereits nach 7 Tagen zu einer signifikanten Veränderung der HAMA-Werte im Vergleich zu Plazebo. Das Ergebnis war mit $p < 0,01$ (U-Test, zweiseitig) signifikant.
Die mittels der Eigenschaftswörterliste gemessenen Bereiche «Leistungsbezogene Aktiviertheit» und «Angst/Depression» zeigten im Vergleich zu Plazebo ebenfalls einen deutlichen Behandlungseffekt (Kinzler et al., 1991).

7.4 Nervöse und psychische Erschöpfungszustände

Zur Behandlung dieser Krankheitszustände kommen alle im Abschnitt 7.2 aufgeführten Drogen in Frage. Zusätzlich können die in Kapitel 11: «Behandlung von allgemeinen Schwächezuständen» genannten Drogen eingesetzt werden.

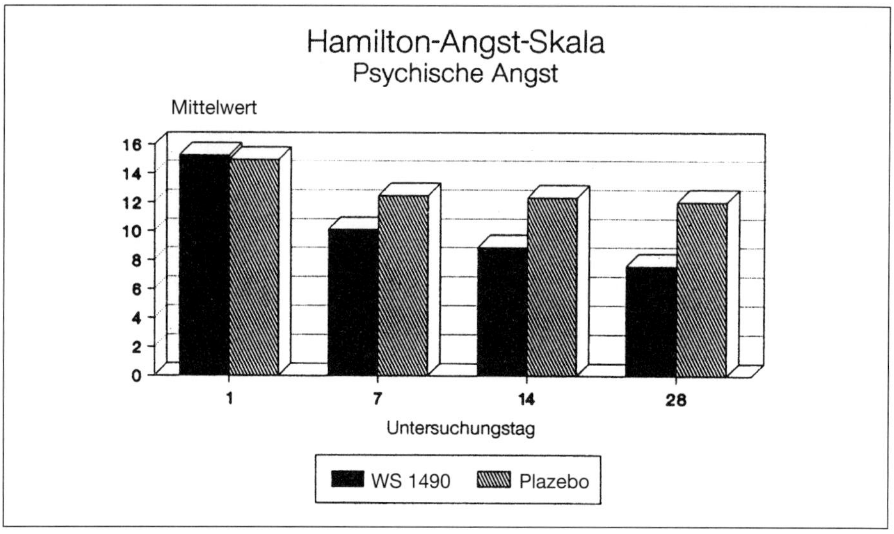

Abb. 7.13: Auswertung der Therapie-Ergebnisse mit Kava-Extrakt nach HAMA-Skala »Psychische Angst« (Kinzler et al. 1991).

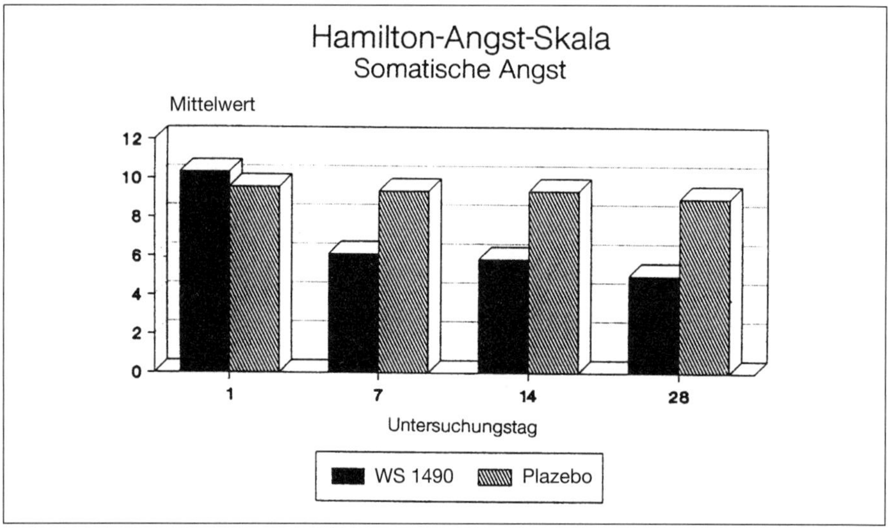

Abb. 7.14: Auswertung der Therapieergebnisse »Somatische Angst« mit Kava-Extrakt nach HAMA-Skala (Kinzler et al. 1991).

7.5 Reise- und Bewegungskrankheiten (Antivertiginosa)

7.5.1 Scopolamin

Schwindelzustände (Kinetosen) und Brechreiz (Emesis), als Folge einer Übererregung im motorischen Zentrum des Gehirns (vestibuläre Störungen) werden durch prophylaktische *Solanaceenalkaloide* und **Scopolamin** von *Datura stramonium* behandelt.
Scopolamin gehört wie Atropin zur Gruppe der *Parasympatholytika*. Zentral wirkt es im Gegensatz zum Atropin *sedierend auf motorische und zugleich auf vegetative Zentren des Hirnstammes.*

7.5.2 Zingiber officinalis (Ingwerpulver) M

Pharmakologie

Auf einem ganz anderen Mechanismus scheint die Wirkung des **Ingwerpulvers** von Zingiber officinalis (Zingiberis Rhizoma) zu beruhen. Nach Untersuchungen von Mowrey (1982) sollen 2 g Ingwerpulver ca. 100 mg Diphenhydramin entsprechen. Es ist nicht bekannt, welche der vielen Inhaltsstoffe der Droge für diese Wirkung verantwortlich sind. Es wird ein Angriffspunkt im Gastrointestinaltrakt vermutet.

Therapeutische Studien: Übersicht

Es existieren kontrollierte *Studien*, einige davon in *randomisierter Doppelblind-Form*, bei folgenden Krankheitssymptomen:
- Reisekrankheit,
- Vertigo,
- Hyperemesis gravidarum,
- postoperativer Nausea,
- Emesis und Erbrechen als Folge der Anästhesie.

Die Studien wurden gegen Plazebo oder bekannte Antiemetika wie z.B. Diphenhydramin (= Dimenhydrinat) bzw. Metoclopramiol durchgeführt. Das Ingwerwurzelpulver wurde in Kapselform in einer einmaligen Menge von 1 g oder 0,5 g 1 bzw. 1,5 Std. vor Versuchsbeginn, Operation bzw. Reiseantritt gegeben. Bei Schwangerschaftserbrechen wurden 1 g an vier aufeinander folgenden Tagen verabreicht.

Das **Ergebnis** läßt sich wie folgt zusammenfassen:
- Ingwergabe reduzierte signifikant die Neigung zum Erbrechen und den Kaltschweiß bei Seekrankheit (Grøntved et al., 1988). Experimentell erzeugte Vertigo wurde unter Ingwermedikation signifikant reduziert (Grøntved u. Hentzer, 1986).
- Bei Schwangerschaftserbrechen kam es zu einer Minderung oder Verschwinden von Schwindel und Erbrechen (Fischer-Rasmussen et al., 1990).
- Bei der Behandlung von postoperativem Schwindel und Erbrechen zeigte das Ingwerpulver und das Vergleichspräparat (Metoclopramiol) in bezug auf die Zahl von aufgetretenen Schwindelanfällen eine ähnliche Wirkung (Bone et al., 1990).
- Eperimentell erzeugter Nystagmus wurde dagegen durch Ingwer nicht beeinflußt.

Übereinstimmend war festzustellen, daß die Ingwer-Applikation im Gegensatz zu den synthetischen Antiemetika *keine oder nur geringfügige Nebenwirkungen* auslöste.

Alle Untersucher kamen zu dem Schluß, daß die Ingwerwirkstoffe nicht wie die bekannten Sympathomimetika, Parasympatholytika, Antihistaminika bzw. Antiemetika im ZNS (vestibuläres System) angreifen, sondern über die *Blockierung gastrointestinaler Reaktionen* die beschriebenen Wirkungen auslösen.

Therapiestudie

Indikation. Experimentell erzeugte Kinetosen (motion sickness).

Präparat. Ingwerpulver in Kapselform (Zintona).

Studienart. Kontrollierte Vergleichsstudie gegen Plazebo (Stellaria media = Chickwood herb.-Pulver) und das Antihistaminikum Dimenhydrinat (Dramamine) mit 36 Probanden mit einer von den Probanden selbst angegebenen erhöhten Anfälligkeit gegen Reisekrankheit. Die Probanden wurden nach Absolvierung eines psychophysikalischen Testes mit verbundenen Augen auf einen motorgetriebenen Drehstuhl gesetzt, nachdem die Probanden 20–25 min zuvor die Medikamente bzw. Plazebos erhalten hatten. Die Drehbewegung variierte zwischen 4 und 17 rpm. Die maximale Drehzeit betrug 6 Minuten.

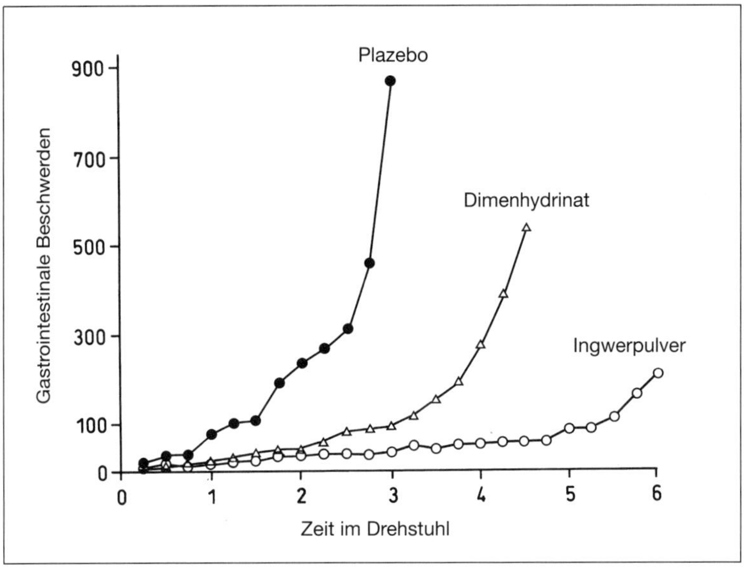

Abb. 7.15: Einfluß von Ingwerpulver, Dimenhydrinat und Plazebo auf gastrointestinale Beschwerden von Probanden im »Drehstuhl-Test«.
Stärke der gastrointestinalen Beschwerden in den drei Versuchsgruppen bestimmt als geometrische Mittelwerte in Abhängigkeit von der Zeit (min.) (Mowrey u. Clayson, 1982)

Prüfkriterien. Alle 15 sec wurden die Probanden nach ihrer Magenbefindlichkeit befragt. Zusätzlich registriert wurde nach der psychophysikalischen Methode von Stevens die physische und psychische Intensität der von den Probanden jeweils empfundenen «Stimuli».

Ergebnis. Keiner der Probanden in der Plazebo- und Dimenhydrinat-Gruppe war in der Lage, 6 Minuten im Drehstuhl zu bleiben, während die Hälfte der «Ingwer-Probanden» die gesamte Zeit im Drehstuhl blieben. Dieser Unterschied war signifikant ($p < 0,001$). Aus Abb. 7.15 geht hervor, daß die gastrointestinalen Mißempfindungen in der Plazebogruppe am stärksten waren, gefolgt von der Dimenhydrinat-Gruppe und daß sie in der «Ingwergruppe» am wenigsten registriert wurden. Auch diese Unterschiede waren signifikant ($p < 0,001$).

7.6 Präparateformen

Das Präparateverzeichnis der Roten Liste unterteilt in Hypnotika/Sedativa und Psychopharmaka. Zur ersten zählen die Drogen Valeriana, Humulus, Melissa, Lavandula, Passiflora und Avena, zur zweiten Rauwolfia, Hypericum und Kava-Kava. Die Antivertiginosa stellen eine eigene Gruppe dar.

Monosubstanzpräparate:

Neuronika (Kavain).
Kavaform (Kavain)

Scopolamin
Scopoderm TTS (Membran-Pflaster)

Monoextraktpräparate:

Valeriana:
z. B. Valdispert,
Nervipan,
Baldrian-Phyton,
Baldrisedon,
Sedalint Baldrian,
Recvalysat Bürger

Humulus:
Bonased-L

Hypericum:
z. B. Hyperforat,
Lophacomp-Hypericum,
Jarsin 300,
Esbericum,
Psychatrin Jossa
(+ Ascorbinsäure),
Cesradyston 200,
Psychotonin M,
Kneipp Johanniskraut-Pflanzensaft.

Melissa:
z. B. Kneipp Melissen-Pflanzensaft.

Passiflora:
z. B. Passiflora-Tropfen Curarina.

Kava-Kava:
Antares 120, Laitan 100, Kavasedon, Kavosporal forte, Kavatino.

Ingwer
Zintona

Kombinationspräparate:

- Von den *Sedativdrogen* sind am häufigsten enthalten:
  Valeriana, Humulus, Melissa, Passiflora und Hypericum.
- Von den *herzkreislaufwirksamen Drogen* sind am häufigsten enthalten:
  Crataegus und Viscum.
- Bei *Kombinationen mit Reinsubstanzen stehen an erster Stelle:*
  Belladonna- und Secale-Alkaloide.

Präparatebeispiele:
z. B. Baldriparan,
Baldrianox S
Plantival N,
Hovaletten N
(Humulus-lup. Extr. Komb.),
Sensinerv forte,
Euvegal N,
Biral N,
Nervosana,
Esberi-Nervin Bio
Requiesan (Avena sat. + Eschscholtzia-E.)
Kytta-Sedativum N
Passiorin N
Klosterfrau-Melissengeist,
Kavosporal comp.
Hyperforat forte Extrakt u. Tropfen
Sedariston,
Neurapas

Teekombinationspräparate:

z. B. Nervan-Tee Stada N,
Beruhigungstee Nervoflux,
Heumann Beruhigungs-Tee Tenerval N,
Kneipp Nerven- und Schlaf-Tee N,
Salus Nerven-Schlaf-Tee,
Kräutertee Nr. 22 u. a.

Teerezepturen:

1. Rp:	
Fol. Melissae	50,0
Rad. Valerianae	50,0
Strob. Lupuli	
Rad. Angelicae aa	15,0
2. Rp:	
Radix Valerianae	
Fol. Melissae	
Fruct. Crataegi aa	20,0
3. Rp:	
Rad. Valerianae	
Herba Leonuri cardiacae	
Flor. Lavandulae	
Fruct. Foeniculi aa	20,0
4. Rp:	35,0
Kneipp-Nerven-Tee:	
Rad. Valerianae	35,0
Fol. Melissae	24,0
Herba Anserinae	23,0
Cort. Aurant. dulc.	
Flor. Lavandulae	
Strob. Lupuli aa	5,0
5. Rp:	
Nerven-Tee-Stada:	
Rad. Valerianae	24,0
Fol Melissae	20,0
Herba Hyperici	15,0
Strob. Lupuli	5,0
Fol. Rubi frutic.	15,0
Fol. Menth. pip.	
Fol. Rosmarini aa	10,0
Flor. Calendulae	1,0

7.7 Homöopathie bei Störungen und Krankheitszuständen des Nervensystems

Beschwerdekomplexe, die in mittelbarem Zusammenhang mit dem *Vegetativum* stehen, sind eine große Domäne für Homöopathika. Es existiert darüber eine umfangreiche Literatur, was sich mit der traditionellen Entwicklung der homöopathischen Heilweise erklären läßt. Sie benutzt dazu das Stichwort «*Neurasthenie*» und meint damit die große Erregbarkeit (psychisch) und die rasche Erschöpfbarkeit (somatisch). Im Hinblick auf das Symptomenspektrum wird heute der Begriff «*neurasthenisches Syndrom*» vorgezogen.
In der Praxis gewinnen solche Krankheitszustände zunehmend an Bedeutung, wobei der Einsatz von Tranquillantien immer mehr begrenzt wird. Als ergänzende Therapiemaßnahmen bieten sich neben den Phytotherapeutika auch Homöopathika im Sinne einer therapeutischen Stufenleiter an. Man findet diese Homöopathika unter den Begriffen *Sedativa und Nervina*. Sie sind in den Arzneistärken (Potenzen) für alle Altersgruppen anwendbar, Gewöhnungseffekte sind nicht beschrieben worden. Die gleichzeitige Anwendung von Psychopharmaka soll die Ansprechbarkeit der Homöopathika mindern.
Bei diesem Anwendungsbereich sind *personotrope Homöopathika* besonders bewährt; dies gilt insbesondere für die Behandlung depressiver Verstimmungszustände.

Pflanzliche Homöopathika

Avena sativa D2, Dil.
Schlafstörungen zumeist infolge von problembehafteten Situationen.

Coffea arabica D6, Dil./Glob.
Unruhegefühl und Schlaflosigkeit mit Tachykardien und Schweißausbrüchen; starker Gedankenfluß.

Cypripedium pubescens D6, Dil./Glob.
Schlaflosigkeit; unruhiger, leichter Schlaf mit häufigem Erwachen.

Datura stramonium (Stramonium) D12, Dil./Glob.
Pavor nocturnus mit angstvollen Phantasien, nächtliches Aufschrecken. Angst vor dem Alleinsein.

Passiflora incarnata D2, Dil.
Ein- und Durchschlafstörungen; auch als «Alternative» zu chemisch-synthetischen Hypnotika.

Hinweis: Passiflora-Urtinktur sollte in warmem Wasser eingenommen werden.

Tierische Homöopathika

Ambra grisea D6, Dil.
Erschöpfungszustände, nervöse Überregbarkeit und nervöse Erschöpfung.

Tarantula hispanica D12, Dil.
Erregungszustände

Mineralische Homöopathika

Acidum arsenicosum (Arsenicum album) D12, Dil.
Nächtliche Angst- und Unruhezustände.

Phosphorus D12, Dil.
Schlaflosigkeit mit Angstzuständen.

Zincum metallicum D12, Dil.
Unruhezustände mit Schlaflosigkeit.

In der nachfolgenden Tabelle 7.4 sind einige der bewährten Kombinationspräparate aus homöopathischen Einzelmitteln (Nervina/Sedativa) zur Behandlung nervöser Störungen genannt.

Tab. 7.4: Homöopathische Kombinationspräparate.

Ambrasyx	Mitchellando
Cefaplenat	Nervobaldon
Dormi-Gastreu	Nervuton
Dysto-loges	Röwo-Sedaphin
Jsosedat	

Literatur

Allopathie

Übersichtsreferate

Becker, H., Förster, W.: Biologie, Chemie und Pharmakologie pflanzlicher Sedativa. Z. Phytother. **5:** 817–823 (1984).

Nahrstedt, A.: Drogen und Phytopharmaka mit sedierender Wirkung. Z. Phytother. **6:** 101–109 (1985).

Nahrstedt, A.: Drogen und Phytopharmaka mit sedierender Wirkung. In: Schriftenreihe der Bundesapothekerkammer zur wissenschaftlichen Fortbildung. Werbe- und Vertriebsgesellschaft Deutscher Apotheker Bd. 12: 77–101 (1985).

Stocksmeier, U.: Wirksamkeitsnachweis pflanzlicher Präparate beim Menschen unter Berücksichtigung vegetativer Parameter. Therapeutikon **5:** 126—134 (1991).

Wunderer, H.: Schlafstörungen (Beratung im Handverkauf). Apoth. J. **10:** 28–38 (1987).

Drogen und ihre Anwendung

Balderer, G., Borbély, A. A.: Effect of valerian on human sleep. Psychopharmacology **87:** 406–409 (1985).

Bayer, H., Frei-Kleiner, S., Schreiber, H.: Da hilft die Passionsblume, Erfahrungsbericht. Ärztl. Praxis **21:** 13–16 (1991).

Bhate, H., Gerster, G., Gracza, L.: Orale Prämedikation mit Zubereitungen aus Piper methysticum bei operativen Eingriffen in Epiduralanästhesie. Erfahrungsheilk. **38:** 339–345 (1989).

Bhate, H., Gerster, G.: Behandlung mit Phytotranquilizern vor der Narkose. Therapeutikon **6:** 214–222 (1992).

Bladt, S., Wagner, H.: MAO-Hemmung durch Fraktionen und Inhaltsstoffe von Hypericum-Extrakt. Nervenheilkunde 6a, 349-352 (1993).

Boeters, U.: Behandlung vegetativer Regulationsstörungen mit Valepotriaten (Valmane). Münch. med. Wschr. **37:** 1873–1876 (1969).

Bone, M. E., Wilkinson, D. J., Young, I. R., McNeil, I., Charlton, S.: Ginger root – a new antiemetic. Anaesthesia **45:** 669–671 (1990).

Braun, R., Dittmar, W., Machhut, M., Weickmann, S.: Valepotriate mit Eposidstruktur – beachtliche Alkylantien. Dtsch. Apoth. Z. **122:** 1109 (1982).

Buchthala, M.: Klinische Beobachtungen bei der Anwendung eines neuen Äquilans. Hippokrates **39:** 466 (1969).

Dziuba, K.: Erfahrungen mit dem Äquilans Valmane in ambulanter Praxis. Med. Welt **19:** 1866–1868 (1968).

v. Eickstedt, K. W., Rahman, S.: Psychopharmakologische Wirkungen von Valepotriaten. Arzneimittelforsch. (Drug Res.) **19:** 316—319 (1969).

Fischer-Rasmussen, W., Kjaer, S. K., Dahl, C., Asping, U.: Ginger treatment of hyperemesis gravidarum. Eur. J. Obstet. Gynaec. Reprod. Biol. (Eurobs) **38:** 19–24 (1990).

Gerster, G., Gracza, L.: Piper methysticum. Therapeutikon **4** (5): 257–266 (1990).

Grøntved, A., Brask, T., Kambskard, I., Hentzer, E.: Ginger root against seasickness. Acta otolaryngol. (Stockh.) **105:** 45–49 (1988).

Grøntved, A., Hentzer, E.: Vertigo-reducing effect of ginger root. ORL **48:** 282–286 (1986).

Grusla, D., Hölzl, J., Krieglstein, I.: Baldrianwirkungen im Gehirn der Ratte. Dtsch. Apoth. Z. **126:** 2249 (1986).

Hänsel, R., Wohlfahrt, R., Coper, A.: Versuche, sedativ-hypnotische Wirkstoffe im Hopfen nachzuweisen. Z. Naturforsch. **35 c:** 1096–1097 (1980).

Hänsgen, K. D., Vesper, J., Ploch, M.: Multizentrische Doppelblindstudie zur antidepressiven Wirksamkeit des Hypericum-Extraktes LI 160. Nervenheilkunde **12:**, 285—289 (1993).

Harrer, G., Sommer, H.: Therapie leichter/mittelschwerer Depressionen mit Hypericum. Münch. med. Wschr. 22: 305–309 (1993).

Harrer, G., Hübner, W. D., Podzuweit, H.: Wirksamkeit und Verträglichkeit des Hypericum-Präparates LI 160 im Vergleich mit Maprotilin. Nervenheilkunde 12: 297—301 (1993).

Hazelhoff, B.: Phytochemical and Pharmacological Aspects of Valeriana compounds. Dissertation, Univ. Groningen (1984).

Hendriks, H., Bos, R., Woerdenbog, H., Koster, A. Sj: Central nervous depressant activity of valerlenic acid in the mouse. Planta med. **1:** 28–32 (1984).

Hendriks, H., Bos, R., Allerma, D. P., Malingre, Th. M., Koster, A. Sj: Pharmacological screening of valerenal and some other components of essential oil of valeriana officinalis. Planta med. **42:** 62–68 (1981).

Hoffmann, J., Kühl, E. D.: Therapie von depressiven Zuständen mit Hypericin. Z. Allg. Med. **55:** 776–782 (1979).

Holm, E., Wowolligk, H., Reinecke, A., von Henning, G. E., Behne, F., Scherer, H.-D.: Vergleichende neurophysiologische Untersuchungen mit Valtratum und Extraktum valerianae an Katzen. Med. Welt **31:** 982–990 (1980).

Holm, E. in: Referate der Baldriantagung in Heidelberg. H. Becker ed. Österr. Apoth. Z. **38:** 41 (1984).

Hölzl, J., Godau, P.: Receptor binding studies with valeriana offic. on the benzodiazepine receptor. Abstrakt-Band Planta med. der 37. Jahrestagung der Ges. f. Arzneipflanzen-Forsch. 1989, Abstr. P 2–1, 64–65.

Jansen, W.: Doppelblindstudie mit Baldrisedon. Therapiewoche **27:** 2779–2786 (1977).

Kamm-Kohl, A. V., Jansen, W., Brockmann, P.: Moderne Baldriantherapie gegen nervöse Störungen im Senium. Med. Welt. **35:** 1450–1454 (1984).

Kemper, F., Loeser, A.: Untersuchungen zur Gewinnung antihormonal wirksamer Inhaltsstoffe aus Lithosperum officinale. Arzneimittel-Forsch. (Drug Res.) **7:** 81–82 (1957).

Kemper, F.: Experimentelle Grundlagen für eine therapeutische Anwendung von Lithospermum officinale zur Blockierung von Hormonen des Hypophysenvorderlappens. Arzneimittel-Forsch. (Drug Res.) **9:** 368–375 (1959).

Kinzler, E., Krömer, J., Lehmann, E.: Wirksamkeit eines Kawa-Spezial-Extraktes bei Patienten mit Angst-, Spannungs- und Erregungszuständen nicht-psychotischer Genese. Arzneimittel-Forsch. (Drug Res.) **41:** 584 (1991).

Kleemann, St., Winterhoff, H., Noetzel, S., Gumbinger, H. G., Kemper, F. H.: Inhibition of TSH-effects by plant extracts and phenolic plant constituents – in vitro study. Planta med. **6:** 550 (1986).

Kretschmar, R., Teschendorf, H.-J.: Pharmakologische

Untersuchungen zur sedativ-tranquilisierenden Wirkung des Rauschpfeffers (Piper methysticum Forsert). Chemiker Z. **98:** 24–27 (1974).
Krieglstein, J., Grusla, D.: Zentral dämpfende Inhaltsstoffe im Baldrian. Valepotriate, Valerensäure, Valeranon und ätherisches Öl sind doch wirksam. Dtsch. Apoth. Z. **128:** 2041–2045 (1988).
Krueger, G. A. W.: Die Therapie des psychovegetativen Syndroms mit Valmane. Therapiewoche **18:** 89 (1969).
Leathwood, P. D., Chauffard, F., Heck, E., Munez-Boch, R.: Aqueous extract of valerian root (Valeriana offic.) improves sleep quality in man. Pharmacolog. Biochem. Behav. **17:** 65–71 (1981).
Leathwood, P. D., Chauffard, F.: Aqueous extract of valerian reduces latency to fall asleep in man. Planta med. 2: 144–148 (1985).
Maluf, E., Barros, H. M. T., Frochtengarten, M. L., Benti, R., Leite, U. R.: Assessment of the hypnotic/sedative effects and toxicity of Passiflora edulis aqueous extract in rodents and humans. Phytother. Res. **5:** 262–266 (1991).
Meyer, H. J.: Untersuchungen über den antikonvulsiven Wirkungstyp der Kawa-Pyrone Dihydromethysticin und Dihydrokawain mit Hilfe chemisch induzierter Krämpfe. Arch. int. Pharmacodyn. Therap. **150:** 118 (1964).
Mowrey, D. B., Clayson, D. E.: Motion sickness, ginger and psychophysics. Lancet I (8273): 655–657 (1982).
Müldner, H., Zöller, M.: Antidepressive Wirkung eines auf den Wirkstoffkomplex Hypericin standardisierten Hypericum-Extraktes, Arzneimittel-Forsch. (Drug Res.) **34:** 918–920 (1984).
Müller-Limmroth, W.: Die Streßsituation des Autofahrers und Möglichkeiten der medikamentösen Beeinflussung. Dtsch. Apoth. **31:** Heft 8: 410—422 (1979).
Okpanyi, S. N., Weischer, M. L.: Tierexperimentelle Untersuchungen zur psychotropen Wirksamkeit eines Hypericum-Extraktes. Arzneimittel-Forsch. (Drug Res.) **37:** 10–12 (1987).
Panijel, M.: Die Behandlung mittelschwerer Angstzustände. Therapiewoche **35:** 4659–4668 (1985).
Riedel, E., Hänsel, R., Ehrke, G.: Hemmung des γ-Aminobuttersäureabbaus durch Valerensäurederivate. Planta med. **46:** 219 (1982).
Rücker, G., Tautges, J., Sieek, A., Wenzel, H., Graf, E.: Untersuchungen zur Isolierung und pharmakodynamischen Aktivität des Sesquiterpens Valeranon aus Nardostrachys jatamansi DC. Arzneimittel-Forsch. (Drug Res.) **28:** 7 (1978).
Schenk, Chr.: Psychotonin M bei der ambulanten Behandlung depressiver Verstimmungszustände. Der Kassenarzt **27:** 33–34 (1987).
Schimmel, K.: Die Behandlung der Wetterfühligkeit mit Baldrisedon. Ärztezeitschr. Naturheilverf. **22:** 578–582 (1981).
Schlich, D., Braukmann, Fr., Schenk, N.: Behandlung depressiver Zustandsbilder mit Hypericinium, Psycho 13 (1987).
Siegers, C. P., Steffen, B.: Influence of quercetin on cell proliferation and DNA-synthesis in human tumour cell lines. Pharmaceut. Pharmacol. Let. **1:** 64–67 (1991).
Sparenberg, B., Demisch, L., Hölzl, L.: Untersuchungen über antidepressive Wirkstoffe von Johanniskraut. Pharm. Z. Wiss. 138: 50-54 (1993).
Speroni, E., Minghetti, A.: Neuropharmacological activity of extracts from passiflora incarnata. Planta med. 6: 488–491 (1988).
Stephan, E.: Beeinflussung der Verkehrstüchtigkeit durch die Einnahme eines pflanzlichen Sedativums. Therapiewoche **30:** 3662–3678 (1980).
Straube, G.: Die Bedeutung der Baldrianwurzel in der Therapie. Therapie Gegenw. **107:** 555 (1968).
Suzuki, O., Katsumata, Y., Oya, M., Blatdt, S., Wagner, H.: Inhibition of monoamine oxidase by hypericin. Planta med. 50: 272–274 (1984).
Thiele, B., Brink, I., Ploch, M., Modulation der Zytokin-Expression durch Hypericum-Extrakt. Nervenheilkunde, **12:** 353—356 (1993).
Vorbach, E. U., Hübner, W. D., Arnoldt, K. H.: Wirksamkeit und Verträglichkeit des Hypericum-Extraktes LI 160 im Vergleich mit Imipramin. Nervenheilkunde 12: 290—296 (1993).
Wagner, H., Hörhammer, L., Frank, U.: Lithospermsäure, das antihormonale Wirkprinzip von Lycopus europaeus L. (Wolfsfuß) und Symphytum officinale (Beinwell). Arzneimittel-Forsch. (Drug Res.) **20:** 705 (1970).
Wagner, H., Jurcic, K.: In vitro- und in vivo-Metabolismus des [^{14}C]-Didorvaltrats. Planta med. **38:** 366–376 (1980).
Wagner, H., Sprinkmeyer, L.: Über die pharmakologische Wirkung von Melissengeist, Dtsch. Apoth. Z. **113:** 1159 (1973).
Warnecke, G.: Langzeittherapie psychischer und vegetativer Dysregulationen mit Zubereitungen von Piper methysticum. Erfahrungsheilk. **38:** 333 (1989).
Warnecke, G. et al.: Wirksamkeit von Kawa-Kawa-Extrakt beim klimakterischen Syndrom. Z. Phytother. **11:** 81–86 (1990).
Winterhoff, H., Sourgens, H., Kemper, F. H.: Pharmacodynamic effects of Lithospermum officinale on the thyroid gland of rats: comparison with the effects of iodide. Horm. metabol. Res. **15:** 503–507 (1983).
Wittig, K.: Ein therapeutischer Beitrag zur Behandlung von Abstinenzerscheinungen bei Alkohol- und Opiatsuchten. Medizin heute **18:** 49 (1969).

Homöopathie

Imhäuser, H.: Homöopathie in der Kinderheilkunde, 8. Aufl. Haug, Heidelberg (1987).
Wiesenauer, M.: Pädiatrische Praxis der Homöopathie. 2. Aufl. Hippokrates Verlag Stuttgart (1992).
Wünstel, G.: Schlafstörungen. In: Wünstel, G., Gawlik, W., Stübler, M. (Hrsg.): Aktuelle Anwendungsmöglichkeiten der Homöopathie in der ärztlichen Praxis, Band 2. Weka, Kissing 1985.

8 Rheumatische Erkrankungen

Hauptindikationen für Phytopharmaka:

Weichteilrheumatismus (extraartikulärer Rheumatismus) z. B. Tendovaginitis, Periarthritis humeroscapularis (Schultersteife)	8.1 → Seite 231
Entzündlicher Rheumatismus: z. B. rheumatoide Arthritis (chron. Polyarthritis) Spondylitis	8.1 → Seite 231
Degenerativer Rheumatismus: z. B. Arthrosen und Spondylosen	8.1 → Seite 231
Gicht (Arthritis urica)	8.2 → Seite 246

Keine Indikationen:

Das **akute rheumatische Fieber,** das mit Antibiotika, Cortison und nichtsteroidalen synthetischen Antiphlogistika behandelt werden muß.

Progredient chronische Polyarthritis und andere **schwere rheumatische Verlaufsformen** (z. B. Arthritis psoriatica, Reiter-Syndrom). Hier können Phytopräparate höchstens adjuvant zu einer bestehenden Basistherapie mit Synthetika eingesetzt werden.

8.1 Rheumatische Erkrankungen

8.1.1 Behandlungsprinzipien — Präparatetypen

Anwendung. Je nach Art der Erkrankung wird man **systemisch** oder mehr **lokal** wirkende Präparate zur Anwendung bringen. Bei streng lokalisierten Entzündungsprozessen, z. B. bei einer isolierten Gonarthritis, einer Periarthropathie oder bei Muskelrheumatismus, Muskelverspannungen im Schulter-, Rücken- und Lumbalbereich haben **Externa** den Vorzug. Dies gilt in besonderem Maße für die Behandlung von Patienten mit gastrointestinalen Erkrankungen oder hoher Magenempfindlichkeit. Unter gewissen Bedingungen *können allerdings auch topisch angewendete Präparate eine systemische Wirkung entfalten.*

Wirkungen. Da sowohl die entzündlichen wie die degenerativen Erkrankungen immer mit Schmerzen verbunden sind, kommt der Schmerzbekämpfung mit **Analgetika** eine erhebliche Bedeutung zu. Hauptangriffspunkt für analgetisch wirkende Salicylderivate enthaltende Phytopharmaka ist der Arachidonsäurestoffwechsel (siehe Schemabilder 8.1 u. 8.9). Daneben kann eine zentrale Schmerzhemmung auch über den sog. «Counter Irritant» Effekt, ausgelöst durch Hautreizmittel, erfolgen. Für besonders starke Schmerzen gibt es keine adäquaten Pflanzenpräparate, wenn man von den Opiaten absieht.

Für die Behandlung der **Entzündungen** kommen topisch oder systemisch applizierbare **Antiphlogistika** zur Anwendung. Ausgenutzt werden die Wirkmechanismen von drei verschiedenen Phytopräparate-Typen (siehe Abb. 8.1, 8.3, 8.5 u. 8.7):

- Präparate mit direktem Einfluß auf den *Arachidonsäure/Prostaglandinstoffwechsel.* Mit diesen soll die pathologisch erhöhte Bildung von Entzündungsmediatoren des Arachidonsäurestoffwechsels teilweise gebremst werden.
- Präparate mit *kortikomimetischer Wirkung.* Entweder kommt es unter dem Einfluß solcher Therapeutika zu einer erhöhten Kortikoidausschüttung oder zu einem gebremsten Kortikoidabbau. Im ersten Fall ist ein reflextherapeutischer Effekt über kutisviszeral wirkende Hautreizmittel denkbar. Im zweiten Fall dürfte eine kompetitive Hemmung des Steroidabbaus die Ursache für den kortikomimetischen Effekt sein.
- Präparate mit bevorzugt *immunmodulatorischen bzw. immunsuppressiven Wirkeigenschaften.* Begründet wird der Nutzen solcher Präparatetypen mit der Erkenntnis, daß zahlreichen rheumatischen Erkrankungen immunregulatorische Störungen (Autoimmunreaktionen) zugrunde liegen. An solchen Prozessen können Immunkomplexe, Komplementfaktoren, T-Lymphozyten, Granulozyten und Makrophagen sowie von diesen sezernierte Mediatoren und Enzyme (Zytokine, Proteasen, Kollagenasen und Elastasen) beteiligt sein. Durch Stimulierung oder Suppression von bestimmten Immunsystemen könnten hyperreak-

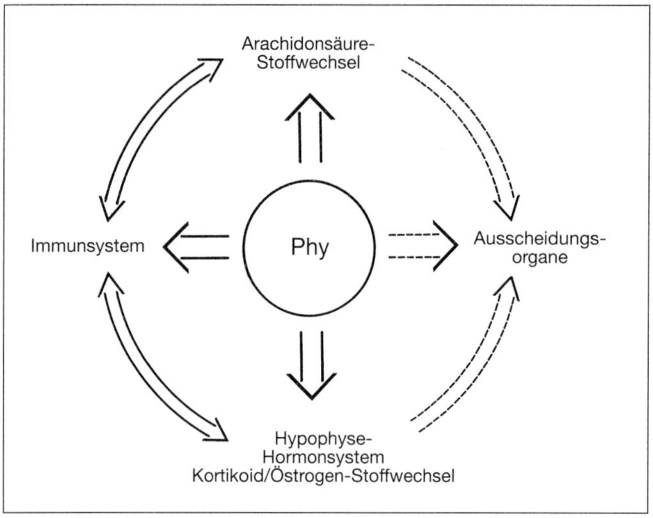

Abb. 8.1: Hauptangriffspunkte von antiphlogistisch/antirheumatisch wirkenden Phytopräparaten.

tive Prozesse gestoppt werden. Auch hier dürften sog. Counter Irritant Effektoren eine Rolle spielen.

Basierend auf alten erfahrungsmedizinischen Praktiken kann man außerdem versuchen, durch zusätzliche «**ausleitende Kuren**», z.B. durch sog. «**Antidyskratika**», eine Stoffwechselumstimmung herbeizuführen. Die häufigste Applikationsform ist der Kräutertee. Die erwünschte pharmakologische Wirkung ist als diuretisch, schwach laxierend und diaphoretisch zu verstehen. Als «umstimmende Diätmaßnahmen» werden zusätzlich Saftkuren, Rohkostkuren, Obsttage und Moorbäder empfohlen.

Daraus ergibt sich in etwa für *Phytopharmaka* folgende **Einteilung:**

Phytopharmaka mit bevorzugter Wirkung auf den Arachidonsäure/Prostaglandin-Stoffwechsel
- Salicyl-Verbindungen enthaltende Drogen
- Drogen mit anderen Wirkprinzipien
- Ätherischöldrogen zur externen Anwendung

Phytopharmaka mit Wirkung auf Hormon- und/oder Immunsystem
- Extern angewendete Hautreizmittel
- Interna mit verschiedenen Wirkprinzipien

Enzym-Präparate
Phytopharmaka zur ausleitenden Therapie

Hauptindikationen. Erkrankungen der Weichteile des Bewegungs- und Stützapparates, entzündliche und degenerative Gelenkerkrankungen.

8.1.2 Antiphlogistika mit Wirkung auf den Arachidonsäure-Stoffwechsel

Eingriffe in diesen Stoffwechsel sind durch Hemmung aller drei daran beteiligten Enzym-Systeme möglich.
Klassische Hemmer der **Phospholipase A_2 und C** sind die steroidalen Antirheumatika wie z.B. die *Kortikoide*. Phytopharmaka mit dieser spezifischen Wirkung sind nicht bekannt.
Dagegen existieren neben den Salicyl-Derivaten zahlreiche Hemmstoffe der **Cyclooxygenase (Prostaglandin-Synthetase)** und/oder **5-Lipoxygenase**.
Da z.B. das Prostaglandin E_2 die Empfindlichkeit der Nozirezeptoren in der Peripherie für schmerzauslösende Substanzen (z.B. Histamin, Bradykinin und 5-Hydroxytryptamin) steigert und auch an der Freisetzung endogener Pyrogene aus Leukozyten beteiligt ist, wird durch eine Cyclooxygenase-Hemmung gleichzeitig eine *analgetische* und *antipyretische Wirkung* ausgelöst.

8.1.2.1 Salicylathaltige Drogen zur internen und externen Anwendung (Tab. 8.1, Abb. 8.2)

Außer **Methylsalicylat** werden die nicht in Pflanzen vorkommenden partialsynthetisch hergestellten Abkömmlinge der Salicylsäure, z.B. **Hydroxyethylsalicylat** (HES) oder **Methoxymethylsalicylat** als Bestandteile von Externpräparaten zur Perkutantherapie angewendet.

Tab. 8.1: Salicylhaltige Drogen mit ihren Hauptwirkstoffen.

	Droge	Stammpflanze/Familie	Hauptwirkstoffe
M	*Salicis cortex (Weidenrinde)*	Salix alba, S. purpurea, S. fragilis u. a. Arten	Salicylalkoholglykoside bzw. Ester z. B. Salicin, Salireposid, Salicortin, Fragilin, Picein u. a.) Flavonoide, Gerbstoffe, Phenolcarbonsäuren
M	*Violae tric. herba (Stiefmütterchenkraut)*	Viola tricolor	Violutosid, freies Methylsalicylat, Saponine, Flavon-O- und C-Glykoside
M	*Spiraeae (Filipendulae) flos, herba*) (Spierblume)*	Filipendula ulmaria	Salicylalkohol- und Salicylsäureglykoside (z. B. Spiraein, Monotropitosid, Isosalicin), freies Methylsalicylat, Flavonolglykoside
M	*Populi gemma, cortex, folium* (Pappelknospen, -rinde, -blätter)*	Populus tremula	Salicin, Salicortin, Tremulacin
	Gaultheriae aetheroleum (Gaultheria- oder Wintergrün-Öl)	Gaultheria procumbens	Monotropitosid (= Gaultherin), Methylsalicylat
M	*Primulae radix (Primelwurzel)* DAB 10, ÖAB	Primula elatior P. officinalis	Primulaverin u. Primverin (Methoxysalicylsäuremethylester), Triterpen-Saponine (Primulasäure)

* In **M** Rheumatische Erkrankungen als Anwendungsgebiet nicht aufgeführt.

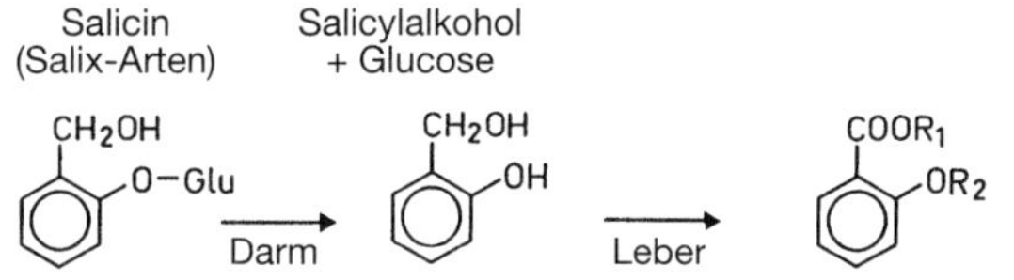

Salicylsäure:	$R_1 = R_2 = H$
Methylsalicylat:	$R_1 = CH_3; R_2 = H$
Hydroxyethylsalicylat:	$R_1 = HOH_2CCH_2; R_2 = H$
Methoxymethylsalicylat:	$R_1 = H_3COCH_2; R_2 = H$
z. Vergl. Aspirin:	$R = H; R_2 = \text{Acetyl}$

Abb. 8.2: Natürliche und partialsynthetische Salicyl-Verbindungen.

Chemie

Die **Salicylalkohol**-Derivate der *Weide und der Pappel* (Abb. 8.2) unterscheiden sich von den **Salicylsäure**-Abkömmlingen des *Stiefmütterchenkrautes* und des *Wintergrüns* nur im Oxidationsgrad einer sauerstoffhaltigen Gruppe ($CH_2OH \rightarrow COOH$). Biosynthetisch leiten sich beide aus dem Kohlenhydrat- bzw. Phenylpropan-Stoffwechsel ab. Sie gehören zu den *Phenol-Carbonsäure-Verbindungen*. In dem natürlich nicht vorkommenden Aspirin, der Acetylsalicylsäure, ist die phenolische OH-Gruppe mit Essigsäure verestert. Bei den anderen partialsynthetischen Salicylaten ist wie beim Methylsalicylat die Carboxylgruppe verestert.

Pharmakologie und Bioverfügbarkeit

Die Weidenrinde enthält relativ große Mengen (1–5 %) an Abkömmlingen des Salicylalkohols (Salicin-Verbindungen). Diese Verbindungen, hauptsächlich *Salicin* und *Salicortin*, besitzen ebenso wie die freie Salicylsäure in vitro selbst keine Hemmwirkung auf die Prostaglandinsynthetase (Cyclooxygenase), ganz im Gegensatz zum Aspirin (ASS) (Steinegger u. Hövel, 1972; Whitehouse et al., 1977; Hamberg, 1972; Higgs et al., 1987; Ferreira u. Vane, 1979; Wagner et al., 1987).

In vivo dagegen wirken Salicylsäure und die Salicin-Verbindungen der Weidenrinde, obwohl letztere keine Salicylsäurederivate sind, hemmend auf dieses Enzym und damit antiphlogistisch. Wie Versuche mit den Salicinverbindungen ergeben haben, werden diese im Darm hydrolytisch gespalten und nach Resorption in der Leber zu Salicylsäure oxydiert, d. h. die Salicinverbindungen haben *Prodrug-Charakter* (Abb. 8.2).

Vergleicht man die zur Behandlung rheumatischer Erkrankungen empfohlenen Aspirinmengen von 0,25–0,5 g/Tag mit den durch handelsübliche Drogenextrakte bzw. Tees im Höchstfall erreichbaren Salicylsäuremengen von 20–25 mg/Tag (Meier et al., 1985), so dürften bei p.o. Anwendung dieser Drogen in Extrakt- oder Teeform nur schwache antiphlogistische Wirkungen erreicht werden.
Wenn dagegen Weidenrinde bzw. ein entsprechender Extrakt mit hohem Gesamtsalicin-Gehalt (mind. 1 %) vorliegt – von der Kommission E wird eine einer Tagesdosis von 60–120 mg Salicin entsprechende Zubereitung (= ca. 3 × täglich 1 g Drogenpulver) empfohlen – so kann ein für eine antirheumatische Wirksamkeit erforderlicher *Salicylsäureplasmaspiegel* erreicht werden (Meier u. Liebi, 1990; Peutz et al., 1989). Außerdem muß man berücksichtigen, daß die in den Extrakten zusätzlich enthaltenen Flavonoide, Gerbstoffe oder Saponine diese Wirkung verstärken können. Dies ist zumindest für ein coffeinhaltiges Salicylat-Präparat bewiesen worden (Peutz et al., 1989).
Gegenüber dem Aspirin haben die Salicinverbindungen der *Weidenrinde* den Vorteil, daß sie keine aggregationshemmenden und damit die Blutgerinnung inhibierenden Eigenschaften (erhöhte Blutungsneigung) besitzen. Außerdem scheint die *allergisierende Potenz* der salicylathaltigen Phytopräparate geringer als die des Aspirins zu sein.
Im Gegensatz zur Weidenrinde reichen die im *Stiefmütterchenkraut*, in der *Spierblume* und *Primelwurzel* enthaltenen Mengen an Salicylsäurederivaten, selbst wenn sie in angereicherter Extraktform vorliegen, kaum aus, um bei innerlicher Anwendung nennenswerte antiphlogistische Wirkungen zu erzielen. Ähnliches dürfte auch für die meisten Zubereitungen der *Pappeldroge* gelten. Hier werden
! von den **M** Tagesdosen von 5-10 g Droge ! empfohlen. Aus diesem Grund wird die Indikation «Rheumatische Erkrankungen» in den Monographien dieser Drogen nicht genannt.

Bei **topischer Anwendung** von salicylsäureesterhaltigen Salben, Lotionen oder Bädern liegen die Verhältnisse dagegen anders. Beim Menschen betrug die Permeation aus einer salicylhaltigen Suspension in 1 Stunde etwa 0,33–2,32 mg/cm^2 (Brown u. Scott, 1934). Bei Applikation von salicylsäuremethylesterhaltigen Salben war die Urinausscheidung gegenüber salicylsäurehaltigen doppelt so hoch. Salicylsäuremethylester werden nach perkutaner Resorption zu Salicylsäure gespalten, dann zu 50–70 % an Plasmaproteine gebunden und zu 90 % renal ausgeschieden.

8.1.2.2 Drogen mit anderen Wirkstofftypen (Tab. 8.2)

Chemie

Von den **Symphytum**-Inhaltsstoffen sind wahrscheinlich die *Schleim-Polysaccharide* und die *Rosmarinsäure*, ein Kaffeesäure-Hydroxykaffeesäure-Ester, die Träger der antiphlogistischen Wirkung.

Die relativ toxischen **Aconitum**-Alkaloide gehören in die Gruppe der sehr seltenen «Pseudo-Alkaloide» mit einem *Diterpen-(Phyllocladen)-Grundgerüst*. Der basische Stickstoff liegt in Form eines Aminoalkohols vor.

Pharmakologie

Worauf die *antirheumatische Wirkung* von **Symphytum-Extrakten** bei innerlicher Anwendung zurückzuführen ist, ist bis heute nicht genau geklärt. Bei externer Anwendung kommen als Wirkstoffe das Allantoin, die Rosmarinsäure, Gerbstoffe und die Schleimpolysaccharide in Frage. Schleimpolysaccharide wirken zumeist antiphlogistisch. Für die Rosmarinsäure sind in vitro Cyclooxygenase-Hemmwirkungen und Antikomplementwirkungen beschrieben worden. (Gracza et al. 1985, Engelberger et al. 1988).
Die in der Droge enthaltenen Pyrrolizidinalkaloide (in den Extrakten ca. 0,5–0,1 %) verbieten eine längere innerliche Anwendung, da Alkaloide des Echimidin-Typs mit einem 1,2-ungesättigten Necingrundgerüst *potentielle Gentoxizität und Kanzerogenität* besitzen. ! Salben oder andere Zubereitungen zur äußeren Anwendung dürfen nicht mehr als 20 % getrocknete Droge oder entsprechende Zubereitungen enthalten. Die Anwendung darf nur auf intakter Haut erfolgen. Die pro Tag applizierte Dosis darf nicht mehr als 1 µg Pyrrolizidinalkaloide bezogen auf Drogen mit 5 – 7 % Alkaloidgehalt enthalten.

Das pharmakologische Hauptwirkprinzip von Aconitum, **Aconitin**, wirkt, auf die Haut oder Schleimhaut gebracht, *anästhesierend*. Die Wirkung kommt durch verstärkte Öffnung des Na^+-Kanals erregbarer Zellmembranen zustande.
An der *analgetischen* und *antipyretischen Wirkung* innerlich verabreichter Tinktur sind vermutlich auch die Begleitalkaloide Benzoylaconin und Aconin beteiligt, die allerdings nur 1/400 bzw. 1/4000 der Aconitintoxizität besitzen. Die bei allopathischer Zubereitung täglich verabreichte Menge an Alkaloiden liegt in der Größenordnung von 0,1 bis höchstens 0,5 mg (toxische p.o. Dosis von Aconitin beim Menschen 2–5 mg!).

Tab. 8.2: Drogen mit anderen Wirkstofftypen.

	Droge	Stammpflanze/Familie	Hauptwirkstoffe
M	*Symphyti radix,/-herba/ -folium (Beinwellwurzel),/-kraut/ -blätter*	Symphytum officinale	Allantoin, Rosmarinsäure, Gerbstoffe (0,6–0,8 %), Schleimpolysaccharide
	Aconiti tuber (radix) (Eisenhutknolle)	Aconitum napellus	Diterpenalkaloide (Aconitin, Aconin, Benzoylaconin)

8.1.2.3 Ätherischöldrogen zur externen Anwendung (Tab. 8.3, Abb. 8.3)

Zusätzlich verwendete Ätherischöle

Lavendelöl, Muskatöl, Citronellöl, Pfefferminzöl, Wacholderöl, Fenchelöl.
Senföle sind im Kapitel 6, S. 188 ausgeführt.

Tab. 8.3: Extern anwendbare, antiphlogistisch wirkende Ätherischöldrogen mit ihren Hauptwirkstoffen.

	Öl/Droge	Stammpflanze/Familie	Hauptwirkstoffe
	Caryophylli aetheroleum (Nelkenöl)* DAB 10, ÖAB, Helv VII	Syzygium aromaticum	Eugenol (80–88 %), Aceteugenol (10–15 %)
	Cinnamomi aetheroleum (Zimtöl) ÖAB, Helv VII*	Cinnamomum verum	Zimtaldehyd (65–75 %), Eugenol u. tr-Zimtsäure (5–10 %)
M	*Camphora (Kampfer)* DAB 10, ÖAB, Helv VII	Cinnamomum camphora	Kampfer
	Thymi aetheroleum (Thymianöl)* DAB 10, ÖAB, Helv VII	Thymus vulgaris u. Th. zygis	Thymol u. Carvacrol (40–50 %)
	Ledi aetheroleum (Sumpfporstöl)*	Ledum palustre	Thymol u. Carvacrol, ferner Ledumkampfer (Ledol) und Cumarine
	Arnicae aetheroleum (Arnikaöl)*	Arnica montana	Thymol, Carvacrol, Thymolmethylether, Azulen
	Rosmarini aetheroleum (Rosmarinöl)*	Rosmarinus officinalis	1,8 Cineol (15–30 %), Kampfer (5–10 %), Borneol (10–20 %) u. a,
	Eucalypti aetheroleum (Eukalyptusöl)* DAB 10, ÖAB, Helv VII	Eucalyptus globulus	1,8-Cineol (ca. 70 %), ferner Piperiton u. Phellandren
M	*Pini pumilionis, P. silvestris aetheroleum (Latschenkiefernöl)* ÖAB, Helv VII	Pinus mugo u. P. silvestris	α- und β-Phellandren (ca. 60 %), α, β-Pinen (10–20 %), Bornylacetat (10–20 %)

* **M** gibt es nur von den dazugehörigen Drogen.

Chemie

Die Hauptwirkprinzipien der in der Tabelle aufgeführten Ätherischöle besitzen entweder **Phenylpropan-Struktur** mit Phenolcharakter (z.B. Eugenol) oder **Monoterpen-Struktur** (Abb. 8.3). Das *Thymol* hat als Ausnahme *phenolischen Charakter.*
Die anderen *Monoterpene* (z.B. Kampfer, 1,8-Cineol und die α-, β-Pinene) verfügen über einen bizyklischen Aufbau mit oder ohne Sauerstoff-Funktionen. Die α-, β-*Pinene* sind Terpenkohlenwasserstoffe.

Pharmakologie

Alle aufgeführten Ätherischöle wirken im In-vitro-Prostaglandin-Synthetase-Modell mehr oder minder *inhibierend auf die an Entzündungsvorgängen beteiligten Prostaglandin-Metabolite* (siehe Abb. 8.4) (Wagner et al., 1986, 1987; Wagner, 1989). Wie aus der Abb. 8.4 hervorgeht, besitzen das *Nelken-, Zimt-, Ledum- u. Eukalyptusöl* die stärkste Wirkung, während z.B. das *Latschenkiefer-, Kamillen-, Rosmarin-* und *Senföl* in diesem Modell eine nur geringe Wirkung entfalten.
Von allen isolierten Verbindungen verfügen *Eugenolacetat* und *Carvacrol* mit IC_{50}-Werten von 3,0 und 4,0 µM/l über eine dem Indometacin (IC_{50} = 1,2) ähnliche Wirkstärke. Da die Ätherischöle rasch von der Haut resorbiert werden, kann angenommen werden, daß die im In-vitro-Versuch gemessene Cyclooxygenase-Wirkung auch bei *topischer Anwendung* zum Tragen kommt.
Bei *systemischer Anwendung* dagegen ist eine Wirksamkeit der Phenole wegen zu rascher Metabolisierung nur bei hohen Dosierungen zu erwarten (siehe hierzu auch Kapitel Atemwegserkrankungen S. 93.
Bei einigen Ölen wie z.B. dem *Rosmarinöl* oder den *Pinusölen* kann die *antiphlogistische* Wirkung auch auf anderem Wege zustandekommen (siehe hierzu Pharmakologie Kap. 8.1.3.1).

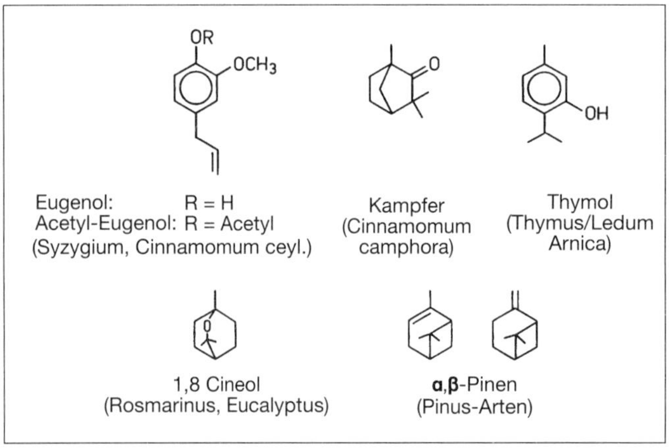

Abb. 8.3: Hauptwirkstoffe einiger antiphlogistisch wirkender Ätherischöle.

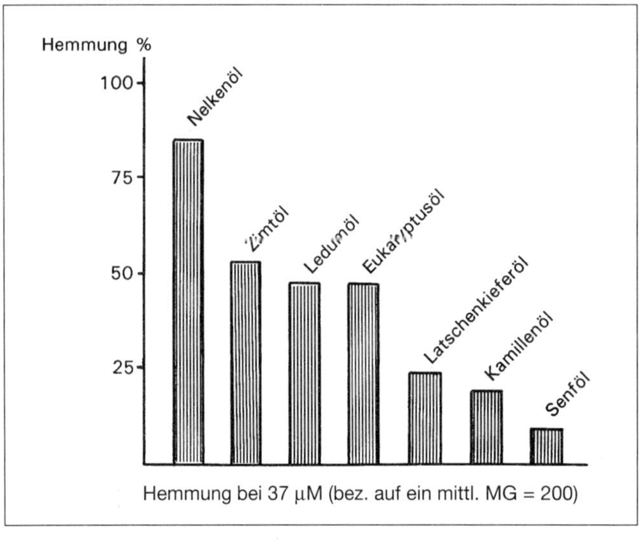

Abb. 8.4: In vitro Cyclooxygenase Hemmwirkung einiger Ätherischöle.

8.1.3 Drogen mit «kortikomimetischer» und/oder immunmodulierender Wirkung

8.1.3.1 Externa: Irritantien (Tab. 8.4, Abb. 8.5)

Es erscheint paradox, daß extern angewendete und auf die Haut irritierend, d. h., phlogistisch wirkende Verbindungen (Hautreizstoffe) im Organismus, z. B. auf Muskeln, Nerven oder Gelenke, antiphlogistische Allgemeinwirkungen ausüben sollen. Ein solcher Zusammenhang ist aber schon seit langem bekannt und experimentell vielfach bewiesen. Zum Unterschied von den im vorangegangenen Kapitel aufgelisteten Ätherischölen wirken die in der nachfolgenden Tab. 8.4 aufgelisteten Extrakte, Öle und Reinstoffe fast durchweg stark hautirritierend.

Chemie (Pflanzliche u. tierische Hautreizmittel)

Die **Capsaicinoide** des Paprikas stellen *Säureamide* des Vanillylamins und einer aliphatischen ungesättigten C 10-Carbonsäure dar.

Im scharf schmeckenden **Spilanthol** von Spilanthes oleracea liegt ebenfalls ein *Säureamid*, das Butylamid einer C 10-Triensäure vor.

Die **Senföle** der Senfarten, Isothiocyanate, sind schwefel- und stickstoffhaltige flüchtige Verbindungen, die bei der Wasserdampfdestillation oder bei der Senfbreiherstellung aus Glykosidvorstufen (Sinigrin bzw. Sinalbin = Glucosinolate) gebildet werden.

Die Hauptwirkstoffe von **Terebinthinae aeth.**, **Crotonis oleum** und der **Cantharides** gehören zur Stoffklasse der *Mono- bzw. Diterpene*. Die Phorbolester der Crotonsamen leiten sich vom tetrazyklischen Diterpenalkohol Phorbol ab. Die Esterkomponenten sind gesättigte Fettsäuren (C_8–C_{14}), Essigsäure, 2-Methylbuttersäure oder Tiglinsäure.

Das **Cantharidin** der Spanischen Fliege (Lytta vesicatoria) ist ein biosynthetisch von einem *Monoterpen* abgeleitetes *Dilacton* (= 3,6-Oxido-1,2-dimethyl-hexahydrophthalsäureanhydrid).

Die **Cucurbitacine** von Bryonia-Arten sind mit den *Sterinen* eng verwandt. Sie gehören der Klasse der *pentazyklischen C 30-Steroide* an. Charakteristisch ist der hohe Anteil an Sauerstoffunktionen im Molekül.

Die **Viscotoxine** der Mistel stellen ein aus mindestens drei basischen niedermolekularen **Proteinen** bestehendes Gemisch (Viscotoxin A_2A_3,B) dar. Sie werden in erster Linie für die Hautreizung verantwortlich gemacht.

Das hautreizende Prinzip des **Bienengiftes** (Apis melifica = Honigbiene)setzt sich hauptsächlich aus einem *Polypeptid* (Melittin), *Hyaluronidase, Phospholipase A* und *Histamin* zusammen.

Tab. 8.4: Irritierend auf die Haut wirkende Ätherischöldrogen mit ihren Hauptwirkstoffen und andere Irritantien.

	Droge	Stammpflanze/Familie	Hauptwirkstoffe
M	*Capsici fructus extractum (Paprikafrüchte-Extrakt)* DAB 10, ÖAB, Helv VII	Capsicum annuum, C. frutescens	Capsaicinoide (0,1–1,0 %), mit Capsaicin (65–75 %) und Dihydrocapsaicin (20–30 %)
	Spilanthidis herba (Parakressenkraut)	Spilanthes oleracea	Spilanthol u. andere Amide
	Sinapis aetheroleum (semen) (Senföl/Senfölsamen)	Brassica nigra	Sinigrin (1,0–1,2 %), liefert Allylsenföl bei der Wa-Dest.
M	*Terebinthinae aetheroleum (Terpentinöl)*	verschiedene Pinus-Arten	α, β-Pinen Δ-3-Caren
	Crotonis oleum (Krotonöl)	Croton tiglium	Diterpenalkoholfettsäureester (Phorbolester)
	Bryoniae radix (Zaunrübe)*	Bryonia dioica (alba)	Cucurbitacine (Triterpene) und Saponine
M	*Visci albi extractum (Mistelextrakt)*	Viscum album	Viscotoxine I–IV

* in äußerliche Anwendung nicht aufgeführt.

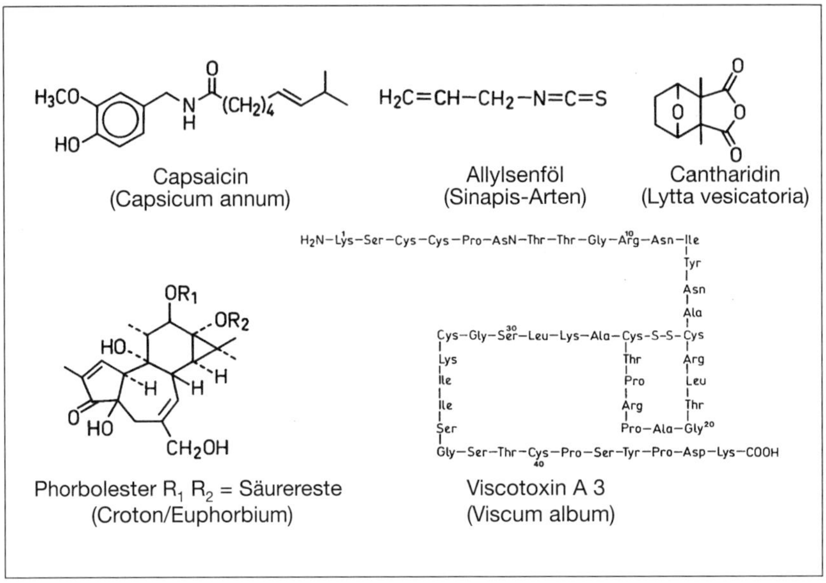

Abb. 8.5: Irritierend wirkende Pflanzenstoffe und Drogen mit bevorzugt kortikomimetischer und/oder immunmodulierender Wirkung.

Pharmakologie

Trotz der chemischen Heterogenität führen alle in der Tabelle aufgeführten Drogen-Wirkstoffe oder entsprechende Extraktpräparate dieser Drogen beim Einreiben in die Haut oder bei s. c. Injektion zu Entzündungsreaktionen. Bei zu hoher Dosierung kann es sogar zur Blasenbildung und Nekrotisierung der behandelten Hautareale kommen.
Für das Zustandekommen der dadurch ausgelösten *antiphlogistischen und analgetischen* Wirkungen, sog. *Counter irritant-Effekte* (Atkinson u. Hicks, 1975) können nach heutiger Erkenntnis für *hormonelle und immunologische Reaktionsmechanismen* verantwortlich gemacht werden. Zusätzlich können einige Verbindungen (z. B. Capsaicin) diese Wirkung auch durch Hemmung des Arachidonsäurestoffwechsels ausüben.

Im einzelnen sind folgende **Mechanismen** nachgewiesen worden:
- Durch *Freisetzung von Histamin und anderen Entzündungsmediatoren* kommt es im Plasma über die Hypophyse zur Erhöhung der Kortikoidkonzentrationen (Haas u. Fischer, 1969).
- Gleiche oder ähnliche Effekte können auch über *kutiviszerale Reflexe durch Reizung von Hautnerven* und Weiterleitung dieser Reize über vegetative und viszerale Afferenzen und Efferenzen zu anderen Körperregionen oder Organen ausgelöst werden (Hensel, 1966).
- *Hemmung bzw. Verbrauch von Komplement-Faktoren* (Bonta u. Nordhoek, 1973; Higgs et al., 1979).
- Bei *Reizung über Mediatoren*, z. B. Leukotriene oder PGE_2, *ausgelöste Induktion von T-Suppressor-Zellen* (Rola-Pleszynski et al., 1986; Wassermann et al., 1987).
- *Direkte Hemmung der Prostaglandin-Synthetase und/oder 5-Lipoxygenase* (CO/5LO) und dadurch erreichte Hemmung der Leukotrien- und 5-Hydroxyeicosatetraensäure-(5-HETE-)Bildung, die an einer erhöhten Chemotaxis und an chronischen Entzündungsprozessen maßgeblich beteiligt sind (Klickstein et al., 1980; Weissmann, 1982).

Capsaicin induziert z. B. mehrere Mechanismen. Es wirkt mit einer IC_{50} von 3,8 µM/l auch CO-hemmend (Wagner et al., 1989). Dasselbe Capsaicin hemmt bei 10tägiger i. p. und s. c. Behandlung von Ratten mit niedrigen Capsaicin-Dosen (2,1 µg/kg) das Carrageenan-induzierte Rattenpfotenödem zu etwa 60–80 % (De u. Ghosh, 1988). Dieser *antiphlogistische Effekt* wird mit einer Entleerung der nichtmyelinen Nervenendfasern an Neuropeptiden (Substanz P und Somatostatin) erklärt.
In ähnlicher Weise wird der *analgetische Effekt* von Capsaicin mit einem Angriff an den Nozirezeptoren der afferenten Neuronen und einer Entleerung der Neuronenspeicher an Neuropeptid P in Verbindung

gebracht (Yaksh et al., 1979; Nagy, 1982). Da Capsaicin umgekehrt bei einmaliger hoher Dosis (21 µg/kg) ebenso wie das Carrageenan Ödeme erzeugt, hängt die Entwicklung einer antiphlogistischen Wirkung offenbar stark von der Dosierung und Applikationsdauer ab (De u. Gosh, 1988).

Der genaue Wirkmechanismus des **Terpentinöls, Crotonöls**, des **Cantharidins**, der **Cucurbitacine** und der **Viscotoxine** ist *nicht genau bekannt*. Man darf aber annehmen, daß dieser nach einem für die Capsaicinoide beschriebenen Mechanismus zustande kommt.

Für den ebenfalls **Cucurbitacine** enthaltenden *Ecballium-Extrakt* wurde im Tiermodell eine in der Stärke mit Aspirin vergleichbare *antiphlogistische Wirkung* nachgewiesen (Yesilada et al. 1988).

Für den i.c. applizierten **Mistelextrakt** (Plenosol) zur Segmenttherapie bei degenerativ-entzündlichen Gelenkerkrankungen werden eine *geweberegenerierende Wirkung* und ein durch den lokalen Entzündungsreiz ausgelöster *«Umstimmungseffekt»* auf die Immunabwehrlage beschrieben. Diese Effekte dürften auf die in der Droge vorkommenden relativ toxischen Viscotoxine zurückzuführen sein.

Bei der *Dosierung* des zur Arthrosebehandlung verwendeten «standardisierten» Mistelextraktes (Plenosol der Firma Madaus) richtet man sich nach den sog. *Nekroseeinheiten* (NKE), wobei 1 NKE der Wirkstoffmenge entspricht, die in der Rückenhaut von Kaninchen bei intrakutaner Injektion von 0,1 ml Präparat eine noch deutliche Hautreaktion hervorruft. Die gebräuchlichen Dosierungen umfassen Stärke 0 (200 NKE), I (2000 NKE), und II (20000 NKE). Nach intrakutaner Injektion entsteht eine aseptische Entzündung mit Ödem, die als Auslöser der Mistelwirkung angesehen wird.

Ebenfalls CO-hemmend wirkt das scharf schmeckende und *lokalanästhetisch* wirkende **Spilanthol** von Spilanthes oleracea (Wagner et al., 1989).

8.1.3.2 Interna: Triterpen- oder Steroid-Verbindungen enthaltende Drogen (Tab. 8.5, Abb. 8.6)

Chemie

Die meisten Wirkstoffe dieser Drogen gehören zur Gruppe der *Saponine*, obwohl nur einige Seifencharakter besitzen und hämolysierende Eigenschaften entfalten. Sie entstammen teils der **Steroid-**, teils der **Triterpen-Reihe**. Sie liegen als Glykoside oder in Aglykon-Form vor.

Einige Verbindungen, wie jene von **Withania** und **Solanum dulcamara** enthalten Stickstoff im Molekül und werden daher zur Klasse der schwach basisch reagierenden *Steroidalkaloide* gerechnet.

Die **Cucurbitacine** gehören zur Klasse der pentazyklischen **C 30–Steroide** mit hohem Anteil an Sauerstoff-Funktionen im Molekül.

Die **Lectine** von Phytolacca besitzen *Glykoprotein-Struktur.*

Tab. 8.5: Drogen mit bevorzugt kortikomimetisch und/oder immunmodulierender Wirkung.

	Droge	Stammpflanze/Familie	vermutete Hauptwirkstoffe
M	*Liquiritiae radix (extr.) (Süßholzwurzel-Extrakt)* DAB 10, ÖAB, Helv VII	Glyzyrrhiza glabra	Glyzyrrhizin bzw. Glyzyrrhizinsäure (Triterpene)
	Withaniae radix (Withania-Wurzel)	Withania somnifera	Withaferin A u. a. Withanolide (Steroidalkaloide)
	Dulcamarae stipes (Bittersüßstengel)	Solanum dulcamara	Solasodin, Tomatidin u. a. Steroidalkaloide
M	*Sarsaparillae radix (Sarsaparillwurzel)*	Smilax utilis	Parillin, Sarsasaponin u. a. Steroidsaponine
	Phytolaccae radix (Kermeswurzel)	Phytolacca americana	Phytolaccoside A–G u. a. Triterpensaponine sowie Lektine
	Gummi olibanum (Weihrauch)	Boswellia serrata	(Acetyl-)Boswelliasäuren (ca. 50–60 %) u. a. Triterpensäuren; Terpenalkohole
	Bryoniae radix (Zaun- oder Gichtrübe)	Bryonia alba (dioica)	Saponine, Cucurbitacine

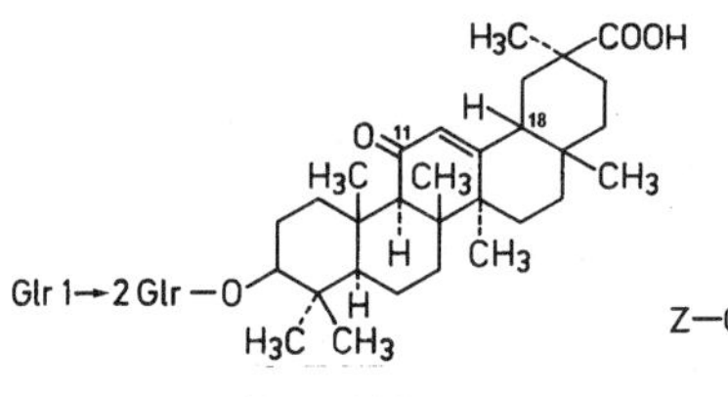

Glyzyrrhizinsäure
(Glyzyrrhiza glabra)

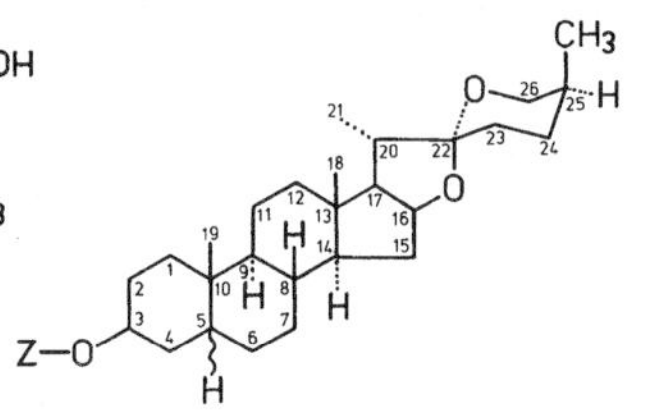

Sarsasaponin: Z = Glu, Rha
(Smilax utilis)

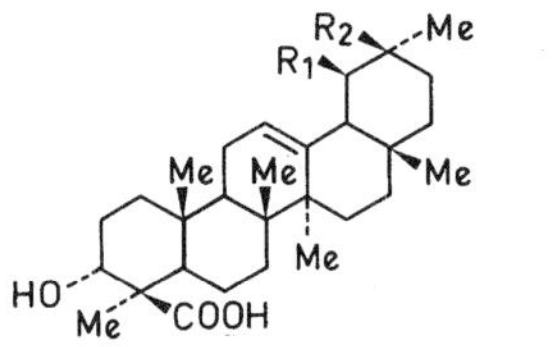

a-Boswelliasäure: R_1 = H, R_2 = Me
„-Boswelliasäure: R_1 = Me, R_2 = H
(Boswellia serrata)

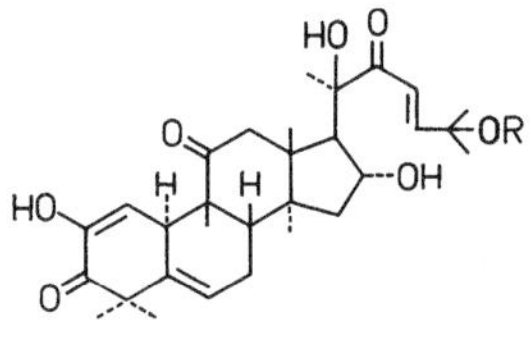

Cucurbitacin E: R = Acetyl
Cucurbitacin I: R = H
(Bryonia-Arten)

Abb. 8.6: Triterpen- und Steroid-Verbindungen mit antiphlogistischer Wirkung.

Pharmakologie

Die Strukturverwandtschaft vor allem der *Steroid-Verbindungen* mit den Kortikoiden hat zu der Annahme geführt, daß die antiexsudative und ödemprotektive bzw. antiphlogistische Wirkung auf einen kortikomimetischen Effekt zurückzuführen sei, der etwa durch *Verzögerung des Abbaus von körpereigenen Glucokortikoiden* zustande kommen könnte. Für diese Annahme sprechen eine Reihe von In-vitro- und In-vivo-Untersuchungsergebnisse japanischer und russischer Autoren (Turova et al., 1961; Kumagai et al., 1957; Shibata 1977).

In neueren Untersuchungen konnte für **Derivate der Glyzyrrhetinsäure** eine die *Prostaglandin-Synthetase und Lipoxygenase hemmende Wirkung* nachgewiesen werden (Inoue et al., 1986; Tamura et al., 1979). Außerdem hemmt die Glyzyrrhetinsäure ebenso wie eine Reihe von anderen Triterpensäuren in vitro den klassischen Weg der *Komplement-Reaktion* (Wagner et al., 1987a und 1987b; Knaus, 1989).

! Die Droge sollte nicht länger als 4–6 Wochen gegeben werden, da die Gefahr *kortikoidähnlicher Nebenwirkungen* besteht. Die maximale Tagesdosis von 200–600 mg Glycyrrhizin entsprechend 5–15 g Drogenmenge sollte nach **M** nicht überschritten werden.

In allen in vitro getesteten Triterpensäuren zeigte die **Boswelliasäure** *von Olibanum* bei einer Konzentration von 0,1 mM die *stärkste Komplement- und damit immunsuppressive Wirkung* (80–90 %). Außerdem hemmt die Boswelliasäure auch die *Prostaglandin-Synthese* (Wagner et al., 1987b).
Ein Alkoholextrakt von Boswellia serrata mit einem Gehalt von ca. 30 % β-Boswellinsäure zeigte am Carrageenan- und dextraninduzierten Ödem der Ratte, in einer Konzentration von 50–200 mg/kg p.o. gegeben, eine 40–70 %-Hemmung, die ungefähr der Wirkung von 50–100 mg/kg Phenylbutazon entspricht. Eine ähnlich gute Wirkung wurde auch am Formaldehyd- und Adjuvans-Arthritis-Modell gefunden. Die Wirkung ist bei adrenalektomierten Ratten in gleicher Weise nachgewiesen (Singh u. Atal, 1986). Die Wirkung des Harzes könnte zum Teil auch mit der von Ammon et al. (1991) gefundenen Inhibitorwirkung der Boswelliasäure auf die 5-Lipoxygenase zusammenhängen.

In dieselbe Richtung deuten auch In-vitro-Untersuchungen, die mit *Steroiden aus* **Withania und Lycium** mit *T-Lymphozyten*-Populationen durchgeführt wurden. Demnach üben diese Steroide auch im zellulären Immunbereich einen *immunsuppressiven Effekt* aus (Bähr und Hänsel, 1982; Yun-Choi et al., 1985; Sudhiv et al., 1986). **Withaferin** vermag die Adjuvans-Arthritis der Ratte zu unterdrücken und gehört daher mit Prednisolon, Colchicin und Azathioprin in die Klasse der *typischen Immunsuppressiva* (Fügner, 1973).

Die **Cucurbitacine von Bryonia dioica** wirken, wie bereits in Kapitel Pharmakologie 8.1.3.1 S. 237 ausgeführt, stark reizend, so daß die antirheumatische Wirkung über den beschriebenen «Counter irritant Mechanismus» zustande kommen könnte.

Für das *Cucurbitacin B aus Ecballium elaterium* wurde im Tierversuch eine dem Aspirin ähnliche *antiphlogistische Wirkung* nachgewiesen (Yesilada et al., 1988).

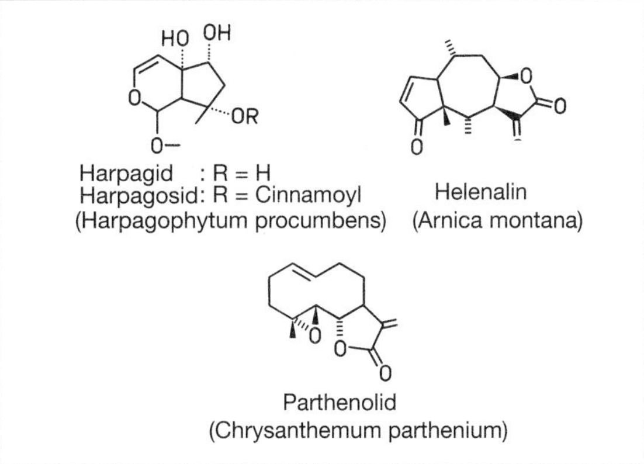

Abb. 8.7: Iridoide und Sesquiterpenoide mit antiphlogistischer Wirkung.

8.1.3.3 Interna: Iridoide, Sesquiterpenlactone und Polyacetylene enthaltende Drogen (Tab. 8.6, Abb. 8.7)

Chemie

Die *bizyklischen Iridoidglykoside* von **Harpagophytum** gehören zur Klasse der *Monoterpene*. Sie zeigen gegenüber den anderen im Pflanzenreich vorkommenden Iridoid-Verbindungen keine besonderen strukturellen Besonderheiten.

Die *trizyklisch* aufgebauten *Sesquiterpen-Verbindungen* von **Arnica** und **Chrysanthemum** sind alle durch eine *Lacton-Struktur* und eine exozyklische Methylengruppe im Lactonring gekennzeichnet.

Die für die antiphlogistische Wirkung verantwortlichen Inhaltsstoffe von **Echinacea-Arten** sind im lipophilen Anteil lokalisiert. Zu ihnen zählen vor allem die langkettigen *Säureamide* und *Polyacetylenverbindungen*, während die *Phenolcarbonsäureester* mehr polare Eigenschaften besitzen.

Pharmakologie

Ein Extrakt von **Harpagophytum** zeigte im Arthritis-Modell an der Ratte bei i.p. Injektion einen Effekt (Eichler und Koch, 1970). Dieser Effekt konnte kürzlich im Rattenpfotenödem-Test bestätigt werden (Lanhers et al., 1992). Ein methanolischer Extrakt und reines Harpagosid waren im Tier-Brennstrahltest schwächer analgetisch wirksam als Aspirin (Erdös et al., 1978). Aufgrund der Untersuchungen von Lanhers et al. (1992) scheinen aber an der antiphlogistischen Wirkung von wäßrigen Drogenauszügen noch andere Verbindungen, möglicherweise Polysaccharide, beteiligt zu sein. Da bisher keine überzeugenden Ergebnisse bei p.o. Anwendung am Menschen vorliegen, gilt der wissenschaftliche Beweis für die Wirksamkeit dieser in der Volksmedizin sehr viel verwendeten Teedroge noch nicht als erbracht.

Tab. 8.6: Antiphlogistisch wirkende Drogen.

	Droge	Stammpflanze/Familie	Vermutete Hauptwirkstoffe
M	*Harpagophyti radix (Teufelskrallenwurzel)*	Harpagophytum procumbens, H. zeyheri	Harpagosid, Harpagid, Procumbid u. a. Iridoidglykoside sowie Polysaccharide
M	*Arnicae flos (Arnikablüten)* DAB 10, ÖAB, Helv VII	Arnica montana (chamissonis)	Sesquiterpenlactone (z. B. Helenalin)
	Tanaceti (Chrysanthemi) parthenii herba (Fieberkraut = feverfew)	Chrysanthemum (Tanacetum) parthenium	Sesquiterpenlactone (z. B. Parthenolid)
M	**Echinaceae herba/radix (Sonnenhutkraut/Wurzel)* DAB 10	Echinacea purpurea (angustifolia, pallida) (E. angustifolia radix)	Polyacetylenverbindungen, Säureamide, Phenolcarbonsäureester, Polysaccharide

* nur Preßsaft von Echinaceae herba

Die bekannte *antiphlogistische* Wirkung von **Arnica-** bei externer Anwendung und von **Tanacetum parth.-Extrakten** bei innerlicher Applikation wird zumindest bei den alkoholischen Extrakten den *Sesquiterpenlactonen* zugeschrieben, da tierexperimentelle Untersuchungen mit Helenalin, Parthenolid und anderen Inhaltsstoffen in verschiedenen Modellen eine eindeutige antiphlogistische Wirkung ergeben haben (Hall et al., 1979; Willuhn, 1981).
Als Wirkungsmechanismus kommen *Eingriffe in den Arachidonsäure-Stoffwechsel* und/oder eine *Hemmwirkung auf die T-Lymphozyten-Proliferation* in Frage. Für den ersten Mechanismus spricht, daß der Tanacetum parth.-Extrakt in vitro die TPA- und PAF-induzierbare Sauerstoff-Freisetzung aus humanen Granulozyten zu unterdrücken vermag (Fessler, 1988; Wagner, et al., 1987a); Capasso, 1985, siehe auch Kapitel «Migräne» S. 72.
Für den **Tanacetum parthenium**-Extrakt wurde zusätzlich eine inhibierende Wirkung auf die Histaminfreisetzung von Rattenmastzellen festgestellt (Hayes u. Foreman, 1987).

Auf welchen Mechanismus der Einsatz von **Echinacea**-Präparaten bei rheumatischen Erkrankungen zurückzuführen ist, ist noch *unklar.* Die in Echinacea-Extrakten enthaltenen Verbindungen besitzen zwar, wie mehrfach bewiesen, *immunstimulierende* bzw. *immunmodulierende* Wirkungen, doch waren bisher keine direkten Einflüsse auf Komplementfaktoren oder T-Lymphozyten-Populationen nachweisbar. Es wäre denkbar, daß die kürzlich für die Echinacea-Säureamide und Polyacetylenverbindungen gemessene *In-vitro-Cyclooxygenase-Hemmung* (Wagner et al., 1989, siehe unter Lit. «Hautreizmittel») auch in vivo zum Tragen kommt. Über den bisherigen Einsatz von Echinacea-Extrakten bei entzündlichen Erkrankungen informiert eine kürzlich über die Echinacea-Droge erschienene Monographie (Bauer u. Wagner, 1990).

8.1.4 Enzympräparate zur innerlichen Anwendung (Tab. 8.7 u. Tab. 8.8)

Chemie

Die in den Tabellen aufgeführten Enzyme gehören als klassische Verdauungsenzyme zur Klasse der **Hydrolasen,** die die hydrolytische Spaltung von Peptid-, Ester- oder Glykosid-Bindungen katalysieren. Sie besitzen Mol-Gewichte zwischen ca. 20000–ca. 50000 mit Wirkoptima im schwach sauren bis schwach alkalischen Bereich.
Ihre *Wirksamkeit* wird nach internationalen Einheiten (Units) oder katalytischen Aktivitäten (Kat) bemessen. Sie besitzen keine ausgeprägte Substratspezifität, aber Bindungsspezifität.

Angenommene Wirkweise von Enzympräparaten

Als Proteine und Glykoside abbauende Enzyme können die in den Tabellen 8.7 und 8.8 aufgelisteten Verdauungsenzyme auch sogenannte **Immunkomplexe** *auflösen*, die bei einer Reihe von Gelenkerkrankungen für entzündliche Gewebeschädigungen verantwortlich gemacht werden. Bei den Immunkomplexen handelt es sich um Antigen-Antikörperkomplexe oder Immunkomplexe des Rheumafaktors, um aggregierte Immunglobuline sowie um Immunkomplexe aus Nukleoproteinen, antinukleären Antikörpern und Kryopräzipitaten. Man hat derartige Immunkomplexe in der Synovia und im Serum vor allem bei Patienten mit rheumatoider Arthritis (primäre Polyarthritis) in erhöhtem Maße nachgewiesen (siehe hierzu Kalden, 1988).
Darüber hinaus scheinen diese Enzyme, bewiesen für *Bromelain*, auch *entzündungshemmende* Eigenschaften zu besitzen.

Entstehung und Pathophysiologie der Enzymkomplexe. Im Normalfall, d.h. bei einer optimalen Regulation der Lymphozyten-Helfer/Suppressor-Zellen werden genügend Antikörper zur Bindung der Antigene gebildet und diese Komplexe von den Makrophagen abgefangen, den T-Lymphozyten oder dem Komplement zur Weiterverarbeitung präsentiert oder selbst phagozytiert. Bei einer immunregulatorischen Störung kommt es aufgrund eines veränderten Antikörper-Antigen-Verhältnisses zur Bildung von übergroßen (schwereren) Immunkomplexen, die nicht mehr frei zirkulierbar sind und von den Makrophagen nur noch unvollkommen phagozytiert werden können. Durch Anlagerung dieser Komplexe an Gelenkflächen, Myelin-Scheiden oder Bindegewebe werden sie pathogen. Über die dadurch ausgelöste Aktivierung der Komplementkaskade über den alternativen Weg und andere Reaktionen entstehen Entzündungen und Gewebeschädigungen, die durch das Einströmen von Neutrophilen weiter verstärkt werden. Es gilt als erwiesen, daß eine direkte Korrelation zwischen der Höhe des Immunkomplextiters und dem Ausmaß der entzündlichen Gelenkerkrankung existiert. Die von polymorphkernigen Leukozyten und Makrophagen sezernierten Proteasen (Elastase, Kathepsin G, Kollagenase I + II) haben keine Spezifität, Immunkomplexe abzubauen, sind aber bei degenerativen Prozessen am Abbau von Knorpelsubstanzen beteiligt.

Pharmakologie-Bioverfügbarkeit

Siehe hierzu Übersicht von Stauder et al., 1988

Die Idee, durch orale Gaben von hydrolytischen Enzymen diese Immunkomplexe zur Auflösung zu bringen, geht von der Annahme aus, daß diese Enzyme nach oraler Gabe intestinal resorbiert und humoral wirksam werden. Dies ist in der Zwischenzeit mehrfach bewiesen worden (Streichhan et al., 1988; Steffen et al., 1979; Seifert et al., 1979). Die Per-

Tab. 8.7: Pflanzliche Enzyme.

Enzym	Pflanze/Familie	Gewinnung aus
Papain	Carica papaya – Caricaceae –	Milchsaft der unreifen Früchte
Bromelain *(Ananasfrucht)*	Ananas comosus – Bromeliaceae –	Preßsaft d. Ananasstümpfe oder der unreifen Früchte
Ficin *(Feigen)*	Ficus-Arten – Moraceae –	Milchsaft des Stammes

Tab. 8.8: Tierische Enzyme.

Enzym	Gewinnung aus
Pepsin	Magenschleimhaut von Schweinen, Schafen, Kälbern
Trypsin, Chymotrypsin, Pankreatin	Pankreas von verschiedenen Tieren
Amylasen	Mikroorganismen (Bacillus subtilis, Aspergillus oryzae) u. Schweinepankreas
Lipasen	Pankreas von Tieren u. Rhizopus arrhizus (Pilz)

sorption dieser Makromoleküle erfolgt in den apikalen Desquamationszonen der Darmzotten durch Pinozytose der M-Zellen im Bereich der Peyerschen Plaques und die Ingestion mit Hilfe von Lymphozyten. Die nachweisbare Resorptionsrate beträgt enzymspezifisch bis zu 20 % der enteral zugeführten makromolekularen Wirkstoffmenge (Seifert et al., 1979).
Die Blutmessungen wurden mit ^{125}J-markiertem Bromelain, ^{14}C-Wobe-MUGOS bzw. Wobenzym bei verschiedenen Tierarten nach intragastraler oder intestinaler Applikation durchgeführt (siehe Präparateformen S. 245).

Nach den bisherigen Erfahrungen muß *hoch dosiert* werden (3–8 g/Tag u. mehr). Eine deutliche Verminderung des Immunkomplextiters konnte allerdings erst nach einer *Langzeittherapie* über Wochen festgestellt werden. Dabei muß noch völlig offen bleiben, ob der Abbau der Immunkomplexe durch die hydrolytische Einwirkung dieser Enzyme oder über eine Aktivierung des phagozytären Systems zustande kommt. Versuche, Knorpeldestruktionen durch Proteinase*inhibitoren* zu unterbinden (Baici, 1984), sind kein Widerspruch, da sich diese Inhibition nur auf die an der Entzündungsauslösung beteiligten Kollagenasen und Elastase bezieht.

Bromelain zeigte von neun getesteten Präparaten, einschließlich Aspirin, im Rattenpfotenödemtest die beste Wirkung (Uhlig, 1981). Die *antiphlogistische* Wirkung könnte über eine Hemmung der Prostaglandin-Biosynthese zustande gekommen sein, da Vellini et al. (1986) einen direkten Zusammenhang zwischen Bromelain-Dosierung und der Prostaglandin-E_2-Biosynthese ermitteln konnte.
Es liegt eine offene multizentrische klinische Studie mit Weichteilrheumatismus-Patienten mit einem Enzymkombinationspräparat (Mulsal) vor (Vogler, 1988).

8.1.5 Drogen zur ausleitenden Therapie

Die Verwendung dieser Drogen zur unterstützenden Behandlung der Rheumatherapie geht von der heute nicht mehr in vollem Umfang akzeptierten Vorstellung aus, daß man durch Förderung von «Ausscheidungsvorgängen», d. h. durch Ausscheidungen von Stoffwechselabfallprodukten die pathophysiologischen Entzündungsprozesse nachhaltig beeinflussen könne. Solche Wirkungen werden im Sprachgebrauch der Naturheilkunde als *«antidyskratisch»* bezeichnet. Die verordneten Maßnahmen beinhalten vor allem Kuren mit *«Blutreinigungstees»* (siehe Tee-Rezepturen S. 245) oder Kräuter und Gemüse-Säften.
Andere Bezeichnungen für diese Tees sind: Rheumatees, Stoffwechseltee, Hautreinigungstee oder Umkehrtee.
Nach ihrer Drogenzusammensetzung kann man den Präparaten allenfalls eine *diuretische, diaphoretische* und schwach *abführende* Wirkung konstatie-

ren. Schwach *antiphlogistische* Wirkungen sind nur insoweit zu erwarten, als salicylsäurehaltige Drogen mit zur Anwendung kommen (siehe Kapitel «Präparateformen» S. 245 und Kapitel «Diuretika» S. 181).
Wahrscheinlich zeigen solche Maßnahmen nur dann besondere Wirksamkeit, wenn sie nach Art einer *Umstimmungstherapie* auch in immunologische oder hormonelle Prozesse eingreifen (siehe Kapitel Immun- und Hormontherapeutika S. 257).

8.1.6 Therapiestudie-Beispiel

Indikationen. Verschiedene Erkrankungen des rheumatischen Formenkreises mit Schwerpunkt Arthrosen.

Präparat. Flüssigzubereitung enthaltend alkohol. Auszüge von Populus tremula (40 ml), Fraxinus exc. (5 ml) und Solidago virgaurea (5 ml) zusätzlich Arnica, Colchicum und Gelsemium D 3.

Studienart. Offene, kontrollierte Studie mit 19 stationären Patienten mit akuten bzw. rezidivierenden rheumatischen Schmerzen.

Behandlungsmodus. 3 × täglich 30 Tropfen, bei starken Schmerzen 3 × täglich 40 Tropfen über einen Zeitraum von 4 Wochen. Steroidale Antirheumatika mußten mindestens 2 Wochen, nichtsteroide Antirheumatika mindestens 1 Woche vor Beginn abgesetzt worden sein. Die physikalische Begleittherapie durfte nicht im Vordergrund stehen.

Prüfkriterien. Die Dokumentation erfolgte anhand eines Prüfbogens, der von dem Arzt anläßlich einer Untersuchung, vor Therapiebeginn, nach 1, 2 und 4 Behandlungswochen ausgefüllt wurden. Der Prüfbogen erfaßte Bewegungsschmerz, Dauerschmerz und Bewegungseinschränkung in der Skalierung stark mäßig, gering und nicht vorhanden. Außerdem wurde ein an Patienten verteilter Fragebogen ausgewertet. Zusätzlich wurden klinisch-chemische, hämatologische und Urin-Untersuchungen durchgeführt.

Ergebnis. Wie aus Abb. 8.8 (S.246) hervorgeht, wurden bei allen drei registrierten Schmerzarten deutliche Besserungen erzielt. Nach 4wöchiger Behandlungszeit gab es keinen Patienten, der an starken Bewegungseinschränkungen litt (Kuban u. Hübner-Steiner, 1986).

8.1.7 Phytopräparate

Hauptindikation. Weichteilrheumatismus, entzündlicher Rheumatismus und degenerativer Rheumatismus. Sehr häufig werden **Interna** und **Externa** miteinander kombiniert. Vorherrschend ist die äußerliche Anwendung. Die Zahl der bewährten Homöopathika ist groß (s. Kapitel Homöopathie).

Externa

Folgende Präparateformen finden Anwendung: Salben, Gele, Linimente, Lotionen, Balsame, ölige und alkoholische Auszüge, Pflaster, Badezusätze, Injektionslösungen zur s.c. Injektion bzw. zur Neuraltherapie.

Monopräparate
Aconitysat Bürger-Salbe,
Rheumaplast N Pflaster (Caps. frutescens-Extrakt = Cayennepfefferextrakt),
Kneipp Heupack, Herbatherm N Kompr.
Latschenkiefer Franzbranntwein Klosterfrau.

Kombinationspräparate

In diesen werden bevorzugt Salicylsäurederivate mit Ätherischölen, Scharfstoffen und Symphytum-Extrakt kombiniert. In zahlreichen Präparaten findet man Kombinationen mit Benzylnicotat, Heparin, Organextrakten u. a.:

Salben
z. B. Enelbin forte, Forapin E, Arthrixyl Forte, Arthrodynat, Syviman N, Dolo-Arthrosenex, Arnika-Salbe Heel Kneipp, Trauma-Salbe Rödler 302/303, Retterspitz Heilsalbe, Kneipp-Rheumasalbe, Cefarheumin N.

Flüssig-Präp.
z. B. Rheumasan N flüssig, Franzbranntwein-Klosterfrau Lsg., Kytta-Balsam F, (Symphytum-Extr. + **Methylnicotinat**), Rheumaliment, Rheumaloges Tropf., Forapin E.

Pflaster
ABC Wärme-Pflaster,
Finalgon N Schmerzpflaster,
Rheumaplast N.

Injektionspräparate
Plenosol N (Extr. Visci albi) zur s.c. Arthrosebehandlung,
RH 50 Antirheumatikum (Ameisensäure, Echinacea-Extrakt).

Kataplasmen
(Pasten aus Pflanzenpulver zu Breiumschlägen) z. B.: Heublumensack (Graminis flos) oder Fertigpräparat Kneipp Heupak Herbatherm als gebrauchsfertige Kompresse.

Gnaphalium polycephalum D6, Dil.
Ischialgieforme Schmerzen mit starken Parästhesien; Besserung in Ruhe und in Schonhaltung.

Guaiacum D6, Dil.
Gelenkschwellung mit stechenden Schmerzen; Schrumpfungsneigung der Sehnen und Bänder.

Harpagophytum procumbens D4, Dil.
Schmerzen insbesondere in den großen Gelenken (Hüfte, Knie); osteoporotisch bedingte Schmerzzustände.

Lachnanthes tinctoria D4, Dil.
HWS-Syndrom mit Ausstrahlung in den gesamten Schulter-Arm-Bereich; Symptomverschlechterung durch Bewegung.

Ledum palustre D4, Dil.
Schmerzhafte Gelenkschwellung, auch mit Ergußbildung; gichtisch bedingte Schmerzen an kleinen Gelenken.

Phytolacca decandra D6, Dil.
Gelenkschwellungen mit einschießenden Schmerzen, auch bei tonsillogenem Fokus.

Pulsatilla pratensis D12, Dil.
Gelenkschwellungen- und Schmerzen bei häufigem Lokalisationswechsel («Springen»); auch entzündliche Mitreaktion der Augen und ableitenden Harnwege (Reiter-Syndrom).

Rhododendron D6, Dil.
Schwellung und Überwärmung der Gelenke mit heftigen Schmerzen, typischerweise mit Verschlechterung bei Wetterwechsel. Weichteilrheumatische Beschwerden.

Rhus toxicodendron D12, Dil.
Artikuläre und extraartikuläre Schmerzen, auch mit Schwellung; Auslöser sind oft traumatische Ereignisse sowie Unterkühlung und Durchnässung.

Ruta graveolens D6, Dil.
Entzündliche Sehnenaffektionen, oft nach Überanstrengung; beginnende Exsudation, Bewegungseinschränkung.

Solanum dulcamara (Dulcamara) D6, Dil.
Durch Temperaturwechsel, Unterkühlung oder Durchnässung ausgelöster Schub rheumatoider Beschwerden (Schmerzen/Schwellung).

Strychnos nux vomica (Nux vomica) D6, Dil.
Extraartikuläre Schmerzzustände mit starken muskulären Verspannungen (Lumboischialgie; LWS-Syndrom).

Thuja occidentalis D12, Dil.
Rheumatoide Schmerzen; rezividierende Entzündung am Auge und am Urogenitaltrakt (Reiter-Syndrom); fokales Geschehen.

Tierische Homöopathika

Apis mellifica D6, Dil.
Hochentzündliche Gelenkschwellung mit großer Berührungsempfindlichkeit.

Formica rufa D12, Amp.
Schmerzzustände bei degenerativem und extraartikulärem Rheumatismus.

Mineralische Homöopathika

Calcium fluoratum D12, Tabl.
Osteoporotische Schmerzzustände, Metastasen-bedingte Knochenschmerzen.

Ferrum metallicum D6, Tabl.
Schulter-Arm-Syndrom.

Causticum D12, Tabl.
Chronische Polyarthritis.

Strontium carbonicum D12, Tabl.
Degenerative Gelenk- und Wirbelsäulenerkrankung.

Sulfur D12, Tabl.
Chronische rheumatoide Gelenkschmerzen.

Therapiestudie

Indikation. Chronische Polyarthritis.

Präparat. Flüssigpräparat enthaltend Rhus toxicodendron D4, Bryonia cretica D4, Strychnos nux vomica D4, Berberis vulgaris D4, Ledum palustre D4 aa 20 ml.

Studienart. Randomisierte Doppelblindstudie (adjuvante Therapie bei 111 Patienten abzüglich 65 «Drop outs») bei chronischer Polyarthritis in 6 Arztpraxen gegen Plazebo (Äthanol-Lösung). Ausgeschlossen wurden in der Studie Patienten, die unter einer systemischen oder lokalen Kortikoid- oder einer Immunsuppressiv-Therapie standen. Alle Patienten erhielten eine Basistherapie.
Aufgenommen wurden in die Studie nur Patienten, bei denen die Krankheit seit mindestens 6 Monaten bestand und seit mindestens 3 Monaten eine Rheumabasistherapie durchgeführt wurde. Außerdem mußten mindestens 5 der 8 ARA-Kriterien, z.B. Morgensteifigkeit, Bewegungsschmerz mindestens eines Gelenkes oder Röntgenveränderung, typisch für cP erfüllt sein.

Behandlungsmodus. 3- bis 4mal täglich 10–20 Tropfen über einen Zeitraum von 12 Wochen.

Prüfkriterien. Registriert wurde der Verbrauch der einzelnen Patienten an antirheumatischen und analgetischen Medikamenten. Außerdem erfolgte die Ermittlung des individuellen Regressionskoeffizienten als Maß für die Schmerzlinderung oder Verstärkung (Schmerzscore). Abgefragt wurde von den Ärzten als aktuelle Symptomatik der Nachtschmerz, der Ruheschmerz und der Bewegungsschmerz, die Entzündungszeichen (Abb. 8.10a–d), die Morgensteifigkeit und die Zeit bis zur Ermüdbarkeit.

Ergebnis. Während der Schmerzen-Score zu Beginn der Behandlung in der Verumgruppe höher lag als in der Plazebogruppe, glich sich dieser bis hin zur Abschlußuntersuchung aus oder erreichte eine Überlegenheit in der Verumgruppe. Die Abnahme des Verbrauchs an antirheumatischen Medikamenten war in den Verumgruppen bei den verschiedenen Medikamentengruppen signifikant höher als bei Plazebo. Die Reduzierung der Antirheumatika betrug 46 %, der Analgetika 79 % der Fälle. Die zusammenfassende Beurteilung des Therapieerfolges ist in der folgenden Tab. 8.9 wiedergegeben.
(Wiesenauer und Gaus 1991)

In Tab. 8.10 sind die Anwendungsbereiche pflanzlicher Homöopathika beim rheumatischen Formenkreis, in Tab. 8.11 die wichtigsten Kombinationspräparate aufgeführt.

Tab. 8.9: Therapieerfolg des Homöopathikums bei chronischer Polyarthritis.

	Verum	Plazebo	Summe
Therapieerfolg			
ja	44	31	75
nein	12	19	31
Summe	56	50	106

ξ-Test, einseitig $\alpha < 0{,}03$ signifikant.
(Wiesenauer und Gaus, 1991).

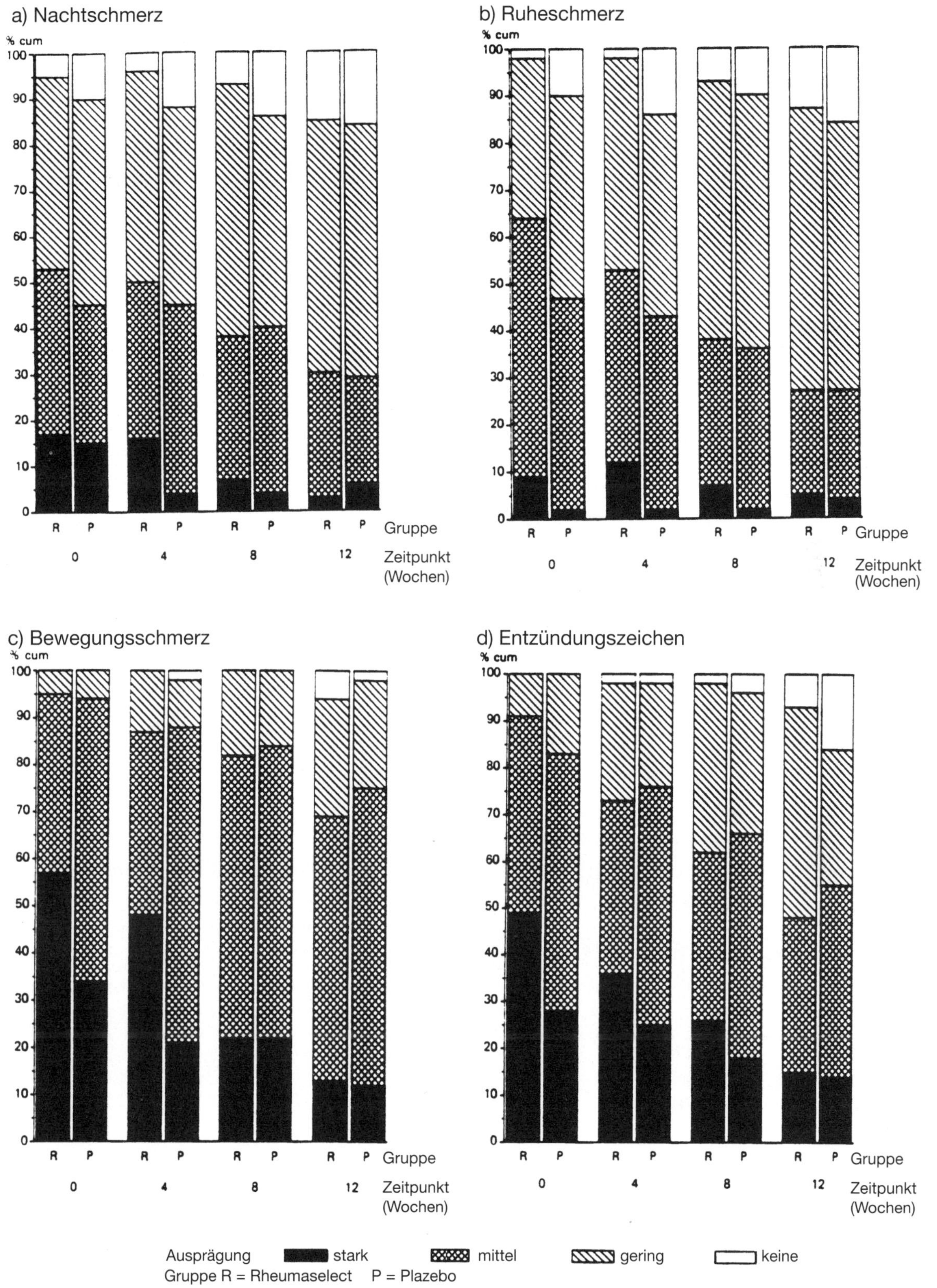

Abb. 8.10: a–d: Einfluß des Homöopathikums auf die Symptomatik von Nachtschmerz, Ruheschmerz, Bewegungsschmerz und Entzündungszeichen (Wiesenauer u. Gaus 1991).

Tab. 8.10: Bevorzugte Anwendungsbereiche pflanzlicher Homöopathika beim rheumatischen Formenkreis.

Arzneimittel	Entzündlich	Degenerativ	Extraartikulär
Aesculus hippocastanum		X	
Bryonia cretica	X		X
Cardiospermum halicacabum			X
Cimicifuga racemosa		X	X
Colchicum autumnale	X		
Gelsemium sempervirens		X	X
Gnaphalium polycephalum			X
Guaiacum officinale	X		
Harpagophytum procumbens		X	
Lachnanthes tinctoria		X	X
Ledum palustre	X		
Phytolacca decandra	X		X
Pulsatilla pratensis	X	X	X
Rhododendron	X		X
Rhus toxicodendron	X	X	X
Ruta graveolens			X
Solanum dulcamara	X	X	X
Strychnos nux vomica	X	X	X
Thuja occidentalis	X	X	X

Tab. 8.11: Homöopathische Kombinationspräparate (rheumatischer Formenkreis).

apo-Rheum	Multiplex No. 10
Arthrifid S	Phönix-Arthrophön
Bryorheum	Rheuma-loges
Cefarheumin	Rheuma-Pasc
Chirofossat	Rheumaselect
Colchicum-Wecoplex	Schwörheumal

Literatur

Allopathie

Übersichtsreferate

Rheumatische Erkrankungen und ihre Behandlungen. Schriftenreihe der Bayerischen Landesapothekerkammer, Heft 29, München (1984).

Fenner, H.: Pharmakotherapie rheumatischer Erkankungen. DAZ-Fortbildung Pharmakologie Nr. 14 S. 99. Dtsch. Apoth. Z. 122:, Nr. 36: 1787 (1982).

Resch, K.: Autoimmunerkrankungen und Immunsuppressiva. DAZ-Fortbildung Pharmakologie Nr. 9, S. 72. Dtsch. Apoth. Z. 127, Nr. 20: 1043 (1987).

Maiwald, L.: Phytotherapie in der Praxis, Erkrankungen des rheumatischen Formenkreises (III), Weichteilrheumatische Erkrankungen. Therapeutikon 3: 376–378 (1989).

Salix-Präparate, Ätherischöle u. andere Drogen

Brown, E. W., Scott, W. O.: The absorption of methyl salicylate by the human skin. J. Pharmacol. exp. Ther. **50:** 32–50 (1934).

Engelberger, W., Hadding, U., Etschenberg, E., Graf, E., Leyck, S., Winkelmann, J., Parnham, M.: Rosmarinic acid: A new inhibitor of complement C3-convertase with anti-inflammatory activity. Int. J. Immunpharmacol. **10:** 729–738 (1988).

Ferreira, S. H., Vane, J. R.: Mode of action of antiinflammatory agents which are prostaglandin-synthetase inhibitors. In: Handbook of Experimental Pharmacology, Vol. 50/II, S. 371. Springer, Heidelberg–Berlin–New York (1979).

Hamberg, M.: Inhibition of prostaglandin-synthesis in man. Biochem. Biophys. Res. Commun. **49:** 720 (1972).

Gracza, L., Koch, H., Löffler, E.: Isolierung von Rosmarinsäure aus Symphytum officinale und ihre antiinflammatorische Wirksamkeit in einem in vitro-Modell. Arch. Pharmaz. 318: 1090 (1985).

Higgs, G. A., Salmon, J. A., Henderson, B., Vane, J. R.: Pharmacokinetics of aspirin and salicylate in relation of arachidonate cyclooxygenase and antiinflammatory ac-

9.2.2.2 Eleutherococci senticosi radix (Eleutherokokk). M
Eleutherococcus (Acanthopanax) senticosus

Chemie

Die Wurzeldroge dieses zur Efeu-Familie (Araliaceae) gehörigen und aus Sibirien stammenden Strauches enthält *Triterpene*, einfache *Phenylpropan*verbindungen (Syringin = Eleutherosid B), ein *Cumaringlucosid* (Eleutherosid B_1) und *Lignane* (Sesamin und Syringaresinolguclosid = Eleutherosid D).

Pharmakologie und Probandenstudie

Die Wirkung des im Handel befindlichen Fluidextraktes (Eleutherokokk) wird als *immunstimulierend* und *adaptogen* und darüber hinaus als streßmindernd beschrieben.

Mit der ersten **Indikation** wurde eine plazebokontrollierte Doppelblindstudie mit gesunden Probanden mit einem Eleutherococcus-Extrakt (Eleukokk), durchgeführt (Bohn et al., 1987). Bei der mit Hilfe der Durchflußzytometrie durchgeführten Mehrparameteranalyse kam es in der Verumgruppe nach 4 Wochen zu einer signifikanten Zunahme von immunkompetenten Zellen vom T-Helfer/-Induktor-Typ und von zytotoxischen sowie natürlichen Killerzellen. Therapiestudien fehlen.

Über die *adaptogene* Wirkung von Eleutherococcus, d.h. eine Resistenzsteigerung des Organismus gegenüber verschiedenen Stressoren informiert das Kapitel «Tonika» S. 290.

9.2.2.3 Eupatorii perfoliati und E. cannabini herba (Roter Wasserhanf und Wasserdost)
Eupatorium perfoliatum und E. cannabinum

Chemie

Sesquiterpenlactone (z.B. Euperfolid, Eufoliatorin, Euperfolin), *Flavone* (z.B. Eupatorin), und *Polysaccharide* (Heteroxylane).

Pharmakologie

Für die *immunstimulierende* Wirkung dürften primär die Polysaccharide und in zweiter Linie die Sesquiterpenlactone verantwortlich sein. Die Polysaccharide erhöhten in In-vitro- und In-vivo-Versuchen die Phagozytoseleistung von Granulozyten (Wagner u. Vollmar, 1988). Die mit den Arnica-Terpenen verwandten Sesquiterpenlactone besitzen nach Hall et al (1979) eine *antiphlogistische* Wirkung. Diese Wirkung kommt vermutlich über eine Suppression Lymphozyten-induzierter Entzündungsprozesse zustande. In hohen Dosen wirken diese Verbindungen *zytotoxisch*. Insgesamt ist das Wirkprofil von Eupatorium aber deutlich verschieden von dem der Echinacea-Droge.

In einer Vergleichsstudie des homöopathischen Präparates Eupatorium D2 gegenüber Aspirin bei fieberhaftem Katarrh zeigten die Symptomveränderungen und gemessenen Laborparameter gleich positive Tendenz (Gassinger et al., 1981) (siehe auch Woerdenberg et al., 1992).

9.2.2.4 Baptisiae tinctoriae radix (Wilder Indigo)
Baptisia tinctoria

Chemie

Chinolizidinalkaloide (z.B. Cytisin), ferner *Isoflavone* (z.B. Formononetin und Pseudo-baptigenin), *Polysaccharide* und *Glykoproteine*.

Pharmakologie

Die Polysaccharid- bzw. Glykopeptid-Fraktion *stimuliert die Phagozytose* und die T-Lymphozyten-Proliferation (Beuscher et al., 1989).

Als *Hauptindikationsgebiete* werden Infektionskrankheiten des Mundes und Rachens sowie Erkältungskrankheiten angegeben.

9.2.2.5 Thujae summitates (Amerikanischer Lebensbaum, Zweigspitzen)
Thuja occidentalis

Extrakte aus den Zweigspitzen dieses Zypressengewächses wurden früher zur Warzenbehandlung verwendet, daneben in der Homöopathie zur Behandlung von Gicht, Rheuma und Hautaffektionen.

Chemie

Die Droge enthält ein *Ätherischöl*, das zu etwa 50 % aus dem relativ toxischen, örtlich stark reizenden *Monoterpenen* α- und β-Thujon besteht. Darüber hinaus wurden aus der Droge *Podophyllotoxin*-Lignane und Polysaccharide isoliert.

Pharmakologie

Das Ätherischöl und eines der Lignane, das Deoxypodophyllotoxin, wirken in verschiedenen Modellen in vitro *direkt antiviral* (Gerhäuser et al., 1992).
Daneben scheinen Thujapräparate bei entsprechender Extrat-Zusammensetzung auch *immunstimulierend* zu wirken. Podophyllotoxin stimuliert z. B. in niedriger Dosierung menschliche Monozyten und Lymphozyten zur Freisetzung von Interleukin 1 und 2 (Zheng et al., 1987).
Die wasserlösliche Polysaccharidfraktion zeigt ebenfalls in vitro immunstimulierende Eigenschaften (Gohla et al., 1988).

Hauptindikationen: Akute und chronische Atemwegsinfekte, Grippe und Erkältungskrankheiten.

9.2.2.6 Visci albi herba (Mistel) M
Viscum album (siehe Kapitel Tumorerkrankungen)

9.2.2.7 Weitere Drogen

Arnicae flos Arnikablüten (Arnica officinalis).

Calendulae flos Ringelblumenblüten (Calendula officinalis).

Chamomillae flos Kamillenblüten (Chamomilla recutita).

Achyrocline herba (Achyrocline saturoioides), «Brasilianische Kamille».
Aus allen Pflanzen wurden *saure Polysaccharide* isoliert, die in verschiedenen Immunmodellen *stimulierende* Wirkungen zeigten (Wagner et al., 1985), so daß anzunehmen ist, daß die immunstimulierenden Eigenschaften von wäßrigen Auszügen dieser Drogen ganz oder zum größten Teil auf diesen Polymerstoffen beruhen (entsprechende Präparate z. B. Tonsilgon).

9.2.2.8 Modizinische Hefe M
Saccharomyces cerevisiae, S. carlsbergensis

Hierbei handelt es sich um getrocknete bzw. lyophilisierte untergärige oder obergärige Bierhefe, die für medizinische Zwecke entsprechend gereinigt, d. h. entbittert und von mechanischen Verunreinigungen gereinigt wurde. Im Handel befindet sich als bekanntestes Hefepräparat *Saccharomyces cerevisiae Hansen* (CBS 5926 (Perenterol) entsprechend 10^9 lebensfähigen Hefezellen.

Zymosan ist ein aus Hefe-Zellwandmaterial gewonnenes Rohprodukt, das vor allem aus *Glucan- und Mannananteilen* (ca. 60–80 %), *Protein* (ca. 15 %), Lipiden (besonders hoch beim «M-Typ») und *Mineralien* zusammengesetzt ist. Unveränderte Hefe enthält zusätzlich noch Mineralstoffe, Vitamine, Enzyme und Nucleinsäuren.

Für die *immunstimulierende Wirkung* der Hefe sind primär das «**Hefeglukan**», ein β-1,3-verknüpftes Glucosepolymer mit β-1,6-verknüpften Seitenketten (Mol.Gew. ca. 6500 D) und das «**Hefemannan**» mit α-1,6-verknüpfter Mannopyranose in der Hauptkette und α-1,2-verknüpften Seitenketten verantwortlich. Im einzelnen wurden für Hefe bzw. Zymosan folgende Wirkungen festgestellt:
- Aktivierung der Phagozytose,
- Aktivierung des Komplementsystems über den alternativen Weg,
- Stimulierung der T-Lymphozyten-Proliferation,
- Erhöhung des Lysozym-Spiegels.

(Mihami et al., 1982; Sung et al., 1983; Opferkuch u. Cullmann, 1983; Hadden et al., 1977).
In verschiedenen Tiermodellen wurde eine eindeutig *protektive Wirkung gegenüber verschiedenen pathogenen Keimen* registriert (Okawa et al., 1982; Fitzpatrick u. DiCarlo, 1964; Sinai et al., 1974).

Hauptindikationen: Diarrhöen, Hautkrankheiten (Akne, Neurodermitis) als Folge von Immunmangelzuständen.

9.2.2.9 «Klassische Reizkörpertherapeutika»

Krotonöl (Croton tiglium)

Terpentinöl (Pinus-Arten)

Senföl (Sinapis nigra)

Kanthariden (Lytta vesicatoria)

Paprika-Capsaicin (Capsicum annum)

Wolfsmilchharz (Latex) (Euphorbia resinifera u. E. cyparissias)

Seidelbastrinde (Daphne mezereum)

Giftsumach (Toxicodendron radicans)

Tierische Gifte (z. B. Apis oder Lachesis)

Von den in dieser Liste aufgeführten Drogen

- finden sich **Euphorbium, Daphne Mezereum, Luffa** und **Toxicodendron** heute noch in homöopathischen Kombinationspräparaten (Potenzen D4–D8) z. B. Euphorbium comp. S.
- **Senföl, Paprika** und **Kanthariden** werden bevorzugt äußerlich noch in Pflasterform eingesetzt.
- **Terpentinöl** wird zusammen mit anderen ätherischen Ölen zu Hauteinreibungen verwendet.
- Das **Krotonöl** ist wesentlicher Bestandteil des Baunscheidt-Öles.

Geschichte (siehe Abele, 1989). Die meisten der in der Tabelle aufgeführten Drogen bzw. daraus gewonnenen Gemische oder Stoffe waren früher unter dem Begriff der *Reizkörper- oder Umstimmungsmittel* bekannt. Sie wurden rein empirisch bevorzugt äußerlich in Form von Salben oder subkutanen Injektionen bei Infektionskrankheiten und chronisch entzündlichen Erkrankungen eingesetzt. Das Krotonöl dient nach vorausgegangener künstlicher Stichelverletzung der Haut («Baunscheidtieren») zum Einreiben in die verletzten Hautareale.

Chemie, Eigenschaften

Die Wirkstoffe gehören sehr verschiedenen Stoffklassen an:

Krotonöl: Diterpenester vom Tigliantyp (Phorbolester).

Terpentinöl: Monoterpene (α, β-Pinen).

Senföle: Isothiocyanate.

Kanthariden-Extrakt: Monoterpenlacton (Catharidin).

Capsicum-Extrakt: Langkettig-Säureamide (Capsaicinoide).

Euphorbium-cyparissias-Daphne-Mezereum-Extrakte: Diterpenester vom Tiglian-, Ingenan- und Daphnan-Typ.

Giftsumach-Extrakt: Alkylierte Phenole.

Tierische Gifte: Proteine, Proteasen.

Den meisten Verbindungen gemeinsam ist, daß sie *hautirritierende Eigenschaften* besitzen, zu Hautrötungen und Entzündungen bis hin zur Blasenbildung und Eiterungen bzw. zu Hautausschlägen führen.

Pharmakologie, Therapie

Die künstlichen Entzündungen lösen eine Reihe von universal wirksamen Mechanismen und Fernwirkungen im Körper aus.

Es kommt über *kutisviszerale Reflexe* zu einer *Beeinflussung des Immun- und Endokrin-Systems*, so daß indirekt die Freisetzung von Hormonen (Corticoiden) und eine Stimulierung von humoralen und zellulären Abwehrmechanismen induziert werden.

Es resultieren *antiphlogistische Effekte* (Counter irritant effect!), *erhöhte Phagozytoseaktivität, Komplementaktivierungen* und *Stimulierung von T-Lymphozyten.* Außerdem wird der *Lymphfluß gesteigert.*

Als Therapieerfolg beobachtet man außer anderen hier nicht relevanten Effekten (Verbesserung der Durchblutung bei Gelenkerkrankungen) eine Besserung der zuvor geschwächten Immunabwehrlage und den Rückgang oder das Verschwinden chronischer Entzündungen. Ob die oftmalige Besserung von chronischen Hauterkrankungen (Neurodermitis, Ekzeme) durch Anwendung solcher Präparate allein über einen «immunstimulierenden Effekt» zustande kommt, ist wissenschaftlich bisher nicht geklärt.

Bewertung – Toxikologie

Diese Methoden können effektiv sein, allerdings gelingt es nur durch eine langjährige Praxis, die geeigneten Anwendungsbereiche und Applikationsformen zu erlernen.

! Das **Krotonöl** hat den Nachteil, daß die darin enthaltenen *Phorbolester* kokanzerogene Eigenschaften besitzen, so daß eine mehrmalige Anwendung nicht angeraten werden kann.

Generell besitzen die Diterpenester *vom Tiglian-, Ingenan- und Daphnan-Typ*, die in den **Euphorbiaceen-** und **Thymeleaceen-Drogen** (Euphorbia resinifera, E. cyparissias sowie Daphne mezereum) vorkommen, ein *beträchtliches Kokanzerogenitäts-Risiko.* ! Wichtig ist hierbei, daß das *hauptsächliche Risiko in einer chronischen Einwirkung zahlreicher kleinen Dosen des Risikofaktors* besteht. Die durch tierexperimentelle Untersuchungen (Rückenhaut der Maus) ermittelten niedrigsten Schwellendosen für die wichtigsten Diterpenester liegen im Bereich von 1,4–0,33 µg (Lit. bei Hecker et al., 1991). Das bedeutet, daß diese Dosen chronisch verabreicht das Risiko einer Tumorentwicklung auch beim Menschen beinhalten können. Die Bewertung des Risikopotentials für die auf dem Arzneimittelmarkt befindlichen homöopathischen Präparate setzt eine quantitative Bestimmung der Diterpenester in den für die Potenzierung verwendeten Urtinkturen z. B. von Euphorbium und Mezerum voraus.

Die *kokanzerogenen Schwellendosen* liegen den Literaturangaben und eigenen Untersuchungen zufolge bei Potenzen <D2. Außerdem begrenzen die auftretenden nicht unbeträchtlichen *Entzündungsreaktionen* oder *allergischen Reaktionen* (z. B. Toxi-

codendron) die Anwendung bei vielen Patienten und zahlreichen Erkrankungen. Es existieren keine vergleichenden pharmakologischen und klinischen Untersuchungen von Reizkörpertherapeutika mit den heutigen Immunstimulantien. Eine rationelle Therapie, soweit überhaupt vertretbar, ist daher *nicht möglich*.

9.2.2.10 Phytopräparate + Homöopathika (H)

Echinacea Präparate

Echinacea-monopräparate

Es gibt derzeit etwas mehr als 20 allopathische und homöopathische Mono-Präparate, die Extrakte von Echinacea purpurea E. pallida und E. angustifolia-Wurzel oder -Kraut bzw. Ganzpflanze enthalten.

Z. B. Echinacin liqu./Amp./Capsetten
Echinacea Hevert pmp. forte
Echinacea-ratiopharm Tabl./Tropf.
Echinatruw
Immunopret
Pascotox 100 Tabl.
Paxotox forte Injektopas
Resplant
Eleu-kokk/-M.
Eleutherococcus Curarina Tropf.
Immunaps T-Tropf.
Eupatorium Tropf. (H_1D_2)
Ortitruw

Echinacea-haltige Kombinationspräparate

Von den über 250 Echinacea-Extrakt-haltigen Präparaten stellen ca. 90 % *homöopathische Präparate* dar. Außer Echinacea-Extrakt sind am häufigsten die Extrakte von folgenden Drogen enthalten:

Baptisia tinctoria,	Gelsemium semperv.,
Thuja occidentalis,	Carex flav.,
Arnica montana,	Vincetoxicum offic.,
Eupatorium perfol.,	Aconitum napellus,
Bryonia dioica,	Phytolacca amer.,
	Conium mac. u. a.

Z. B. in Exberitox-N,	Cefaktivon novum, (H)
Lophakomp-Echinacea N-Inj., (H)	Toxiselect, (H)
Resistan, (H)	Toxi-loges, (H)
Echtrosept N,	Pascotox N, (H)
Contramutan D/N (H)	Presslin Olin 1 (H)

In einigen homöopathischen Präparaten findet man *zusätzlich noch tierische Gifte* wie Lachesis, Crotalus oder Acidum formicicum, Apis mellif, sowie *anorganische Elemente*, oder Salze wie z. B. Sulfur, Ferrum phosphoricum, Mercurius bijodatus, Arsenum album, Kalium jodatum u. a.. Nicht alle in den Präparaten enthaltenen Extraktkomponenten besitzen ausgesprochen immunstimulierende Wirkung. Sie unterstützen diese aber, indem sie antiphlogistische, antiallergische, fiebersenkende, analgetische oder lymphflußsteigernde Effekte ausüben. Dasselbe gilt z. T. auch für die anorganischen Produkte. Materialien wie die tierischen Gifte sind als «Reizstoffe» im Sinne der früheren «Reiz- und Umstimmungstherapie» zu bewerten.

Von folgenden Echinacea-haltigen Kombinationspräparaten existieren *pharmakologische oder klinische Untersuchungen:*

Esberitox-(N),	Toxiselect,
Resistan,	Echinacea-Lophakomp,
Gripp-Heel- und Engystol in Kombination,	Nedasan,
	Toxi-loges.

Die Ergebnisse sind in Firmenbroschüren und in verschiedenen Originalarbeiten niedergelegt: Beuscher et al. (1977, 1978, 1980), Harnischfeger (1980, 1983), Gerbes et al. (1983), Sprenger (1978), Vorberg u. Schneider (1989), Gruia (1986), Maiwald et al. (1988), Dorn (1989), Albrecht u. Schmidt (1992), Schmidt et al. (1990), Wagner et al. (1986) und Cubasch u. Stocksmeier (1992). Vergleichende Carbon-clearance-Versuche an der Maus, die mit einem Kombinationspräparat und den sie enthaltenden Einzelextrakten durchgeführt wurden, ergaben eine Überlegenheit der Kombination gegenüber dem Echinacea-Monoextrakt (Wagner u. Jurcic, 1991).

Eleutherococcus radix

Eleu-Kokk Liquidum und Dragees.
Eleutherococcus Curarina Tropf.

Eupatorii perfoliati und E. cannabini herba

Extraktbestandteil von Kombinationspräparaten
Z. B. Contramutan,
toxi-loges (N),
Neverill Antinfekt-Tropfen,
Presselin Olin 1 u. a.

Baptisiae tinctoriae radix

Extraktbestandteil von Kombinationspräparaten (z. B. Esberitox N, Pascotox).

Thujae summitates

Extraktbestandteil in Kombinationspräparaten
Z. B. Exberitox-N (Thuja-, Echinacea- u. Baptisia-Extrakte),
Virubact (Thuja- und Echinacea-Urtinkturen 2:1),
Pascotox N u. a.

Medizinische Hefen

Siehe Kap. 9.2.2.8.

9.3 Homöopathie bei Lymphadenopathien
Siehe auch Venopathien S. 83 und Hautkrankheiten S. 365.

Chronisch rezidivierende Infekte vor allem im Kindesalter können eine persistierende Lymphadenopathie hervorrufen. Diese auch als lymphatische Konstitution bezeichnete Krankheitssymptomatik findet sich oft noch im Zusammenhang mit dem tradierten Begriff der Skrofulose («Drüsenschwellung»).
Zur Behandlung werden ähnlich den sogenannten Umstimmungsmitteln oder Reizkörpertherapeutika sog. «**Lymphmittel**» eingesetzt. Der Indikationsanspruch umfaßt allgemein «die Steigerung der körpereigenen Abwehr bei chronisch rezidivierenden Infekten» sowie chronische Tonsillitis oder Sinusitis. Lymphatika werden damit in *ähnlicher Weise wie Immunstimulantien* angewendet. Ihre Zusammensetzung ist naturgemäß oftmals sehr ähnlich (siehe 9.2.2.10).
Demgegenüber werden in der Einzelmittel-Homöopathie individuelle Konstitutionsmittel eingesetzt. Überwiegend handelt es sich um **Barium, Calcium** oder **Graphit.**
Lymphatika als **Komplexpräparate** sind zumeist aus *pflanzlichen* homöopathische Einzelmitteln zusammengesetzt, die als Einzelmittel kaum eine Bedeutung besitzen. Dazu werden überwiegend in der Volksheilkunde gebräuchliche Pflanzen verwendet. Sie werden zunehmend zur *medikamentösen Lymphdrainage* – zumeist als Adjuvantien neben der manuellen Behandlung – eingesetzt.
Wichtigstes Anwendungsgebiet sind die *sekundären Lymphödeme*, wie sie posttraumatisch oder postoperativ entstehen können. Ihr Einsatz bei *neoplastisch bedingten Lymphödemen* (z.B. der oberen Extremitäten) wird favorisiert. Lymphatika können *peroral* aber auch *parenteral* eingesetzt werden, üblich ist auch ihre Anwendung als Externa.

Pflanzliche Homöopathika

Helianthemum canadense (Cistus canadensis) D4, Dil.
Rezidivierende Lymphdrüsenschwellungen unterschiedlicher Genese, vor allem im Zusammenhang mit Infekten der Atemwege

Scrophularia nodosa D4, Dil.
Lymphdrüsenschwellungen von derber Konsistenz (*Cave:* Malignom), oft als Begleitsymptom bei Dermatosen.

Teucrium scorodonia D4, Dil.
Lymphdrüsenschwellung bei chronisch rezidivierenden Atemwegserkrankungen.

Nachstehend sind einige der bekanntesten **Kombinationspräparate** aufgelistet (Tab. 9.5).

Tab. 9.5: Homöopathische Kombinationspräparate.

Alymphon
Cefalymphat
Kinolymphat
Lymphdiaral
Lymphomyosot

Literatur

Allopathie

Allgemeines

Alexander, M., Raettig, H.: Infektionskrankheiten, S. 46–49. Thieme, Stuttgart, New York (1981).
Baenkler, H.W.: Immunologie und Gastroenterologie. Fortschr. Med. **97:** 683–736 (1979).
Becker, K.P., Ditter, B., Nimsky, C., Urbascheck, R., Urbascheck, B.: Untersuchungen zum Endotoxingehalt von Phytopharmaka. Korrelation zu klinisch beobachteten Nebenwirkungen. Dtsch. med. Wschr. **113:** 83–87 (1988).
Dantzer, R., Kelley, K.W.: Stress and immunity: An integrated view of relationship between the brain and the immune system. Life Sci. **44:** 1996 (1988).
Drews, J.: Immunpharmakologie. Springer, Berlin–Heidelberg–New York (1986).
Enbergs, H., Woestmann, A.: Untersuchungen zur Stimulierung der Phagozytoseaktivität von peripheren Leukozyten durch verschiedene Dilutionen von Echinacea angustifolia gemessen an der Chemolumineszenz aus dem Vollblut. Tierärztl. Umsch. **41:** 878–885 (1986).
Gebbers, J.O., Laissure, J.A.: Das intestinale Immunsystem. Teil 1: Funktionale Aspekte. Med. Klin. **79:** 13 (1984).
Gebbers, J.O., Laissure, J.A.: Der Darm als Immunorgan. Erfahrungsheilk. **11:** 825 (1985).
Hahn, G., Mayer, A.: Echinacea – Igelkopf oder Sonnenhut. Österr. Apoth. Z. **38:** 1040–1046 (1984).
Kropiunigg, U.: Psyche und Immunsystem. Springer, Wien–New York (1990).
Krutmann, I.: Das Immunsystem Epidermis. Z. Allg. Med. **66:** 368–372 (1990).
Mayer, A., Raettig, H., Stickl, H., Alexander, M.: Para-

munität, Paramunisierung, Paramunitätsinduces. Fortschr. Med. **97:** 1159–1165 (1979).

Pabst, R.: Die Tonsillen, wichtige Organe des Immunsystems? Med. Mo. Pharm. **9:** 70–75 (1986).

Saal, J. G.: Infektionsresistenzschwäche bei erworbener Granulozytopenie. Therapiewoche **38:** 244–250 (1988).

Scheer, R.: Pyrogene und Limulus-Test. Pharmazie in unserer Zeit **13:** 137 (1984).

Siegers, C. P.: Risikobewertung pflanzlicher Immunmodulatoren, Vortrag auf dem 3. Phytotherapie-Kongreß in Lübeck-Travemünde, 3.–6. Okt. 1991.

Wagner, H.: Immunstimulantien und Phytotherapeutika. Z. Phytother. **7:** 91–98 (1986 a).

Wagner, H.: Homöopathische Präparate zur Steigerung der unspezifischen Immunabwehr. Dtsch. Apoth. Z. **126:** 2667–2671 (1986 b).

Wagner, H.: Phytopräparate zur Immunstimulierung. Internist **29:** 472–478 (1988).

Wagner, H.: Pflanzliche Immunstimulanzien. Dtsch. Apoth. Z. **131:** 117–126 (1991).

Echinacea und andere Drogen

Abele, J.: Carl Baunscheidt – ein vergessener Immunologe?, Natura-med **4:** 88–97 (1989).

Albrecht, M., Schmidt, U.: Pflanzliche Immunstimulanzien bei Erkältungskrankheiten. Therapeutikon **6:** 89–92 (1992).

Bauer, R., Wagner, H.: Echinacea-Monographie. Wissenschaftl. Verlagsges., Stuttgart (1989).

Bauer, R., Jurcic, K., Puhlmann, J., Wagner, H.: Immunologische in vivo- und in vitro-Untersuchungen mit Echinacea-Extrakten. Arzneimittel-Forsch. (Drug Res.) **38:** 276–281 (1988).

Bauer, R., Remiger, P., Jurcic, K., Wagner, H.: Beeinflussung der Phagozytoseaktivität durch Echinacea-Extrakte. Z. Phytother. **10:** 43–48 (1989).

Beuscher, N., Beuscher, H., Otto, B., Schäfer, B.: Über die medikamentöse Beeinflussung zellulärer und humoraler Resistenzmechanismen im Tierversuch. I. In vitro-Untersuchungen an Peritoneal-Leukozyten und Seren der Ratte. Arzneimittel-Forsch. (Drug Res.) **27:** 1655–1660 (1977).

Beuscher, N., Beuscher, H., Schäfer, B.: Über die medikamentöse Beeinflussung zellulärer Resistenzmechanismen im Tierversuch. II. Mitt., Untersuchungen an Granulozyten aus entzündlichen Peritoneal-Exsudaten der Ratte. Arzneimittel-Forsch. (Drug Res.) **28:** 2242–2246 (1978).

Beuscher, N.: Über die medikamentöse Beeinflussung zellulärer Resistenzmechanismen im Tierversuch. III. Steigerung der Leukozytenmobilisation bei der Maus durch pflanzliche Reizkörper. Arzneimittel-Forsch. (Drug Res.) **30:** 821–825 (1980).

Beuscher, N., Bodinet, K.-H., Kopanski, C. L.: Immunologisch aktive Glykoproteine aus Baptisia tinctoria. Planta med. **55:** 358–363 (1989).

Bohn, B., Nebe, C. T., Birr, C.: Flow Cytometric Studies with Eleutherococcus-Senticosus extract as an immunmodulatory agent. Arzneimittel-Forsch. (Drug Res.) **37:** 1193–1196 (1987).

Bonadeo, I., Botazzi, G., Larazza, M.: Echinacina B, Polysaccharide attivo dell'Echinacea. Riv. Ital. Essenze-Profumi-Piante offic.-Aromi-Saponi-Cosmetici-Aerosol, **53:** 281–295 (1971).

Bräunig, B., Knick, E.: Therapeutische Erfahrungen mit Echinaceae pallidae bei grippalen Infekten. Naturheilpraxis **1:** 72–75 (1993).

Büsing, K. H.: Hyaluronidasehemmung durch Echinacin. Arzneimittel-Forsch. (Drug Res.) **2:** 467–469 (1952).

Choné, B.: Gezielte Steuerung der Leukozyten-Kinetik durch Echinacin. Ärztl. Forsch. **19:** 611–612 (1965).

Coeugniet, E. G., Kühnast, R.: Adjuvante Immuntherapie mit verschiedenen Echinacin-Darreichungsformen. Therapiewoche **36:** 3352–3358 (1986).

Cubasch, H., Stocksmeier, U.: Phytotherapeutisch-homöopathisches Immunstimulans. Therapiewoche **42:** 990–1000 (1992).

Dorn, M.: Milderung grippaler Infekte durch ein pflanzliches Immunstimulans. Natur-Ganzheitsmed. **2:** 314–319 (1989).

Fitzpatrick, F. W., Di Carlo, F. J.: Zymosan. Ann. N. Y. Acad. Sci. **118:** 235–260 (1964).

Gaisbauer, M., Zimmermann, W., Schleich, T.: Die Veränderung immunologischer Parameter beim Menschen durch Echinacea purpurea Moench. Natura med. **1:** 6–10 (1986).

Gassinger, C. A., Wünstel, G., Netter, P.: Klinische Prüfung zum Nachweis der therapeutischen Wirksamkeit des homöopathischen Arzneimittels Eupatorium perfoliatum D2 (Wasserhanf composite) bei der Diagnose «Grippaler Infekt». Arzneimittel-Forsch. (Drug Res.) **31:** 732–736 (1981).

Gerbes, A. L., Schick, P., Messerschmidt, O.: Untersuchungen über die Wirkung von Pflanzenextrakten (Echinacea Complex) bei akuter Strahlenkrankheit von Mäusen. Z. Phytother. **4:** 645–649 (1983).

Gerhäuser, C., Leonhardt, K., Tan, G. T., Pezzuto, I. M., Wagner, H.: What is the active antiviral principle of Thuja occidentalis?, Pharm. Pharmacol. Lett. **2:** 127–130 (1992).

Gohla, S. H., Haubeck, H., Neth, R. D.: Mitogenic activity of high molecular polysaccharide fractions isolated from the Cupressaceae Thuja occidentalis L. I. Macrophage-dependent induction of CD-4-positive T-helper (Th+) Lymphocytes. Leukemia **2:** 528–533 (1988).

Gruia, F. S.: Möglichkeiten der Infektionsbehandlung in der Praxis. Eine klinische Studie. Erfahrungsheilk. **35:** 486–490 (1986).

Hadden, J. W., Delmonte, L., Oettgen, H. F.: Mechanismus of immunpotentation, in: Hadden, J. W., Coffey, R. G., Spreafico, F. (eds.): Immunopharmacology, pp. 279–313, (Polysaccharides) pp. 291–292. Plenum Medic Book Co, New York–London (1977).

Hall, I. H., Lee, K. H., Starnes, C. O., Sumida, Y., Wu, R. Y., Waddell, T. G., Cochran, J. W., Gerhart, K. G.: Anti inflammatory activity of Sesquiterpene lactones and related compounds. J. Pharm. Sci. **68:** 537–542 (1979).

Harnischfeger, G., Stolze, H.: Bewährte Wirksubstanzen aus Naturstoffen – Sonnenhut. Pharmadolingua **10:** 484–491 (1980).

Harnischfeger, G., Stolze, H. (Hrsg.): Bewährte Wirksubstanzen aus Naturstoffen, S. 106–118, Sonnenhut. Notamed, Bad Homburg/Melsungen (1983).

Hecker, E., Gläser, S., Gminski, R.: Konditionalkanzerogene als eine neuartige Kategorie von Krebsrisikofaktoren am Beispiel der Tumorpromotoren des Diterpenestertyps. Pharm. Z. Wiss. **136:** 251–264 (1991).

Jurcic, K., Melchart, D., Holzmann, M., Martin, P., Bauer, R., Doenicke, A., Wagner, H.: Zwei Probandenstudien zur Stimulierung der Granulozytenphagozytose

Für das **saure Mistel-Polysaccharid** wurde in vitro eine aktivierende Wirkung auf den alternativen Wege des *Komplement-Systems* gemessen (Wagner und Jordan, 1986). Von den *niedermolekularen Verbindungen* der Mistel sind keine das Immunsystem beeinflussenden Wirkungen bekannt.

Bei In-vitro-Untersuchungen mit humanen Leukämie-Zellinien wurde gefunden, daß **Mistelextrakte** verschiedener Herkunft (Apfel, Tanne, Kiefer) das Wachstum der Zellen unterschiedlich hemmten (Hülsen et al., 1986). Da keine chemischen Analysen der verschiedenen Extrakte durchgeführt wurden, ist eine Bewertung der Ergebnisse nicht möglich. Es ist aber so viel wie ausgeschlossen, daß zwischen der Mistelherkunft und der zu behandelnden Tumorart ein direkter Bezug besteht.

Die in Übersichten zusammengefaßten In-vitro- und In-vivo-Einzelergebnisse (Wagner u. Jordan, 1986; Franz, 1985; Luther u. Becker, 1987; Stange, 1989; Hajto, 1986; Hajto u. Lanzrein, 1986) zeigen eindeutig, daß die *antitumorale Wirkung der Mistelextrakte* bei der bisher üblichen Niedrigdosierung von Injektionspräparaten entsprechend 0,25 bis 1 ng Lectin/kg *allein auf einem immuninduzierenden Wirkmechanismus beruht* (Heidelberg, 1990).

Klinik

Da Mistelpräparate bis vor kurzem weder chemisch noch immunbiologisch standardisiert waren, sind die Ergebnisse der bisherigen Patientenstudien hinsichtlich ihrer Effektivität schwer zu beurteilen. Das gesamte Erfahrungsmaterial über die Misteltherapie mit Iscador ist in Übersichten von Kiene (1989) und Leroi und Hoffmann (1985) bis etwa zum Jahr 1989 zusammengetragen und zum Teil auch einer kritischen Wertung unterzogen worden. Von ca. 46 durchgeführten klinischen Studien erfüllen aber nur wenige die heute geforderten wissenschaftlichen Kriterien.

Übereinstimmend wird berichtet, daß es nach Applikation von Iscador bei Tumorpatienten in einer Dosierung von 0,25 bis 0,36 mg Iscador M/kg i. v. injiziert, entsprechend einem Gehalt von etwa 0,25 bis 1 mg Lectin I/kg, zu einer signifikanten Stimulierung von Granulozyten, Lymphozyten, Natural-Killer-Zellen, C-reaktivem Protein (CRP) und der Phagozytose kommt.

Die *optimale Dosierung* für einen immunstimulierenden Effekt wird bei Patienten mit 1 ng/kg Lectin I angegeben. Messungen der Serumspiegel von TNF-α und IL-6 bei Tumorpatienten ergaben nach Injektion der entsprechenden Mistelextraktmenge eine signifikante Erhöhung der Bioverfügbarkeit der Zytokine (Hajto u. Hostanska, 1989; Hajto et al., 1990 b; Gabius et al., 1990) (Abb. 10.4). Die beobachteten Temperaturerhöhungen (0,5 bis 1° C) sind nicht auf Endotoxin-Kontaminationen zurückzuführen. (Hajto et al., 1990 b; Gabius et al., 1990).

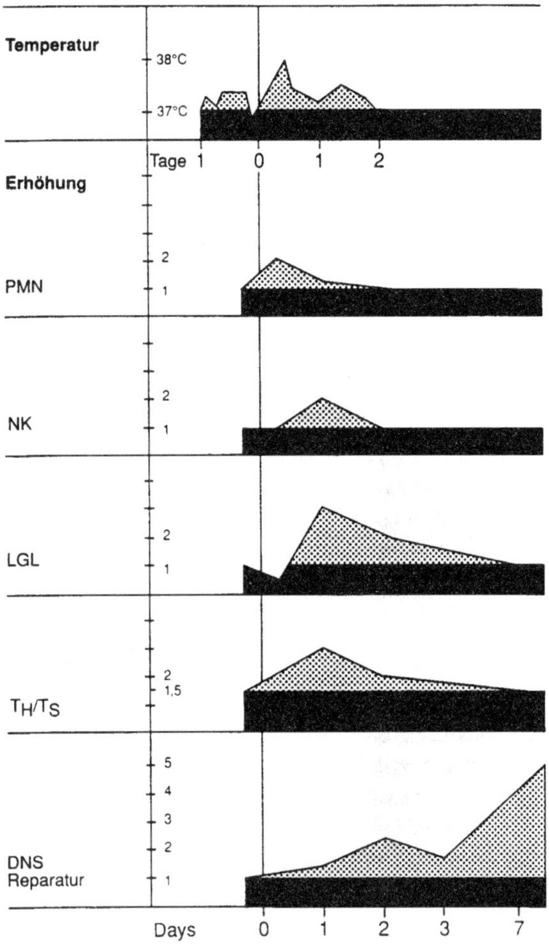

Abb. 10.4: Beeinflussung immunologischer Parameter durch Misteltherapie PMN = Granulozyten, NK = Natürliche Killerzellen, LGL = Große granuläre Lymphozyten, T_H/T_S = Quotient von T-Helfer- zu T-Suppressor-Zellen (Haijto und Gabius, 1990 u.1991).

Übereinstimmend wird von vielen Verlaufsstudien berichtet, daß sich die *Lebensqualität unter einer Misteltherapie verbessert.* Von Heiny (1991) wurde dieser Effekt in einer Studie bei Mammakarzinompatientinnen durch Ermittlung des Befindlichkeits- und Angst-Indexes bestätigt. Es wird vermutet, daß dieser Effekt über die *Induktion von Endorphinen* zustande kommt.

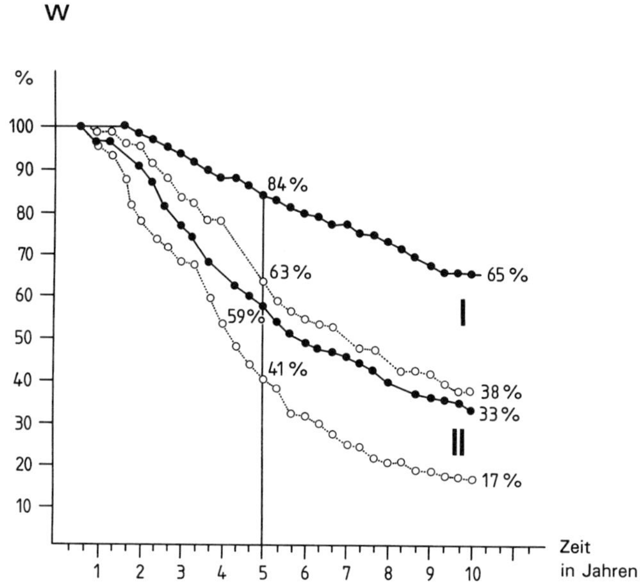

Abb. 10.5: Ergebnis von Iscador-Studien – Überlebenskurven von Mamma-Karzinom-Patientinnen. Adjuvante Behandlung von Patientinnen mit Mamma-Karzinom, Stadium I und II mit Iscador, Überlebenskurven. Lukas Klinik, Arlesheim (1963–1977) (Leroi 1977).

Therapiestudie

Indikation. Operiertes Mammakarzinom.

Präparat. Iscador.

Studienart. Retrospektive Studie bei 447 operierten Mammakarzinompatientinnen der Stadien I und II (TNM-System).
318 Patientinnen erhielten eine regelmäßige, 228 Patientinnen aus verschiedenen Gründen keine oder nur eine ungenügende Iscadorbehandlung. Sie dienten als Kontrollgruppe.

Behandlungsart. 2tägige subkutane Injektionsserie (je 1 ml) beginnend jeweils mit der schwächsten Konzentration ansteigend bis zur stärksten Konzentration (Stärke 4, 3, 2 und 2 %, 3 % und 5 % = 0,1 mg, 1 mg, 10 mg, 20 mg, 30 mg, 50 mg/ml). Jede Serie bestand aus 14 Ampullen, die in 2 Gruppen von 7 unterteilt wurden. Nach jeder Serie wurde eine Pause von 2–3 Tagen eingeschaltet.

Prüfkriterium. Überlebensrate.

Ergebnis. Wie aus Abb. 10.4 hervorgeht, zeigen die Patientinnen der Stadien I und II in der voll mit Iscador behandelten Gruppe eine signifikant höhere 5–10 Jahre-Überlebensrate gegenüber der Kontrollgruppe. Die Gruppen waren in bezug auf Stadien, Histologie und Altersverteilung vergleichbar (Abb. 10.5) (Leroi, 1977).

Es liegen andererseits Untersuchungen vor, die für konventionell behandelte Gruppen von Patientinnen mit Mammakarzinom der Stadien I und II keine längere Überlebenszeit als die gezeigten Iscadorgruppen ergaben (Meyers, 1973).

Als **Anwendungsbereiche** werden für Mistelpräparate genannt:

- Supprimierte Knochenmarkfunktion,
- Präkanzerosen,
- Rezividprophylaxe nach Radikaloperationen,
- Postoperative Metastasenprophylaxe,
- Adjuvanstherapie bei gleichzeitiger Chemo- oder Radiotherapie.

Präparate-Daten und Behandlungsmodus

Die Extraktpräparate werden teils aus fermentierten, teils aus unfermentierten wäßrigen Auszügen und durch Verdünnen in verschiedenen Wirkungsstärken hergestellt. Nur das Präparat Eurixor liegt bisher (auf Mistellectin I) standardisiert vor. Die Applikation erfolgt nach speziellen von den Herstellern angegebenen Dosierungsanleitungen.

Iscador *M/P/Qu Injektionslösung* (Weleda)
Die Abkürzungen geben die Herkunft an: *M*alus (Apfel), *P*inus (Kiefer) und *Q*uercus (Eiche). Nach der anthroposophischen Vorstellung sollen die unterschiedlichen Herkunftsarten einen direkten Bezug zu bestimmten Krebsarten besitzen.

Wagner, H., Jordan, E.: Structure and properties of polysaccharides from Viscum album (L.). Oncology, Suppl. 1: 8–15 (1986).

Zheng, Q. Y., Wiranowska, M., Sadlik, I. R., Hadden, I. W.: Purified podophyllotoxin (CPH-86) inhibits lymphocyte proliferation but augments macrophage proliferation. Int. J. Immunpharmacol. **9:** 539–549 (1987).

Pilz-Polysaccharide

Franz, G.: Polysaccharides in pharmacy. Current application and future concepts. Planta med. **55:** 493–497 (1989).

Hamuro, I., Chihara, G.: Lentinan, a cell Orientied Immunmodulation Agents and Nature. Their Mechanism, p. 409–436. Femidel, R. L., Chirigos, M. A. (eds.): Marcel Dekker, New York–Basel (1984).

Hersh, E. M., Hoshino, T., Micksche, M. (eds.): Clinical and Experimental Studies in Immunotherapy, 13th Int. Congr. of Chemoth. Wien 1983, Proceedings SE 12.5 3/A, SE 12.5. 3/B part 264.

Ikuzawa, M., Matsunaga, K., Nishiyama, S., Nakajima, S., Kobayashi, Y., Andok, T., Kobayashi, A., Ohara, M., Ohmura, Y., Wada, T., Yoshikumi, C.: Fate and distribution of an antitumor protein-bound polysaccharide PSK (Krestin). Int. J. Immunopharmac. **10:** 415–423 (1988).

Kraus, I.: Biopolymere mit antitumoraler und immunmodulierender Wirkung. Pharmazie in unserer Zeit **19:** 157–164 (1990).

Matsuo, T., Arika, T., Mitani, M., Komatsu, N.: Pharmacological and toxicologial studies of a new antitumor polysaccharide Schizophyllan. Arzneimittel-Forsch. (Drug Res.) **32:** 647–656 (1982).

Mizushima, Y., Yukki, N., Hosokawa, M., Kobayashi, H.: Diminution of cyclophosphamide on transplanted tumor in rats. Cancer Res. **43:** 5176–5180 (1982).

Taguchi, T., Furue, H., Kimura, T., Kondo, T., Hattori, T., Ogawa, N.: Clinical efficacy of lentinan on neoplastic diseases. J. Immunopharmacol. **4:** 271–272 (1982).

Yamada, Y., Kitazato, K., Umoni, N.: Combination therapy with futrafur and krestin. Cancer Chemother. **6:** 127–131 (1979).

Yamamoto, T. et al.: Inhibition of pulmonary metastasis of Lewis lung carcinoma by a glucan, Schizophyllan. Invasion and Metastas. **1:** 71–84 (1981).

Homöopathie

Gebhard, K.-H.: Homöopathie und Krebs. In: Wrba, H. (Hrsg.): Kombinierte Tumortherapie. Hippokrates, Stuttgart (1990).

Gnaiger, I.: Der Grundkonflikt des Karzinompatienten. In: Dorsci, M. (Hrsg.): Documenta Homoeopathica, Band 6. Haug, Heidelberg (1985).

Hornung, J.: Misteltherapie und Homöopathie. Therapeutikon **3:** 335–338 (1989).

Mattitsch, G.: Die Prognose des Krebspatienten. In: Dorsci, M. (Hrsg.): Documenta Homoeopathica, Band 6. Haug, Heidelberg (1985).

Stauffer, K.: Homöotherapie, 5. Aufl. Sonntag, Regensburg (1965).

11 Schwäche- und Erschöpfungszustände, Adaptions- und Funktionsstörungen

Hauptindikationen für Phytopharmaka

Allgemeine nicht altersabhängige psychische und physische Schwäche- und Erschöpfungszustände	11.2 → Seite 290
Übermäßige **Streßbelastung** (Dysstreß), **Adaptionsstörungen**	11.3 → Seite 293
Perioden erhöhter physischer und psychischer **Leistungsanforderungen**	
Mangelzustände und **Funktionsstörungen** als Folge des **natürlichen Alterungsprozesses**	
Alterstypische bzw. altersbedingte Krankheiten	

Die Präparate werden *teils prophylaktisch, teils therapeutisch* eingesetzt.

11.1 Behandlungsmöglichkeiten und -Prinzipien

Das Ziel der Behandlung von **allgemeinen Schwäche- und Erschöpfungszuständen** besteht darin, die durch Erkrankungen, Organverletzungen, Operationen und psychischen Streß ausgelösten, zumeist vorübergehenden Schwächezustände organischer und funktioneller Art zu beheben. Dies kann geschehen durch

- Unterstützung der Stoffwechselfunktionen der betroffenen Organe mit Hilfe von sog. **Tonika, Roborantien oder Analeptika**, die in der Regel organgerichtet sind, und durch
- Ganzheitsmedizinisch ausgerichtete Maßnahmen, die neben der Ausschaltung der Störfaktoren und Zufuhr spezieller Nährstoffe darauf gerichtet sind, durch hormonelle und immunologische Stimulation den Organismus an veränderte Umweltbedingungen zu adaptieren z.B. durch **Adaptogene** oder **Umstimmungsmittel.**

In *Perioden erhöhter physischer Leistungsanforderungen* z.B. im Sport sind besonders *anabole* und *adaptogen* wirkende Präparate angezeigt.

Die medikamentöse **Geroprophylaxe** zielt darauf ab, den natürlichen Abbauprozeß der Gewebe und die zunehmende Leistungsminderung abzubremsen und den Leistungsknick im 6. Lebensdezennium in ein höheres Lebensalter zu verschieben. Hierzu gehören neben der Ausschaltung von Risikofaktoren eine altersgerechte Ernährung, körperliche Aktivität und Sport und unterstützende medikamentöse Maßnahmen, wie z.B. Präparate mit *nootropen* Wirkeigenschaften, die primär *prophylaktisch* zu verstehen sind. Darüber hinaus müssen diese Maßnahmen darauf gerichtet sein, Erkrankungen auszuschalten, die die mittlere Lebenskurve kurzfristig oder über lange Zeit begleiten und dadurch in die Chronizität führen.

Die **Therapie alterstypischer bzw. altersbedingter Krankheiten** verlangt Behandlungsmethoden, wie sie auch sonst in anderen Altersstufen üblich sind mit dem Unterschied, daß hier die *Dosierungshöhe und Dauer der Medikation* an die besonderen Stoffwechselcharakteristika des Alters *angepaßt* werden müssen, da die Pharmakokinetik und Bioverfügbarkeit von Arzneistoffen im höheren Lebensalter in der Regel verändert ist. Dabei ist es schwierig, exakt zwischen behandlungsbedürftigen «physiologischen» Alterserscheinungen und «echten» Krankheiten im Alter zu unterscheiden, da die *Grenzen fließend sind.* Bezüglich der Arzneimitteltherapie alterstypischer Krankheiten sei auf die einzelnen Therapiekapitel in diesem Buch oder solche in Standardwerken der klinischen Therapie hingewiesen.
Übersichten und Literaturzusammenstellungen zu diesem Thema finden sich bei Estler «Grundlagen

für die Arzneimitteltherapie des älteren Menschen» (1987) sowie bei Coper u. Schulze (1980), Franke (1983), Lang (1981), Platt (1983, 1991), Rowe (1984), Sprecher (1988 a, b), Trunzler (1987) und Wichtl (1992).

11.2 Altersunabhängige Schwäche- und Erschöpfungszustände

Die hierfür in Frage kommenden pflanzlichen Stärkungs- und Anregungsmittel findet man im Arzneimittelangebot unter sehr verschiedenen Präparate-Bezeichnungen: *Tonika, Roborantien* und *Analeptika.*

11.2.1 Tonika – Roborantien – Analeptika

Hierunter versteht man Mittel, die einen fehlenden oder schwachen Organtonus (Dystonien, z. B. Muskeltonus, Magen-Darm-Tonus, Gefäßtonus, Dysfunktionen der Sekretomotorik) wieder normalisieren und allgemein Organfunktionen z. B. bei vegetativen Dystonien anregen. Zahlreiche Drogenbestandteile von Tonika z. B. *Coffein* gehören in die Gruppe der **Analeptika.** Die Analeptika dienen zur Behandlung *hypotoner Kreislaufzustände* und zur *Verbesserung der Hirndurchblutung.*
Tonika sind unspezifisch wirkenden Mittel, die man häufig dann einsetzt, wenn eine spezifische Therapie nicht bekannt oder angezeigt ist. Da hierunter viele Befindlichkeitsstörungen ohne klare Diagnostik fallen, werden sie häufig im Rahmen der Selbstmedikation angewendet.

11.2.1.1 Bitterstoff-Drogen

Pflanzliche Bitterstoffe wirken reflektorisch über die Geschmacksknospen der Zunge *(enzephalische Phase)* und auch direkt auf die Sekretion von Speichel, Magensaft *(gastrische Phase)*, Pankreas, Leber und Galle. Es kommt zu einer verstärkten Sekretion von Enzymen und Verdauungssäften (sekretagoger Effekt) und als Folge davon zu einer verbesserten Nahrungsausnutzung. Außerdem wird die gesamte Verdauungs-Motorik angeregt (siehe Kapitel 5 S. 132).

Als **Indikationen** für die Verordnung von Bitterstoff-Präparaten können gelten
- *Appetitlosigkeit* als Folge und Begleiterscheinung von schweren Krankheiten, in der Rekonvaleszenz, bei vegetativer Dysfunktion, allgemeiner Asthenie und eingeschränkter Tätigkeit der Verdauungsenzyme. Die *Appetitlosigkeit älterer Menschen* ist eine klassische Indikation für Bitterstoffpräparate.
- *Dyspeptische Beschwerden* wie z. B. Völlegefühl, Oberbauchschmerzen, Flatulenz.

Hauptdrogen
- Gentianae radix (Enzianwurzel)
- Absinthii herba (Wermutkraut)
- Centaurii herba (Tausendgüldenkraut)
- Trifolii fibrini herba (Bitter-/Fieber-Klee)
- Condurango cortex (Kondurangorinde)
- Citri aurantium pericarpium (Pomeranzenschalen)
- Taraxaci herba (Löwenzahnkraut)
- Harunganae folium/cortex (Harongablätter/Rinde)
- Chinae cortex (Chinarinde).

Über die Inhaltsstoffe, Pharmakologie, Anwendung und Phytopräparate siehe Kap. 5, S. 132.

11.2.1.2 Scharfstoff-Drogen

Es gibt auf der Zunge keine spezifischen Rezeptoren für «scharf», doch wirken Scharfstoffe über Thermo- und Schmerz-Rezeptoren reizend auf Schleimhäute und dadurch wie die Bitterstoffe *stimulierend auf die Sekretion des Magens.* Darüber hinaus wirken einige Scharfstoffdrogen auch *choleretisch, cholagog* und durch Sympathikusreizung *gefäßerweiternd* sowie *kreislaufanregend.* Durch die Reizung können auch über die Hypophyse hormonelle *(kortikomimetische)* Wirkungen ausgelöst werden.

Hauptdrogen
- Rhizoma Calami (Kalmuswurzel)
- Rhizoma Zingiberis (Ingwerwurzel)
- Rhizoma Galangae (Galgantwurzel)
- Semen Myristicae (Muskatsamen).

Über die Inhaltsstoffe Chemie, Pharmakologie, Anwendung und Phytopräparate-Anwendung der Scharfstoffe, siehe Kap. 5, S. 126.

11.2.1.3 Coffein-Drogen

Von diesen kommen nur Drogen mit hohem Coffeingehalt oder reine Coffein-Präparate in Betracht.

Coffein, das 1,3,7-Trimethyl-xanthin (siehe Kap. 3, S. 60), gehört in die Gruppe der unspezifisch wirkenden **Analeptika**, die u. a. die «Psyche» anregen, weshalb Coffein auch als Psychoanaleptikum, Psychostimulans oder Psychotonikum bezeichnet wird. Hauptangriffspunkt ist das Zentralnervensystem mit *Primärwirkung auf die Hirnrinde und die Medulla oblongata.*

Folgende **erwünschte Wirkungen** sind charakteristisch für coffeinhaltige Tonika:
- Anregung von Antrieb und Stimmung,
- Steigerung von Lernprozessen, Merkvermögen und Denkfähigkeit,
- Verschwinden von *Ermüdungserscheinungen* und kurzfristige Leistungssteigerung,
- Steigerung der *Hirndurchblutung* bei Vorliegen einer Zerebralsklerose,
- Erleichterung des *Einschlafens* bei alten Menschen.

Coffein besitzt darüber hinaus *periphere Wirkungen*, die *Herz, Gefäße, Niere, Skelettmuskulatur* und *vegetative* Funktionen betreffen. Durch einen Adenosinantagonismus erhöht sich die Calciumkonzentration und es kommt über eine Hemmung der Phosphodiesterase zur Erhöhung des zyklischen AMP (cAMP). Coffein fördert außerdem die Glykogenolyse und Lipolyse.

! Coffein ist *kontraindiziert* bei Magenschleimhautentzündungen, Magenulkus und Urämie.

Nicht alle Hypotoniker reagieren gleich auf Coffeingaben. Gelegentlich kommt es auch zu einer *paradoxen* Verstärkung dysregulatorischer Herz-Kreislauf-Prozesse, d. h. daß sowohl Tachykardie als auch Bradykardie, Blutdrucksteigerung als auch Blutdruckabfall die Folge sein können.

Hauptdrogen

- **Semen Coffeae arab. tostum (geröstete Kaffeesamen)**
  DAB 10 und andere Arzneibücher
  (Gehalt: 0,3–2,5 % Coffein)
- **Extr. Sem. Coff. tost.**

M Semen Colae acuminatae (Kolanuß).
ÖAB, Helv VII
(Gehalt: 0,6–3,0 % Coffein)
- **Extr. Sem. Colae**
- **Semen (Pasta) Guaranae (Guarana)**
  (Gehalt 3,0–8,0 % Coffein)

Dosierungen. Die anregende Wirkung wird in der Regel erreicht mit 0,15–0,25 g Coffeinum purum, 1–2 Tassen Mokka-Kaffee, 2–4 Tassen Tee oder 0,5–1 l Coca Cola.

11.2.1.4 Tonik- und Roborans-Präparate

Diese sind in der Roten Liste unter den Begriffen Analeptika, Geriatrika oder Roborantia-Tonika aufgelistet.

Als **Monopräparate** existieren praktisch nur die Coffein-haltigen Präparate wie z. B.
Halloo-Wach N,
Kola Dallmann mit und ohne Lecithin,
Percoffedrinol
Coffeinum 0,2 g-Compretten.

Die **Kombinationspräparate** haben zumeist eine sehr komplexe Zusammensetzung. Es überwiegen Coffein-, Bitterstoffe- und Scharfstoffe-enthaltende Drogenextrakte sowie Vitamine und Mineralstoffe.
Von den *Bitterstoffdrogen* überwiegen Radix Gentianae, Cortex Chinae, Cortex Condurango, Pericarpium Aurantii und Fol. Trifolii fibrini, von den *Scharfstoffdrogen* Rhizoma Calami und Rhizoma Zingiberis.
Z. B. Amara-Tropfen-Pascoe S,
Vitasana-Lebenstropfen,
Aktivanad N,
Scordal,
Marvina,
Floradix Kräuterblut-Saft/Drag. u. a.

11.2.2 Sexualtonika, Aphrodisiaka

Diese Begriffe werden zwar heute noch gebraucht, entsprechen aber nicht mehr dem heutigen Wissenschaftsanspruch an ein Pharmakon. Hierzu werden Drogen gerechnet, die bevorzugt zur Anregung der Sexualfunktionen und zur Libidosteigerung sowohl beim Mann als auch bei der Frau, ferner bei allgemeinen körperlichen und geistigen Erschöpfungszuständen (Neurasthenien), Angst-, Spannungs- und Erregungszuständen und neurovegetativen Störungen insbesondere der Sexualsphäre (z. B. Erektions- und Ejakulationsstörungen) Verwendung finden.

Wir unterscheiden Drogen mit folgenden **Wirkprofilen:**

a) Das ZNS *erregende und enthemmende Drogen* (z. B. Alkohol, Solanaceendrogen, Amphetamin und andere Analeptika, Strychnin).
b) *Sedativ wirkende Drogen* zur Behandlung von Libido- und Potenzstörungen neurovegetativer Genese (z. B. Hopfenextrakt).

c) *Drogen mit starker Reiz- und Hyperämiewirkung auf ableitende Harnwege und Sexualorgane* (z. B. Ätherischöldrogen vom Typ der Petersilienfrüchte, ferner Paprika oder Spanische Fliegen).

Heute haben nur noch Drogen unter (a) und (b) Bedeutung. Die zu (c) gehörenden Drogen waren früher im Volke als Bestandteil von «Liebestränken» und «Potenzmitteln» gerühmt. Wegen ihrer zum Teil erheblichen Nebenwirkungen bei zu hoher Dosierung kam es immer wieder zu gefährlichen Intoxikationen (z. B. Delirium, Abort). Nicht wenige dieser Drogen verdanken ihr Ansehen psychischen und suggestiven Einflüssen sowie einer überzogenen Werbung.

11.2.2.1 Extractum Strychni (Strychnin-Salze)

Alkoholische Extrakte aus den Samen von *Strychnos nux vomica* **M** bzw. den Samen von *Strychnos ignatii* werden heute nur noch in der Homöopathie verwendet. Die Samen enthalten ca. 2–3 % Strychnin und etwa gleichviel von dem Nebenalkaloid Brucin.

Chemie

Das Strychnin (Abb. 11.1), das heute noch aus der Droge isoliert wird, gehört zur Stoffklasse der *Indolalkaloide*. An seinem Aufbau ist die Aminosäure *Tryptamin* und das terpenoide *Iridoid* beteiligt. Es schmeckt stark bitter (BW = 130 000).

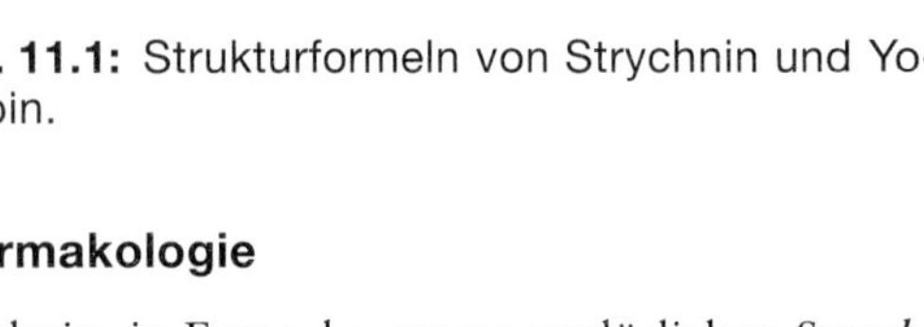

Strychnin (Strychnos nux-vomica) — β-Yohimbin (Pausinystalia yohimbe)

Abb. 11.1: Strukturformeln von Strychnin und Yohimbin.

Pharmakologie

Strychnin, in Form des gut wasserlöslichen *Strychninium nitricum* oder des *Strychnin-N-Oxides*, besitzt in Dosen von 0,1–1,5 mg eine *analeptische Wirkung*. Es vermindert durch Antagonisierung des inhibitorischen Transmitters Glyzin den synaptischen Widerstand im Rückenmark und steigert dadurch den Tonus der Skelettmuskulatur und die Reflexerregbarkeit. Unter der Wirkung von Strychnin entsteht das Gefühl größerer Leistungsfähigkeit, die Sinnesorgane werden geschärft, die Hörfähigkeit stimuliert. Dies dürfte der Grund sein, weshalb Strychnin früher Tonika zur *Steigerung der Libido* zugesetzt wurde.

Strychnin wird heute gelegentlich noch bei Erwachsenen in Dosierungen von 5–7,5 mg zur Behandlung von *Kreislaufinsuffizienz* und bei *Enuresis nocturna* eingesetzt. Die *Intoxikationsschwelle* von Strychnin liegt bei ca. 15 mg.

Nach **M** ist eine therapeutisch nutzbare Wirkung von Semen Strychni und Zubereitungen in subkonvulsiver Dosierung nicht belegt, weshalb die *Anwendung als Tonikum als nicht vertretbar angesehen* wird.

11.2.2.2 Extractum Yohimbe (Yohimbin) ÖAB.

Chemie

Verwendung finden der Yohimbe-Extrakt aus der Rinde von *Pausinystalia yohimba* und das *Indolalkaloid Yohimbin* (Abb. 11.1) in seiner wasserlöslichen Hydrochloridform. Yohimbin leitet sich biosynthetisch wie das Strychnin von Tryptamin ab. Es ist als Hauptalkaloid zusammen mit ca. 10 Nebenalkaloiden in einer Konzentration von ca. 1,0–1,5 % in der Droge enthalten.

Pharmakologie

Yohimbin besitzt eine *sympatholytische* Wirkung, die eine starke Gefäßerweiterung und Hyperämie im kleinen Becken bedingt. Vermutlich ist die immer wieder beschriebene *aphrodisierende* Wirkung auf diese Gefäßerweiterung zurückzuführen. Zusätzlich wird Yohimbin bei *Harninkontinenz* eingesetzt.

Therapiestudie

Es existiert eine Doppelblindstudie mit Yohimbin-HCl bei Erektionsstörungen (Riley et al., 1989). In einer anderen Anwendungsbeobachtung wurden 408 Männer mit erektiler Dysfunktion mindestens 3 Wochen mit Yohimbin behandelt (Bastian und Müller, 1991). Die Tagesdosis betrug 15 mg Yohimbin. Die Wirksamkeitsbeurteilung erfolgte durch Befragung. Die Frage nach der Besserung der Potenzstörungen wurde zu 43 % mit «ja» beantwortet, zu 36 % mit «etwas» und 20 % mit «nein». In 3 % kam es wegen unerwünschter Wirkungen zum Abbruch der Behandlung.

Tab. 11.1: Pharmakologisches Wirkprofil von Ginsengextrakten und Ginsenosiden.

- Kortikomimetische bzw. adaptogene Wirkung (Toleranzerhöhung gegenüber psychischem Streß)
- ZNS stimulierende und suppressive Effekte
- Tranquillisierende und stimulierende Effekte
- Cholinergische Wirkung
- Serotoninähnliche Wirkung
- Histaminähnliche Wirkung
- Stimulierende Wirkung auf Glykolyse
- Stimulierung der Cholesterin-, Leber-, RNA- und Protein-Synthese.
- Erhöhung des Anteils an reduziertem Glutathion der Rattenleber
- Entzündungshemmende Wirkung
- Analgetische und antipyretische Wirkung
- Leberprotektive Wirkung
- Immunstimulierende Wirkung, antioxidative Wirkung
- Den Prostaglandinstoffwechsel beeinflussende Wirkung
- Erhöhung der Leistungsfähigkeit (gemessen im Schwimmtest bei Mäusen).

nahmekapazität, der Beurteilung der Zweihandkoordination und der gemessenen visuellen Reaktionszeit (Forgo u. Kirchdorfer, 1980; Dörling u. Kirchdorfer, 1990).

- In einer Doppelblindstudie, durchgeführt an 60 Versuchspersonen im Altersdurchschnitt von 71,5 Jahren (30 in der Plazebogruppe) wurde 100 Tage ein Ginseng-Präparat gegeben. Als objektivierbare Meßparameter dienten unter anderem der Giessen-Test (Einstellung zu anderen Menschen), das Auffassungsvermögen nach Zulliger, Abstraktionsvermögen und verbale Begriffsbildung, Merkgedächtnis, Koordinations- und Vorstellungsvermögen, Einstellung zur Zukunft, Alter und Tod (Test nach Murray) u.a. Ab Mitte der Medikation traten deutliche Verbesserungen (25–43 %) in nahezu allen Testparametern auf (Siegl u. Siegl, 1979; Kübler, 1979).
- Eine andere Studie, durchgeführt mit dem gleichen Präparat an 120 Patientinnen, führte zu einer besonders guten Beeinflussung der Symptome innere Unruhe, Auffassungstempo, Ein- und Durchschlafstörungen, Nervosität, unzeitige Müdigkeit und Reizschwelle (Bettermann, 1982).
- Weitere Literatur zu Studien und Ginseng-Pulver oder Ginsenosiden bei Shibata et al. 1985; Sonnenborn u. Proppert, 1990.

Hauptanwendungsgebiete der Ginsengwurzel
In China: Allgemeine körperliche Schwäche, Neurasthenie, Schlafstörungen, Ohrensausen.
In den westlichen Ländern: Vitalitätsstörungen, nachlassende geistige und körperliche Spannkraft in der Rekonvaleszens, Infektanfälligkeit.

Gegenanzeige und Nebenwirkungen. Bei Bluthochdruck und Arteriosklerose sollten Ginsengprodukte nicht genommen werden, da gelegentlich bei «Yangdominanten» Personen eine Erhöhung des Blutdrucks beobachtet wurde (Siegel, 1980). Einnahme zu hoher Dosen kann zu nervöser Unruhe und Schlaflosigkeit führen. !

Dosierungsempfehlung. Angegeben werden p.o. Tagesdosen von 1–2 g Droge entsprechend 25–30 mg Ginsenoside bzw. 20–400 mg Ginsengextrakt. Bei der kurmäßigen Langzeitmedikation kann die Dosierung möglicherweise reduziert werden.

11.3.2.3 Eleutherococci cortex (Eleutherokokk-Wurzel) M
Eleutherococcus (Acanthopanax) senticosus

Das Verbreitungsgebiet der wie Panax ginseng zu den Efeugewächsen gehörenden Pflanze ist Sibirien, Zentral- und Nordchina einschließlich Korea und

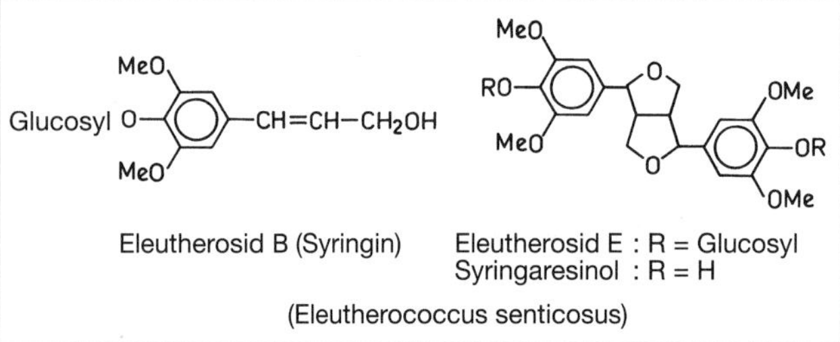

Abb. 11.5: Eleutherococcus-Hauptinhaltsstoffe.

Japan. Zur Anwendung gelangen der gesamte Wurzelstock mit Wurzeln oder nur die Wurzelrinde. Die als *«sibirische Ginsengwurzel»* oder *«Taigawurzel»* gehandelte Droge ist bei uns nur als Fluidextrakt auf dem Markt.

Chemie

Obwohl zur gleichen Familie gehörig, ist die chemische Zusammensetzung der Wurzel von der der Ginsengwurzel verschieden. Anstelle der für Ginseng charakteristischen Ginsenoside kommen in der Wurzel nur in sehr geringer Konzentration Oleanolsäure- und **Sitosterolglucosid** (= Eleutherosid A) vor.

Als Hauptverbindungen gelten:

Einfache Phenylpropane: Syringin (= Eleutherosid B) (Abb. 11.5), Coniferylaldehyd, Sinapylalkohol, Kaffee- und Chlorogensäure.

Lignane: Sesamin (= Eleutherosid B_4), (-)Syringaresinol, und dessen 4,4-Diglucosid (Eleutherosid E = D) (Abb. 11.5); Liriodendrin.

Cumarine: Insofraxidin- und Isofraxidin-7-O-glucosid (= Eleutherosid B_1).

Polysaccharide: Neutrale Glucane und Glucuronoxylane.

Pharmakologie

(Siehe Brekhman, 1980; Farnsworth et al., 1985; Wagner et al., 1992).

Die hauptsächlich von russischen Wissenschaftlern für Eleutherococcus-Extrakte im Tierversuch (Ratten, Mäuse, Kaninchen, Hunde) gefundenen **Wirkungen** werden wie folgt beschrieben:
- adaptogen bzw. streßreduzierend,
- anabolisch bzw. die Sexualhormonproduktion stimulierend,
- ZNS-stimulierend,
- immunstimulierend/antiviral,
- Blutzucker senkend,
- Cholesterin senkend,
- Blutdruck senkend.

Eleutherococcus-Wirkstoffe binden wie Inhaltsstoffe aus Ginseng an Gestagen-, Mineralkortikoid-, Glukokortikoid-Rezeptoren, und auch an Östrogen-Rezeptoren (Pearce et al., 1982).

Eleutherococcus Extrakt führte bei Mäusen 2–3 Stdn. nach Injektion zu einem Anstieg der Blut-Corticosteronkonzentration, während subchronische Applikation die Stress-induzierte ACTH-Erhöhung unterdrückte (Winterhoff et al. 1993a). Dieses Ergebnis bestätigt den Einfluß von Eleutherococcus auf die hypophysär-adrenale Achse und erklärt gut die Antistress-Wirkung von Eleutherococcus-Präparaten. Außerdem konnte mit Hypophysenzellkulturen eine Inhibierung der LHRH-stimulierten Gondotropin Sekretion beobachtet werden (Winterhoff et al. 1993b).

Für das Syringin wurde im Tierversuch bei prophylaktischer Gabe eine deutliche *Verminderung von Streßauswirkungen* sowie eine *anabole* Wirkung beobachtet (Kaemmerer u. Fink, 1980; Brekhman und Dardymov, 1969). Ähnliche Wirkungen wurden im Tierversuch auch für das Eleutherosid D und Eleutherosid C, ein Methyl-β-galaktosid (Eleutherosid C) festgestellt (Brekhman und Dardymov, 1969).

Für die *immunstimulierende* Wirkung kommen sowohl die wasserlöslichen Polysaccharide (Fang et al., 1985) als auch die niedermolekularen Verbindungen in Frage.

Die *adaptogene* und *leistungssteigernde* Wirkung scheint mehr auf Verbindungen im niedermolekularen Bereich zurückzuführen sein.

Wirkungs-Studien: Übersicht

Siehe Farnsworth et al., 1985.

Studien an Normalpersonen oder solchen unter Streß wurden nur mit dem Eleutherococcus-Extrakt durchgeführt. Die Dosierung betrug 2,0–16,0 ml eines 33 % ethanolischen Auszuges 1 × bis 3 × täglich. Die Kurdauer lag zwischen 2 bis 5 Wochen. Folgende «Adaptiv»-Wirkungen wurden beobachtet: erhöhte Widerstandskraft gegen Hitze, Lärm und Bewegung, erhöhte Arbeitsanforderung, Verbesserung von Gehörstörungen, mentalen und Muskel-Arbeiten.

In einer plazebokontrollierten Doppelblindstudie, durchgeführt an 36 gesunden Probanden über 4 Wochen mit 3 × tägl. 10 ml eines ethanolischen Eleutherococcus-Extraktes kam es zu einer signifikanten Erhöhung von T-Lymphozyten vom Helfer/Induktor-Typ und von zytotoxischen und natürlichen Killerzellen (Bohn et al., 1987).
! Die Extrakte werden im allgemeinen gut vertragen, sollen aber bei Hypertonie, nach Herzinfarkt und bei Infektkrankheiten nicht eingenommen werden. Bei kurmäßigem Gebrauch werden Pausen nach 3- bis 4wöchiger Gabe empfohlen.

Dosierungsempfehlung. 20–40 Tropfen des Fluidpräparates täglich. Bei kurmäßigem Gebrauch sollten nach 2–3 Wochen Pausen eingelegt werden.

11.3.2.4 Silymarin-Präparate

Die Wirkstoffe der *Mariendistelfrüchte (Silybum marianum)* besitzen unter anderem auch über die Stimulierung der Eiweißsynthese in der Leberzelle einen anabolen Effekt (siehe Kap. 5.3: «Lebererkrankungen»).

11.3.2.5 Ginkgo-Präparate

Zur Botanik, Chemie und Pharmakologie der Ginkgo-Pflanze und Präparate siehe Kap. 3: «Therapie und Prophylaxe arterieller Gefäßerkrankungen».

Anwendung von Ginkgo bei Hirnleistungsstörungen

Ginkgo-Extrakte sind *keine klassischen Geriatrika*, obwohl sie bei Hirnleistungsstörungen degenerativer Art oder bedingt durch zerebrale Durchblutungsstörungen (Multiinfarktdemenz), wie sie vor allem im Alter häufig auftreten, eingesetzt werden. Man registriert **Störungen**
- des Gedächtnisses
- der Konzentrationsfähigkeit
- des Denkens (kognitive Fähigkeiten)
- der Auffassung
- der Orientierung
- der Affektivität und
- durch Presönlichkeitsveränderungen meist in Richtung einer Demenz.

Der *Schweregrad der Erkrankung* kann z.B. nach der Sandoz Clinical Assessment Geriatric Scale (SCAG) nach kognitiven, affektiven, somatischen Störungen oder Störungen des sozialen Verhaltens bewertet und zu einem Punktwert zusammengefaßt werden.

Therapiestudien: Übersicht

In zwei von Krieglstein und Oberpichler (1989) sowie Schilcher (1988) gegebenen Übersichten wird auch über Doppelblindstudien und Ginkgo-biloba-Extrakte (EGB 761: Rökan, Tebonin, Tebonin forte) bei Hirnleistungsstörungen berichtet.
- Nach 8wöchiger Therapie mit EGB (120 mg/Tag) konnte bei Patienten mit leichter bis mäßiger zerebrovaskulärer Insuffizienz eine signifikante Reduktion der Gesamtpunktzahl im SCAG festgestellt werden. Die Besserung betraf vor allem das gestörte Kurzzeitgedächtnis, die geistige Wachsamkeit, Schwindel, Kopfschmerzen und Ohrgeräusche.
- Bei einer anderen Studie, durchgeführt mit 60- bis 80jährigen Patienten, kam es ebenfalls zu einer progredienten Besserung auf der SCAG-Skala.
- Bei Patienten mit vestibulärem Schwindel konnte durch EGB-Behandlung eine Verbesserung der Schwankungsamplitude erreicht werden, die stärker war als bei bloßem Gleichgewichtstraining.
- Unter 6monatiger bis mehrjähriger EGB-Therapie verlängerte sich signifikant bei arteriellen Durchblutungsstörungen der Extremitäten (Claudicatio intermittens) die schmerzfreie und absolute Gehstrecke.

Diese auszugsweise zitierten Ergebnisse sind nicht ohne weiteres übertragbar auf andere Ginkgo-Präparate als Rökan und Tebonin, obwohl auch für die anderen Präparate ähnliche oder gleiche Indikationen angegeben werden.

Bis heute ist noch nicht geklärt, auf welche Wirkstoff-Gruppen des Ginkgo-Extraktes diese Wirkungen bzw. Wirksamkeit im einzelnen zurückzuführen sind. Untersuchungsergebnisse, erhalten im Hypoxietest, deuten daraufhin, daß für die *erhöhte Hypoxietoleranz* eher Verbindungen der Nichtflavonfraktion (Ginkgolide, Bilobalid) verantwortlich sind (siehe auch Kapitel 3, S. 51).

11.3.2.6 Knoblauch-Präparate

Über die Botanik, Chemie und Pharmakologie der Knoblauchpräparate siehe Kap. 3: «Therapie und Prophylaxe arterieller Gefäßerkrankungen».

Arterioskleroseprophylaxe mit Knoblauchpräparaten

Da unter den Beschwerden und Krankheiten des Alters die Arteriosklerose eine zentrale Stellung einnimmt, kann der medikamentösen Beeinflussung der atherogenen Faktoren wie *Hyperlipidämie, Thrombozytenaggregation* oder *verringerte Blutrheologie* eine präventive Bedeutung zukommen. Daher überrascht nicht, daß in der alten BRD Knoblauchpräparate etwa 60 % des Gesamtumsatzes an «Geriatrika» ausmachen.

Therapeutische Studien: Übersicht

Die bisher gesicherten Daten über die Beeinflussung von atherogenen Faktoren sind in einem Symposiumsbericht (Berlin 1991) zusammengestellt:

- In plazebokontrollierten Doppelblindstudien konnte bei Verabreichung von 200 bzw. 300 mg Knoblauchpulver 3 × täglich nach 4 bzw. 12 Wochen eine Senkung des Blutdrucks, des Gesamtcholesterins und des Triglyzeridspiegels gemessen werden.
- In plazebokontrollierten Studien wurde bei einem größeren Patientengut mit überstandenem Herzinfarkt durch 3jährige Knoblauchtherapie (0,1 mg Knoblauchölextrakt/kg/Tag) eine signifikante Senkung der Reinfarktquote und Morbidität erreicht.
- In einer ebenfalls plazebokontrollierten Doppelblindstudie konnte bei Probanden mit eingeschränkter Fließfähigkeit des Blutes im Akutversuch 5 Stunden nach Gabe von 1,2 g Knoblauchpulver eine signifikante Abnahme des Hämatokrit und der Plasmaviskosität gemessen werden.

11.3.2.7 Phytopräparate

Ginseng-Präparate

Z. B. Ginsana Ginseng Kapseln u. Tonic Liquidum,
Ginseng Kneipp-Drag.,
Kneipp Ginseng Tonic,
Ardey aktiv Pastillen,
Geriatric Pharmaton (Extr. Ginseng + Vitamine + Mineralstoffe)
u. a. Kombinationspräparate.

Eleutherococcus-Präparate

Eleu-Kokk-M (Thomae),
Vital-Kapseln ratiopharm,
Vital-Saft ratiopharm

Silymarin-Präparate

Z. B. Legalon 70 Drg. u. Liquidum,
Silibene 140-Tabl.,
durasilymarin Kaps.,
Silymarin 70 «Ziethen»-Kaps.
Silimarit,
Ardehepan N,
Hegrimarin u. a.
(siehe Kapitel Lebererkrankungen S. 146)

Ginkgo-Präparate

Z. B. Tebonin forte,
Rökan,
Kaveri u. a. (siehe auch S. 55)

Knoblauchpräparate (Mono- und Kombinations-Präparate)

Z. B. Kwai,
Carisano,
Sapec,
Sanhelios Knoblauch Kapseln,
Vitagutt Knoblauch 300 Kaps.
(siehe Kapitel 3, S. 72).

11.4 Homöopathie bei Schwäche- und Erschöpfungszuständen, Alterskrankheiten

Die homöopathische Behandlung von Schwäche- und Erschöpfungszuständen orientiert sich insbesondere an der Ursache. Demnach kann eine orientierende Einteilung und die Anwendung homöopathischer Arzneimittel wesentlich beeinflussende Unterscheidung in ein physisches Trauma (Erkrankung, Operation) und ein psychisches Trauma (Streß) vorgenommen werden. Zur Behandlung der Folgezustände insbesondere von Operationen und Verletzungen sind die im Kapitel Traumatologie genannten Homöopathika zu berücksichtigen (Kap. 14).

Schwäche- und Erschöpfungszustände infolge von psychischen Ereignissen sind eine wichtige Domäne für *Konstitutionsmittel.* In der Homöopathie spricht man von den «Folgen von Kummer, Sorge, Aufregung». Diese Ätiologie weist in vielen Fällen auf personotrope Mittel hin, die allerdings erst durch die umfassende homöopathische Anamnese herausgearbeitet und präzisiert werden müssen. Das indizierte Homöopathikum wird zumeist als Hochpotenz mit einer Einmalgabe appliziert.
Unabhängig davon werden bei diesen Krankheitsbildern die Syndrome «Schwäche und Erschöpfung» häufig wiedergefunden. Neben *pflanzlichen* Homöopathika finden insbesondere *mineralische Arzneimittel* («Säuremittel») Verwendung. Gleiches gilt für *Phosphorus* und seine verschiedenen in der Homöopathie verwendeten Verbindungen.

Störungen und Beschwerden als **Folge des Alterungsprozesses** wie auch **alterstypische Krankheiten** werden nach in der Homöopathie üblichen Kriterien behandelt, d.h. es kommen differentialtherapeutisch jene Homöopathika in Betracht, die aufgrund der *Organo- oder Personotropie* indiziert sind, also unabhängig des Alters eingesetzt werden. Allerdings gibt es einige Homöopathika, die aufgrund ihres Wirkungsprofiles beim alten Menschen häufiger indiziert sind (s. u.).
Die bekannten Phytotherapeutika wie Knoblauch, Ginseng, Eleuterokokkus haben homöotherapeutisch nur wenig Bedeutung; ihre Anwendung zumeist in homöopathischen Kombinationspräparaten dürfte überwiegend im Sinne einer Low-dose-Phytotherapie erfolgen. Ähnliches gilt für die gelegentlich als Einzelmittel eingesetzten Stoffe Ginkgo biloba oder Damiana. Demgegenüber finden Strychnos nux vomica und Strychnos ignatii als Konstitutionsmittel breite Anwendung.

Die häufige Erwähnung aphrodisierender Eigenschaften von Homöopathika wird einer kritischen Nachprüfung nicht mehr standhalten können, da diese Effekte auf Reiz- und Hyperämiewirkung beruhen, wie sie bei genügend hoher Dosierung substanzspezifisch zu beobachten sind (z.B. Cantharis).

11.4.1 Schwäche und Erschöpfungszustände

Pflanzliche Homöopathika

Artemisia abrotanum (Abrotanum) D3, Dil.
Appetitlosigkeit bei allgemeiner Schwäche, insbesondere auch bei Kindern in der Rekonvaleszenzphase.

Anamirta cocculus (Cocculus) D12, Dil.
Schwächezustände und Erschöpfung als Folge von Zeitverschiebung, Schichtwechsel etc.

Cinchona succirubra (China) D6, Dil.
Schwäche und Erschöpfung nach Blut- und Sekretverlusten (Operation; Enteritis) mit vegetativer Begleitsymptomatik wie Schwindel, Schweiß, Übelkeit.

Okoubaka D3, Tbl.
Verzögerte Rekonvaleszenz mit Schwächezuständen nach fieberhaften Infekten, insbesondere nach gastro-intestinalen Infekten sowie nach Infektionskrankheiten im Kindesalter.

Strychnos ignatii (Ignatia) D12, Dil.
Somatische Beschwerden (Herzsymptomatik, Magen-Darm-Beschwerden) als Folgezustand psychischer Traumen.

Mineralische Homöopathika

Acidum phosphoricum D6, Dil.
Körperliche und geistige Erschöpfungszustände.

Calcium phosporicum D12, Tbl.
Erschöpfung durch geistige Überanstrengung.

Chininum arsenicosum D6, Tbl.
Schwächezustände.

Kalium phosphoricum D6, Tbl.
Erschöpfungszustände infolge geistiger Überarbeitung.

Phosphorus D12, Dil.
Erschöpfungszustände, auch als Folge von Infektionskrankheiten.

11.4.2 Alterskrankheiten

Pflanzliche Homöopathika

Arnica montana D12, Dil.
Herz- und Kreislauf-Symptomatik mit Hypertonus; Zustand nach Apoplex.

Conium maculatum D12, Dil.
Psychisches und physisches Beschwerdebild des alternden Menschen.

Datura stramonium (Stramonium) D12, Dil.
Erregungszustände, Verwirrtheit, unmotiviertes Verhalten; Vigilanzstörungen.

Hyoscyamus niger D12, Dil.
Psychische Zustände, auch als Folge von Apoplex.

Mineralische Homöopathika

Aurum metallicum D12, Tbl.
Altersbeschwerden mit Depressionen.

Barium carbonicum D12, Tbl.
Altersbeschwerden mit Herz-Kreislauf-Symptomatik.

Plumbum metallicum D12, Tbl.
Altersbeschwerden mit Depressionen.

Literatur

Allopathie

Allgemeines

Brekhman, I.: Man and Biologically Active Substances. The Effect od Drugs, Diet, and Pollution on Health. Pergamon Press, Oxford–New York, Frankfurt (1980).
Coper, H., Schulze, G.: Pharmakotherapie im Alter. Urban & Schwarzenberg, München–Wien–Baltimore (1980).
Estler, C. J.: Arzneimittel im Alter. Grundlagen für die Arzneimitteltherapie, Wissenschaftliche Verlagsges., Stuttgart (1987).
Franke, H.: Gerotherapie. G. Fischer, Stuttgart–New York (1983).
Hofecker, G.: Physiologie und Pathophysiologie des Alterns. Öster. Apoth. Z. **41:** 443–450 (1987).
Lang, E.: Geriatrie, Grundlagen für die Praxis. G. Fischer, Stuttgart (1981).
Platt, D.: Handbuch der Gerontologie. G. Fischer, Stuttgart–New York (1983).
Platt, D.: Besonderheiten der medikamentösen Behandlung im Alter. Pharmazie in unserer Zeit **20:** 32–36 (1991).
Rowe, I. W.: Physiological changes with age and their clinical relevance. In: Butler, R. N. u. Bearn, A. G. (eds.): The Aging Process: Therapeutic Implications, pp. 41–52. Raven Press, New York (1984).
Schole, J., Harisch, G., Sallmann, H.-P.: Belastung, Ernährung und Resistenz, S. 29. Parey, Hamburg–Berlin (1978).
Schole, J.: In: Carr, C. J., Jokl, E. (eds): Enhancers of Performance and Endurance, p. 236. Lawrence Erlbaum Publ., Hillsdale, London 1986.
Seyle, H.: The general adaptation syndrome on the disease of adaptation. J. clin. Endocrinol. **6:** 117–130 (1946).
Sprecher, E.: Pflanzliche Geriatrika. Dtsch. Apoth. Z. **128:** 2597–2605 (1988 a).
Sprecher, E.: Pflanzliche Geriatrika. Z. Phytother. **9:** 40–52 (1988 b).
Trunzler, L.: Phytopharmaka in der Geriatrie. Ärztezeitschr. Naturheilverf. 2/87, **28,** 85–99 (1987).
Wichtl, M.: Pflanzliche Geriatrika. Dtsch. Apoth. Z. **132:** 1569–1576 (1992).

Ginseng, Eleutherococcus und andere Drogen

Bastian, H. P., Müller, I.: Yohimbin bei erektiler Dysfunktion. Therapiewoche **41:** 603–606 (1991).
Bettermann, A. A.: Möglichkeiten der Behandlung psychosomatischer Erkrankungen mit einem Ginseng-Präparat. Dtsch. Apotheker **34:** 453–458 (1982).
Bohn, B., Nebe, C. T., Birr, C.: Flow-cytometric studies with Eleutherococcus senticosus extract as an immunomodulatory agent. Arzneimittel-Forsch. (Drug Res.) **37:** 1193–1196 (1987).
Brekhman, I. I., Dardymov, I. V.: New substances of plant origin which increase nonspecific resistance. Ann. Rev. Pharmacol. **9:** 410 (1969).
Dörling, E., Kirchdorfer, A. M.: Ginseng macht wieder fit (Doppelblindstudie). Ärztl. Praxis **41:** 1867–1869 (1990).
Fang, J. N., Proksch, A., Wagner, H.: Immunological active polysaccharides of Eleutherococcus sent. Phytochemistry **24:** 2719 (1985)
Farnsworth, N. F., Kinghorn, A. D., Soejarto, D. D., Waller, D. P.: Siberian ginseng (Eleutherococcus senticosus): Current status as an adaptogen. In: Wagner, H., Hikino, H., Farnsworth, N. R., (eds.): Economic and Medicinal Plant Research, Vol. I, S. 155. Academic Press, London–New York–Tokyo (1985).
Forgo, I., Kirchdorfer, A. M.: Zur Frage der Beeinflussung des Leistungsvermögens durch biologisch wirksame Substanzen bei Spitzensportlern. Ärztl. Praxis **33:** 1784–1786 (1980).
Kaemmerer, K., Fink, J.: Untersuchungen von Eleuthero-

coccus-Extrakt auf trophanabole Wirkungen bei Ratten. Prakt. Tierarzt **61:** 748–753 (1980).
Kübler, K.: Neue Aspekte bei der Wirkung von Heilpflanzen unter besonderer Berücksichtigung der Ginseng-Therapie. Erfahrungsheilk. **28:** 1014–1016 (1979).
Pearce, P.T., Zois, I., Wynne, K.N., Fulder, I.W.: Panax ginseng and Eleutherococcus senticosus extracts – in vitro studies on binding to steroid receptors. Endoc. japon. **29**(5), 567–573 (1982).
Proceedings of the 5th Int. Ginseng Symposium Aug. 29–Sept. 1. 1988 Seoul, Korea, Korea Ginseng & Tobacco Research Institute.
Riley, A.J., Goodman, R.E., Kellett, J.M. et al.: Double-blind trial of yohimbine hydrochloride in the treatment of erection inadequacy. Sex. Mat. Ther. **4:** 17–26 (1989).
Seshadri, T., Campisi, I.: Regression of c-fos transcription and an altered genetic program in senescent human fibroblasts. Science **24:** 205–208 (1990).
Shibata, S., Tanaka, O., Shuji, J., Saito, H.: Chemistry and pharmacology of Panax. In: Wagner, H., Hikino, H., Farnsworth, N. (eds.): Economic and Medicinal Plant Research, Vol. I. p. 217. Academic Press, London–New York–Sydney–Tokyo (1985).
Siegl, R.K.: Ginseng and the high blood pressure. J. Amer. Med. Assoc. **243:** 32 (1980).
Siegl, Ch., Siegl, H.J.: Die mögliche Revision von Einbußen an psychischen Fähigkeiten im höheren Alter, eine Doppelblindstudie mit Kumsan Ginseng. Therapiewoche **29:** 4206–4216 (1979).
Sonnenborn, U., Proppert, Y.: Ginseng (Panax ginseng C.A. Meyer). Z. Phytother. **11:** 35–49 (1990).
Sprecher, E.: Problematik moderner Drogen: Ginseng, Taigawurzel, Teufelskralle, In: Schriftenreihe der Bundesapothekerkammer, Bd. V, Meran (1977).
Tyler, V.E.: The honest herbal. A sensible guide to the use of herbs and related remedies. Stickley Comp. Washington–Philadelphia (1982).
Wagner, H., Nörr, H., Winterhoff, H.: Drogen mit Adaptogenwirkung zur Stärkung der Widerstandskräfte. Z. Phytother. **13:** 42–54 (1992).
Winterhoff, H., Gumbinger, H.G., Vahlensieck, U., Streuer, M., Nörr, H., Wagner, H.: Effects of *Eleutherococcus senticosus* on the pituitary-adrenal system of rats. Pharm. Pharmacol. Lett. **3:** 95–98 (1993a)
Winterhoff, H., Meisel, M.L., Vahlensieck, U., Nörr, H., Wagner, H.: Interference of *Eleutherococcus senticosus* extract with LHRH and LH stimulation ("in vitro"). Pharm. Pharmacol. Lett. **3:** 99–102 (1993b).

Ginkgo

Krieglstein, J., Oberpichler, A.: Ginkgo biloba und Hirnleistungen. Pharm. Z. **134:** 2279–2289 (1989).
Schilcher, H.: Ginkgo biloba L., Untersuchungen zur Qualität, Wirkung und Wirksamkeit mit Unbedenklichkeit. Z. Phytother. **9:** 119–127 (1988).

Knoblauch

II. Int. Garlic Symposium: Pharmacy, Pharmacology and Clinical Application of Allium sativum. Med. Welt, Sonderheft, Juli 1991.

Homöopathie

Dorcsi, M.: Stufenplan und Ausbildungsprogramm in der Homöopathie. Haug, Heidelberg (1977).
Gawlik, W.: Homöopathie und konventionelle Therapie. Hippokrates 2. Aufl., Stuttgart (1992).
Wiesenauer, M.: Pädiatrische Praxis der Homöopathie. 2. Aufl. Hippokrates, Stuttgart (1993).

12 Gynäkologische Erkrankungen

Hauptanwendungsgebiete für Phytopharmaka:

Keine Indikationen:
Fehlbildungen der Genitalorgane
Sterilität
Gutartige Tumore (Polypen, Myome, Ovarialzysten)
Bösartige Tumore
Geschlechtskrankheiten

12.1 Menstruationsstörungen

12.1.1 Wirkstoffgruppen

Die für die Behandlung zur Verfügung stehenden Drogenpräparate besitzen die Wirkqualität von **Antidysmenorrhoika** und/oder **Emmenagoga**. Da den Menstruationsstörungen sehr häufig eine hormonelle Insuffizienz oder endokrine Fehlfunktionen zugrunde liegen, ist verständlich, weshalb zahlreiche Präparate auch **hormomimetische**, d. h. hormonregulativ wirkende Wirkkomponenten enthalten. Hier ergeben sich Überlappungen mit dem klimakterischen Syndrom.

12.1.2 Drogen und Präparategruppen

12.1.2.1 Antidysmenorrhoika (Tab. 12.1)

Hierunter faßt man Arzneimittel zusammen, die in der Absicht gegeben werden, Regelschmerzen ohne organische Ursache zu lindern. Es handelt sich primär um *spasmolytisch, analgetisch, adstringierend* oder *blutstillend* wirkende Präparate (Tab. 12.1).

12.1.2.2 Emmenagoga (Tab. 12.2)

Hierunter versteht man Mittel, die die Menstruation auslösen oder verstärken, d. h. Hauptindikationen sind die sekundäre Amenorrhöe und Oligomenorrhoe. Die emmenagoge Wirkung kann durch *direkte oder indirekte Stimulierung des Uterus* ausgelöst werden.
Von beiden Präparatetypen werden heute praktisch nur die indirekt wirkenden Reizmittel und hier in erster Linie die Hautreizmittel in Form von Bädern oder Kataplasmen angewendet. Sie wirken stark hyperämisierend und regen dadurch die Ovarialfunktion und Menstruation an.
Vorsicht ist geboten bei den innerlich anzuwendenden Reizmitteln, da diese z. B. bei nicht erkannter !

Tab. 12.1: Pflanzliche Antidysmenorrhoika und ihre pharmakologischen Hauptwirkungen.

	Pflanze/Droge	Beschriebene pharmakologische Wirkung
M	*Chamomilla recutita (Kamillenblüten)* DAB 10, ÖAB, Helv VII	Spasmolytisch, antiphlogistisch
M	*Achillea millefolium (Schafgarbenkraut)* ÖAB, Helv VII	Spasmolytisch, adstringierend, antibakteriell
	Viburnum prunifolium (Amerikanische Schneeballrinde)	Schwach spasmolytisch u. sedierend
M	*Potentilla anserina (Gänsefingerkraut)*	Schwach adstringierend u. blutstillend
M	*Ruta graveolens (Rautenkraut)*	Spasmolytisch u. blutstillend
M	*Alchemilla vulgaris (Frauenmantelkraut)*	Spasmolytisch, adstringierend
M	*Capsella Bursae pastoris (Hirtentäschchenkraut)*	Blutstillend
M	*Chelidonium majus (Schöllkraut)* DAB 10	Spasmolytisch, analgetisch
M	*Atropa belladonna (Tollkirschblätter + Wurzel)* DAB 10, ÖAB, Helv VII	Spasmolytisch, analgetisch
	Hyoscyamus niger (Bilsenkraut) DAB 10, ÖAB, Helv VII	Spasmolytisch, analgetisch
M	*Cimifuga racemosa (Nordamerikanisches Wanzenkraut-Rhizom)*	Hormomimetisch (östrogenartige Wirkung)
M	*Vitex agnus-castus (Mönchspfeffer oder Keuschlamm-Früchte)*	Hormomimetisch (schwache Corpus luteum ähnliche Wirkung)

Tab. 12.2: Pflanzliche Emmenagoga.

Direkt wirkende - Mutterkornalkaloide - Chinin - Morphin **Indirekt wirkende innerliche Reizmittel** - Abführdrogen (z. B. Aloe, Senna Fol., Rizinusöl) - Drastika (Herba Gratiolae, Radix Bryoniae, Fructus Colocynthidis)	**Indirekt wirkende Hautreizmittel** - Ätherischöle (z. B. Öle von Thuja occ., Juniperus sabina, Myristica fragrans, Cinnamomum ceylan., Petrosilinum sativum, Chamomilla romana, Tanacetum vulg.) - Moorsitzbäder - Heißes Senfbad - Heiße Kataplasmen auf Abdominalgegend - Fußbäder

Nach Hänsel, 1984.

Schwangerschaft bei zu hoher Dosierung zum Abort führen können.
Bei hormoneller Dysfunktion ist wieder die Kombination mit hormomimetisch wirkenden Drogen angezeigt (Tab. 12.2).
Heute haben die synthetischen Östrogene und Gestagene die pflanzlichen Emmenagoga stark zurückgedrängt.

12.1.2.3 Phytopräparate

Antidysmenorroika

Präparate
Z. B. Femisana (forte),
Castufemin,
Cefadian u. Natudolor (Herba Anserinae-Extr.),
Styptysat Bürger (Herba Caps. burs. past.-Extr.)
Siehe auch Homöopathika S. 317.
Balneotherapie (Sole- und Moorbäder) siehe S. 383.

Teerezepturen zur Regelung und zur Förderung der Monatsblutungen

1. Rp:

Herba Rutae grav.	
Flos Chamomillae romanae	aa 20,0
Fol. Sennae	
Fol. Melissae	aa 30,0

2. Rp:
(Spezies gynaecologia «Martin», Erg. B. 6)

Cortex Frangulae	
Herba Millefolii	
Fol. Sennae	
Rhiz. Graminis	aa 25,0

3. Rp:

Herba Gratiolae	
Fol. Sennae	
Fruct. Foeniculi	aa 25,0

4. Rp:

Herba Rutae grav.	
Flos Chamomillae rom.	aa 20,0
Fol. Rosmarini	
Fol. Melissae aa 30,0	

Anwendungsempfehlung

Zur Regelung der Monatsblutung wird jeweils früh und abends 1 Tasse getrunken, zur Förderung der Monatsblutung werden 2 Tassen täglich 8 Tage vor Eintritt der Regel getrunken.

12.2 Praemenstruelles Syndrom, Klimakterisches Syndrom

12.2.1 Pathophysiologie und therapeutische Möglichkeiten

Aus didaktischen Gründen wird die Phytotherapie des praemenstruellen Syndroms und des klimakterischen Syndroms in einem Kapitel zusammengefaßt.

Das *praemenstruelle Syndrom* (PMS) tritt einige Tage vor Eintritt der Periodenblutung mit psychischen und somatischen Symptomen auf, die sich in Angst, Gereiztheit, Stimmungsschwankungen, Schlaflosigkeit, Kopfschmerzen, Spannungsgefühl der Brüste, geblähtem Abdomen und Ödemen in den Beinen äußern können. Die Symptomatik resultiert aus einem relativ erhöhten Östrogenspiegel bei relativ erniedrigten Progesteronwerten in diesem Zyklusabschnitt, wobei eine ausgeprägte psychosomatische Komponente eine wichtige Rolle spielt. Insofern wird eine Progesteronsubstitution beim PMS eher zurückhaltend bewertet.

Unter dem *klimakterischen Syndrom* versteht man Beschwerden, die bei der Frau nach dem 45. Lebensjahr durch das Erlöschen der Ovarialfunktion und die dadurch verminderte Östrogen- und Gestagen-Produktion und gleichzeitig *vermehrte Sekretion gonadotroper Hormone* auftreten. Dabei nimmt das follikelstimulierende Hormon (FSH) wesentlich stärker zu als das luteinisierende Hormon (LH), so daß eine Umkehrung der Relation dieser beiden Gonadotropinhormone eintritt. Außerdem nimmt die extraglanduläre Östronsynthese aus androgenen Vorstufen des Ovars und der Nebennierenrinde zu.
Die klimakterischen Ausfallserscheinungen stellen ein **Syndrom-Trias** dar, das sich in vegetativ-endokrinen, metabolisch funktionellen und endokrinen psychischen Beschwerden äußern kann. (Abb. 12.1). Die häufigsten Beschwerden sind *Poly-* und *Oligomenorrhöen, dysfunktionelle Blutungen, Hitzewallungen, Schweißausbrüche, Schlafstörungen* und *Depressionen.*
Da man inzwischen Östrogenrezeptoren auf Osteoblasten nachgewiesen hat, ist anzunehmen, daß auch die bei älteren Frauen häufig auftretende *Osteoporose* ursächlich mit dem Abfall der glandulären Östrogen-Produktion verknüpft ist.
Die heute in der Menopause am häufigsten verwendete **Therapie** ist die Substitution mit *Östrogen-Einzelpräparaten* oder *Östrogen-Gestagen-Kombinationspräparaten.*

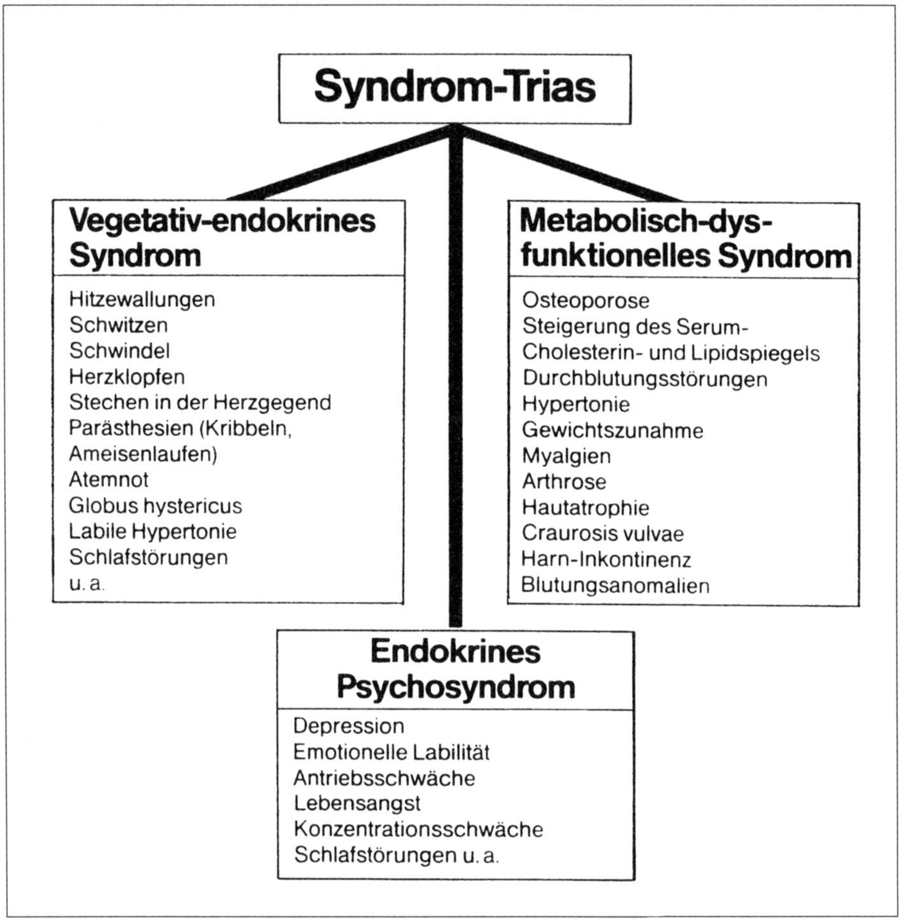

Abb. 12.1: Klimakterisches Syndrom Trias (nach Stein-Kreidelmeyer, M., 1986).

Tab. 12.3: Drogen zur Behandlung des klimakterischen Syndroms mit ihren Hauptwirkungen.

	Pflanze/Droge	Beschriebene Wirkung
M	*Vitex agnus castus* (Mönchspfeffer- oder (Keuschlamm) -Früchte	Hormomimetisch (siehe S. 309)
M	*Cimifuga racemosa (Trauben-silberkerze)* Nordamerikanisches Wanzenkraut-Rhizom	Hormomimetisch (siehe S. 311)
M	*Rheum rhaponticum Mönchsrhabarber-Wurzel*	Hormomimetisch (schwach östrogene Wirkung)
M	*Piper methysticum Kawa Wurzel*	spasmolytisch, muskelrelaxierend, sedierend
M	*Hypericum perforatum Johanniskraut*	Sedierend, antidepressiv, anxiolytisch
M	*Panax Ginseng* Ginsengwurzel DAB 10, ÖAB	Tonisierend
M	*Eleutherococcus (Acanthopanax) senticosus Eleutherokokkwurzel*	Adaptogen, immunstimulierend

12.2.2.6 Lycopi virginici herba (Wolfstrappkraut) M

Die *antigonadotrope* und *antithyreotrope Wirkung* des Lycopus-Extraktes ist vermutlich auf **Kaffeesäure-** bzw. **Rosmarinsäure-Oligomere** vom Typ der *Lithospermsäure* (siehe auch S. 216) zurückzuführen (Wagner et al., 1970; Winterhoff, 1988).

Indikationen. Lycopus-Extrakte werden zusammen mit anderen Extrakten, z. B. Extrakte von Valeriana off., Leonurus card., Crataegus offic. und Rosmarinus offic. primär bei *Hyperthyrose* leichten Grades und *thyreogenen Kreislaufstörungen* sowie bei *vegetativer Dystonie und Mastodynie* eingesetzt. Für den Erfolg auch bei Behandlung des prämenstruellen Syndroms und bei klimakterischen Beschwerden gibt es nur Erfahrungsberichte.

12.2.2.7 Hyperici perforati herba (Johanniskraut) M

Drogenextrakte werden in Form von Monoextrakt- oder Kombinationspräparaten zur Behandlung von *Depressionen im Klimakterium oderr nach Geburten*, von *nervöser Unruhe* und *Erschöpfung* eingesetzt (siehe Kapitel «Nervenkrankheiten» S. 217).

12.2.2.8 Ginseng radix (Ginsengwurzel) M und Eleutherococci sent. radix (Eleutherokokk-Wurzel) M

Die Extrakte beider Wurzeln werden in Form verschiedener Präparate als *Tonika* verwendet. Bei *Ginseng* kommt die *gonadotrope*, bei *Eleutherococcus* die *adaptogene* bzw. *kortikomimetische* und *immunstimulierende* Wirkung stärker zum Tragen.

Therapiestudien: Übersicht

In einer Plazebo-Vergleichsstudie konnten durch ein Ginsengpräparat bei 60 % von Patientinnen unangenehme klimakterische Beschwerdesymptome zum Verschwinden gebracht werden (Owen 1981).

In einer ähnlichen Studie bei 49 Patientinnen mit Symptomen wie Hitzewallungen, Schwindel, Schlaflosigkeit und depressiven Verstimmungen konnten mit einem ähnlichen Extrakt deutliche Verbesserungen des Allgemeinbefindens nachgewiesen werden (Reinhold, 1990). (Siehe auch Kapitel «Tonika»).

12.2.2.9 Balneotherapie klimakterischer Beschwerden

Siehe Kap. 17, S. 382.

12.2.2.10 Phytopräparate

Agni casti fruct.

Z. B. Agnolyt
Agnucaston
Castufemin
Cefanorm forte
Gynocastus.

Homöopathische Kombinationspräparate
Z. B. Mastodynon N
Mulimen u. a. (siehe S. 318).

Cimicifugae racemosae rhiz. (rad.)

Monopräparate
Remifemin-Tabl./Lösg.
Cimisan-Tropfen
Cefakliman mono
Klimadynon

Kombinationspräparate
Femisana forte
Remifemin plus.

Rhei rhapontici rad.

Phytoestrol N (mit Hopfenextrakt).

Kava-Kava rhiz.

Z. B. Kavosporal-Kaps./Drag.
Kavatino-Kaps.

Lycopus virginici herba

Monopräparat
Cefavale
Lyeoactin M
thyreo-loges
Thyreogutt mono Tabl./Tropfen

Kombinationspräparate
Z. B. Mutellon
Lycoaktin

Hyperici perforati herba

Z. B. Jarsin
Hyperforat
Lophakomp-Hypericum N
Psychotonin M.

12.3 Uterusblutungen

12.3.1 Ätiologie

Blutungen, die keinen Zusammenhang mit Menstruationsblutungen erkennen lassen, sind vorwiegend organischer Natur.
Wir unterscheiden Blutungen, die während der **Schwangerschaft** und in der **Nachgeburtsperiode**, und solche, die außerhalb der Schwangerschaft auftreten. Die letzteren können von **Entzündungen, Ektopie, Polypen** und **Myomen** herrühren.
(Cave: Karzinom).

12.3.2 Drogen und Präparategruppen

12.3.2.1 Secale cornutum (Mutterkorn) M

Die ursprünglich nur in der Geburtshilfe eingesetzte Droge, das Dauermyzel (Sklerotium) des auf Getreide und Gräsern schmarotzenden Pilzes Claviceps purpurea, enthält strukturell sehr unterschiedlich aufgebaute und pharmakologisch wirkende Alkaloide. Sie leiten sich alle von der *Lysergsäure* ab.

Chemie

Zu unterscheiden sind die Alkaloide vom **Säureamid-** und **Cyclopeptid-Typ.** Zum ersten gehören das wasserlösliche **Ergometrin** bzw. das partialsynthetisch aus Lysergsäure herstellbare **Methylergometrin.**

Zum 2. Typ zählen die Alkaloide **Ergotamin, Ergocristin, Ergokryptin** und **Ergocornin** (Formeln siehe S. 60, 73).

Pharmakologie und Anwendung

Ergometrin und **Methylergometrin** wirken *oxytocisch* und durch *kontrahierende* Wirkung auf den Uterus in der Nachgeburtsperiode *blutstillend.* Außerhalb der Schwangerschaft sind beide Alkaloide weniger wirksam, da der nichtgravide Uterus nur eine geringe Empfindlichkeit besitzt.
Secale-Extrakte werden wegen des schwankenden Wirkstoffgehaltes heute nur noch wenig verordnet.
Nach **M** ist die *Anwendung von Mutterkornextraktzubereitungen zu risikoreich und daher nicht mehr vertretbar.*

12.3.2.2 Bursae pastoris herba (Hirtentäschelkraut) M

Verwendung finden das Kraut, die Tinktur und Extrakte dieser als Unkraut weit verbreiteten Pflanze.

Nachgewiesen wurden an **Inhaltsstoffen** *Cholin, Acetylcholin, Flavonoide* (Rutin und Diosmin), *Saponine* und *Mineralstoffe* (z.B. hoher Prozentsatz an Kaliumsalzen).

Für die *hämostyptische* **Wirkung** soll ein Peptid nicht näher bekannter Struktur verantwortlich sein. Da die Droge und galenische Zubereitungen noch nicht standardisierbar sind, ist die Wirkung unsicher und in *keinem Falle in der Geburtshilfe anwendbar.* Die alte Bezeichnung «Deutsches Secale» ist übertrieben und irreführend.

12.3.2.3 Senecionis nemorensis Fuchsii herba (Fuchskreuzkraut) M

Verwendung finden das getrocknete, blühende Kraut und ein Extrakt (Senecion Klein). Die Pflanze, die im Schwarzwald und in den Alpen vorkommt, enthält neben **Flavonoiden** *lebertoxische* und *mutagene* **Pyrrolizidinalkaloide** (z.B. Senecionin) (Habs, 1982).

Es ist nicht bekannt, worauf die eigentliche *blutstillende* Wirkung zurückzuführen ist.
Als **Anwendungsbereiche** werden postnatale Blutungen, Abort, klimakterische und Myomblutungen und Hypermenorrhoe angegeben.
Bei bestimmungsgemäßem Gebrauch sind *Nebenwirkungen* nicht zu befürchten. Von einer Langzeittherapie ist aber abzuraten.
Nach **M** ist die Verwendung wegen des Gehaltes an Pyrrolizidinalkaloiden *nicht mehr vertretbar.* Die Bewertung durch den praktischen Arzt entspricht in etwa der des Hirtentäschelkrautes.

12.3.2.4 Polygoni hydropiperis herba (Wasserpfeffer)

Die Pflanze, ein Vogelknöterichgewächs, enthält **Flavone** und eine Verbindung mit pfefferartigem Geschmack, das **Tadeonal**, ein Ketoaldehyd der *Sesquiterpenreihe.*
Die Droge soll bei *postnatalen und klimakterischen Blutungen* beachtliche Wirkung zeigen. Weiterführende Nachweise fehlen.

12.3.2.5 Weitere Drogen

Eine styptische Wirkung wird noch von folgenden Drogen beschrieben:

Herba Erodii cicutariae (Reiherschnabelkraut), *Herba Geranii* (Geranium robertianum = Storchschnabel = Ruprechtskraut), *Herba Equiseti* (Equisetum arvense = Schachtelhalmkraut).

12.3.2.6 Phytopräparate

Mutterkorn

Z. B. Methergin (Methylergometrinhydrogenmaleat), Secalysat EM Bürger (Ergometrinhydrogenmaleat).

Capsellae bursae pastoris herba

Styptysat Bürger

Senecionis nemorensis herba

Senecion Klein

Teerezepturen zur Hemmung der Monatsblutungen

1. Rp:
Herba Polygoni hydropip.
Herba Equiseti
Herba Millefolii aa ad 100,0

2. Rp:
Herba Spartii scop.
Herba Millefolii
Herba Bursae pastoris
Herba Polygoni avicul.
Herba Alchemillae aa ad 100,0

3. Rp:
Herba Bursae pastoris
Herba Polygoni avicul. aa 30,0
Herba Visci albi ad 100,0
Anwendungsempfehlung: Früh und abends je 1 Tasse.

12.4 Entzündliche Erkrankungen (Pelvipathien)

12.4.1 Pathophysiologie und therapeutische Möglichkeiten

Entzündungen des weiblichen Genitals können durch Pilze sowie bakterielle und virale Infektionen entstehen, wenn der natürliche Schutzmechanismus der Scheide (z. B. saurer pH-Wert) und die Immunabwehr gestört sind. Entzündungen infektiöser Herkunft werden mit Antimykotika und Antibiotika *lokal* oder *systemisch* behandelt.

Eine Domäne für die **phytotherapeutische** *Behandlung* ist z. B. der konstitutionelle unspezifische *Fluor albus*. Hierfür stehen primär vaginal anwendbare Mittel zur Verfügung. Sie wirken *antiphlogistisch* oder dadurch, daß sie die gestörte Scheidenflora wieder versuchen zu normalisieren. Ein anderes Anwendungsgebiet sind die nicht hochakuten Adnexitiden.

Die *Anwendungsformen* sind Zäpfchen (Globuli), Salben, Pasten, Lösungen zur Spülung, Tees und Bäder. Zur systemischen Behandlung gibt es eine Vielzahl von *homöopathischen* Präparaten (siehe S. 318). Als *Zusatzbehandlung* z. B. bei Candidiasis kann die Steigerung der Immunabwehr mit Echinacea-Präparaten von Vorteil sein (siehe Kap. 9: «Immunstimulation»).

12.4.2 Drogen und Präparategruppen

12.4.2.1 Chamomillae flos (Kamillenblüten) M

Off.: DAB 10, ÖAB, Helv VII.

Die Droge enthält als antiphlogistisch wirkende Verbindungen *Terpenoide* (z. B. Azulen, Bisabolole (oxide)), *Flavonoide* (z. B. Apigenin, Luteolin) und *Schleime* (saure Polysaccharide). Die letzteren wirken auch *immunstimulierend*.

12.4.2.2 Malvae flos (Malvenblüten) M

Die Droge enthält *antiphlogistisch wirkende Schleime* (saure Polysaccharide) und eignet sich für Spülungen und Bäder (siehe Kap. 17: «Balneotherapie»).

12.4.2.3 Alchemillae herba (Frauenmantelkraut) M

Die Wirkung der Droge wird als *schwach adstringierend* beschrieben. An relevanten Inhaltsstoffen wurden *Gerbstoffe, Flavonoide* und *biogene Amine* nachgewiesen. Die Droge wird nur zur Bereitung von Tees und Bädern verwendet (siehe Kap. 17: «Balneotherapie»).

12.4.2.4 Lamii albii flos (Taubnesselblüten) M

An relevanten Inhaltsstoffen wurden in der Droge *Gerbstoffe* (ca. 2,5 %), *Schleim, Flavonolglykoside* und *biogene Amine* (z. B. Histamin, Tyramin und Methylamin) nachgewiesen. Die Droge wird bevorzugt für Tees und Bäder verwendet (siehe Kap. 17: «Balneotherapie»).

12.4.2.5 Salviae folium (Salbeiblätter) M

Die Droge wirkt *adstringierend* aufgrund ihres *Gerbstoffgehaltes* und *antiseptisch* wegen der im *Ätherischöl* enthaltenen *Monoterpene Thujon und Thujolalkohol* (siehe auch Kap. 4: «Atemwegserkrankungen» und Kap. 17: «Balneotherapie»).

12.4.2.6 Phytopräparate

Naturstoffpräparate (Entzündl. Erkrank.)

Z. B. Vagiflor-Supp.,
Tampovagan C-N N Supp. (Milchsäurebakterien),
u. a. Präparate (Bakterien-Lysate und Stoffwechselprodukte verschiedener Bakterien).

Ichthyol-Kombinationspräparate
Z. B. Ichtho-Bello-Supp.,
Pelvichthol-Supp. u. a.

Kamillenblüten

Z. B. Kamillosan,
Kamillen-Spuman Styli
(siehe auch Kapitel Balneotherapie S. 383).

Teerezepturen

1. Rp:	
Fol. Rosmarini	
Flor Lamii albi	
Herba Urticae	
Herba Polygoni avic.	
Fol. Uvae ursi	aa ad 100,0
2. Rp:	
Fol. Rosmarini	
Fol. Salviae	
Herba Millefolii	aa 20,0
Cortex Quercus	ad 100,0

Anwendungsempfehlung: mehrmals täglich 1 Tasse.

12.5 Lageveränderungen der Gebärmutter

Hierbei handelt es sich um ein Absinken von Uterus, Senkung des Blasenbodens und Vorwölbung des Enddarms in die Scheide als Folge einer Erschlaffung der Bindegewebsbänder z. B. nach Schwangerschaft und Geburt.

Die **Behandlung** zielt auf eine *Tonisierung des weiblichen Stützapparates*. Möglicherweise besteht der Wirkmechanismus auch in einer Hormon- oder Reizwirkung.
Zur Behandlung stehen derzeit *nur homöopathische Präparate* zur Verfügung (siehe S. 319).

12.6 Erkrankungen der Brustdrüse

Die Brustdrüsenentzündung (Mastitis) ist zumeist Folge einer akuten Infektion der laktierenden Brust, die durch kleine Verletzungen der Mamille auftreten können *(Mastitis puerperalis)*. Eine Mastitis außerhalb des Wochenbettes ist zumeist durch Traumen bedingt (Karzinom ausschließen!).

Wichtig ist die frühzeitige **Behandlung** durch *Lokalmaßnahmen* wie Hochbinden der Brust, Alkohol- bzw. Eisumschläge. Zur internen Therapie kann ein *Immunstimulans* eingesetzt werden. Eine hochdosierte Antibiotikatherapie ist nur bei ausgeprägt entzündlichen Veränderungen indiziert. Bei Mastitis puerperalis ist eine Hemmung der gesteigerten Milchproduktion primär durch Prolactin-Synthesehemmer notwendig.

Eine unterstützende Behandlung kann durch zusätzliche **Teemedikation** versucht werden.

Rp:	
Fol. Juglandis	20,0
Strob. Lupuli	
Fol. Salviae	aa 40,0

Für die Behandlung der Mastitis siehe auch Kap. 15: «Hauterkrankungen» und Kap. 9.3, S. 273: «Lymphmittel».

12.7 Homöopathie bei gynäkologischen Erkrankungen

Homöopathische Arzneimittel lassen sich bei akuten und chronischen Frauenkrankheiten einsetzen. Dazu gehören insbesondere die verschiedenen Formen der *Menstruationsstörungen* einschließlich des *praemenstruellen Syndroms*. Weitere Indikationsgebiete sind *akut entzündliche*, vor allem aber *chronisch-rezidivierende Erkrankungen der Vagina*, des *Uterus* und der *Adnexe*, wobei eine sorgfältige Diagnostik vorausgesetzt wird.

Keine primäre Indikation für Homöopathika sind die Karzinomerkrankungen. Eine Therapie postoperativ resp. während/nach einer Chemo- oder Radiotherapie als Adjuvans ist möglich.

Erfahrungsgemäß können die mit dem *klimakterischen Syndrom* verbundenen Beschwerden homöopathisch behandelt werden; dies betrifft auch die Senkungsbeschwerden, sofern nicht eine plastisch-chirurgische Operation angezeigt ist.

Es sei darauf hingewiesen, daß eine homöopathische Behandlung der *Sterilität und Infertilität* möglich ist; dabei besitzt die *Konstitutionstherapie* eindeutigen Vorrang (Personotropie).

Eine Behandlung mit Homöopathika *während der Schwangerschaft* ist bei gegebener Indikation möglich und sollte in Form von *Globuli* durchgeführt werden. Eine homöopathische Begleittherapie *während der Geburt* hat sich inzwischen auf vielen Entbindungsstationen etabliert.

Sofern keine maligne Brustdrüsenerkrankung vorliegt, lassen sich bei den verschiedenen *Beschwerden und Erkrankungen der weiblichen Mamma* homöopathische Arzneimittel ebenfalls einsetzen.

12.7.1 Menstruationsstörungen (Blutungsanomalien)

Anomalien der Menstruationsblutung sowie das *praemenstruelle Syndrom* sind wichtige Anwendungsgebiete für Homöopathika. Die Differentialtherapie berücksichtigt insbesondere die Blutungsqualität wie Farbe (hellrot/dunkelrot) und Konsistenz (flüssig/klumpig).
Besondere Bedeutung haben die *Konstitutionsmittel* (Tab. 12.4).

Tab. 12.4: Wichtige Konstitutionsmittel in der Frauenheilkunde.

Aristolochia clematitis	Graphites
Calcium carbonicum	Pulsatilla pratensis
Cimicifuga	Platinum metallicum
Cyclamen europaeum	Sepia

Achillea millefolium (Millefolium) D3, Dil.
Langdauernde, starke Menstruationsblutung; das Blut hat eine hellrote Farbe und ist dünnflüssig.

Erigeron canadensis D4, Dil.
Langdauernde und starke Menstruationsblutung, schmerzhaft. Das Blut hat eine hellrote Farbe.

Cinchona succirubra (China) D6, Dil.
Blutung zumeist verfrüht eintretend bei unregelmäßiger Periode. Blutung sehr stark, klumpig, dunkelrote Farbe.

Secale cornutum D6, Dil.
Starke Periodenblutung, dunkle Farbe und übelriechend; krampfartige Schmerzen.

Pulsatilla pratensis D12, Dil.
Unregelmäßige Periodenblutung mit unterschiedlicher Dauer und Stärke, praemenstruelle Beschwerden; Mastodynie.

Bei der Behandlung der *Dysmenorrhoe* sind die *Schmerzqualitäten* sowie die *Begleitbeschwerden* differentialtherapeutische Kriterien. Der Anspruch der Homöotherapie liegt insbesondere im Einspareffekt stärker wirksamer Analgetika und Spasmolytika. Dabei werden teilweise dieselben Pflanzen wie in der Phytotherapie eingesetzt, u. a. *Potentilla anserina, Viburnum opulus, Vitex agnus castus.*

Zur *längerfristigen Therapie der Dysmenorrhoe* sind Konstitutionsmittel notwendig.

Atropa belladonna (Belladonna) D6, Tabl.
Kolikartige Unterbauchschmerzen bei starker Blutung.

Matricaria chamomilla (Chamomilla) D6, Dil.
Wehenartige Unterbauchschmerzen, die vor Blutungseintritt schon auftreten. Schmerzempfindliche Patientin.

Veratrum album D4, Dil.
Kolikartige Schmerzen, die mit Übelkeit, Erbrechen und Durchfall verbunden sind; Kollapsneigung.

In Tab. 12.5 sind die wichtigsten homöopathischen Kombinationspräparate aufgelistet.

Tab. 12.5: Fixe Kombinationen.

Mulimen	Spascupreel

12.7.2 Klimakterisches Syndrom

Die Homöotherapie klimakterischer Beschwerden erfolgt üblicherweise mit *Konstitutionsmittel*, deren Wirkungsprofile sowohl die somatischen wie psychischen Symptome erfassen. Wenngleich eine Vielzahl zumeist pflanzlicher Homöopathika in Frage kommen kann, gibt es doch eine Reihe häufig verwendeter Mittel, die zumindest in der älteren Literatur als «Frauenmittel» apostrophiert werden.
Eine Bedeutung in der Homöotherapie haben auch *Cimicifuga* und *Vitex agnus castus*. Ansonsten sind *Lachesis mutus, Pulsatilla pratensis* und *Sepia* wichtige Konstitutionsmittel beim klimakterischen Syndrom (Tab. 12.6).

Tab. 12.7: Fixe Kombinationen.

Cefakliman	Rephamen N
Klimakt-Heel	Klimasorin
Klimaktoplant	Mastodynon N

Therapiestudien

Es existieren von 3 Kombinationspräparaten klinische Studien bei unterschiedlichen Indikationen, davon eine Doppelblindstudie (Warnecke u. Banzhaf, 1987; Buchheit u. Elek, 1987; Kubista et al., 1986).

12.7.3 Entzündliche Erkrankungen

Entzündliche Erkrankungen von Vagina, Uterus und Adnexen bedürfen im hochakuten Stadium in der Regel einer antibiotischen Behandlung. Möglich ist eine *homöopathische Begleittherapie* (Tab. 12.8, 12.9, 12.10).
Den hauptsächlichen Indikationsanspruch besitzen Homöopathika bei den *subakuten, chronischen* sowie *chronisch-rezidivierenden Entzündungen*, die mit konventionellen Behandlungsschemata häufig schwer therapierbar sind oder sich therapieresistent zeigen.

Tab. 12.6: Homöopathika zur Behandlung des klimakterischen Syndroms (mod. nach Wiesenauer 1987)

Begleitsymptomatik	Arzneimittel
Rezidivierende Entzündungen der Harnwege; chronisch venöse Insuffizienz; Ekzem; degenerativer Rheumatismus	Aristolochia clematitis D12, Dil.
Funktionelle Herzbeschwerden; migräneartige Kopfschmerzen bei HWS-Syndrom	Cimicifuga D6, Dil.
Herzsensationen bei wechselnden RR-Werten; rezidivierende Phlebitiden; Neigung zu Lumbo-Ischialgien; vasomotorische Beschwerden wie Hitzewallungen, Schweiße	Lachesis mutus D12, Dil.
Rezidivierende Schleimhautkatarrhe der Atemwege und der Harnwege; Cholezysto- und Hepatopathie; venöse Insuffizienz	Pulsatilla pratensis D12, Dil.
Migräne mit Schwindelgefühl; Herzsensationen; neuralgisch-arthralgische Beschwerden	Sanguinaria canadensis D12, Dil.
Rezidivierende Urogenitalentzündungen mit ausgeprägtem Prolapsgefühl; Ekzem, Psoriasis; Hepato- und Cholezystopathie	Sepia D12, Tabl.

Tab. 12.8: Adjuvante Homöotherapie bei akuter Entzündungssymptomatik.

Initialtherapie: Lachesis D12, Echinacea D4, Pyrogenium D30 (1 Amp. i. v.).
Danach: Lachesis D12, Echinacea D4, Mercurius solubilis D12, (1–2mal täglich eine Mischinjektion i. v. bis zum Abklingen der Akutsymptomatik, längstens 10 Tage)

Tierische Homöopathika	Klinische Indikationen
Apis mellifica D6–Dil.	Akutes Entzündungsstadium
Lachesis mutus D12–Dil.	Hochakute Entzündung mit Sepsisgefahr
Sepia D12 - Tabl.	Chronische Adnexerkrankungen
Mineralische Homöopathika	
Mercurius solublis D12-Tabl.	Akutes Entzündungsstadium mit regionärer Lymphadenopathie
Mercurius bijodatus D6-Tabl.	Subakutes Entzündungsstadium (zur Resorption)
Kreosotum D6-Dil.	Chronische Entzündung mit übelriechendem Fluor vaginalis

Tab. 12.9: Fixe Kombinationen (Lageveränderung).

Albraton
Hocura-Femin F
Gyno-Gastreu R 50

Tab. 12.10: Fixe Kombinationen (Mastopathie).

Mastodynon N

Atropa belladonna (Belladonna) D6, Dil.
Beginnende Entzündungssymptomatik mit (lokalem) Hitzegefühl, brennenden und pulsierenden Schmerzen. Die Schleimhäute sind hochrot entzündet.

Bryonia cretica D6, Dil.
Akute Entzündung mit stechenden Schmerzen bei peritonealem Reizzustand.

Thuja occidentalis D12, Dil.
Bei chronisch entzündlichen Adnexerkrankungen; klinisch besteht oft nur eine wenig charakteristische Symptomatik (Fluor vaginalis; Schmerzsensationen).

Die Behandlung des *Fluor vaginalis* setzt eine sorgfältige Diagnostik voraus.

12.7.4 Lageveränderungen

Je nach Ausprägungsgrad der Lageveränderung ist ein konservativer Therapieversuch mit Homöopathika sinnvoll, zumal häufig die subjektive Beschwerdesymptomatik im Vordergrund steht.
Es sei darauf hingewiesen, daß das Wirkungsprofil von *Sepia* in klassischer Weise die Senkungsbeschwerden der Frau erfaßt.

Aletris farinosa D4, Dil.
Senkungsbeschwerden und Prolapsgefühl, auch nach Entbindungen.

Fraxinus americana D3, Dil.
Senkungsbeschwerden, auch als Begleitsymptom eines Uterus myomatosus.

Helonias dioica D4, Dil.
Senkungsbeschwerden, auch im Zusammenhang mit einem LWS-Syndrom.

Lilium tigrinum D6, Dil.
Senkungsbeschwerden mit in den Unterbauch ausstrahlenden Schmerzen.

Fixe Kombinationen siehe Tab. 12.9.

12.7.5 Mastopathien

Mastodynie und *Mastopathie* sind klassische Indikationen für Homöopathika. Gleiches gilt für *Laktationsstörungen*. Ebenso ist eine Homöotherapie der *Mastitis* möglich.

Bewährt hat sich das oben angegebene Behandlungsverfahren, wobei anstelle von Mercurius solubilis in der Folge Phytolacca eingesetzt wird. (Tab. 12.8).
Alte Literaturhinweise über eine homöopathische Behandlung des Mammakarzinoms entsprechen nicht mehr dem heutigen Kenntnisstand (vgl. S. 286).

Conium maculatum D6, Dil.
Indurierte benigne Knotenbildung bei Atrophie der Mammae.

Bellis perennis D3, Dil.
Entzündung und Schmerzen der Brustwarze infolge eines Traumas.

Phytolacca americana D6, Dil.
Periodenabhängige Vergrößerung und Schmerzen der Mammae. Verzögerter Milcheinschuß; harte, knotige, gestaute Mammae.

Phytolacca americana D2, Dil.
Gespannte Mammae mit Knotenbildung bei Galaktorrhoe zur Reduzierung der Milchmenge.

Therapiestudie

Indikation. Mastopathie mit zyklischer Mastodynie.

Homöopathisches Präparat. Alkoholisches Flüssigpräparat enthaltend Vitex agnus castus D1 (20,0 g), Caulophyllum thalictroides D4 (10,0 g), Cyclamen D4 (10,0 g), Ignatia D6 (10,0 g), Iris D2 (20,0 g), Lilium tigrinum D3 (10,0 g), Lupulum D8 (10,0 g), Tct. Condurango (1:5) (10,0 g) ad 100,0 g 53 % Vol. Äthylalkohol.

Studienart. Randomisierte Doppelblindstudie mit 121 Patientinnen. Einteilung in 3 Therapiegruppen: Gruppe I Plazebo (reines Lösungsmittel ohne Präparat), Gruppe II Homöopathikum, Gruppe III Gestagen (Lynestrenol).

Behandlungsart. Gruppe I: 2 × 30 Tropfen/Tag; Gruppe II: 2 × 30 Tropfen; Gruppe III: 2 × 5 mg Lynestrenol vom 16. bis 25. Zyklustag.

Prüfkriterien. Protokollierung der Besserungsrate der prämenstruellen Schmerzen und des Spannungsgefühls, sowie der völligen Beschwerdefreiheit, 4- bis 7malige thermographische und palpatorische Befundkontrolle, Messung der Prolaktin- und Progesteron-Werte vor der Therapie sowie nach 2 und 4 Therapiezyklen.

Ergebnis und Bewertung. Wie aus der Tab. 12.11 hervorgeht, konnten bei 82,1 % der Patientinnen in der Gestagen-Gruppe und bei 74,5 % der Patientinnen in der Präparate-Gruppe Beschwerdefreiheit oder eine deutliche Besserung der prämenstruellen Beschwerden erzielt werden. Zwischen den beiden Therapieformen gab es keinen statistischen Unterschied. In der Plazebo-Gruppe lag die Verbesserung nur bei 36,8 %. Der Unterschied hierzu ist signifikant ($p < 0{,}001$). Die Messung der Hormonparameter ergab nur in der Gestagen-Gruppe eine signifikante Erhöhung gegenüber Plazebo. Unter dem Homöopathikum traten nur bei 7.2 % der Patientinnen unerwünschte Arzneimittelwirkungen (Gewichtszunahme, Magenunverträglichkeit) auf. (Kubista et al., 1986).

Tab. 12.11: Klinische therapeutische Erfolgsbeurteilung der Symptome der zyklischen Mastodynie durch das homöopathische Präparat.

	Gestagen	Mastodynon	Plazebo	Total
Patienten, n	28	55	38	121
Erfolg				
%	82,1	74,5	36,8	63,6
n	23	41	13	77
Ohne Erfolg				
%	17,9	25,5	63,2	36,4
n	5	14	25	44

E. Kubista et al., 1986.

Echinacea-ratiopharm Tabletten, Tropfen,
Echinacea-Tropfen (Salus-Haus),
Echinacea purp. ϕ Monoplant,
Immunopret-Saft
Esberitox N,
Resistan,
Echinacea Lophakomp,
Toxiselect,
Contramutan N Tropfen, Kindersaft und Kindersuppositorien,
Umckaloabo Tropfen (ISO). Weitere Präparate siehe Kapitel 9, S. 272).

Anwendungsart: 3 × täglich altersabhängig 10–30 Tropfen oder 3 × täglich 1 Tablette, über 4–5 Tage lang, dann 3–4 Tage Pause und Wiederholung bis zu 6 Wochen.

Bei älteren Kindern hat sich eine *Kombination mit Eigenblutinjektionen* bewährt (vgl. Kap. 9.2.1.4, S. 259).

Bei Lymphatikern mit persistierender Lymphödemopathie und Tonsillenhyperplasie kann der gleichzeitige Einsatz von Lymphmitteln therapeutisch sinnvoll sein (siehe Homöopathie-Kapitel, S. 273).

13.2 Atemwegserkrankungen

13.2.1 Pertussis

Der Keuchhusten kann mit Phytopräparaten *nur adjuvant* behandelt werden, um z.B. den krampfartigen Reizhusten und Hustenanfall zu mildern oder durch Sekretolytika die Bildung von zähem auswurfhemmenden Schleim zu verhindern.
In Frage kommen *Tees oder Extraktpräparate* von folgenden Drogen: Hederae folium, Thymi herba, Droserae herba, Anisi fructus, Primulae radix, Althaeae radix und Liquiritiae radix.

Phytopräparate

Bronchipectsaft
Thymipin (forte)-Tropfen, -Hustensaft, -Zäpfchen,
Prospan-Tropfen, -Kindersaft und -Zäpfchen,
Pertussin-Hustensaft.
Zusätzlich Immunstimulantien (siehe auch Kap. 9, S. 256).

Teerezeptur

Rp:

Thymi herba	
Droserae herba	aa 40,0
Anisi fructus	15,0
Althaeae radix	10,0

Weitere Teerezepturen siehe Kap. 4, S. 105.

13.2.2 Sinusitis

Die **akute** Sinusitis wird am zweckmäßigsten mit Dampfbädern von Kamilleblüten bzw. -Extrakt oder Thymian-Öl behandelt.

Zur Behandlung der **chronischen** Sinusitis werden abgesehen von einer eventuell notwendigen Antibiotikabehandlung Kombinationspräparate und Immunstimulantien verordnet.

Phytopräparate

Kamillosan-Tropfen oder Oleum Thymi zum Inhalieren,
Sinupret-Tropfen
(Siehe auch Homöopathika).

13.2.3 Bronchitis

(siehe auch Pertussis)

Hier sind grundsätzlich **drei Behandlungsarten** möglich:
- Echinacea-Präparate (z.B. Echinacin liquidum) allein,
- Echinacin-Präparate in Kombination mit einem Chemotherapeutikum (z.B. Erythromycin oder oral Penicillin), oder das
- Chemotherapeutikum allein.

Therapiestudie

In einer vergleichenden, retrospektiven Praxisstudie, an der 1280 kindliche Patienten teilnahmen (Baetgen, 1988), konnte gezeigt werden, daß durch 3–4 intramuskuläre Injektionen von Echinacin an aufeinanderfolgenden Tagen eine deutliche Abkürzung der Infektdauer im Vergleich zu anderen Behandlungsmaßnahmen erreichbar war. Insbesondere bei den Diagnosen «Reizhusten mit Lungenbefund» und «obstruktiver Bronchitis» wurde in fast der Hälfte der Fälle eine Besserung innerhalb von 5 Tagen dokumentiert. Unter Antibiotikatherapie wurde im Durchschnitt ein wesentlich späterer Besserungseintritt beobachtet.

Anmerkung. Es muß darauf hingewiesen werden, daß die Behandlung mit einem Echinacea-Präparat *kein Ersatz für die Keuchhustenimpfung* sein kann! **!**

13.2.4 Pollinosis

Die phytotherapeutische Behandlung kann nur darin bestehen, die Symptome durch *schleimhautabschwellende* Mittel zu mildern (siehe hierzu Kap. 4, S. 115).

Präparate

Es stehen nur Homöopathika zur Verfügung z. B.
Luffacur, Heuschnupfentropfen
Luffa-Nasentropfen,
Heuschnupfenmittel DHU,
Galphimia D6.

13.3 Entzündungen des Mund- und Rachenraumes

Die Behandlung erfolgt wie beim Erwachsenen durch *Inhalation, Gurgeln und Lutschen* von entsprechenden Phytopräparaten. Bei infektiösen Entzündungen wie z. B. Angina dienen Phytopräparate nur zur adjuvanten Behandlung (siehe hierzu auch Kap. 4: «Atemwegserkrankungen»).

Bewährte Präparate und Anwendungen

- *Kamillenextrakte* zum Gurgeln und Inhalieren. Z. B.
  Kamillosan-Lösung,
  Kamille-Spitzner-Lösung,
  Perkamillon-Liquidum,
  Meditonsin H.
- *Kamillenblüten* im Kochtopf mit kochendem Wasser übergießen und inhalieren.
- *Salbei-Pastillen* zum Lutschen.
- *Salbei-Blätter* mit kochendem Wasser überbrühen (2,5 g = 1 Teelöffel auf 150 ml Wasser), 10 Minuten ziehen lassen, abseihen und nach Abkühlen sofort gurgeln. Die Anwendung sollte 2- bis 3mal täglich erfolgen.
- *Salviathymol*-Liquidum zum Gurgeln oder nur *Ol. Salviae* (1–2 Tropfen/100 ml Wasser).
- *Myrrhentinktur.*

! **Anmerkung.** Alle alkoholischen Tinkturen von Ätherischöldrogen sollten *bei Kleinstkindern nicht zur Anwendung* kommen.

13.4 Mittelohrentzündungen

Die Mittelohrentzündung (Otitis media), die als virale Form (meist beidseitig) oder bakterielle Form auftritt und in der Regel mit starken Ohrenschmerzen und Fieber einhergeht, wird mit *Antibiotika* behandelt. Adjuvante Behandlung mit einem Immunstimulans hat sich in der Praxis bewährt (kleinere Infektdauer und Minimierung von unerwünschten Wirkungen!).

Zur *adjuvanten Behandlung* eignen sich auch Homöopathika (siehe S. 122) und aus dem phytotherapeutischen Bereich *Senfmehl-, Zwiebel- oder Heilerde-Umschläge.* Senfmehl- und Zwiebel-Umschläge wirken im Sinne des Counterirritant-Prinzips antiphlogistisch, Heilerde Umschläge dagegen durch Wärmeentzug.

Bereitung

- *Senfmehlumschläge* werden in der Weise bereitet, daß frisches(!) stechend riechendes Senfmehl mit warmem Wasser zu einem dünnen Brei (wie Omlettenteig) gerührt, auf ein Leinwandläppchen gestrichen und hinter dem Ohr ca. 10–15 Minuten auf die Haut aufgelegt und nach dieser Zeit die Auflage sofort wieder entfernt wird. Hautrötung und Brennschmerz beachten!
- *Zwiebelwickel* werden bereitet, indem feingehackte rohe Zwiebel auf eine Zellulosegaze gegeben und in gleicher Weise auf die Haut gebracht werden. Die Auflage kann längere Zeit verbleiben.
- *Heilerdewickel* werden mit kalt angeteigtem Heilerdebrei hergestellt. Nach dem Antrocknen wird gewechselt.

13.5 Magen-Darm-Erkrankungen

13.5.1 Appetitlosigkeit

Sie ist eine vor allem bei neuropathischen und asthenischen Kindern bzw. jungen Mädchen häufig zu beobachtende Störung. Die symptomatische Behandlung ist, sofern Organkrankheiten ausgeschlossen wurden, relativ einfach. Man bedient sich in erster Linie karminativ wirkender Phytopräparate, sog. «**Amara-Aromatika**», mit niedrigem Bitter- bzw. Scharfstoff- und gleichzeitig hohem Ätherischöl-Gehalt.
Diese Drogen wirken kräftig tonisierend, sekretionsfördernd und dadurch appetitanregend.

Phytopräparate

Pomeranzenschalen-Tinktur (Tinct. Pericarp. Aurantii)
3mal täglich 20 Tropfen in Wasser oder auf Zucker vor jeder Mahlzeit.

Kalmus-Tinktur (Tinct. Rhizomae Calami)
Einige Tropfen täglich vor jeder Mahlzeit.

Anmerkung: Es ist sicherzustellen, daß für die Bereitung der Tinktur nur die aus Nordamerika stammende diploide Acorus-calamus-Rasse verwendet wurde und nicht die tetraploide Rasse indisch-chinesischer Herkunft, da in der letzteren das β-Asaron enthalten ist. Dieses Phenylpropanderivat besitzt im Tierversuch bei längerer Anwendung kanzerogene Potenz.

Kondurango-Tinktur (Tinctura Condurango)
3mal täglich 10 bis 20 Tropfen in Wasser oder auf Zucker vor jeder Mahlzeit.

Bewährte Rezeptur: *«Amarum tonicum stomachicum»*
Rp:
Aurantii amarae Tinct. 1,0
Gentianae Tinct. 9,0
Calami Tinct. 10,0
D.S. vor jeder Mahlzeit 10 Tropfen in ½ Glas Wasser schluckweise trinken.

Fenchel-Tee (Foeniculi fruct. cont.)

Pfefferminz-Tee (Menthae pip. folium conc.)

«Kümmeltropfen»-Rezeptur
Rp:
Carvi aetherol. 20,0
Valerianae aeth. tinct.
Carminativae tinct. aa 10,0
D.S. 3mal tägl. 10–20 Tropfen.

Fertigpräparate

Z. B. Carminativum-Hetterich N Tropfen,
Carminativum Babynos Blähungstropfen,
Carvomin Pom Magen-Tropf.
Carminat N,
Kneipp, Flatuol,
Mentacur-Kapseln u. a.

Einreibmittel

Z. B. Windsalben, die Basilikumöl (Basilici aeth.), Kirschlorbeeröl (Lauri cerasi aeth.), Majoranöl (Majoranae aeth.) oder andere karminativ wirkende Öle enthalten. Kümmelöl oder eine 10 %ige Lösung von Carvi aeth. in Olivenöl haben sich zum Einreiben in die Nabelgegend bestens bewährt. Einige Tropfen mehrmals täglich einmassieren.

13.5.2 Meteorismus

Diese bei Klein- und Kleinstkindern sehr häufige Störung läßt sich ähnlich wie bei der Appetitlosigkeit gut mit karminativ wirkenden Tees, Tinkturen oder Einreibungen in die Nabelgegend bekämpfen. Dies gilt auch für Nabelkoliken.

Phytopräparate
Teerezepturen und Einzeltees (siehe Schilcher, 1991).

Z. B. *«Windtee»* (Species deflatulentis)
Rp:
Matricariae flos conc.* 30,0
Menthae pip. folium conc. 15,0
Carvi fructus cont.** 20,0
Foeniculi fruct. conc. 30,0
Aurantii peric. conc. 5,0
D. S. Bei Bedarf eine Tasse, für Säuglinge 50–100 ml im Fläschchen.

«AFK-Tee»-Rezeptur
Rp:
Anisi fruct. cont.
Foeniculi fruct. cont.
Carvi fruct. cont.
D. S. Bei Bedarf mehrmals täglich eine Tasse.

* concisum = geschnitten
** contusus = gestoßen

13.5.3 Dyspepsien, Durchfälle

(Siehe auch Harnack, 1986.)

Heftige Durchfälle, die länger als 3–4 Tage andauern oder solche, die mit hohem Fieber oder Blut im Stuhl verbunden sind, müssen zur Ursachenklärung in eine Klinik eingewiesen werden, wo sofort Elektrolytbestimmungen, Stuhluntersuchungen und Infusionen möglich sind.

Bei unspezifischen kurzzeitigen Diarrhöen, z. B. von Sommerdiarrhöen, ob infektiöser, diätetischer oder psychogener Natur, steht der **Wasser-** und **Elektrolytersatz** im Vordergrund. Da Kochsalz, Kaliumchlorid und Natriumbicarbonat von Kleinkindern und besonders Säuglingen nicht akzeptiert werden, ist eine Kombination mit wohlschmeckenden Tees, sog. *Glucose-Elektrolyt-Tees* oder Aufbaunahrung zu empfehlen (Pilars de Pilar, 1991). In Tab. 13.1 sind empfohlene Glucose-Elektrolyt-Lösungen für Tees oder Aufbaunahrung aufgelistet.

Tab. 13.1: Glucose-Elektrolyt-Lösungen für Tees oder Aufbaunahrungen (ca. 150 ml/kg Körpergewicht und Tag in mmol/l).

WHO-Rezept oder Elotrans neu		GES 60	GES 45	Oral-pädon	Humana-Heilnahrung + Elektrolyt	Töpfer Reisschleim + Elektrolyt
Glucose	111 mmol	110	160	277	100	Glucose Maltose-Dextrin
Na^+	90	60	45	30	46	55
K^+	20	20	25	20	35	30
Cl^-	80	50	45	30	45	60
$Citrat^-$	10	30 HCO_3^-	25 HCO_3^-	20 HCO_3^-	12 $Citrat^-$	25 HCO_3^-
Summe	311	270	300	377	238	218

Pilars de Pilar, 1991

Als *Hausrezepte* haben sich die in Tab. 13.2 angegebenen Kombinationen bewährt:

Tab. 13.2: Hausrezepte zur Behandlung kurzzeitiger Diarrhöen.

Ein Liter Schwarzer- beziehungsweise Fencheltee wird versetzt mit:

Für Erwachsene und Kinder
zwei Eßlöffeln Glucose
$^1/_2$ Teelöffel Kochsalz
$^1/_2$ Teelöffel KCl
$^1/_2$ Teelöffel Backpulver (= $NaHCO_3$)

Für Säuglinge
3 bis 4 Eßlöffeln Glucose
$^1/_4$ Teelöffel Kochsalz
$^1/_4$ Teelöffel KCl
$^1/_4$ Teelöffel $NaHCO_3$

Pilars de Pilar, 1991.

Für den **Diät- bzw. Nahrungsaufbau** eignen sich Karottensuppe, Reisschleim, Apfelbrei und Bananenbrei.
An *Fertigpräparaten* stehen zur Verfügung:

Apfelpektine
Z. B. Aplona, Apfeldiät-Granulat oder Diarrhoesan.
Humana Fertigbreie
(siehe Grüne Liste, Verzeichnis diätetischer und diätgeeigneter Lebensmittel, Hrsg. Diätverband, Editio Cantor Verlag, Aulendorf 1992),
Arzneidrogen und Drogenextrakte (siehe Schilcher, 1991)
- Typische Antidiarrhoika:
  Z. B. *Myrtilli fructus* (Heidelbeerfrüchte): Tagesdosis ca. 30 g Droge = 3 gehäufte Eßlöffel Droge auf 400 ml Wasser, die gesamte Menge über den Tag verteilt trinken.
- Dakoesan (Myrtillus Extrakt)
- *Schwarzer oder noch besser grüner Tee* (z. B. Oolong oder Ulong-Tee)
- *Uzarae radix* (Uzara-Wurzel)-Extrakt (siehe auch Kapitel Durchfallerkrankungen S. 154), Uzara-Dragee und Lösung.
- Traxaton (Quercus Extrakt)
- *Kombinationspräparate* (siehe Kapitel Durchfallerkrankungen S. 163)

13.6 Reizblase – Enuresis nocturna

Die zur Verfügung stehenden Phytokombinationspräparate enthalten spasmolytische, sedierende, blasenmuskeltonisierende und antiphlogistische Extrakt- oder Pulver-Komponenten. Sie sind in Tab. 13.3 zusammengestellt, bei psychosomatischer Konstellation vgl. 13.7.

Phytopräparate

Z. B. Rhoival
Inconturina S
siehe auch Kapitel 6 Erkrankungen der Urogenitalorgane. S. 194

Tab. 13.3: Arzneidrogen zur Anwendung bei Reizblase-Enuresis nocturna.

M	Rhoidis arom. cortex	Gewürzsumachwurzel
M	Uvae ursi folium	Bärentraubenblätter
M	Cucurbitae peponis semen	Kürbissamen
	Piperis methystici radix	Kava-Kava-Wurzel
	Lupuli strobulus	Hopfenzapfen

Nach Schilcher 1991.

13.7 Psychische Störungen

Im Grunde genommen unterscheidet sich die Behandlung von Unruhe-, Angstzuständen und Schlafstörungen bei Kindern nicht von der bei Erwachsenen. Da aber bei Kindern die Anwendung von synthetischen Tranquillizern und Antidepressiva nicht üblich ist, sind die *«mite-Phytopräparate* nach Weiß (1985) für die Anwendung in der Kinderheilkunde geradezu prädestiniert.
In der Tab. 13.4 sind die Drogen aufgelistet, die sich speziell in der Kinderheilpraxis auch bei Kleinkindern in Form von Tees, Extraktpräparaten, Suppositorien oder Bädern bewährt haben.

Eine alte, aber immer noch erfolgreiche Methode ist die Anwendung von sog. «**Duftkissen**» oder «**Duftsäckchen**». Z.B. können **Hopfenkissen** (ca. 500 g Hopfenzapfen in ein Baumwoll- oder Leinenkissen gefüllt) als Kopfunterlage dienen. Lavendelblüten können gleichfalls in Lavendelblüten-Duftsäckchen als Kopfunterlage oder als «**Lavendelsträußchen**» in die Nähe des Kinderbettes gehängt werden.

In den U.S.A. sind Zubereitungen des **kalifornischen Schlafmohns** (Eschscholtziae calif. radix) in der Pädiatrie zur Behandlung motorisch unruhiger Kinder («Zappelphilippe») im Gebrauch. Hier ist allerdings anzumerken, daß es sich um eine alkaloidhaltige Pflanze handelt, die *nicht bei Kleinkindern* angewendet werden sollte. Ein entsprechendes Präparat ist Requiesan, in dem Eschscholtziae rad.-Extrakt mit einem Extrakt von Avenae sativae herba kombiniert ist. !

Fertigpräparate

Requiesan
siehe auch Kapitel 7 «Nervenkrankheiten» S. 227.

Teerezepturen

1. Rp:

Melissae folium conc.	
Lavandulae flos tot.	
Passiflorae herba conc.	aa 30,0
Hyperici herba conc.	10,0

2. Rp:

Melissae folium conc.	30,0
Humuli lup. flos tot.	10,0
Menthae pip. folium	20,0

Tab. 13.4: Arzneidrogen zur Behandlung psychischer Störungen.

M	Lupuli strobulus	Hopfenzapfen
M	Melissae folium	Melissenblätter
M	Lavandulae flos	Lavendelblüten
M	Passiflorae herba	Passionsblumenkraut
M	Hyperici herba	Johanniskraut
	Piperis methyst. radix	Kava-Kava-Wurzel
M	Valerianae off. radix	Baldrian-Wurzel
M*	Eschscholtziae calif. radix	Kalifornische Schlafmohn-Wurzel

* nach M wird die therapeutische Anwendung wegen nicht belegter Wirksamkeit für die beanspruchten Anwendungsgebiete nicht befürwortet.

13.8 Zahnschmerzen

Die Behandlung von akuten Zahnschmerzen kann in Form der Selbstmedikation zu Hause bis zum Aufsuchen eines Zahnarztes erfolgreich mit **Nelkenöl** (Caryophylli aetherol.) durchgeführt werden. Man gibt einige Tropfen des in der Apotheke erhältlichen Öles auf einen kleinen Wattebausch oder tränkt hiermit einen Baumwollfaden und führt diesen in den kariösen Zahn ein.
Durch die *stark lokalanästhesierende Wirkung des Eugenols*, des Hauptwirkstoffes des Nelkenöles, kommt es vorübergehend zu einer Minderung der Schmerzen.

13.9 Hauterkrankungen

Der **Milchschorf** oder **Gneis** (Dermatitis seborrhoica) tritt in den ersten Lebensmonaten auf. Er besteht in scharf begrenzten gelblich-roten, mit fettigen Schuppen bedeckten Herden an talgdrüsenreichen Stellen an Kopfhaut, Wange, Brust und im Genitalbereich.

Die **Neurodermitis** (Neurodermitis atopica), ein chronisches oder endogenes Ekzem, tritt in der Regel nach dem 4. Lebensmonat auf. Sie besteht in einer stark juckenden Rötung, Schuppung und Krustenbildung. Betroffen sind primär die Gelenkbeugen und das Gesäß. Zur Neurodermitis besteht eine genetisch-konstitutionelle Disposition.

Die **Windeldermatitis** (Dermatitis glutaealis infantum) ist eine durch Wärmestau, Gummiunterlagen, Plastikhöschen in Verbindung mit Zersetzungsprodukten des Urins ausgelöste Entzündung im Genitalbereich, die leicht mit Hefepilzen (Soor) oder Staphylokokken besiedelt wird.

Therapie

Die **Basistherapie** aller genannten Erkrankungen besteht bei trockener Haut in einer regelmäßigen *intensiven Fettung der Haut* mit Cremes auf Öl-in-Wasser-Emulsions-Basis, z. B. pH5-Eucerin, Linola, oder mit Salben vom Wasser-in-Öl-Emulgator-Typ, z. B. Linola Fett N Creme W/Ö u. a.

Für die **phytotherapeutische adjuvante Behandlung** kommen in Frage:
- *Kamillen-Präparate* in Form von Salben, Ölen, Pudern, Tinkturen oder zu Sitzbädern.
- *Schafgarbenblüten* (Achilleae millef. herba) werden analog der Kamille zur Bereitung von Sitzbädern verwendet.
- *Haferstroh zu Kleievollbädern* (Fertigpräparate S. 385)
  Ca. 50–100 g Avenae stramentum in 2 l Wasser ca. 30 Min. Kochen und nach dem Abseihen dem Vollbad zusetzen.
- *Stiefmütterchenkraut* (Violae tricoloris herba) zu Waschungen, Umschlägen und Sitzbädern. Man rechnet 1 Eßlöffel auf 1 Tasse heißes Wasser für Umschläge. Für ein Sitzbad werden 2–3 Eßlöffel der Droge mit 1 Liter Wasser aufgekocht und die Lösung nach ¼stündigem Ziehenlassen und Abseihen dem Bad zugesetzt.
- Weitere Arzneidrogen und Präparate siehe Kapitel «Hautkrankheiten» S. 345.
- Sehr häufig bessert sich das atopische Ekzem allein durch eine *mikrobiologische Basistherapie*. Hierunter versteht man den Versuch, eine gestörte Darmflora durch Gabe von Bakterienpräparaten, lebenden Darmsymbionten (E.-coli-, Acidophilus- und Bifidus-Präparate), Hefen (z. B. Saccharomyces boulardii) und Heubazillen (Bac. subtilis) oder deren Stoffwechselprodukte (Autolysate) wieder zu sanieren. Diese Methode wird auch als *«Symbioselenkung»* bezeichnet (siehe hierzu Literatur und Präparate im Kap. 5.5: «Durchfallerkrankungen» S. 159).
- *Homöopathika* (siehe S. 368).

13.10 Homöopathie in der Pädiatrie

Als eine wichtige Domäne der Homöopathie gilt die Behandlung von Erkrankungen im Säuglings- und Kindesalter. *Erfahrungsgemäß zeigt der kindliche Organismus ein besonders gutes Ansprechen (Reagibilität) auf Homöopathika*, weshalb eine Vielzahl pädiatrischer Krankheitsbilder mit dieser Präparategruppe behandelt werden können.
Die *Grenzen* für eine Homöotherapie sind insbesondere überschießende Reaktionen *(Fieberkrampf)* oder bakterielle Erkrankungen *(Meningitis)*. Eine Nachbehandlung von Infektionskrankheiten mit Homöopathika hat sich bewährt.

Vor allem zur Therapie bei typischen **infektbedingten** Erkrankungen im Kindesalter eignen sich die nachstehend genannten Homöopathika besonders gut, wobei situativ (z. B. Scharlach) eine freie Kombination von konventioneller und homöopathischer Therapie notwendig werden kann. Homöopathische Arzneimittel sind vor allem auch indiziert bei den *Prodromen*, zumal in solchen Frühstadien oftmals eine exakte Diagnosestellung problematisch ist. Aufgrund praktischer Beobachtungen sind *Sekundärinfektionen* unter einer Homöopathika-Behandlung eher *selten* zu beobachten. Es sei darauf hingewiesen, daß es keine «Kinderarzneimittel» im eigentliche Sinne gibt. Deshalb sind je nach Symptomatik die in den anderen Kapiteln genannten Homöopathika einzusetzen.

Bei **chronischen Erkrankungen** im Kindesalter (Neurodermitis, Allergosen) sind *Konstitutionsmittel* notwendig. Dieses gilt vor allem auch für *psychische Erkrankungen* (hyperkinetisches Syndrom, Schulschwierigkeiten, Stottern, Ticks), weshalb auf das Literaturverzeichnis besonders verwiesen wird. Nachstehend werden einige Indikationsbereiche und die dabei am häufigsten angezeigten Homöopathika genannt (Tab. 13.5); im übrigen sind die in den jeweiligen Kapiteln dargestellten Therapiemaßnahmen zu beachten.
Als **Darreichungsformen** bewähren sich in der Pädiatrie *Globuli* und *Tabletten*. Bei der Dosierung sollte das Alter des Patienten berücksichtigt werden; demnach entsprechen einer Einmaldosis bei Säuglingen und Kleinkindern 3 Globuli, bei Schulkindern 5 Globuli oder 1 Tablette.

13.10.1 Typische Infektionskrankheiten im Kindesalter (Tab. 13.5)

Pflanzliche Homöopathika

Aconitum napellus D6, Glob.
Plötzlicher Erkrankungsbeginn mit Schüttelfrost und raschem Fieberanstieg. Blasse Gesichtsfarbe, trockene Haut und harter Pulsschlag.

Atropa belladonna (Belladonna) D6, Glob.
Fieberhafte Erkrankung mit beginnender Lokalisation als katarrhalische Schleimhautentzündung (Otitis, Konjunktivitis, Laryngitis) und/oder Exanthem.

Drosera D6, Glob.
Pertussiforme Hustenanfälle, schmerzhaft und krampfartig. Anfänglich trocken, dann auch Auswurf und Erbrechen von glasig-zähem Schleim.

Tab. 13.5: Homöopathika zur Behandlung typischer Infektionskrankheiten im Kindesalter.

Erkrankung	Arzneimittel
Dreitagefieber	Aconitum napellus, Atropa belladonna, Matricaria chamomilla
Fieberhafter Infekt	Aconitum napellus, Atropa belladonna, Eupatorium perfoliatum, Gelsemium sempervirens, Ferrum phosphoricum
Keuchhusten	Atropa belladonna, Cuprum metallicum, Drosera
Masern	Euphrasia officinalis, Euspongia officinalis, Pulsatilla pratensis
Mumps	Atropa belladonna, Ferrum phosphoricum, Mercurius solubilis
Pfeiffersches Drüsenfieber	Apis mellifica, Mercurius solubilis, Lachesis mutus
Röteln	Apis mellifica, Atropa belladonna, Ferrum phosphoricum
Scharlach	Atropa belladonna, Rhus toxicodendron
Windpocken	Atropa belladonna, Rhus toxicodendron

Hinweis: Das indizierte Homöopathikum kann auch adjuvant eingesetzt werden.

Eupatorium perfoliatum D4, Glob.
Fieberhafter Infekt mit reduziertem Allgemeinbefinden und typischen Grippalsymptomen (Rhinitis, Bronchitis) bei ausgeprägten Gliederschmerzen.

Euphrasia officinalis D4, Glob.
Konjunktivale Reizung mit Lichtscheu, Tränenfluß, brennenden Schmerzen; mäßiggradiger Husten.

Euspongia officinalis (Spongia) D6, Glob.
Trocken-bellender, kruppöser Husten mit erschwerter Atmung; heisere Stimme.

Gelsemium sempervirens D6, Glob.
Allmählicher Beginn des grippalen Infektes mit subfebrilen Temperaturen; ausgeprägtes Gefühl von Benommenheit.

Matricaria chamomilla (Chamomilla) D6, Glob.
Fieberhafter Infekt der Atemwege (Rhinitis, Bronchitis) sowie katarrhalische Otitis media. Auffallend ist die große Schmerzempfindlichkeit mit ärgerlich gereizter Stimmung (wichtiges Kindermittel).

Phytolacca americana D6, Glob.
Belegte Tonsillen bei dunkelroter Rachenschleimhaut; bis in die Ohren ausstrahlende Schluckschmerzen. Lymphadenopathie sowie Arthralgie sind mögliche Begleitsymptome.

Pulsatilla pratensis D6, Glob.
Zäh-schleimiges Nasensekret mit Otalgie, konjunktivale Reizung, Bronchitis; Masern-Exanthem.

Rhus toxicodendron D12, Glob.
Brennend juckende Bläschen mit serösem Inhalt.

13.10.2 Erkrankungen von Hals, Nase und Ohren (Tab. 13.6)

13.10.3 Atemwegserkrankungen

Siehe auch Kapitel 4, S. 118.

Pflanzliche Homöopathika

Allium cepa D6, Glob.
Rhino-Konjunktivitis mit brennend scharfem Nasensekret, Niesattacken und Kopfschmerzen.

Lobaria pulmonaria (Sticta) D6, Glob.
Sinu-Bronchitis mit deszendierendem Verlauf; zähflüssiges Nasensekret, schleimiger Husten; Stirnkopfschmerzen.

Sambucus nigra D4, Glob.
Verlegte Nasenatmung (typischer Säuglingsschnupfen); bronchitisches Atmen.

Thuja occidentalis D12, Glob.
Rezidivierende Infekte der Atemwege mit schleimigem Sekret; Polypenbildung.

Tierische Homöopathika

Apis mellifica D6, Glob.
Entzündliche Schwellung des lymphatischen Systems (Tonsillitis, Lymphadenopathie; Exanthem).

Lachesis mutus D12, Glob.
Hochentzündlicher Prozeß, Mitreaktion des lymphatischen Systems.

Tab. 13.6: Homöopathika bei HNO-Erkrankungen im Kindesalter.

Erkrankung	Arzneimittel
Zahnungsbeschwerden	Atropa belladonna, Matricaria chamomilla
Otitis media	Atropa belladonna, Ferrum phosphoricum, Matricaria chamomilla, Mercurius solubilis, Apis mellifica, Pulsatilla pratensis
Gingivitis, Stomatitis, Soor	Atropa belladonna, Mercurius solubilis, Ferrum phosphoricum
Angina tonsillaris	Apis mellifica, Atropa belladonna, Mercurius solubilis, Phytolacca americana
Laryngo Pharyngitis, Pseudo-Krupp	Aconitum napellus, Euspongia officinalis
Rhinitis, Sinusitis	Allium cepa, Euphrasia officinalis, Sambucus nigra, Lobaria pulmonaria, Thuja occidentalis

Hinweis: Das indizierte Homöopathikum kann auch adjuvant eingesetzt werden.

Mineralische Homöopathika

Cuprum metallicum D6, Tbl.
Pertussiformer Husten.

Ferrum phosphoricum D6, Tbl.
Fieberhafter, katarrhalischer Infekt.

Mercurius solubilis D12, Glob.
Schleimhautentzündung mit Lymphadenopathien.

13.10.4 Magen-Darm-Erkrankungen

Die im Säuglings- und Kindesalter auftretenden Magen-Darm-Erkrankungen lassen sich mit Homöopathika behandeln, wobei differentialdiagnostisch schwere Erkrankungen oder lebensbedrohliche Verläufe *ausgeschlossen werden müssen.* Beispielhaft sei auf die Gefahr der *Exsikkose* bei anhaltender Gastroenteritis hingewiesen oder das Symptom «*Obstipation*» genannt, dem eine schwere organische Erkrankung zugrunde liegen kann (z. B. Megakolon).
Im übrigen sind differentialtherapeutisch die im Kapitel Magen-Darm-Erkrankungen Seite 172 genannten Homöopathika zu vergleichen.

Pflanzliche Homöopathika

Artemisia abrotanum (Abrotanum) D3, Glob.
Appetitmangel; abdominelle Spasmen. Als Begleitsymptom oft Lymphadenopathie.

Medicago sativa D4, Glob.
Appetitlosigkeit und Müdigkeit bei verzögerter Rekonvaleszenz.

Cephaelis ipecacuanha (Ipecacuanha) D6, Glob.
Starke Übelkeit mit Brechreiz und wiederholtem Erbrechen. Ursache ist häufig der Verzehr schwer verdaulicher Speisen.

Okoubaka D3, Tabl.
Gastroenteritis infolge von verdorbenen Speisen.

Pulsatilla pratensis D6, Glob.
Übelkeit, Erbrechen und Durchfall nach Verzehr von fetten Speisen, zu vielem Eis- und Obstessen.

Mineralische Homöopathika

Calcium carbonicum D12, Tabl.
Gedeihstörungen.

Ferrum metallicum D6, Tabl.
Akute Gastroenteritis.

Natrium chloratum D12, Tabl.
Gedeihstörungen.

Magnesium chloratum D6, Tabl.
Obstipation.

13.10.5 Enuresis

Das Einnässen imponiert klinisch häufig als Reizblase. Nach Ausschluß organischer Ursachen (z. B. Reflux) liegt der dringende Verdacht einer psychosomatischen Erkrankung nahe (Familien- und Sozialanamnese!). Die Enuresis ist mit einer *streng personotropen* Homöopathie zu behandeln. Nachstehend genannte Homöopathika kommen zur Initialtherapie in Frage, wobei das Kap. 6: «Harnwegserkrankungen» zu vergleichen ist.

Equisetum hiemale D4, Glob.
Gehäufter Harndrang und Harnabgang im ersten Schlaf.

Petroselinum D6, Glob.
Starker Harndrang; muß häufig zur Toilette, kann das Wasser nicht halten.

Pulsatilla pratensis D6, Glob.
Reizblase infolge von Unterkühlung; anhaltender Harndrang.

13.10.6 Hauterkrankungen (Ekzeme)

Bei den im Kindesalter auftretenden Hauterkrankungen handelt es sich vor allem um
- Kontaktekzem,
- Seborrhoisches Säuglingsekzem,
- Endogenes Ekzem.

Die längerfristige Behandlung erfolgt mit personotropen Homöopathika; vgl. dazu auch Kap. 15: «Hautkrankheiten». Dort werden auch die genannten Homöopathika ausführlich beschrieben, die sich zur Initialbehandlung eignen.

Pflanzliche Homöopathika

Clematis recta D6, Glob.
Bläschen- und Krustenbildung.

Nerium oleander (Oleander) D6, Glob.
Nässendes Ekzem.

Cardiospermum halicabum D3, Glob.
Ekzem mit starkem Juckreiz.

Viola tricolor. D3, Glob.
Trocken-borkiges Ekzem.

Externa zur adjuvanten Behandlung:
Halicar-Salbe, Rubisan-Salbe.

Literatur

Allopathie

Schilcher, H.: Phytotherapie in der Kinderheilkunde. Wiss. Verlagsges., Stuttgart (1991).
Baetgen, D.: Behandlung der akuten Bronchitis im Kindesalter. Therapeutikon **1:** 16–23 (1988).
Flade, S.: Naturheilverfahren in der Pädiatrie. Therapeutikon **1:** 52–55 (1987).
Harnack, G. A.: Durchfall bei Säuglingen und Kleinkindern. Arzneiverord. Praxis **4:** 37–40 (1986).
Pilars de Pilar, C. E.: Typische Kinderkrankheiten. Apoth. J. **8:** 34–41 (1991).
Schimmel, K. Ch.: Die Phytotherapie im Kindesalter. Ärztezeitschr. Naturheilverf. **32:** 137–142 (1991).

Homöopathie

Friese, K.-H.: Homöopathie in der HNO-Heilkunde. Hippokrates, Stuttgart (1991).
Gawlik, W.: Homöopathie in der Kinderheilkunde. Apoth. J. **9:** 42–48 (1992).
Hauptmann, H.: Homöotherapie bei infektbedingten Erkrankungen im Kindesalter. Dtsch. Apoth. Z. **128:** 451–456 (1988).
Hauptmann, H.: Homöopathie in der kinderärztlichen Praxis. Haug, Heidelberg (1990).
Imhäuser, H.: Homöopathie in der Kinderheilkunde. 6. Aufl. Haug, Heidelberg (1984).
Wiesenauer, M.: Pädiatrische Praxis der Homöopathie. Hippokrates, Stuttgart (1989).
Wiesenauer, M.: Behandlungsmöglichkeiten fieberhafter Infekte im Kindesalter. Ärztezeitschr. Naturheilverf. **30:** 609–613 (1989).
Wiesenauer, M.: Dermatologische und allergologische Praxis der Homöopathie. Hippokrates, Stuttgart (1994)

14 Hautverletzungen und Wunden

Hauptindikationen für Phytopharmaka:

Hautläsionen	14.2 → Seite 335
Rhagaden	14.2 → Seite 335
Ulzerationen	14.2 → Seite 335
Dekubitus	14.2 → Seite 335
Frostbeulen	14.2 → Seite 335
Verbrennungen	14.2 → Seite 335
Strahlenschäden der Haut	14.2 → Seite 335
Kontusionen	14.2 → Seite 335
Distorsionen	14.2 → Seite 335

Keine Indikationen:
Verbrennungen 3. und 4. Grades

14.1 Die Wundheilung

Man unterscheidet **primäre** und **sekundäre** Wundheilung.
Bei der sogenannten **primären Wundheilung** von glattrandigen nichtinfizierten Wunden (z. B. Schnitt-, Stich-, Schürf- und Kratzwunden) kommt es ohne Substanzverlust innerhalb von 6–8 Tagen zum Wundverschluß. Die Oberfläche des Wundspaltes wird mit Schorf verschlossen. Dieser löst sich nach 6–8 Tagen ab und hinterläßt eine frisch epithelisierte Narbe.
Eine **sekundäre Wundheilung** liegt vor, wenn infektionsgefährdete Riß-, Biß-, Quetsch-, Platz-, Zerr- oder Brandwunden unter Auffüllen von Gewebslükken durch Granulations- und Gewebsneubildung verlangsamt zusammenheilen.
Der Ablauf einer ungestörten sekundären Wundheilung hat *physiologisch vier Phasen*:
- provisorischer Wundverschluß,
- exsudative oder inflammatorische Phase,
- proliferative Phase oder Granulationsphase,
- reparative Phase oder Epithelisierung.

Verzögerungen oder **Komplikationen** der Wundheilung können auftreten bei Bestehen von Stoffwechselstörungen (z. B. Diabetes), Durchblutungsstörungen, Infektionen in Wundnähe, Hämatomen oder Einnahme bestimmter Medikamente (z. B. Kortikoide, Antikoagulantien).

14.2 Phytotherapie von Hautverletzungen und Wunden

14.2.1 Therapeutische Wirkungen von Phytopräparaten

Für die Behandlung von Wunden bzw. Verletzungen sind solche Wirkstoffe am besten geeignet, die sich durch folgende **pharmakologische Wirkungen** auszeichnen (Tab. 14.1):
- desinfizierend,
- wundreinigend,
- analgetisch,
- antiphlogistisch,
- adstringierend,
- granulationsfördernd,
- epithelbildungsfördernd,
- immunstimulierend.

Tab. 14.1: Drogen zur externen Anwendung mit ihren Hauptwirkungen.

Drogen	beschriebene Wirkungen
Flavon-Drogen	
Kamillenblüten	Antiphlogistisch, antiulzerogen, granulationsfördernd
Arnikablüten	Antiphlogistisch, immunstimulierend
Calendulablüten	Antiphlogistisch, wundreinigend, immunstimulierend
Gerbstoff-Drogen	
Hamamelis-Extrakt, Eichenrinde, Ratanhiawurzel	Adstringierend, antiphlogistisch, antiseptisch, granulationsfördernd lokal hämostyptisch
Ätherischöl-Drogen	
z. B. Nelkenöl, Rosmarinöl, Pinusöle, Cajeputöl, Eukalyptusöl, Kampfer	Antiseptisch, antiphlogistisch, analgetisch
Perubalsam	Antiseptisch, antiulcerös, granulationsfördernd
Andere Drogen	
Beinwellwurzel (Symphytum offic.)	Antiphlogistisch, adstringierend, desinfizierend
Allantoin	Granulationsfördernd
Asiatisches Wassernabelkraut (Hydrocotyle asiatica)	Granulationsfördernd, antibakteriell, epithelbildungsfördernd
Aloe-Gel	Antiphlogistisch, epithelbildungsfördernd
Myrrhe	Adstringierend
Sonnenhut-Wurzel und -Kraut (Echinacea)	Antiphlogistisch, antibakteriell, immunstimulierend
Fette Öle *z. B. Lebertranöl, Weizenkeimöl, Chaulmoograöl*	Epithelbildungsfördernd
Enzyme *z. B. Papain, Bromelain*	Wundreinigend, granulationsfördernd, antiödematös

Die häufigsten **Applikationsformen** sind:
Salben, Puder und Gele, weniger häufig Tinkturen, Pasten und fette Öle. Seit einiger Zeit werden auch Sprays vor allem zur Wunddesinfektion verwendet. Eine systemische Wirkung wird von den extern angewendeten Applikationsformen zur Wundversorgung nicht erwartet.
Über einige grundsätzliche Regeln für die richtige Wahl der Arzneistoffträger (Grundlagen) siehe Kap. 15: «Hautkrankheiten», dazu auch Literatur Kap. 15, S. 371. Schöpf, 1972; Tronnier, 1977; Fröhlich, 1981; Gloor, 1982; Morck, 1988.

14.2.2 Drogen und Präparategruppen (Tab. 14.1)

14.2.2.1 Chamomillae flos (extractum) (Kamillenblüten[-Extrakte]) M
Off.: DAB 10, ÖAB, Helv VI.

Chemie

Die für die Wundheilung relevanten *Wirkprinzipien* gehören drei verschiedenen Stoffklassen an (Abb. 14.1):

Sesquiterpene: Matricin, Chamazulen, Bisabolole, Bisaboloxide, En-in-dicycloether.

Flavonoide: Flavon- und Flavonol-Glykoside, mit den Aglykonen Apigenin, Luteolin, Patuletin, Quercetin, Isorhamnetin u. a.

Schleimstoffe: Galakturonsäure und andere Zucker enthaltende, stark visköse Lösungen liefernde Pectine und Protopectine (Chemie siehe auch Kap. 4: «Atemwegserkrankungen»).

Pharmakologie

Ob alle Substanzen eine pharmakologische Wirkung entfalten, hängt von der Art der gewählten *galenischen Zubereitung* ab.

Wäßrige Zubereitungen (z. B. Kamillentee) enthalten nur Schleimstoffe und die wasserlöslichen Flavonoidglykoside neben wenig Terpenbestandteilen (höchstens 15 % der Gesamtmenge), während *alkoholische* Extrakte nur die Terpenoide und Flavone in ihrer Gesamtheit enthalten.

Die meisten Untersuchungen wurden mit den **Terpenoiden** und **Flavonoiden** durchgeführt. Daß Terpene bzw. Ätherischöle auch eine gute perkutane Resorption aus Badewasser zeigen, dem sie zugesetzt wurden, haben Römmelt et al. (1974) experimentell bewiesen. Beschrieben wurden für Chamazulen, Matricin, die Bisabolole und Bisaboloxide bei topischer Anwendung bevorzugt *antiphlogistische* und *Antihistamin-Wirkungen*, gemessen am Rattenpfotenödem-, Formaldehyd-, Arthritis- und UV-Erythem-Modell (Schilcher, 1987 und Kamillensymposium, 1985). Für das Kamillenöl wurden zusätzlich, ebenfalls in Tiermodellen, Aktivierungen des retikuloendothelialen Abwehrsystems (RES) nachgewiesen (Barton u. Wendler, 1952).

Die sehr selten auftretenden *allergischen Reaktionen (Kontaktdermatitis) nach Kamillenanwendungen* sind entweder auf Kamillenverfälschungen (Hundskamille) oder auf die Salbengrundlage bzw. Konservierungszusätze zurückzuführen. In der Hundskamille wurde das allergene Sesquiterpenlacton Anthecotulid bis zu einer Konzentration von 1,8 % nachgewiesen. Zur Problematik der «Kamillenallergien» siehe Hausen (1985).

Über die *lokal-antiphlogistische Wirkung* der **Kamillenflavone** und die dieser Wirkung zugrundeliegenden Wirkmechanismen informiert eine Übersicht von della Loggia (1985). Hiernach kann die

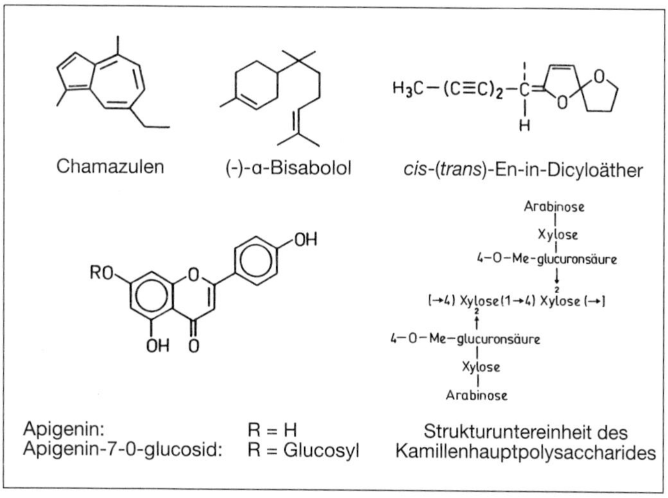

Abb. 14.1: Hauptwirkstoffe der Kamille.

Wirkung durch einen Eingriff in den *Arachidonsäuremetabolismus* (Cyclooxygenase- und Lipoxygenase-Hemmung), Hemmung der Histaminfreisetzung und/oder durch Abfangen von Sauerstoffradikalen erklärt werden.

Die *antiphlogistische Wirkung* von **Schleimstoffen** ist allgemein bekannt. Über den Kamillenschleim selbst liegen keine speziellen Untersuchungen vor. Am Rattenpfotenödem-Modell zeigten einige Polysaccharide eine *antiödematöse* bzw. *antiexsudative* Wirkung (Tubaro et al., 1987). Möglicherweise kommt diese Wirkung über eine Beeinflussung von Komplementfaktoren zustande (Wagner, 1989). Für saure Polysaccharide wird auch eine Antihyaluronidase-Wirkung vermutet. Durch die Hemmung der bakteriellen Hyaluronidase wird die Ausbreitung von bakteriellen Keimen im Gewebe verhindert und begrenzt (siehe Kap. 4: «Atemwegserkrankungen»)

Indikationen für Kamillenpräparate: entzündliche Schleimhautläsionen, Fisteln, Ulcus cruris, Aphthen, Dermabrasien, Dekubitalgeschwüre, nekrotisierende Entzündungen, Verbrennungen.

Therapiestudien: Übersicht

In klinischen Studien erreichte die Kamille ca. 70 % der Kortikosteroidwirkung (Albring et al., 1983; Aergeerts et al., 1985). In einer Doppelblindstudie mit einem standardisierten Kamillenextrakt (Kamillosan) wurde eine beschleunigte Wundheilung und Abtrocknung von nässenden Wundflächen bestätigt (Glowania et al., 1987).

Therapiestudie

Indikation. Nässende Dermatosen nach Tätowierungsschleifung.

Phytopräparat. Äthanolisch-wäßriger Kamillenextrakt standardisiert auf 3 mg Chamazulen und 50 mg α-Bisabolol/100 g.

Studienart. Randomisierter Doppelblindversuch an 14 männlichen gesunden Patienten im Alter von 18–33 Jahren, die sich an Ober- und Unterarm einer Schleifung der Tätowierung unterzogen hatten.
Ausschlußkriterien: Allergien gegen Kamilleninhaltsstoffe, eine Vorbehandlung und eine Diabeteserkrankung.

Behandlungsart. Anlegen von Kamillenverbänden 3mal täglich für jeweils eine Stunde, bis zur vollständigen Abtrocknung der Wundfläche. Aus der Plazebolösung waren die «Leitsubstanzen» chemisch entfernt worden, wodurch allerdings der typische Geruch nicht verändert war.

Meßkriterien. Abtrocknungs- und Epithelisierungsfläche der akuten, nässenden Dermatosen. Die objektiven Nebenkriterien waren Sekretions- und Erythem-Stärke. Die subjektive Gesamtbeurteilung durch den Arzt wurde in einer Wertskala der Abtrocknungs- und Heilungstendenzen festgehalten. Die statistische Auswertung der objektiven Hautparameter erfolgte durch Varianzanalyse, die der subjektiven Parameter durch den Mantel-Haenszel-Test.

Tab. 14.2: Zeitlicher Verlauf der nässenden Wundflächen in cm^3 während der Therapie mit dem Phytopräparat.

Therapiezeit (Tage)	Nässende Wundfläche Verum %	Plazebo %
1	100	100
4	70,5	85,6
8	29,8	50,3
10	16,7	25,0
12	5,5	16,4
14	1,5	9,9
18	0,2	5,3
p < 0,05		

Glowania et al., 1986.

Tab. 14.3: Abtrocknungszeit von nässenden Dermatosen in Tagen nach einer Therapie mit dem Phytopräparat.

Statische Größe	Zeit der Abtrocknung (Tage)		
	Verum	Plazebo	Differenz
Mittelwert	13 ± 5,1	17,14 ± 5,5	4 (23,3 %)
Median	12	18	6 (29 %)

Glowania et al., 1986.

Ergebnis/Bewertung. Während in der Erythementwicklung zwischen Verum und Plazebo keine signifikanten Unterschiede zu beobachten waren, konnte in der Sekretionsstärke gegenüber Plazebo mit der Therapiedauer ein kontinuierlicher deutlicher Unterschied registriert werden. Bereits ab dem 4. Tag unterschieden sich die Flächen wesentlich und differierten untereinander am 8. Tag fast um 50 %. Die prozentualen Unterschiede der Wundepithelflächen wiesen auf eine klare Tendenz zur schnellen Epithelisierung hin. Am deutlichsten war die Wirkung am 12. Tag (Tab. 14.2). Die Abtrocknung fand in der Therapiegruppe fast um 30 % früher statt als in der Plazebogruppe. (Tab. 14.3) (Glowania et al. 1986)

14.2.2.2 Arnicae flos (Arnikablüten) M

Off.: DAB 10, ÖAB, Helv VII.

Chemie

Für die *antiphlogistische Wirkung* von Arnikazubereitungen kommen folgende Wirkstoffe in Frage (Abb. 14.2):

Sesquiterpenlactone z. B. Helenalin, Dihydrohelenalin (Abb. 14.2).

Monoterpene. Thymol, Thymolmethylether.

Flavonoidglykoside. Isoquercitrin, Luteolin-7-glucosid u.a.

Polysaccharide. Heteroglykane.

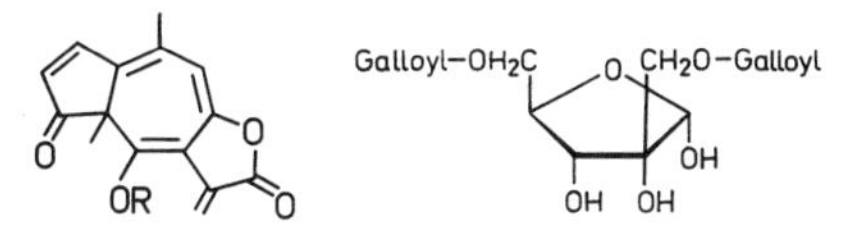

Helenalin: R = H

Dihydrohelenalin: R = –C(=O)–CH_3
(Arnica montana)

„-Hamamelitannin
(Hamamelis virginiana)

Abb. 14.2: Hauptwirkstoffe von Arnika und Hamamelis.

Pharmakologie

Die Hauptwirkung dürfte den **Terpenoiden** zukommen. Für Helenalin wurde im Adjuvansarthritis-Modell an der Ratte schon in sehr niedriger Dosierung (2,5 mg i. p.) eine 70–77 % *ödemhemmende* Wirkung nachgewiesen (Willuhn 1981).

Thymol besitzt im In-vitro-Cyclooxygenasetest eine stark hemmende Wirkung (Wagner, 1987, 1989), so daß es bei topischer Anwendung von Arnikazubereitungen an der *antiphlogistischen* Wirkung beteiligt sein könnte. Soweit mit Wasser oder mit hohem Wasseranteil hergestellte Extrakte zur Anwendung kommen, ist auch eine antiphlogistische und *immunstimulierende* Wirkung durch die in solchen Extrakten enthaltenen Arnika-Polysaccharide denkbar (Puhlmann u. Wagner, 1991). Arnika-Extrakte mit hohem Helenalin-Gehalt können bei empfindlichen Personen Allergien hervorrufen.
Über die Pharmakologie der beiden anderen Wirkstofftypen siehe Ausführungen zur Kamille S. 137.

Indikationen. Kontusionen und Distorsionen, stumpfe Traumen.

14.2.2.3 Calendulae flos (Ringelblume) M

Off.: DAB 10, ÖAB, Helv VII.

Chemie

In Frage kommen für die Wirkung:
Flavonolglykoside des Quercetins und Kämpferols.

Carotinoide: β-Carotin, Lycopin, Violaxanthin, Flavoxanthin.

Ätherisches Öl.

Triterpensaponine: Oleanolsäureglykoside.

Polysaccharide: Heteroglykane.

Pharmakologie

Da pharmakologische Untersuchungen mit den einzelnen Calendula-Inhaltsstoffen nicht vorliegen, ist nicht anzugeben, worauf die spezifisch *granulationsfördernde* Wirkung von Calendula-Zubereitungen zurückzuführen ist. Für die Calendula-Polysaccharide wurden *immunstimulierende* Wirkungen nachgewiesen (Varljen et al., 1989). Für die anderen Inhaltsstoffe können aus Untersuchungen mit Reinstoffen anderer Herkunft nachstehende Wirkungen abgeleitet werden:

Flavonoide: *Antiphlogistische* und *antiödematöse* Wirkung.

Saponine: *Antiödematöse* Wirkung.

Carotinoide: *granulationsfördernde* Wirkung in Analogie zu Vitamin-A-Zubereitungen.

Indikationen: Rissige Haut, Sonnenbrand, Schürf- und Quetschwunden, Ulcus cruris.

14.2.2.4 Hamamelidis folium (Hamamelis-Blätter) M
Off.: Helv VII.

Chemie

Die als Hauptwirkstoffe anzusehenden **β-Hamamelitannin** und **Ellagtannin** gehören zur Klasse der niedermolekularen wasserlöslichen *Gallotannine* (s. Abb. 14.2).

Pharmakologie

Von den Gallotanninen ist bekannt, daß sie *lokal hämostatisch, adstringierend* und *antiphlogistisch* wirken. Sie setzen die Gefäßpermeabilität herab. Die antiphlogistische Wirkung dürfte bei topischer Anwendung über die Hemmung der Cyclooxygenase zustande kommen (Okuda et al., 1989; Wagner, 1989).
Soweit in den Zubereitungen freie Gallussäure vorliegt, ist auch eine *antioxidative* bzw. *antiseptische* Wirkung zu erwarten. Mit gewisser Einschränkung gelten diese Angaben auch für die anderen Gerbstoffdrogen.

Indikationen. Wunden jeder Art, speziell Ulzerationen, Brandwunden (siehe auch Kap. Hautkrankheiten S. 345).

14.2.2.5 Symphyti radix (Beinwell-Wurzel) M

Chemie

Als Wirkstoffe kommen folgende Inhaltsstoffe in Frage:

Allantoin, ein mit Harnsäure verwandtes Purinderivat (Abb. 14.3).

Schleimstoffe (Polyfructosane).

Gerbstoffe und **Kaffeesäurederivate.**

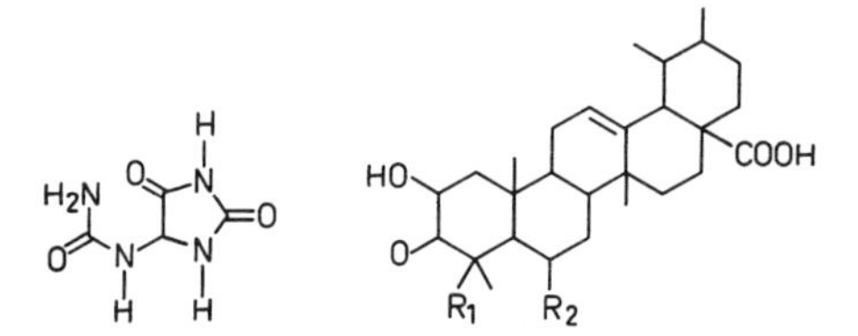

Allantoin (Symphytum officinale)		R_1	R_2
	Asiatsäure	OH	H
	Madiatsäure	H	OH
	Madecassiasäure	OH	OH

(Hydrocotyle asiatica)

Abb. 14.3: Wirkstoffe von Symphytum und Hydrocotyle.

Pharmakologie

Pharmakologisch sind alle drei Wirkstoffgruppen von Relevanz.
Allantoin wirkt ähnlich dem Harnstoff auf osmotischem Wege *wundsekretsteigernd*, wodurch die Wunde von Toxinen und Keimen gereinigt wird. Außerdem wird die lokale *Durchblutung gesteigert.*
Die im Extrakt enthaltenen *Pyrrolizidinalkaloide* (0,02–0,07 %) gehören zwar zu den als *potentiell gentoxisch* und *kanzerogen* eingestuften Pflanzenstoffen, stellen aber bei kurzzeitiger äußerlicher Anwendung kein Risiko dar.
Nach **M** darf die Salbe *nur auf intakte Haut aufgetragen* und *nicht länger als 4–6 Wochen pro Jahr* angewendet werden. Von der Salbe, entsprechend 5–20 % getrocknete Droge, dürfen pro Tag *nicht mehr als 100* µg Pyrrolizidinalkaloide appliziert werden.

Indikationen. Sportverletzungen (Prellungen, Zerrungen, Verstauchungen), Knochenbrüche.

14.2.2.6 Hydrocotylidis herba (Asiatisches Wassernabelkraut)

Chemie

Bei den Hauptwirkstoffen handelt es sich um **Saponine,** die sich von den *Triterpensäuren* Asiatsäure, Madecassia-Säure und Madiatsäure ableiten. Das Hauptsaponin ist das **Asiaticosid** (S. Abb. 14.3).

Pharmakologie

Das Saponingemisch wirkt *antibakteriell* und *antimykotisch.* Asiaticosid *begünstigt den Vernarbungsprozeß*, in dem es auf eine bisher nicht bekannte Weise in die Kollagenbiosynthese bzw. Fibroblastenaktivität regulierend eingreift. In der Volksmedizin Madagaskars wurde die Droge gegen Lepra eingesetzt.

Indikationen. Verletzungen jeder Art, Ulzera, Schorf, Verbrennungen, Störungen der Wundheilung.

14.2.2.7 Peruviani balsamum (Perubalsam) M

Off.: DAB 10, ÖAB, Helv VII.

Chemie

Das Wirkprinzip setzt sich hauptsächlich aus einem *Gemisch von Benzoesäure-, Zimtsäure-* und *Methylbenzyl- sowie Benzylestern* zusammen (Abb. 14.4).

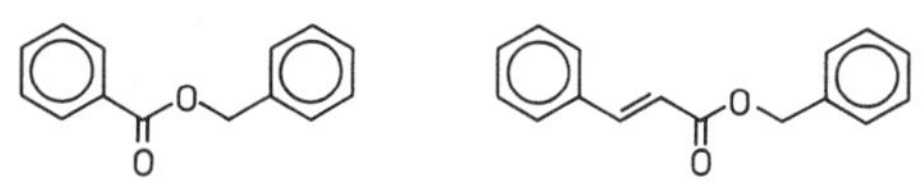

Cinnamein: Benzoesäurebenzylester + Zimtsäurebenzylester

Abb. 14.4: Hauptwirkstoffe des Perubalsams.

Pharmakologie

Indikationen. Wegen seiner *antiseptischen* und die *Granulationsbildung fördernden* Wirkung ist Perubalsam noch Bestandteil von alkoholischen Lösungen und Salben zur Behandlung von Frostbeulen, Brustrhagaden, Ulzerationen, Dekubitus und Hämorrhoiden.

! Perubalsam kann bei empfindlichen Personen *Allergien* auslösen.

14.2.2.8 Aloe – Aloe extr. – Aloegel

Chemie

Die industriell aus *Aloe vera* hergestellten bisher nur als Kosmetika eingesetzten Aloegele stellen ein *anthracenfreies*, aber an **Schleimstoffen, Aminosäuren** und **Mineralstoffen** reiches Exsudat dar. Außerdem wurden in dem Gemisch *Magnesiumlactat, Bradykinase* und ein *Glykoprotein (Aloctin A)* nachgewiesen (siehe Übersicht Schmidt, 1990).

Pharmakologie

Die gefundene *antiphlogistische* Wirkung soll vor allem dem Glykoprotein zukommen.

Davon zu unterscheiden ist der frisch gewonnene ebenfalls in der Kosmetik eingesetzte *Blattsaft*. Dieser besitzt eine nachgewiesene, die *Wundheilung fördernde* Wirkung, die möglicherweise zum Teil den im Blattsaft enthaltenen *Anthracen-Derivaten* zuzuschreiben ist.

14.2.2.9 Echinaceae herba/radix (Kegelblume, Kraut/Wurzel) M

Chemie

Der lange Zeit fast ausschließlich zur innerlichen Anwendung eingesetzte Preßsaft von Echinacea purpurea (Echinacin) enthält lipophile und wasserlösliche Verbindungen, und zwar *Alkylamide, Polyacetylenverbindungen, Phenolcarbonsäuren* und ihre Ester sowie *glucuronsäurehaltige* **Polysaccharide** (siehe auch Kapitel «Immunstimulantien» S. 261).

Pharmakologie

Bei äußerlicher Anwendung von Echinacea-Extrakten, die bereits bei den Indianern Nordamerikas bekannt war, wurden *antiphlogistische, granulations-* und *epithelbildungsfördernde* und *antiinfektiöse* Wirkungen beobachtet, die in ihrer Gesamtheit für die beschleunigte und verbesserte Wundheilung verantwortlich sein dürften.
Für den *antiphlogistischen* Wirkmechanismus kommen kortikomimetische und Hemmeffekte auf die Cyclooxygenase, als Wirkprinzipien die **Alkylamide** (Wagner et al., 1989) und **Polysaccharide** (Tubaro et al., 1987; Bonadeo et al., 1971; Keller, 1959) in Frage.
Die *Granulations-* und die *Epithelbildung* fördernde Wirkung wird mit einer indirekten Wirkung auf das Hyaluronsäure-Hyaluronidase-System erklärt (Koch und Uebel, 1953; Tünnerhoff und Schwabe, 1956).
Die *antiinfektiöse* Wirkung kann über zwei Mechanismen zustande kommen: einen Hemmeffekt auf die Bakterienhyaluronidase, wodurch die Ausbreitung der Infektion im Gewebe verhindert wird (Büsing, 1952; Koch und Haase, 1952), und eine direkt immunstimulierende, z. B. phagozytosesteigernde Wirkung (Lohmann-Matthes und Wagner, 1989; Bauer und Wagner, 1989; Krutmann, 1990).
Über die innerliche Anwendung von Echinacea-Präparaten siehe Kapitel 9, S. 264).

Indikationen. Schlecht heilende, infizierte Wunden.

14.2.2.10 Enzyme

Hierbei handelt es sich um *proteolytische Enzyme pflanzlicher oder tierischer Herkunft*. Sie dienen zur *enzymatischen Wundreinigung*, um z. B. nekrotische Beläge abzubauen. Sie besitzen darüber hinaus aber noch *antiphlogistische* und *antiexsudative* Wirkungen. Bemerkenswert ist, daß die Enzyme bei nicht zu hoher Dosierung intaktes Epithel-, Granulations- und Fett- sowie Muskelgewebe nicht abbauen. Häufig werden die Enzyme mit Antibiotika kombiniert.

Indikationen. Ulcus cruris, sekundär infizierte Wunden, Abszesse, Verbrennungen, Erfrierungen

14.2.2.11 «Lymphsalbe»

Von den im Handel befindlichen Extrakten mit Wirkung auf die Wundheilung hat sich besonders die **Unguentum lymphaticum (PGM)** bewährt. Sie enthält neben *Extr. Calendulae* unter anderen *Extr. Podophylli, Conii, Digitalis, Colchici* und *Hyoscyami* (siehe auch Lymphmittel S. 81 u. 273).

Hauptindikationen. Lymphödeme, Hämatome und durch Funktionsstörungen des Lymphsystems bedingte schlecht heilende Wunden. Die Wirkung wird primär auf einen Stimulationseffekt auf Makrophagen zurückgeführt (Caseley-Smith, Caseley-Smith, 1983, siehe auch Krutmann, 1990).

14.2.2.12 Weitere pflanzliche Arzneimittel

Allantoin

siehe Symphytum S. 340.

Myrrhe

Siehe Kap. 4: «Stomatitiden, Pharyngitis».

Ätherischöle

Siehe Kap. 4: «Atemwegserkrankungen».

Fette, Öle

Siehe Kap. 15: «Hautkrankheiten».

14.2.2.13 Phytopräparate, Enzyme

Chamomillae flos

z. B. Kamillosan Creme u. Lsg.,
Perkamillon-Salbe,
Chamo Bürger Salbe,
Kamillobad Flüssigkeit,
Kamille Spitzner Lösung,
(siehe auch Präparate in Kap. 15, S. 357).

Arnicae flos

z. B. Arnica Kneipp Salbe,
Arnika-Tinktur für Umschläge (1 Eßlöffel auf ½ l kaltes Wasser)
Combudoron liquid (+ Urticae Extr.),
(siehe auch Venenmittel S. 80).

Calendulae flos

Mono- und Kombinations-Präparate
z. B. Wund-Heilsalbe S (Calendula Cosmoplex),
Calendula Salbe Heel N,
Calendula Öl Nestmann,

Hamamelidis folium

Mono- und Kombinations-Präparate
z. B. Hametum Creme,
Hamasana-Salbe,
Hamamelis Salbe Heel,
Hamamelis Salbe Nestmann,
Hamadest Salbe/Konzentrat/Comp. N,
Hamamelis Extrakt verdünnt für Umschläge.

Symphyti radix

z. B.Kytta-Salbe,
Kytta-Plasma Umschlagpaste,
Ucee N-Wundsalbe Kytta,
Symphytum Rö-Plex-Salbe,
Arthrosenex N-Salbe u. a.,
Retterspitzheilsalbe (Allantoin + Ätherischöle).

Peruviani balsamum

Kombinations-Präparate
z. B. Combustin Heilsalbe,
Derma-loges N Wund- und Heilsalbe,
Peru-Lenicet-Salbe u. a.

Echinaceae herba/radix

Monopräparate
Z. B. Echinacin-Salbe (Echinacea purpurea),
Echinaceasalbe Fides (Echinacea angustifolia),
Wörishofener Echinacea Salbe
und viele Echinacea-Extrakte enthaltende Kombinationspräparate.

Enzyme

Z. B. Wobenzym N-Salbe (Lipase, Amylase, Trypsin, Chymotrypsin),
Leukase-Salbe/Puder (Trypsin + Framycetinsulfat),
Fibrolan Salbe (Plasmin + Desoxyribonuclease),
Iruxol (Kollagenase + Chloramphenicol).

14.3 Homöopathie bei Hautverletzungen und Wunden

Siehe Kap. 15: Hautkrankheiten, Seite 369.

Literatur

Allopathie

Wunden und Hautverletzungen

Aergeerts, P., Albring, M., Klaschka, F., Nasemann, Th., Patzelt-Wenczler, R., Rauhaut, K., Weigl, B.: Vergleichende Prüfung von Kamillosan-Creme gegenüber steroidalen (0,25 % Hydrocortison, 0,75 % Fluocortinbutylester) und nichtsteroidalen (5 % Bufemac) Externa in der Erhaltungstherapie von Ekzemerkrankungen. Z. Hautkr. **60** (3): 270–277 (1985).

Albring, M., Albrecht, H., Alcorn, G., Lücker, P. W.: The measuring of the antiinflammatory effect of a compound on the skin of volunteers. Meth. Find. exptl. chin. Pharmacol. 5 (8): 575–577 (1983).

Barton, H., Wendler, M.: Synthetische Azulene III. Beeinflussung der Leukozytenfunktion durch Azulenderivate im Vergleich zu anderen aromatischen Kohlenwasserstoffen. Arch. exp. Pathol. Pharmakol. **215:** 573 (1952).

Bauer, R., Wagner, H.: Die Echinacea-Droge. Ein Handbuch für Apotheker und Ärzte, Wissenschaftl. Verlagsges., Stuttgart (1989).

Bonadeo, I., Botazzi, G., Lavazza, M.: Echinacina B, polysaccaride attivo dell'Echinacea. Riv. Ital. Essenze-Profumi-Piante offic. – Aromi-Saponi-Cosmetici-Aerosol. **53:** 281–295 (1971).

Büsing, K. H.: Hyaluronidasehemmung durch Echinacin. Arzneimittel-Forsch. (Drug Res.) **2:** 467–469 (1952).

Casley-Smith, I. R., Casely Smith, I. R.: The effects of «Unguentum lymphaticum» on acute experimental lymphedema and other high-protein edemas. Lymphology **3:** 159–156 (1983).

Della Loggia, R.: Lokale antiphlogistische Wirkung der Kamillen-Flavone. Dtsch. Apoth. Z. **125**, 43/Suppl. I: 9 (1985).

Glowania, H. J., Raulin, Chr., Swoboda, M.: Wirkung der Kamille in der Wundheilung. Eine klinische Doppelblindstudie. Z. Hautkr.**62** (17): 1262–1271 (1987).

Hausen, B.: Besitzen Kamille und Kamillen-Zubereitungen eine allergene Potenz? Dtsch. Apoth. Z. **125**, 43/Suppl. I: 24–25 (1985).

Kamillen-Symposium Rauschholzhausen, 1985. Dtsch. Apoth. Z. **125**, 43/Suppl. I (1985).

Keller, A.: Recovery of active agents from aqueous extracts of the species Echinacea. Chemie Grünenthal Ber. Patent Ger. 950.674, Oct. 11 (1956); ref. in C. A. **53:** 8880i (1959).

Koch, E., Haase, H.: Eine Modifikation des Spreading Testes im Tierversuch, gleichzeitig ein Beitrag zum Wirkungsmechanismus von Echinacin. Arzneimittel-Forsch. (Drug Res.) **2**, 464–467 (1952).

Koch, E., Uebel, H.: Experimentelle Untersuchungen über die örtliche Gewebswirkung der Echinacea purpurea MOENCH. Arzneimittel-Forsch. (Drug Res.) **3:** 16–19 (1953).

Krutmann, J.: Das Immunsystem Epidermis. Allg. Med. **66:** 368–372 (1990).

Lohmann-Matthes, M.-L., Wagner, H.: Aktivierung von Makrophagen durch Polysaccharide aus Gewebekulturen von Echinacea purpurea. Z. Phytother. **10:** 52–59 (1989).

Okuda, T., Yoshida, T., Hatano, T. Chemistry and Biological activity of tannins in Medicinal Plants In: Economic and Medicinal Plant Research, Farnsworth, N., Wagner, H., (Hrsg.): Chemistry and Biological Activities of Tannins in Medicinal Plants, p. 130, Vol. 5. Academic Press, London (1989).

Puhlmann, J., Zenk, M., Wagner, H.: Immunologically active polysaccharides of Arnica montana cell cultures. Phytochemistry **30:** 1141–1145 (1991).

Römmelt, H., Zuber, A., Dirnagl, K., Drexel, H.: Zur Resorption von Terpenen aus Badezusätzen. Münch. med. Wschr. **116:** 537–540 (1974).

Schilcher, H.: Die Kamille. Wissenschaftl. Verlagsges., Stuttgart (1987).

Schmidt, R.: Aloe vera. Apoth. J. **9:** 52–60 (1990).

Tubaro, A., Tragni, E., Del Negro, P., Galli, C. L., Della Loggia, R.: Antiinflammatory activity of a polysaccharide fraction of Echinacea angustifolia. J. Pharm. Pharmacol. **39:** 567 (1987).

Tünnerhoff, F. K., Schwabe, H. D.: Untersuchungen am Menschen und am Tier über den Einfluß von Echinacea-Konzentraten auf die künstliche Bindegewebsbildung nach Fibrin-Implantationen. Arzneimittel-Forsch. (Drug Res.) **6:** 330–334 (1956).

Varljen, J., Liptak, A., Wagner, H.: Structural analysis of a rhamnoarabinogalactan and arabinogalactans with immunostimulating activity from Calendula officinalis. Phytochemistry **28**, 9: 2379–2383 (1989).

Wagner, H.: Zum Wirknachweis antiphlogistisch wirksamer Arzneidrogen. Z. Phytother. **8:** 135–140 (1987).

Wagner, H., Breu, W., Willer, F., Wierer, M., Remiger, P., Schwenker, G.: In vitro inhibition of arachidonate metabolism by some alkamides and alkylated phenols. Planta med. **55** 6: 566–567 (1989).

Wagner, H.: Search for new potential plant constituents with antiphlogistic and antiallergic activity. Planta med. **55:** 235–241 (1989).

Willuhn, G.: Neue Ergebnisse der Arnikaforschung. Pharmazie in unserer Zeit **10:** 1–7 (1981).

15 Hautkrankheiten

Hauptindikationen für die alleinige oder adjuvanten Behandlung mit Phytopharmaka:

Leichtere virale, bakterielle, fungale und parasitäre Hauterkrankungen	15.3 → Seite 348
Herpes labialis und zoster	15.3.2→ Seite 348
Psoriatische Hauterkrankungen	15.4 → Seite 350
Ekzeme, allergische Reaktionen der Haut, Neurodermitis	15.5 → Seite 354
Vitiligo	15.6 → Seite 357
Akne, Seborrhoe	15.7 → Seite 358
Pruritus	15.8 → Seite 360
Hyperhidrosis	15.9 → Seite 361
Warzen, Condylomata acuminata, Hyperkeratosen	15.10 → Seite 362
Narben, Keloide	15.11 → Seite 364

Keine Indikationen

Maligne Hauttumoren (z. B. Melanome, Kaposi-Sarkom)

Gonorrhoe, Syphilis und andere Geschlechtskrankheiten

Schwere virale, bakterielle und fungale Hauterkrankungen

Anmerkung: Eine Begleit- und Nachbehandlung ist mit Phytopharmaka situativ möglich.

15.1 Pathologie und allgemeine Behandlungsprinzipien

Pathologie

Die verwirrende Vielfalt von dermatologischen Krankheitsbildern liegt in der großen Vielfalt der morphologischen Befunde. Auf ihr beruhte lange Zeit die Einteilung der dermatologischen Erkrankungen.

Die **Ursachen** vieler dermatologischer Erkrankungen sind unbekannt. Von einigen weiß man aber, daß sie *immunologische und psychovegetative Ursachen* haben. Einige Erkrankungen beruhen auf *Stoffwechselstörungen*, z. B. Störungen des Leber-, Fett- oder Nierenstoffwechsels, Diabetes, Darmerkrankungen usw.) Andere Hauterkrankungen können die Folge einer *Intoxikation*, bzw. *Arzneimittelunverträglichkeit* sein.

Behandlungsprinzipien

Die phytotherapeutische und homöopathische Behandlung von Hautkrankheiten hat von Anfang an auch funktionelle und pathophysiologische Gesichtspunkte mitberücksichtigt.
Das *Konzept einer ganzheitlichen Therapie* von Hauterkrankungen beruht daher sehr häufig auf einer *Kombination von externen und internen* und damit möglicherweise kausal gerichteten Maßnahmen.

Die Phytotherapie kennt die Begriffe «**Umstimmungsmittel**» und versteht hierunter *dermatotrope «Antidyskratika»*, wie sie uns in zahlreichen Diuretika und Laxantia zur Verfügung stehen. Wie im

Kapitel «Rheumaerkrankungen» S. 243 beschrieben, sind zahlreiche extern und innerlich verabreichte Reizstoffe (Senföle, Saponindrogen, Scharfstoffe) ebenfalls in der Lage, über hormonelle und immunologische Mechanismen sogenannte «Umstimmungen» herbeizuführen. Diese führen oft zu einer schlagartigen Besserung von refraktären und chronischen Hauterkrankungen. Eine große Bedeutung wird von vielen Ärzten bei der Behandlung vor allem chronischer Hautkrankheiten der *«Darmsanierung» durch Bakterien- und Hefepräparate* beigemessen (siehe Kap. 9, S. 159).

Das Behandlungskonzept speziell von Hauterkrankungen hat bei äußerlichen Anwendungen die **Art des Arzneistoffträgers** zu berücksichtigen. Wie bei keiner anderen Applikationsart bestimmt bei den Dermatika der Arzneistoffträger die Anwendungsmöglichkeit und Wirksamkeit des Arzneimittels. Neben dem verwendeten Arzneistoffträger hängt der Effekt eines Arzneimittels in einer Rezeptur darüber hinaus noch vom *Hautzustand*, dem *Hauttyp* und der *Applikationsart* ab (siehe Abb. 15.1 u. 15.2).

15.2 Allgemeine Richtlinien für das Rezeptieren extern anwendbarer Arzneimittelformen

Da in der allopathischen Therapie Hautkrankheiten meistens nur äußerlich behandelt werden, nachstehend einige grundsätzliche **Richtlinien für das Selbstrezeptieren** von extern anwendbaren pflanzlichen Arzneimittelformen:
Der therapeutische Effekt einer externen Arzneiform (Salbe, Creme Paste, Schüttelmixtur, Puder, Pflaster etc.) hängt von vielen Faktoren ab. Wichtig sind die richtige Wahl des *Emulsionstyps*, die *Spreitfähigkeit* und das *Abgabevermögen* der Grundlage, in die der Arzneiwirkstoff oder der Extrakt eingearbeitet wurde.

Ganz entscheidend ist auch, ob die externe Arzneiform auf eine *gesunde, kranke* oder *verletzte Haut*, eine *seborrhoische* oder *sebostatische, trockene* oder *durchfeuchtete* Haut aufgetragen wird.
Die komplizierten Wechselwirkungen zwischen Wirkstoff, Grundlage und Haut zeigt das Wirkungsdreieck nach Tronnier (1977) (Abb. 15.1).

Da in der Regel die kranke Haut das Ziel der Therapie ist, muß auch zwischen einer *akuten und chronischen Erkrankung* der Haut unterschieden werden.
Im *akuten Stadium* ist die Dermatikum-Grundlage besonders wichtig, während die Wirkstoffkonzentration erst sekundäre Bedeutung hat und niedrig sein kann.
Bei *chronischen Erkrankungen* der Haut kommt dem Wirkstoff die Hauptbedeutung zu.

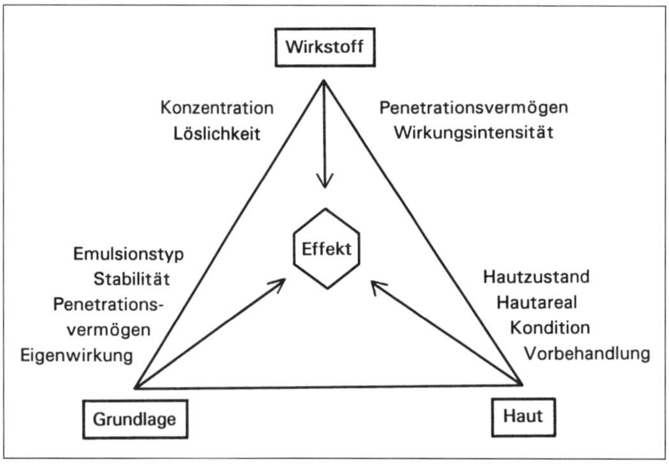

Abb. 15.1: Wechselbeziehung zwischen Wirkstoff, Grundlage und Haut in der dermatologischen Lokaltherapie nach Tronnier (1977).

Speziell bei der kranken Haut ist es *schwierig zu verhindern, daß ein Wirkstoff nur lokale Wirkung entfaltet.* In den meisten Fällen kommt es bei krankhaft veränderter Haut zu einer Permeationssteigerung bis zum 5fachen und häufig zur Aufnahme des Wirkstoffes in den Blutkreislauf und damit zu einer *systemischen Wirkung.*

Wie aus Abb. 15.2 deutlich wird, sind für die *fette, seborrhoische Haut* die fettfreien Grundlagen wie wäßrige Lösungen, Lotiones und Puder besser verträglich. Pasten und O/W-Cremes sind für beide Hauttypen anwendbar.
Für die *trockene sebostatische Haut* sind fettende Grundlagen wie Fettsalben und W/O-Emulsionssalben besonders ideal.

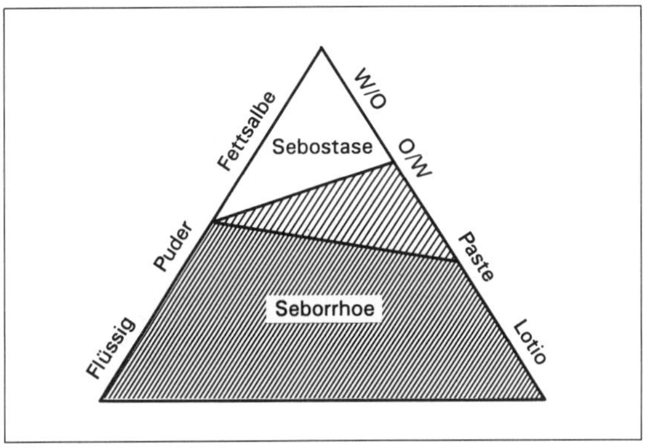

Abb. 15.2: Indikation der geeigneten Grundlagen in Abhängigkeit vom Hauttyp.

Bei *chronischem Ekzem* ist die Permeabilität bzw. Wirkstoffaufnahme durch die Haut vermindert, bei *Schuppenflechte* erhöht.

Erhöhte Hautdurchblutung vergrößert die perkutane Resorption.

Die *kindliche Haut* besitzt bis zum 6. Monat eine wesentlich höhere Permeabilität als die Haut der Erwachsenen.

In der Tab. 15.1 sind die durch die verschiedenen dermatischen Grundlagen ausgelösten *Effekte bzw. Tiefenwirkungen* bei den einzelnen Erkrankungsstadien schematisch dargestellt.

Über Details siehe Lehrbücher der Pharmazeutischen Technologie (Voigt, 1979; List, 1985), und Übersichtsarbeiten (Gloor, 1986; Tronnier u. Schmohl, 1990.).
Eine Übersicht über die wichtigsten heute noch verwendeten pflanzlichen Dermatika mit Angabe ihrer Anwendungsgebiete, den Hauptwirkstoffklassen und Bewertungsergebnissen der Kommission E (Positiv- und Negativ-Monographien) findet sich bei Willuhn (1992).

Tab. 15.1: Dermatika-Grundlagen und ihre Wirkungen auf die Haut.

Grundlage	Erkrankungsstadium	Effekt	Tiefenwirkung
Feuchter Umschlag	▲	▲	
Puder	akut	kühlend	
Schüttelmixtur		trocknend	
Paste		entzündungswidrig	
Lösung			
Hydrogel	subakut		zunehmend
O/W-Milch			
O/W-Creme			
Kühlsalbe			
W/O-Salbe		wärmestauend	
Lipogelsalbe	chronisch	mazerierend	
Pflaster		aktivierend	
Okklusion	▼		▼

15.3 Bakterielle, fungale, virale und parasitäre Hauterkrankungen

15.3.1 Phytotherapeutische Behandlungsmöglichkeiten

Es gibt zahlreiche **ätherische Öle** und daraus isolierte Reinstoffe mit *desinfizierender, antimikrobieller* bzw. *antimykotischer Wirkung* (Deininger, 1985) (siehe Tab. 15.2).

In einer von May und Willuhn (1978) mit 178 Pflanzen durchgeführten Untersuchung auf ihre virostatische Wirkung gegen Herpes-, Influenza-, Vaccinia- und Poliovirus erwiesen sich 75 Pflanzen *gegen eine oder mehrere Virusarten als sehr gut virustatisch*. Die Wirkprinzipien gehören sehr verschiedenen Stoffklassen an. Hierzu zählen außer einigen Ätherischölen eine Reihe von **phenolischen Verbindungen** bzw. **Gerbstoffen, Alkaloiden** oder **Saponinen** (siehe hierzu eine Übersicht von Che 1991). Die Wirksamkeit der meisten Rohextrakte, Öle und isolierten Reinstoffe dieser Pflanzen ist aber, von einigen Ausnahmen abgesehen, nach topischer oder parenteraler Anwendung nicht hoch genug, um bei schweren Hautinfektionen die klassischen Antibiotika und Chemotherapeutika ersetzen zu können. Man findet daher nur relativ wenige Präparate mit diesen Drogen auf dem Markt.

Tab. 15.2: Ätherischöle, Balsame und Teere mit desinfizierender, antimikrobieller und antimykotischer Wirkung.

Alii sativi aetheroleum	Knoblauchöl
Caryophylli aetheroleum	Nelkenöl
Cinnamomi aetheroleum	Zimtöl
Eucalypti atheroleum	Eukalyptusöl
Campher	-
Thymi aetheroleum und Thymol	Thymianöl
Chamomillae aetheroleum	Kamillenöl
Menthae pip. aetheroleum und	Pfefferminzöl
Balsamum peruvianum	Perubalsam
Therebinthinae balsamum	Terpentin
Thujae summitates	Thujaöl
Verschiedene Teere (z. B. Pix liquida, Pix abietinarum, Pix Pinaceae, Pix Betulae, Pix Juniperi)	

15.3.2 Phytotherapie des Herpes labialis und H. zoster

15.3.2.1 Melissae fol. extractum (Mellisenblattextrakt)

Chemie

Der einzige bisher auf dem Arzneimittelmarkt befindliche nach einem Spezialverfahren hergestellte Extrakt (Lomaherpan) enthält die Phenolcarbonsäuren *Rosmarinsäure, Chlorogensäure, Kaffeesäure, p-Cumarsäure, Ferulasäure* sowie Oligomere und Polymere dieser Säuren (Abb. 15.3). Die Molekular-Gewichte dieser Verbindungen liegen im Bereich von 200 bis 1800 D. Die Polymere bezeichnet man als *«Labiatengerbstoffe»*.

Pharmakologie

Die ersten Untersuchungen über das *virustatische Prinzip der Melisse* wurden von Cohen et al. (1964), Kucera und Herrmann (1967) sowie Herrmann und Kucera (1967) durchgeführt. Es folgte die Studie von May und Willuhn (1978). In dieser Studie zeigte der Extrakt im Plaque-Hemmtest und im Farbtest nach *Finter* eine Hemmwirkung gegenüber Herpes simplex. Darüber hinaus besitzen die Melissengerbstoffe eine *antiphlogistische* und schwach *adstringierende* Wirkung.

Therapiestudien: Übersicht

Studien, die mit dem Melissen Spezial-Extrakt (Lomaherpan) bei Herpes-simplex-Infektionen durchgeführt wurden, kommen zu dem Ergebnis, daß das Präparat in bezug auf die Abheildauer, das rezidivfreie Intervall und die Verträglichkeit den virustatischen Vergleichstherapeutika mindestens ebenbürtig, wenn nicht sogar überlegen ist (Wölbling u. Milbradt, 1984; Wölbling u. Rapprich, 1985).

Therapiestudie

Indikation. Herpes simplex.

Präparat. Creme enthaltend 0,05 g Trockenextrakt aus Fol. Melissae (Droge:Extrakt/70:1) in 5 g Creme.

Studienart. Offene kontrollierte multizentrische klinische Studie mit 115 Patienten. Bei den Patienten handelte es sich um 16 Ersterkrankungen und 97 Rezidiverkrankungen.

Behandlungsart. 2- bis 4mal täglich Aufbringen von 1–2 mm entsprechend 10–20 mg Creme pro cm^2 Hautfläche.

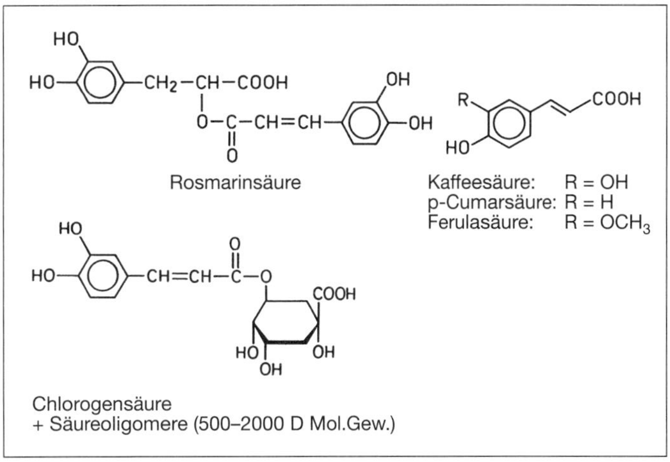

Abb. 15.3: Phenolcarbonsäuren von Melissa officinalis.

Prüfkriterien. Der Therapieerfolg wurde an der Abheilzeit nach Anwendung des Präparates sowie an der Veränderung des rezidivfreien Intervalls vor und nach Behandlung gemessen. Die Signifikanz des Therapieerfolges wurde im gepaarten t-Test bestimmt.

Ergebnis/Bewertung. Bei knapp 60 % der Patienten (n=90) war bereits am 4. Behandlungstag eine Abheilung eingetreten, am 6. Tag waren es 87 % und am 8. Tag 96 % der Patienten (Abb. 15.4). In 62 Fällen (69 %) trat eine Verlängerung des rezidivfreien Intervalls ein, bei 36 % des Kollektivs fand keine Beeinflussung der Rezidivhäufigkeit statt (Abb. 15.5). 15 Patienten konnten exakte Angaben zur Dauer des rezidivfreien Intervalls während früherer Behandlungen mit Idoxuridin (5-Jod-2-Desoxyuridin) bzw. Tromantadin-HCl und nach Anwendung des Phytopräparates machen. Danach betrug das mittlere rezidivfreie Intervall unter Behandlung mit dem Phytopräparat 2,3 ± 0,4 Monate, unter Therapie mit Vergleichspräparaten 1,3 ± 0,2 Monate (Abb. 15.6)). Die Verlängerung erwies sich als signifikant ($p < 0,01$).
Bei 115 behandelten Patienten konnte nur in 3 Fällen eine Nebenreaktion beobachtet werden (Wölbling u. Milbradt, 1984).

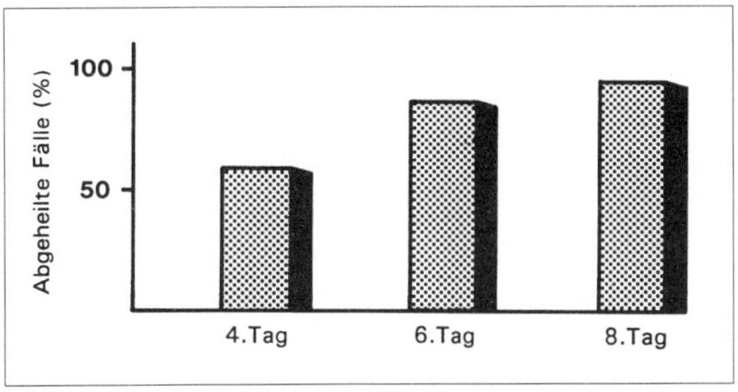

Abb. 15.4: Therapieerfolg mit Phytopräparat (n = 90).

In der Zwischenzeit liegt eine weitere placebo-kontrollierte bizentrisch durchgeführte Doppelblindstudie vor, die zu den gleichen sehr guten Ergebnissen kommt (Vogt et al. 1991).

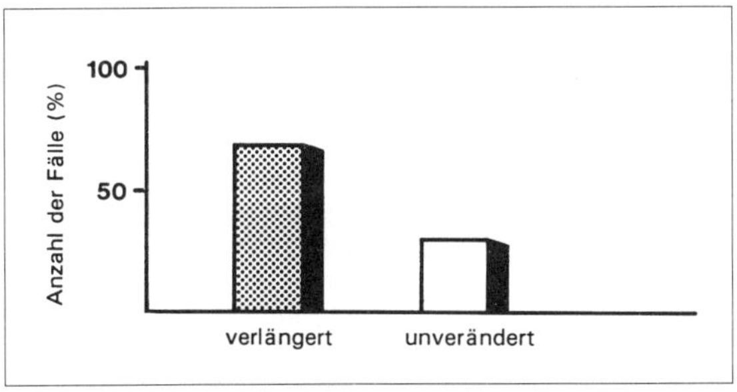

Abb. 15.5: Beeinflussung der Rezidivhäufigkeit (n = 62). Rezidivfreies Intervall. (Wölbling u. Milbradt, 1984)

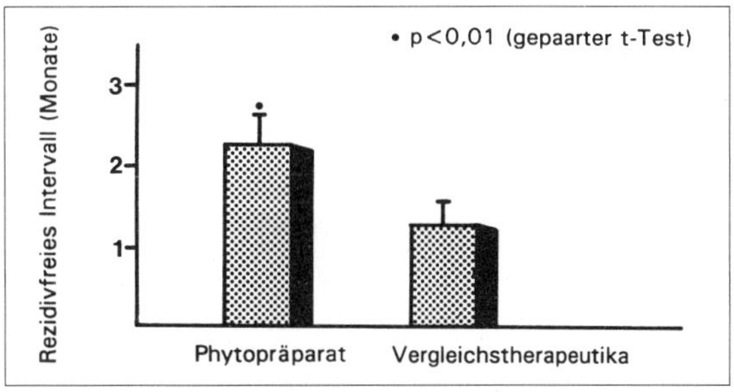

Abb. 15.6: Veränderung des rezidivfreien Intervalls von Phytopräparat und Idoxuridin bzw. Tromantadin (n = 15).

15.3.2.2 Präparate zur unspezifischen Steigerung der Immunabwehr

Nach neueren Erkenntnissen spielt das epidermale Immunsystem für eine optimale Wundheilung eine wichtige Rolle (Krutmann, 1990). Aktivierte Granulozyten und Makrophagen bzw. Keratinozyten und Langerhanszellen können durch die Synthese von Fibroblasten, Wachstumsfaktoren, Zytokinen, Adhäsionsmolekülen und Angiogenesefaktoren den Wundheilungsprozeß beschleunigen.

Präparate wie z. B. **Echinacea-Extrakte** können extern und intern bei allen infektiösen Hauterkrankungen *zusätzlich zur Antibiotika- oder Chemotherapie* zur Steigerung der Immunabwehr eingesetzt werden. Topisch angewendet hemmt z. B. der Echinacin-Extrakt die Hyaluronidase von Bakterien, so daß die Ausbreitung der Keime in das Gewebe gehemmt wird. Bei p. o. oder p. c. Anwendung kommt die allgemeine immunstimulierende Wirkung auf Phagozyten und andere Immunsysteme zum Tragen (siehe Kapitel Prophylaxe und Therapie mit Immunstimulantien Phytopräparate, S. 272).

15.3.2.3 Enzyme

Erfahrungen liegen vor mit der *intraglutäalen Injektion von Enzympräparaten* (z. B. Wobe-Mugos) bei *akuten Herpes-zoster-erkrankten Krebspatienten.* Das Präparat wurde in einer Dosis von 200 mg tief intraglutäal über mindestens 5 und maximal 8 Tage injiziert. Nach Erreichen der Schmerzfreiheit und bei Abtrocknen der Bläschen wurde die Behandlung abgebrochen. Die Herpes-zoster-Efforeszenzen bildeten sich rasch zurück. Die «Heilung» war in der Regel in 4 Wochen erreicht. Es entwickelten sich keine Zoster-Neuralgien. Die Verträglichkeit war gut.

Therapiestudien: Übersicht

In einer von Kleine (1987) durchgeführten offenen Studie an 10 Patienten mit Herpes zoster wurde in durchschnittlich 3 Tagen eine Verkrustung der Effloreszenzen und in 11 Tagen bei 50 % der Patienten eine komplette Abheilung erreicht. Die Schmerzen konnten innerhalb von 7 Tagen von «stark» bis «sehr stark» auf «leicht» bis «schmerzfrei» reduziert werden. Nach 14 Tagen waren 90 % der Patienten schmerzfrei.

Es existiert außerdem eine kontrollierte, randomisierte und doppelblinde Multicenter-Studie mit Wobe Mugos gegen Aciclovir bei 190 Patienten. (Kleine 1993)
Es ist anzunehmen, daß die Enzymwirkung einen immunologischen Hintergrund hat.

15.4 Psoriatische Hauterkrankungen

15.4.1 Pathophysiologie und Behandlungskonzept

Siehe Schröpl, 1983.

Pathophysiologie

Diese Erkrankungen sind durch eine erhöhte Zellteilungsrate der Epidermis und entzündliche Reaktionen der Dermis charakterisiert.
Ihre Ätiologie ist noch nicht genau geklärt. Unbestritten aber ist, daß in den meisten Fällen eine genetische Disposition vorliegt.

Auf biochemischer Ebene wurden eine Erhöhung des Wachstumshormons HGH, eine gesteigerte Konzentration des «Platelet derived growth factors (PDGF)», eine Erhöhung der Leukotrien-Bildung (Leukotriene B_4, C_4, D_4 und 12 HETE) und eine Abnahme des zyklischen AMP registriert (Weber et al., 1985). Die Aktivierung der T-Lymphozyten und die Interaktion zwischen diesen und Keratozyten in der Haut scheinen ebenfalls eine zentrale Rolle in der Pathophysiologie zu spielen.

Für die Auslösung eines «Schubes» kommen verschiedene psychische, physikalische und chemische, z. B. auch medikamentöse Provokationsfaktoren in Betracht. Einen nicht unerheblichen Einfluß scheinen Veränderungen im Immunsystem zu haben (Raab, 1981).

Die **Phytotherapie-Behandlung** ist ebenso wie die Chemotherapie *symptomatisch* und kann sowohl extern als auch innerlich erfolgen (Tab. 15.3).

Tab. 15.3: Phytopräparate zur Psoriasis-Behandlung.

Ammi majus fructus (Ammei) – Methoxypsoralene
Sarsaparillae radix (Sarsaparill)
Dianthranol, Chrysarobin
Pices (Teere)
Salicylsäure
Vitamin-A-Derivate (Retinoide)

15.4.2 Drogen und Präparategruppen (Tab. 15.3)

15.4.2.1 Ammi majoris fructus (Methoxypsoralene – 9-MOP)

Chemie, Pharmakologie

Siehe auch Szeimies et al. 1990.

Das früher aus den Früchten isolierte *Furanocumarin Xanthotoxin (Ammoidin)*, das 8-Methoxypsoralen (8-MOP), ist heute synthetisch zugänglich. Wirksam ist auch das *5-Methoxypsoralen (Bergapten)* (Abb. 15.7).

Die MOP-Verbindungen sind *Photosensibilisatoren.* Sie wirken dadurch *antipsoriatisch*, daß sie unter dem Einfluß von UV-A-Licht (Max. 360 nm) in einen angeregten Zustand übergehen und dadurch befähigt werden, kovalent an die Doppelhelix der epidermalen Nukleinsäuren zu binden.
Es bildet sich ein Cyclobutan-Ringsystem zwischen dem Psoralen-Derivat und den Pyrimidin-Basen der DNA aus. Die Bildung des Cyclobutan-Ringes kann über die Lacton-Doppelbindung oder über die Furan-Doppelbindung des Psoralen-Derivates erfolgen (Abb. 15.7)
Auf diese Weise wird die Kernteilung und die Proliferation gehemmt (Faber, 1979).

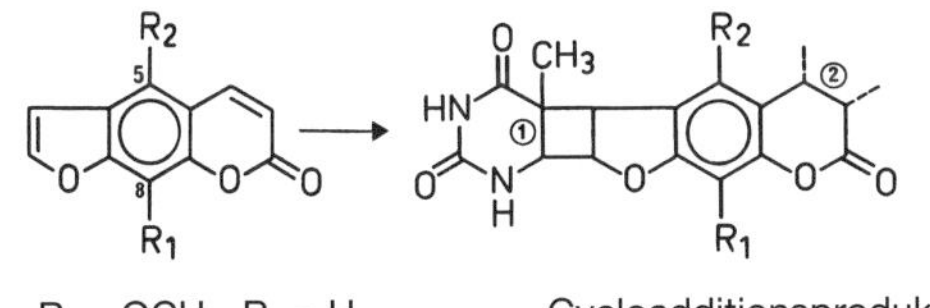

$R_1 = OCH_3$, $R_2 = H$
8-Methoxypsoralen (Xanthotoxin)
$R_1 = H$, $R_2 = OCH_3$
5-Methoxypsoralen (Bergapten)
(Ammi majus)

Cycloadditionsprodukt aus Thymin und Psoralenen

Abb. 15.7: Antipsoriatisch wirksame Furanocumarine von Ammi majus und ihre UV-A-Umwandlungsprodukte.

Klinik

Diese unter der Bezeichnung **PUVA-Methode** oder **SUP** (selektive UV-Therapie) bekannt gewordene Photochemotherapie muß mehrfach wiederholt werden (4×/Woche) (Tronnier, 1979, 1980).
Nach etwa 14 Tagen Therapie kommt es zu einer deutlichen Verdünnung der Epidermis, die Verhornung normalisiert sich und die Entzündungen klingen ab. Ein erwünschter Effekt ist die Bräunung der Haut. Bei Überdosierung kann es zu Erythem- bis zu Blasenbildung kommen. Diese kann durch Verabreichung von β-Carotin vor der Bestrahlung teilweise verhindert werden. Da es bei Langzeitwirkungen zu einer vorzeitigen Alterung der Haut kommt, sollte die Behandlung erst im Alter ab 30 Jahren angewendet werden.
Mit der Möglichkeit einer *erhöhten Photokarzinogenese* durch MOP-Präparate bei längerer Anwendung muß ebenfalls gerechnet werden (Schimmer 1981, Voigtländer 1986).

Kontraindiktionen. Gravidität, Tuberkulose, Leber- und Nierenerkrankungen, HIV-Infektionen und gleichzeitige Einnahme photosensibilisierender Pharmaka (Tetracycline, Sulfonamide u. a.). !
Neuerdings hat man gefunden, daß die PUVA-Methode durch Stimulierung der T-8-Suppressor-Zellen auch *immunsuppressive* Effekte auslöst, weshalb die Methode auch bei anderen Hauterkrankungen, denen eine autoimmune Genese zugrunde liegt, eingesetzt werden kann.

Präparateanwendung. Die Lösung wird auf die psoriatischen Stellen aufgetragen. Nach etwa 1 Stunde wird mit UV-A bestrahlt. Innerlich wird 8-MOP nüchtern mit reichlich Flüssigkeit in einer Dosierung von 0,6 mg/kg KG oral eingenommen. Nach etwa 2 Std. erfolgt eine Ganzkörperbestrahlung. Initial wird 3- bis 4mal wöchentlich bis zur klinischen Erscheinungsfreiheit behandelt, anschließend Intervallbehandlung in größeren Abständen zur Vermeidung eines Rezidivs.

15.4.2.2 Mahoniae aquifolii cortex (Mahonienrinde)

Zubereitung und Eigenschaften von Mahonienrinden-Extrakt s. 15.12 Homöopathie: Hautkrankheiten, Abschnitt 15.12.3 Psoriasis.

15.4.2.3 Sarsaparillae radix (Sarsaparillwurzel) M

Innerliche Verwendung finden die Extrakte der Wurzel einer in Süd- und Mittelamerika heimischen Liane, vor allem *Smilax aristolochiaefolia*, S. officinalis und S. regelii.
Als **Hauptwirkprinzipien** sind die **Steroidsaponine** Sarsaparillosid, Smilacin und Parillin anzusehen (Abb. 15.10, S. 356).
Es fehlen kontrollierte pharmakologische und klinische Untersuchungen.

! Nach **M** ist die Wirksamkeit bei *Psoriasis* nicht belegt, die Anwendung angesichts von Risiken *nicht vertretbar.*
Die Anwendung in der Volksmedizin bei Psoriasis, chronischen entzündlichen Hautausschlägen, Rheumatismus u.a. spricht dafür, daß die Saponine durch Eingriff in das Hormon-/Immunsystem ihre Wirkung ausüben. Ähnlich anderen Steroidsaponinen ist ein *kortikomimetischer* bzw. *immunsuppressiver Wirkungsmechanismus am wahrscheinlichsten* (siehe Übersicht bei Hobbs, 1988).

15.4.2.4 Dianthranol
Dithranol, Anthralin

Das früher aus dem in Brasilien heimischen Baum *Andira araroba* erhaltene **Chrysarobin**, ein Gemisch von Chrysophanol- und Physcion-Anthron, wird heute nicht mehr verwendet. Statt dessen wird zur lokalen Therapie das synthetisch zugängliche 1,8-Dihydroxy-Anthranol (Dithranol = Cignolin) (Abb. 15.8) eingesetzt. Es wird in einer 1–2 %-, am Anfang sogar in 0,01- oder 0,1 %igen Lösung auf die Haut aufgebracht und muß wegen seiner starken Reizwirkung nach 30–40 Minuten wieder abgewaschen werden (Raab, 1975).
Dithranol wird in der Epidermis rasch in das Oxidationsprodukt Chrysazin (1,8-Dihydroxyanthrachinon) und ein Bianthron umgewandelt. Für die Hemmung der Zellteilung werden *folgende Mechanismen diskutiert:* Enzymhemmung (z.B. von Glucose-6-phosphat-Dehydrogenase), Bildung aktiver Sauerstoffspezies, Hemmung der 5-Lipoxygenase und Eingriff in den Metabolismus der Lipidmembran oder Interkalierung mit DNA und RNA (Müller et al., 1991). Dianthranol ist selbst ein *Photosensibilisator.* Es kann mit anderen Pharmaka und auch mit der UV-A-Licht-Therapie kombiniert werden. Am besten wirkt Dianthranol in Vaseline als Salbengrundlage (Runne, 1974).

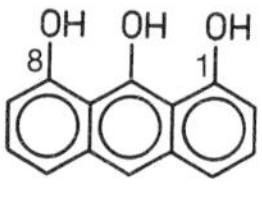

1,8-Dihydroxyanthranol
(Dithranol, Anthralin, Cignolin)
(Pices)

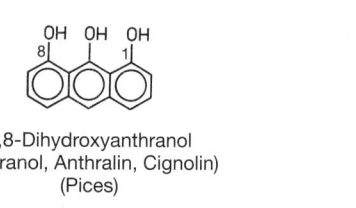

Abb. 15.8: Dianthranol-Struktur.

15.4.2.5 Pices (Teere)

Teere entstehen bei der Destillation verschiedener Holzarten bzw. von Steinkohle. Verwendung finden die Pflanzenteere:
- Pix Betulae (Birkenteer)
- Pix Fagi (Buchenteer)
- Pix liquida (Nadelholzteer)
- Pix Juniperi (Wacholderteer)
- Außerdem findet noch der Steinkohlenteer (Pix Lithranthracis) Verwendung.

Als **Wirkprinzipien** der Teere sind vor allem *Phenole, Kresole, Anthracene* und *Naphthalin-Verbindungen* anzusehen. Die Teere wirken *proliferationshemmend*, sie *hemmen* darüber hinaus die *Aktivität von Talgdrüsen* und besitzen einen *antimikrobiellen* und *juckreizstillenden* Effekt (Born, 1983).

Sie können in *reiner Form* oder als Zusatz in *Salben* und *Schüttelmixturen* eingesetzt werden. Teersalben werden meist mit Vaseline hergestellt.

Bei großflächiger Anwendung besteht die *Gefahr einer Nierenschädigung.* Pflanzenteere haben im Gegensatz zum Steinkohlenteer keine photosensibilisierenden Eigenschaften. Bei entzündlichen Hautkrankheiten und nässenden Dermatosen ist die Verwendung *kontraindiziert.* !

15.4.2.6 Salicylsäure

Verwendung findet heute nur noch die reine synthetische Verbindung, allerdings immer kombiniert mit anderen Verbindungen, z.B. Teeren oder Dianthranol. Die Salicylsäure wird in der Psoriasisbehandlung *vor allem zur Entschuppung* verwendet, da sie einen *keratolytischen*, d.h. die Hornschicht der Oberhaut ablösenden Effekt besitzt, ohne dabei die Basalzellschicht zu schädigen.
Die Konzentrationen in den Präparaten sollte nicht höher als 10 % sein. Oft genügen auch wesentlich niedrigere Konzentrationen (3–5 %).

! Bei großflächiger Behandlung besteht vor allem bei Kindern die *Gefahr der Nierenschädigung infolge perkutaner Resorption*. Vorsicht ist auch bei *leberinsuffizienten* Patienten geboten.

15.4.2.7 Vitamin-A-Derivate (Retinoide)

Diese Verbindungen besitzen für sich gesehen keine ausreichende antipsoriatische Wirkung, eignen sich aber sehr gut für die *Kombinationstherapie*. Sie werden p.o. verabreicht. Bei Psoriasis pustulosa sind sie das Mittel der Wahl.
Die heute synthetisch gewonnenen Verbindungen leiten sich vom Vitamin-A-Alkohol (Retinol), vom Vitamin-A-Aldehyd (Retinal) oder von der Vitamin-A-Säure/Retinsäure) ab (Abb. 15.9).
Sie wirken *antikeratinisierend, antineoplastisch* und *antiseborrhoisch*. Diese Wirkung kommt zumindest zum Teil durch Bindung an Retinoidrezeptoren zustande.
Die säurehaltigen Verbindungen (z.B. Etretin) wirken in vitro *hemmend* auf die 5-Lipoxygenase und die Ornithin-Dekarboxylase. Eine Hemmung der Leukotrien-B_4-Biosynthese in menschlichen Neutrophilen wurde ebenfalls nachgewiesen (Bray, 1984; Randell et al., 1987). In der Zwischenzeit ist Etretinat durch das Nachfolgepräparat Acitretin, ein Metabolit von Etretinat, ersetzt worden.

! Über das nicht unbeträchtliche *Nebenwirkungsrisiko*, vor allem die *teratogene* Wirkung der Retinoide, siehe Lehrbücher der Pharmakologie sowie Szeimies et al. (1990).

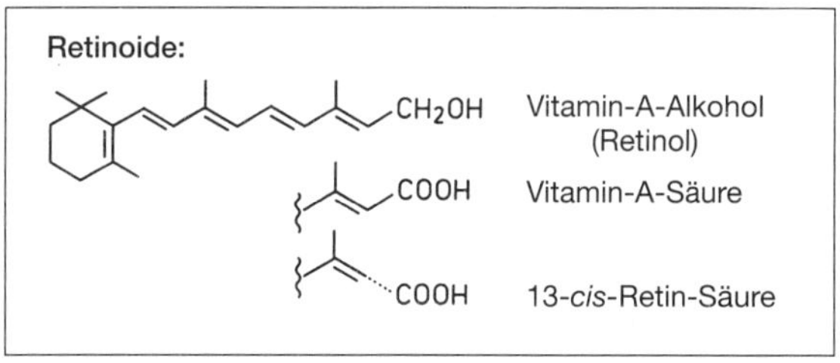

Abb. 15.9: Retinoide zur Psoriasis-Behandlung.

15.4.2.8 Weitere Drogen zur adjuvanten internen Psoriasistherapie

In *Kombinationspräparaten*, in Pulver- oder Extraktform zusätzlich enthalten:

Radix Bardanae	(Klettenwurzel)
Radix Ononidis	(Hauhechelwurzel)
Radix Rhei	(Rhabarberwurzel)
Herba Equiseti	(Schachtelhalmkraut)
Herba Herniariae	(Bruchkraut)
Herba Fagopyri	(Buchweizenkraut)
Fructus Sambuci	(Holunderfrüchte)
Folium Betulae	(Birkenblätter)
Fructus Phaseoli	(Bohnenschalen)

Diese Drogen haben selbst keine direkte antipsoriatische Wirkung, sondern gehören in die Klasse der *antidyskratischen Umstimmungsmittel* (siehe Kap. 9).

15.4.2.9 Phytopräparate

8-Methoxypsoralen (äußerlich und innerlich)

Z.B. Meladinine Tab. u. Lösg. (0,15 %),
Meloxine (Upjohn).

Sarsaparillae radix

Sarsapsor Bürger (Sarsaparill-Extr.),
Sarsaparol (Homöopath. Kombinationspräparat mit Sarsaparilla D2)
(siehe auch Präparate zur Behandlung von Ekzemen S. 357).

Dianthranol

Monopräparat
Psoradexan mite/forte (+ Harnstoff).

Kombinationspräparate
Z.B. Plesial 2 %-Stift,
Psoralon MT Salbe und Stift,
StieLasan HP-1,2-Salbe,
Warondo Psoriasissalbe, u.a.
Kombiniert wird am häufigsten mit Salicylsäure und Teeren.

Teere

Z.B. Psorigerb N Salbe,
Aknefug liqu. N,
Liquor Carbonis detergens (35 %iger Steinkohlenteerextrakt in alkoholischer Seifenrindentinktur)
u.a. Kombinationspräparate.

Salicylsäure

nur in Kombinationspräparaten (siehe Präparate mit Dianthrol).

Retinoide

Z.B. Neotigason

15.5 Ekzeme, allergische Reaktionen der Haut, Neurodermitis

15.5.1 Ätiologie, Pathogenese, Klinik und Behandlungsstrategien

Krankheitsbilder, Pathogenese

Bei dem klinischen Bild des **Ekzems** unterscheiden wir Reaktionen, die sich vorwiegend an der *Epidermis* (a) und im Corium, d. h. im *kutan-vaskulären Bereich* (b) abspielen.
Zu (a) gehören toxische *Kontaktdermatitis und allergische Kontaktekzeme, Windeldermatitis, atopische Dermatitis (Neurodermitis).*

Siehe auch Agatho, 1989; Gloor, 1983; Tympner und Wechsler, 1989; Neubert, 1989.

Zu (b) Arzneimittelexantheme (hämorrhagisch-nekrotisierende Vaskulitis), Phytoallergien, Urticaria, hereditäres Quincke-Ödem, photoallergisches Kontaktekzem (Photodermatose, «Mallorca-Akne»).

Nach einer anderen Einteilung unterscheidet man je nach auslösenden Ursachen vorwiegend **exogene Ekzeme**, wie z. B. das toxische oder das allergische Kontaktekzem, und die **endogenen Ekzeme**, wozu z. B. das familiär bedingte dysseborrhoische Ekzem, das dysregulativ mikrobielle Ekzem oder die atopische Dermitis gehören.

Die **atopische (endogene) Dermatitis** oder **Neurodermitis** weist in ⅔ der Fälle eine *familiäre* Disposition auf. Ihre genaue Ätiopathogenese ist weitgehend unbekannt. Alle anderen Erkrankungen werden durch bestimmte *Noxen physikalischer* und *chemischer Art* bzw. durch *Allergene* ausgelöst, wenn gleichzeitig ein Immunmangelsyndrom oder eine hyperaktive Immunabwehrlage besteht. Grundlage der allergischen Reaktionen ist eine vorangegangene Sensibilisierung über eine Antigen-Antikörper-Reaktion.

Man unterscheidet pathogenetisch *4 Typen von Immunreaktionen*, den IgE vermittelten *Soforttyp (Typ I)*, den *zytotoxischen Typ II*, den durch *Immunkomplexe ausgelösten Typ III* und den durch *T-Lymphozyten hervorgerufenen Typ IV.* Die beiden letzten gehören dem *verzögerten Typ* an. Von den 4 Typen sind die Reaktionen vom Typ I und IV am wichtigsten. Das photoallergische Kontaktekzem wird z. B. durch eine Typ-IV-Reaktion ausgelöst.

Auslösefaktoren von Ekzemen

(Siehe hierzu Korting, 1985; Raab, 1989; Schauder, 1991.)

Während das *toxische Kontaktekzem* auf das Areal, auf welches das Agens trifft, beschränkt ist, findet beim *allergischen Kontaktekzem* eine Streureaktion in die Umgebung statt. Das erstere bedarf keiner besonderen Prädisposition. Dieses Ekzem kann auch erst nach langsamer Entwicklung entstehen. Das allergische Kontaktekzem entsteht dagegen durch eine spezifische Sensibilisierung im Sinne einer Typ-IV-Reaktion. Ein Großteil der diese Reaktionen auslösenden Agentien gehört in die Klasse der Photosensibilisatoren, die die Lichtempfindlichkeit der Haut steigern und bei Lichtexposition Photodermatosen auslösen.
In Tab. 15.4 sind die wichtigsten möglichen Auslöser von Ekzemen zusammengestellt:

Tab. 15.4: Pflanzliche photodynamische bzw. photosensibilisierende Substanzen.

Furanocumarine (Psoralene)-haltige Extrakte* (→Wiesendermatitis, Kölnisch-Wasser-Dermatitis)
– **Arzneistoffe** z. B. Sulfonamide, Antibiotika (Tetracyclin), Phenothiazine, pflanzliche Laxantien, Kontrazeptiva, Antihistaminika, Benzodiazepine, Lokalanästhetika, Antiphlogistika
– **Lichtschutzmittel** z. B. Dibenzoylmethane, Benzophenone, p-Aminobenzoesäure-Derivate, Zimtsäureester, Benzimidazolderivate u. a.
– **Duftstoffe, Konservierungsmittel**
– **Farbstoffe** z. B. β-Carotin
– **Dauerwellflüssigkeiten**
– **Mineralische Stoffe** und **Metalle** (Chromate, Nickel)
– **Lichtexposition** (→Lichturtikaria, Porphyrien, Mallorca-Akne)
– **Endogene Faktoren** Psychischer Streß

* (Pflanzen der Apiaceenfamilie wie z. B. Pastinak, Riesenbärenklau (Heracleum), Sellerie, Petersilie, Fenchel oder Dill).

Behandlungsstrategien

(Siehe auch Neubert, 1989, Aknebehandlung 15.7).

Soweit als Auslöser der Krankheit *Allergene* vermutet werden, wird man versuchen, diese soweit

möglich auszuschließen. Dazu gehören z. B. Nahrungsmittelkarenz und diätetische Maßnahmen.
Da auch *psychische Auslösefaktoren* in Frage kommen, muß eine intensive psychische Betreuung erfolgen.
Die Behandlung zielt auf drei Aspekte ab: *Vermeidung unspezifischer Irritationen*, wozu auch die Verordnung fetthaltiger Salbengrundlagen gehört, die *antiphlogistische Therapie* des akuten Schubes und die *Unterdrückung des Juckreizes*.
Da zahlreiche chronische Ekzeme bestimmte *Stoffwechselstörungen als Ursache* haben, wird man primär diese behandeln. Dazu gehört als wichtigstes die *Darmsanierung* z. B. durch Beseitigung von Obstipation und den Einsatz von mikrobiellen Präparaten bzw. durch *lebertherapeutische* Maßnahmen.
Aus der Erfahrungsmedizin haben sich zur unterstützenden Behandlung sog. «*Antidyskratika*» oder «*Umstimmungsmittel*» bewährt. Man versteht hierunter Diuretika, Abführmittel und sog. «Blutreinigungs-» bzw. «Stoffwechseltees». Genaue Anleitungen zu ihrem rationalen Einsatz können nicht gegeben werden (siehe auch Kap. 8, S. 243).
Diese Umstimmung kann auch durch Gabe von «*Reizkörpertherapeutika*» versucht werden. Hierzu zählen innerlich zu verabreichende Drogenpräparate mit *kortikomimetischen* und/oder *immunmodulatorischen* Wirkeigenschaften.
Akute nässende Ekzeme dürfen nur mit feuchten Umschlägen oder Bädern behandelt werden. *Subakute Ekzeme* werden dagegen mit Lotiones, alkoholischen Tinkturen, *chronische Ekzeme* mit Salben und Pasten behandelt. Bei *schweren allergischen Hauterkrankungen* (wie z. B. generalisierte Arzneimittelxantheme, akute generalisierte Urtikaria oder Mycosis fungoides) sind Kortikoide oder Antihistaminika die Mittel der Wahl.

15.5.2 Drogen- und Präparategruppen

15.5.2.1 Kamillenpräparate

Die **Hauptwirkstoffe** der Kamille (Chamomilla recutita), die *Sesquiterpene, Chamazulen, Bisaboloide* und der *En-in-bi-cycloether* sowie die *Flavone* wirken *entzündungshemmend* durch Beeinflussung des Prostaglandinstoffwechsels und andere bis heute noch nicht genau geklärte Mechanismen (siehe Kap. 4 S. 137).

Die **Anwendung** kann erfolgen durch Umschläge, Bäder und Salben (siehe auch Kap. 4: «Atemwegserkrankungen» S. 115 und Kap. 14: «Hautverletzungen»).

Hauptindikationen. Ekzeme, Dermatiden, Dermatosen, Sonnenbrand, Nachbehandlung im Anschluß an eine Kortikoid-Therapie.

Tab. 15.5: Drogen- und Phytopräparate zur externen und internen Ekzem- und Neurodermitis-Behandlung

Äußerlich
- Chamomilla recutita (Kamille)
- Gerbstoffdrogen (Quercus, Hamamelis)
- Teerpräparate
- Saponindrogen
- Phytosterol

- **Innerlich und äußerlich**
- Saponin-Drogen (Sarsaparillae radix, Violae tricoloris herba, Solani dulcamarae stip.)
- Linol-/Linolensäurereiche Öle (Sojae-, Lini-, Tritici-, Helianthi-, Oenotherae Oleum)
- Echinacea-Präparate

15.5.2.2 Gerbstoffdrogen

Die *Gallotannine oder Katechingerbstoffe* von *Hamamelis virginica, Quercus robur* und anderen Drogen wirken in den obersten Hautschichten *adstringierend*. Da sich die Gallotannine auch als starke Hemmer der Cyclooxygenase und/oder Lipoxygenase herausgestellt haben, ist anzunehmen, daß sie bei topischer Anwendung auch *entzündungshemmend* wirken.

Anwendungsformen. Lotiones, Lösungen, Bäder.

Hauptindikationen. Akute, nässende Dermatosen und dyshydrotische Ekzeme.

Therapiestudie

Es existiert eine Anwendungsstudie mit Tannolact (Bad und Salbe) bei 256 Patienten mit bevorzugt allergischen und toxischen Ekzemen sowie superinfizierten Dermatiden. Die Erfolge waren besonders gut bei Ekzemen unterschiedlicher Genese und bei intertriginösen superinfizierten Dermatosen (Wendt, 1990).

15.5.2.3 Linol- bzw. Linolensäurereiche Öle, Nachtkerzenöl (Oenothera biennis)

Chemie und Pharmakologie

Ungesättigten Fettsäuren vom Linol/Linolensäure-Typ aus pflanzlichen Samen oder Früchten werden *immunstimulierende* und den *Prostaglandin-Stoff-*

wechsel beeinflussende Wirkungen zugeschrieben. Denkbar wäre, daß auch den in diesen Ölen häufig vorkommenden Vitamin-E-Mengen eine zusätzliche Wirkung zukommt.

Wirkstoffe. Das Nachtkerzenöl (evening primrose oil), hergestellt aus den Samen von *Oenothera biennis*, unterscheidet sich von den anderen pflanzlichen Ölen dadurch, daß es zusätzlich zu der bekannten α-Linolensäure ca. 10 % der bisher nur in ganz wenigen Pflanzen entdeckten **γ-Linolensäure** enthält (Abb. 15.10). Die γ-Linolensäure (ω-6-Fettsäure), eine direkte biosynthetische Vorstufe der Arachidonsäure, kann wie diese direkt in Prostaglandine umgewandelt werden. Ein *Bezug zu Entzündungsvorgängen* liegt daher nahe.

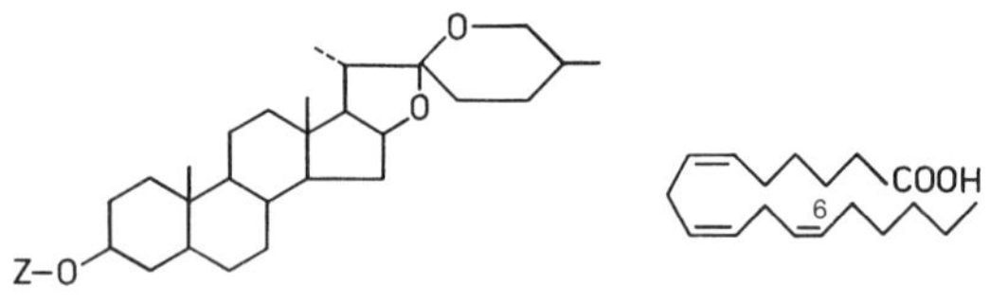

Sarsaparilla-Saponine
(Z = Glucose, Rhamnose)
(Smilax utilis)

γ-Linolensäure
(ω-6-Fettsäure)
Oenothera Öl
(Oenothera biennis)

Abb. 15.10: Oenothera-γ-Linolensäure und Sarsaparilla-Saponine.

Therapiestudie

In einer randomisierten Doppelblind-Crossover-Studie wurden 99 Patienten (60 Erwachsene und 39 Kinder) mit atopischem Ekzem mit Primrose-Öl gegen Plazebo (Paraffinöl) 12 Wochen lang behandelt. Die Dosierung betrug bei den Erwachsenen 4, 8 oder 12 Kapseln Öl/Tag (1 Kapsel enthält 360 mg Linolsäure und 45 mg γ-Linolensäure), bei den Kindern 2 oder 4 Kapseln/Tag. Die übliche Therapie mit Kortikoiden, Antihistaminika und einer neutralen Creme wurde beibehalten. Bei der höchsten Dosierung konnte in 43 % der Fälle eine Besserung erreicht werden (Wright u. Burton, 1982).
Dieses Ergebnis konnte allerdings von Barnford et al. 1985 in einer ebenfalls doppeltblind geführten Studie mit 123 Patienten *nicht bestätigt* werden (siehe hierzu Literaturübersichten von Becker 1983 und Kleijnen et al., 1989).

15.5.2.4 Teerpräparate

(Siehe Kap. 15.4: «Psoriatische Erkrankungen« S. 350.)

15.5.2.5 Saponindrogen

(Siehe auch «Psoriatische Erkrankungen» S. 350.)

Von diesen haben **Sarsaparillwurzel** von Smilax-Arten, das *Kraut von* **Viola tricolor** und die *Stengel von* **Solanum dulcamara** (Bittersüßer Nachtschatten) als sogenannte *«Umstimmungsmittel»* Eingang in die Erfahrungsmedizin gefunden. Diese als *kortikomimetisch* beschriebene Wirkung ist wohl in erster Linie auf die in diesen Drogen enthaltenen *Steroid- bzw. Triterpen-Saponine* zurückzuführen. (Abb. 15.10)

Pharmakologie

Stipites Dulcamarae enthalten das stickstoffenthaltende Saponin **Solasonin.** Dieses leitet sich von dem Steroidalkaloid Solasodin ab. Die Wirkungen der Dulcamara-Steroide werden als *juckreizstillend, antiallergisch, anticholinerg* und als *antiphlogistisch* beschrieben.

Es existieren statistisch ausgewertete Erfahrungsberichte und Ergebnisse einer klinischen Prüfung für die Indikationen Ekzeme und Neurodermitis (Hölzer, 1992, Broschüre der Firma Cefak, 1992).

In In-vitro-Untersuchungen konnte für Solasodin eine *T-Lymphozyten supprimierende Wirkung* ermittelt werden (Bähr u. Hänsel, 1982).

Anwendung, Indikationen

Ein Stiefmütterchenaufguß hat sich sowohl äußerlich als Umschlag, als auch innerlich bei Säuglingsekzem, Milchschorf und anderen kindlichen Dermatosen bewährt. Der Dulcamara-Extrakt kann ebenfalls äußerlich zu Umschlägen und innerlich verwendet werden.

15.5.2.6 Phytosterole

Phytosterole kommen als **Sitosterin** oder **Stigmasterin** in vielen ölreichen Samen und Früchten vor. Hohe Gehalte findet man im Weizenkeimöl, Sojaöl oder Maisöl, aus denen sie auch gewonnen werden.

Pharmakologie

Welcher Wirkungsmechanismus den Phytosterolen bei topischer Anwendung zugrunde liegt, ist nicht genau bekannt. Man vermutet den Prostaglandinstoffwechsel als Hauptangriffspunkt. Da sie *kortikomimetische Eigenschaften* aufweisen, stellen sie eine untoxische Alternative zur Cortisonbehandlung vor allem in der Langzeitanwendung dar.

Therapiestudie

In einer offenen Studie an 37 Patienten mit Erkrankungen aus dem ekzematösen Formenkreis, davon 23 mit diagnostizierter Neurodermitis, wurde eine Phytosterol-haltige Salbe (Mutabella) 2- bis 4mal täglich auf die betroffenen Hautflächen aufgetragen und einmassiert. Es kam nach einer 2- bis 6wöchigen Behandlung zu einer kontinuierlichen Besserung aller Symptomatiken mit Ausnahme der Hautrötung (Koch, 1987; Kuhlwein, 1988).

Indikationen. Exogene Ekzeme, Neurodermitis, Windeldermatitis, Pruritus ani.

15.5.2.7 Echinaceapräparate

(Siehe Kap. 9: Immundefekterkrankungen, S. 255)

15.5.2.8 Phytopräparate

Kamillenpräparate

Sensicutan (Levomenol = α-Bisabolol + Heparin-Na).
Siehe Kap. 14: Wundbehandlung, S. 335.

Gerbstoffdrogen

Z. B. Tannosynt Lotio Schüttelmixtur
Tannolact-Substanz/-Puder (synthetisch)
dermaloges N Salbe
und zahlreiche andere Kombinationspräparate.

Oenotheraöl

Z. B. Epogam-Kapseln

Saponindrogen

Monopräparate
Sarsapsor Bürger,
Sarsaparol (Sarsaparillwurzel-Extrakt),
Cefabene-Tabl. u. Tropfen (Dulcamara-Extrakt).

Kombinationspräparate
Z. B. Hewekzem novo (Ol. Chamomillae, Sarsaparilla D1, Echinacea u. a. Stoffe).

Phytosterole

Mutabella Salbe.

Teerezepturen

1. Rp:

Herba Euphrasiae	20,0
Fol. Juglandis	60,0
Herba Urticae	
Herba Galii	aa 40,0

2. Rp:

Herba Urticae	
Herba Chelidonii	
Herba Equiseti	aa 40,0
Fol. Juglandis	50,0

3. Rp:

Herba Violae tricoloris	40,0
Stipites Dulcamarae	10,0

15.6 Vitiligo

15.6.1 Pathologie und Ätiologie

Vitiligo äußert sich in dem Auftreten alabasterweißer, runder oder unregelmäßig begrenzter Flecke auf der Haut. Die Erscheinung kann in jedem Lebensalter auftreten. Da auch lichtgeschützte Areale wie z. B. die Achselhöhle betroffen sein können, hat die Sonnenbestrahlung keine pathogenetische Bedeutung. Eine Sonderform der Vitiligo ist die *Vitiligo circumnaevalis* (= Morbus Sutton = Leucoderma acquisitum centrifugum circumnaevale), die sich progredient um einen Pigmentnaevus herum entwickelt (siehe hierzu Schimpf, 1976).

Über die **Ursache** der Erkrankung, bei der genetische Faktoren eine wichtige Rolle zu spielen scheinen, gibt es vier *Hypothesen*:
- eine Erkrankung des Nervensystems,
- Bildung von Hemmstoffen der Pigmentbildung,
- Bildung von biochemisch defekten Melanozyten,
- Auftreten von Anti-Melanozyten-Antikörpern.

Die Beobachtung, daß Glucocorticoide bei Vitiligo zur Repigmentierung führen, spricht dafür, daß eine **Autoimmunopathie** vorliegt.

15.6.2 Drogen und Präparategruppen

15.6.2.1 Methoxypsoralene/Ammi majus fruct.

(Siehe hierzu Kapitel 15.4 Psoriatische Erkrankungen, S. 350.)

Durch die **PUVA-Methode** (Psoralene + UV-A) können die wenigen im Vitiligoherd noch vorhandenen, geschwächten Melanozyten zur Pigmentbildung angeregt werden. Bei dieser Behandlung muß die umgebende, normale Haut exakt abgedeckt werden, um nicht den gegenteiligen Effekt auszulösen.

Als *Dosierung* wird für 8-MPO eine Menge von 0,5 mg/kg 2 Stunden vor der UVA-Bestrahlung empfohlen.

Die Repigmentierung ist aber auch bei langdauernder Behandlung nicht sehr befriedigend, weshalb die Indikation zur Photochemotherapie der Vitiligo mit Vorsicht und sorgfältiger Abwägung des Nutzen/Schaden-Risikos gestellt werden muß (Raab, 1981). Anstelle von 8-MOP wurde kürzlich auch β-*Phenylalanin* mit gutem Erfolg angewendet (100 mg/kg 3 × wöchentlich).

15.6.2.2 β-Carotin, Canthaxanthin

Die Behandlung mit Karotinoiden führt *nicht* zur Behebung des Defektes, *kompensiert* aber durch Einlagerung der Karotinoide in die Epidermis das Pigmentdefizit und mindert so die erscheinungsmedizinische Entstellung.

Die **Behandlung** sollte 7–10 Tage lang mit 3 × 15–20 mg β-Carotin + 3 × 25–40 mg Canthaxanthin/Tag begonnen werden. Je nach erzieltem Pigmentierungsgrad kann dann auf ⅔ bis ⅓ der genannten Dosis reduziert werden. Die Behandlung ist absolut gefahrlos und kann über Jahre durchgeführt werden. Durch die Karotinoideinnahme wird gleichzeitig ein *Lichtschutz* erreicht, (Pietzacker u. Kuner-Beck, 1977).

15.6.2.3 Harnstoff-Präparate

Harnstoff wirkt *keratoplastisch*, die Hornschicht wird aufgelockert, trockene Schuppen abgestoßen. Außerdem bindet Harnstoff Wasser, so daß der Feuchtigkeitsgehalt der Haut ansteigt und die Haut wieder elastisch wird. Gleichzeitig mindert Harnstoff auch den *Juckreiz*.

15.6.2.4 Phytopräparate

Methoxypsoralene/Ammi magni fruct.

Siehe Kap. 15.4: Psoriatische Erkrankungen.

Carotin, Canthaxanthin

Carotaben-Kaps.,
BellaCarotin mono-Kaps.

Harnstoffpräparate

Z. B. Hyanit N-Salbe,
Balisa-Creme,
Onychomal Creme u. a.

15.7 Akne, Seborrhoe

15.7.1 Pathophysiologie und Behandlungskonzept

Pathophysiologie

Die pathogenetischen Säulen der **Akne** sind der gesteigerte Talgfluß (**Seborrhoe**), die Follikelhyperkeratose (**Komedo**) und die **perifollikulären Entzündungsreaktionen** (Luderschmidt, 1987). Die Ursachen für die Entwicklung der verschiedenen Akneformen sind zwar noch nicht in vollem Umfang geklärt, doch scheint so viel sicher, daß sie mit einem *veränderten Androgenstoffwechsel* zu tun haben.

Androgene steuern die Talgsynthese. Das an der Talgdrüse wirksame Androgen ist das Dihydrotestosteron, das durch eine in der Mikrosomenfraktion lokalisierte 5α-Reductase aus Testosteron entsteht. Unter dem Einfluß dieses Androgens erhöht sich die Mitosefrequenz der Hornzellen und die intrazelluläre Talgsynthese. Bei der Akne scheint eine genetisch-kontrollierte, gesteigerte Bereitstellung von Androgenrezeptoren und damit ein erhöhtes intranukleäres Hormonangebot zu bestehen. Für die Entzündungsreaktionen sind auch die Bakterienbesiedelung der Haarfollikel mit Propionobakterien, Corynebacterium acnes und Staphylococcus epidermidis mitverantwortlich. Die im Talg normalerweise nicht vorkommenden freien Fettsäuren werden durch die Bakterienlipasen aus Glyzeriden der Sebumfraktion gebildet. Die Fettsäuren unterhalten die Follikelhyperkeratose. Andererseits wird die Entzündung durch Chemotaxis und Attraktion neutrophiler Granulozyten aufrechterhalten.

Darüber hinaus gibt es auch noch rein **chemisch** oder **physikalisch induzierte Akneformen** z. B. *Ölakne, Chlor-* und *Jod-Akne* oder *Medikamenten-Akne* (z. B. Steroidhormone, Vitamin B 12 u. a.)

Unter **Seborrhoe** versteht man Störungen der Talgdrüsenfunktionen, die sich in erhöhtem Talgfluß ändern.

Behandlungskonzept

Dieses *orientiert sich an den drei wichtigsten pathologischen Prozessen der Akne*: 1. Talg. 2. Komedo und 3. Entzündung. Bei den relativ umschriebenen kutanen Lokalisationen wird man der topischen Anwendung vor der systemischen den Vorzug geben (Luderschmidt u. Plewig 1986; Luderschmidt, 1987).

Zur *Reduktion der Talgdrüsensekretion*, d. h. zur **antiseborrhoischen Behandlung** stehen heute die Vitamin-A-Säure und die Antiandrogene zur Verfügung.

Zur Beseitung und Vorbeugung von Komedonen, d. h. zur **keratolytischen Behandlung** werden außer Salicylsäure und Benzoylperoxid Vitamin-A-Säure und 13-cis-Retinsäure eingesetzt (siehe 15.7.2.1).

Zur **antiphlogistischen Behandlung** setzt man häufig systemisch oder topisch Antibiotika (z. B. Erythromycin, Tetracyclin) ein, da die von den Propionobakterien produzierte Lipase und die durch sie gebildeten freien Fettsäuren für die Entzündungsreaktionen mitverantwortlich sind.

Als *adjuvante Maßnahmen* gelten:
- das mechanische Entfernen der Mitesser,
- desinfizierende Mittel,
- Entfettung der seborrhoischen Haut (= Akne-Toilette).

15.7.2 Drogen und Präparategruppen

15.7.2.1 Vitamin-A-Säure, 13-cis-Retinsäure (Isotretinoin) (vgl. Abb. 15.9)

(Siehe hierzu Schäfer-Korting, 1989.)

Extern applizierte **Vitamin-A-Säure** *hemmt die Komedonenbildung* durch Lockerung der Hornzellverbindungen. Auftretende entzündliche Reaktionen sind als resorbierende Entzündungen zu werten, die zur Heilung beitragen. Vitamin-A-Säure wirkt demnach als *Schälmittel.*

Die *Applikation* erfolgt in 0,02- bis 0,2 %igen Darreichungsformen (alkoholische Lösung, Salben, Cremes und Gele).
Je nach dem Schweregrad der Akne ist erst nach 2–3 Monaten Behandlung eine Besserung zu erwarten.

Die **13-cis-Retinsäure** (Isotretinoin) wird demgegenüber *oral* angewendet. Es kommt zu einer Verringerung der Talgproduktion, Verkleinerung der Talgdrüsen bis zur kompletten Erscheinungsfreiheit.

Da die *Nebenwirkung* in einer Austrocknung der Haut besteht (Vorsicht: Sonnenbrand!), ist diese Therapie nur *bei schwersten Fällen* indiziert (Plewig et al., 1980). !

Infolge der *hohen Teratogenität* der 13-cis-Retinsäure besteht eine *Kontraindikation bei Frauen im gebärfähigen Alter.* Wegen des Nebenwirkungsrisikos bedarf die Therapie allgemein einer intensiven Beobachtung durch den Arzt (siehe hierzu auch Neubert, 1989). !

15.7.2.2 Salicylsäure

(Siehe Kap. 15.4: Psoriatische Erkrankungen.)

15.7.2.3 Schieferöle

(Siehe Ichthyol-Literatur 1976).

Chemie

Durch Sulfonierung von wasserlöslichen Schieferölen und Neutralisation mit Ammoniak erhält man wasserlösliche **Ichthyole** (= Tumenol Ammonium = Ammonium-bituminosulfonat). Leukichthol erhält seine hellere Farbe durch vorsichtig durchgeführte Sulfonierung. Die sulfonierten Schieferöle enthalten alkylsubstituierte Thioether, Thiophen, Aliphate, Basen wie Alkylpyridine und Alkylchinoline, alkylsubstituierte Verbindungen und sauerstoffhaltige Heterocyclen.

Pharmakologie

Ichthyol *hemmt die Talgdrüsensekretion und die Hyaluronidase*, wirkt *antibakteriell* und verbessert die *Durchblutung*. Im Gegensatz zu Steinkohlenteer wirkt es nicht lichtsensibilisierend.

Ichthyole *dosiert* man 5- bis 10 %ig bei oberflächlichen, und 20- bis 50 %ig bei tiefer gelegenen Prozessen.

15.7.2.4 Teere (Pices)

(Siehe Firmenschrift Ichthyol-Gesellschaft und Kapitel Psoriatische Erkrankungen, S. 350.)

15.7.2.5 Aloesaft

Aloeblätter von Aloe ferox und anderen Aloearten werden aufgeschnitten und der gelbe Milchsaft wird direkt auf die Haut gebracht. Die gute Wirkung dürfte primär auf den Gehalt an *Anthranoiden* zurückzuführen sein (siehe auch Dianthrole in der Psoriasis-Behandlung S. 352).

15.7.2.6 Drogen für Teemischungen und Auflagen

Stellariae Herba (Vogelmiere), Spiraeae Herba (Mädesüß), Chelidonii Herba (Schöllkraut), Equiseti Herba (Schachtelhalm), Violae tricoloris Herba (Stiefmütterchen), Ononidis Radix (Hauhechel), Galii Herba (Labkraut) und Fumariae Herba (Erdrauch) sind die häufigsten Bestandteile von Teemischungen.

Bellis-perennis-Tinktur

Ca. 100 frisch gepflückte Blütenköpfchen des Gänseblümchens werden in 100 ml 40 %igem Alkohol 3–4 Wochen in einem geschlossenen Glas an der Sonne stehen gelassen. Nach dem Abseihen wird die Lösung ohne weitere Verdünnung aufgetragen. Die flavonreiche Tinktur wirkt ähnlich wie Kamillentinktur entzündungshemmend.

Beispiele für Teemischungen (Potempa, 1989)

1. Rp:	
Herba Equiseti	
Radix Ononidis	
Herba Chelidonii	
Herba Fumariae	aa ad 200,0
2. Rp:	
Flos Bellidis	20,0
Herba Viol. tric.	30,0
Herba Galii	40,0
Herba Fumariae	90,0

Beispiel für die Herstellung einer Auflage

Oleum Propolis 30 %	2,0
Oleum Calendulae	48,0
Oleum Melissae	1,0
Mel depuratum	25,0
Cera flava	24,0

15.7.2.7 Phytopräparate

Vitamin-A-Säure, 13-cis-Retinsäure

Z. B. Roaccutan-Kaps.,
Airol Roche Creme,
Cordes VAS-Creme,
Eudyna Creme.

Schieferöle

Mono-Präparate
Z. B. Ichtholan 10 %, 20 %, 50 %,
Ichthyol-Flüssigkeit
Aknichthol N Lotio.

Ichthyol-Kombinationspräparate

Ichtho-Cortin	Ichthyol + Hydrocortison + Dichlorpophen
Lugro 10	Ichthyol + Resorcin + Zinkoxid
Aknichthol	Ichthyol-Na hell + Salicylsäure + Schwefel Hexachlorophen
Ichthocadmin	Ichthyol-Na hell + Cadmiumsulfid
Ichthoseptal	Ichthyol-Na hell + Chloramphenicol
Solutio Cordes	Ichthyol-Na hell + Triäthanolaminlaurylsulfat + 1,2-Propylenglykol

Aloesaft

Kombinationspräparate
Die wichtigsten in äußerlich anwendbaren Aknepräparaten und Antiseborrhoika vorliegenden Wirkstoffe *nichtpflanzlicher* Herkunft sind:
Kortikoide, Antiseptika (z. B. Hexachlorophen oder Hexylresorcin), Schwefel, Östrogene, Antibiotika (z. B. Erythromycin, Clindamycin oder Tetracyclin) mit Tensidzusätzen.

15.8 Pruritus

15.8.1 Pathogenese, Pathophysiologie, Behandlungskonzept

Juckreiz begleitet die meisten Hautkrankheiten. Er kann aber auch Anzeichen einer *Stoffwechselstörung sein* (z. B. Diabetes, Ikterus, Niereninsuffizienz, Gicht).
Weitere auslösende Faktoren können sein:
Arzneimittelallergien, Insektenstiche, Überempfindlichkeiten gegen Textilien, Waschmittel etc.
Die Empfindung Juckreiz wird ausgelöst, wenn durch bestimmte *Noxen* Mediatoren und Gewebshormone (z. B. Bradykinin, Histamin, Prostaglan-

din E, Proteasen) freigesetzt werden und diese auf einen entsprechenden Rezeptor treffen. Die Vorgänge sind denen der Schmerzauslösung durch Nozirezeptoren sehr verwandt.

Die **topische Behandlung** besteht in der Linderung des Juckreizes durch Präparate mit *Kühlwirkung*, *lokal anästhetischer* und *analgetischer, antiphlogistischer* sowie *adstringierender* Wirkung.

Die äußerliche Anwendung kann durch eine **systemische** unterstützt werden. Hierfür sind praktisch alle Präparate geeignet, die bei den psoriatischen und ekzematischen Hautkrankheiten (S. 350/354) beschrieben wurden.

15.8.2 Drogen und Präparategruppen

15.8.2.1 Ätherischöle zur externen Anwendung (Abb. 15.11)

Menthol ist Hauptterpenbestandteil des ätherischen Öles von *Menthae piperitae folium (Pfefferminzenkraut)*.
Menthol erzeugt auf der Haut in niedriger Konzentration einen *Kühleffekt*, der durch Erregung der Kälte- bzw. Wärmerezeptoren zustande kommt. Dadurch wird gleichzeitig die Empfindungsschwelle für Hautreize herabgesetzt. Anwendung in Form 0,5- bis 1 %iger Lösungen.

Thymol ist neben Carvacrol Hauptbestandteil des ätherischen Öles von *Thymi vulgaris herba (Thymiankraut)*.
Thymol *hemmt* in vitro stark die *Arachidonsäure-Cyclooxygenase*. Bei Anwendung in 0,5- bis 2,0 %iger Lösung erzeugt Thymol einen *analgetisch-anästhesierenden* Effekt. Daneben besitzt es eine 20mal stärkere *antiseptische* Wirkung als das Phenol.

Kampfer ist Hauptbestandteil des Kampferöls, gewonnen aus dem Kampferbaum *Cinnamomum camphora*.
Kampfer wirkt in 0,1- bis 0,3 %iger Lösung *lokal analgetisch* und *anästhetisch*.

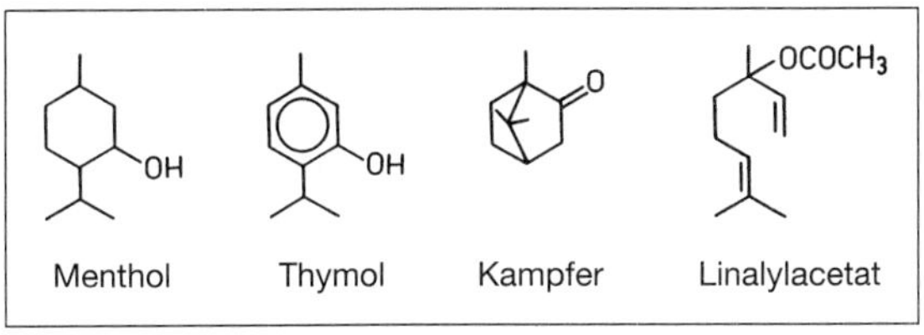

Abb. 15.11: Ätherischölverbindungen mit Juckreizstillender Wirkung.

Lavendöl von *Lavandulae flos (Lavendelblüten)* enthält als Hauptbestandteil *Linalylacetat*, ferner Kampfer, Borneol und Terpen-KW.
Es wirkt *schwach analgetisch*. Anwendung in Kombinationspräparaten zur externen Anwendung.

15.8.2.2 Phytopräparate

Ätherischölhaltige Externa

Z. B. Pruricalm (Kampfer, Menthol), Retterspitz Gelee.

Sonstige Externa

Z. B. Dolexaderm S (Extr. Violae tric.), Sensicutan-Salbe (Levomenol = α-Bisabolol + Heparin-Na).

Phytobalneotherapeutika

Siehe auch Kap. 17.
Z. B. Balneum Hermal, (F, mit Schwefel, mit Teer oder Plus),
Dr. Hotz Kinderbad/-Vollbad.

15.8.2.3 Andere Drogenpräparate zur äußerlichen und inneren Anwendung

Hamamelis-Präparate (Salben, Puder) (siehe Kap. 14, S. 342).

Kamillen-Präparate (siehe Kap.: 14 + 15, S. 335/342/357).

Sarsaparilla- und **Viola tric.-Extrakte** enthaltende Präparate (siehe Kap.: 15, S. 353/357).

15.9 Hyperhidrosis

15.9.1 Behandlungskonzept

Die übermäßige Schweißsekretion kann extern oder systemisch behandelt werden.

15.9.2 Drogen und Präparategruppen

15.9.2.1 Gerbstoffhaltige Drogen

Die zumeist aus *Eichenrinde (Quercus cortex)* gewonnenen Gerbstoffe wirken durch ihre eiweißfällenden Eigenschaften und den dadurch erreichten mechanischen Verschluß der Schweißdrüsen *antihydrotisch*.

Die *Anwendung* erfolgt als Puder, Lotio oder als Bad.

15.9.2.2 Salicylsäurehaltige Drogen

Salicylsäure wirkt in niedriger Dosierung (bis zu 2 %) *keratoplastisch* durch Verdickung des Stratum corneae. Da es außerdem *antimikrobielle* Eigenschaft besitzt, wirkt es der durch Hautbakterien ausgelösten enzymatischen Bildung unangenehm riechender Abbausäuren entgegen (siehe auch Kapitel Ekzembehandlung S. 354).

15.9.2.3 Kampfersäure

Die durch Oxidation aus dem natürlichen Kampfer erhaltene Säure ist im Gegensatz zum Kampfer wasserlöslich. Sie wirkt *ähnlich wie Kampfer.*

15.9.2.4 Salviae offic. folium/ extractum M

Die Blattdroge enthält ein an *Thujon, Kampfer und 1,8-Cineol (Eukalyptol) reiches ätherisches Öl.*

Die *Anwendung* des *antibakteriell* und *adstringierend* wirkenden Extraktes als Gurgelmittel und bei Mund- und Rachenentzündungen ist bekannt. Worauf die innerliche Anwendung als Antihydrotikum beruht bzw. wie die Wirkung zustande kommt, ist unbekannt.

15.9.2.5 Atropin

Atropin, das Alkaloid der Blätter von Atropa belladonna, wirkt als *Parasympatholytikum anticholinergisch* und unter anderem *hemmend* auf Speichel- und Schweißsekretion.

15.9.2.6 Balneotherapeutika (siehe Kapitel 17 S. 379)

15.9.2.7 Phytopräparate

Gerbstoffhaltige Drogen

Z. B. Tannosynt flüssig, Lotio od. Puder; Tannolact-Puder od. Creme,
Silvapin-Eichenrinden-Extrakt als Badezusatz.

Salicylsäurehaltige Drogen

Kombinations-Präparate
Z. B. Pinal N-Paste (siehe Kap. 8, S. 232/244).

Salviae offic. extr.

Salvysat Tropfen Bürger,
Salus Salbei-Tropfen,
Sweatosan N (Extr. Salviae aqu.),
Teeanwendungen.

Atropin

Z. B. Atropin sulf. Compretten

15.10 Warzen, Condyloma acuminata, Hyperkeratosen

15.10.1 Pathophysiologie und Behandlungskonzept

Vulgäre Warzen und Condyloma acuminata *(Genital- oder Feigwarzen)* werden durch eine Infektion mit *Viren der Papillomgruppe* (HPV = Human Papilloma Virus) ausgelöst. Bei den Hyperkeratosen handelt es sich um eine exzessive Verhornung der Handflächen und Fußsohlen. Abzugrenzen davon sind Genodermatosen (z. B. Ichthyosis-Arten) und präkanzeröse Hyperkeratosen des Epithels.

Therapie. Abgesehen von der *operativen* Behandlungsform, angezeigt z. B. bei schmerzenden Dornwarzen an den Fußsohlen, besteht die *konservative* Behandlungsform in einem *lokalen schälenden oder ätzenden Verfahren.* Zusätzlich kann auch versucht werden die Immunabwehr zu stimulieren.

Bei einer Lokalbehandlung ist unbedingt darauf zu achten, daß die umgebende Haut durch eine Fettsalbe geschützt wird! !

15.10.2 Drogen und Präparategruppen

15.10.2.1 Salicylsäure

Die Salicylsäure besitzt in höherer Dosierung eine *keratolytische* Wirkung. Das exzessiv gebildete Keratin, ein fibrilläres, schwefelreiches Protein der Hornschicht, wird aufgeweicht und zur Quellung gebracht, so daß es abgelöst werden kann. Dieser Effekt wird dadurch erreicht, daß die Salicylsäure die Disulfid- und Wasserstoffbrücken der Keratinfibrillen spaltet.

Die *Anwendung* erfolgt in Form von 5 %igen oder höher konzentrierten Lösungen oder Salben. Die Präparate enthalten oft Zusätze von Harnstoff, Milchsäure, Essigsäure oder Dimethylsulfoxid zur Lösungsvermittlung.

15.10.2.2 Thujae occidentalis summitates/ extractum (Thuja-Zweigspitzen/ Extrakt)

Verwendung finden die Zweigspitzen (Thujae summitates (folium). Die Droge enthält ein ätherisches Öl mit dem örtlich stark reizenden und in hohen Dosen toxischen α,-β-**Thujon** *als Haupterpen.*

Die für die Droge beschriebene *virustatische* Wirkung ist mit großer Wahrscheinlichkeit auf das erst kürzlich im Thuja-Extrakt aufgefundene *Deoxypodophyllotoxin* (Abb. 15.12) zurückzuführen (Gerhäuser et al., 1992; siehe auch Podphylli resina Kap. 15.10.2.3).

Angewendet wird eine alkoholische Tinktur zur Pinselung. Erfolgreich ist die Anwendung nur bei kleineren Warzen.

15.10.2.3 Podophylli resina (Podophyllharz = Podophyllin) M
Podophyllum peltatum

Verwendung findet das Rhizom bzw. daraus gewonnene Harz «Podophyllin» (Resina Podophylli). Da die darin enthaltenen Lignanverbindungen Podophyllotoxin und α,-β-Peltatin eine *zytotoxische* (antimitotische) bzw. *antitumorale* Wirkung besitzen, hat man aus diesen Verbindungen effektive Zytostatika entwickelt (z. B. Proresid, Etoposid, Teniposid).

Tinktur und Drogenpulver (Podophyllin) und neuerdings reine Podophyllotoxin-Lösungen werden wegen erwiesener virustatischer Wirkung topisch bei Condyloma acuminata verwendet (Abb. 15.12).

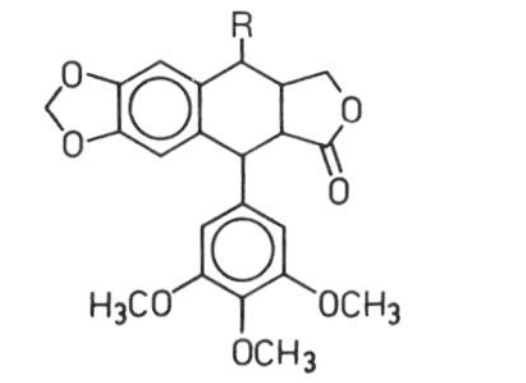

R = OH Podophyllotoxin
R = H Deoxypodophyllotoxin
(Podophyllum peltatum)

Abb. 15.12: Antivirale Lignanverbindungen aus Podophyllum und Thuja.

Klinische Studien: Übersicht

Wie Untersuchungen von Mazurkiewicz und Jablonska (1986) und Edwards et al. (1988) gezeigt haben, führt die Verwendung einer reinen 0,5 %igen Podophyllotoxin-Lösung (Condylox-Lsg.) zu einer schnelleren Abheilungsrate als die früher verwendete 20 %ige Podophyllin-Lösung (Abb. 15.13). Neben den Vorteilen in der Therapie kann durch Anwendung von Podophyllotoxin im Vergleich zu Podophyllin die applizierte Wirkstoffmenge stark reduziert werden. Dies bedeutet für einen kompletten Behandlungszyklus von 6 Applikationen, über drei Tage verteilt, eine Gesamtwirkstoffmenge von nur 3 mg gegenüber 12–45 mg Podophyllotoxin der Podophyllin-Lösung. Damit verringert sich gleichzeitig das Risiko systemisch toxischer Effekte.

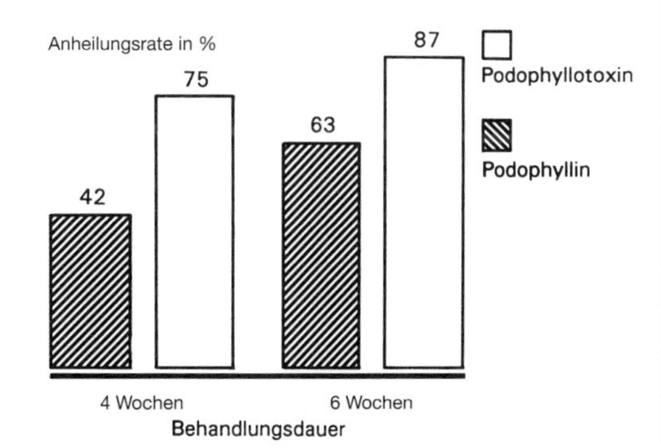

Abb. 15.13: Therapievergleich zwischen 0,5%iger Podophyllotoxin-Lösung und 20%iger Podophyllin-Lösung. Podophyllotoxin-Gruppe (32 Patienten), Podophyllin-Gruppe (19 Patienten). (Mazurkiewicz u. Jablonska, 1986)

Hauptindikation. Frische kleine, nicht entzündete Genitalwarzen auf nichtverhornenden Epithelien bei Männern.

Nach **M** sind von Podophyllum-Extrakten bzw. «Podophyllin» 2- bis 25 %ige alkoholische, ölige Suspensionen oder Salben zu verwenden. Die behandelte Hautfläche darf 25 cm^3 nicht überschreiten.

!

15.10.2.4 Retinoide

Die Anwendung von Retinoiden bei Hyperkeratosen geht auf die Beobachtung zurück, daß die Epidermis bei Vitamin-A-Mangel zu Hyperkeratosen neigt. Die Vitamin-A-Säure (Tretinoin) wirkt *hemmend auf Keratinozyten* ein. In Form 0,02- bis 0,1 %iger Darreichungsformen wirkt es als *Schälmittel.*

Der *innerlichen Anwendung* von Retinoiden zur Therapie der vulgären Warzen und bei Ichthyosis vulgaris sowie bei Neoplasmen der Haut sind vor allem wegen der notwendigen hohen Dosierung und der damit verbundenen *Nebenwirkungen* Grenzen gesetzt (siehe auch 15.7.2.1, S. 359).

!

15.10.2.5 Phytopräparate

Salicylsäurehaltige Präparate
Z. B. Gehwol-Schälpaste,
Guttaplast Pflaster,
Cornina Hornhaut- und Hühneraugen-Pflaster u. a.

Reine Harnstoffpräparate
Z. B. Carbamid Creme Widmer,
Ureotrop Creme,
Balisa Creme u. a.

Podophylli Resina
Condylox
(5 %ige Podophyllotoxin-Lsg.),
homöopathische Podophyllum Urtinktur «ad usum externum»
sowie homöopathische Kombinationspräparate.

15.11 Narben, Keloide

15.11.1 Pathologie

Diese vorwiegend bei Kindern und Jugendlichen unter 30 Jahren beobachtete überschießende Narbenbildung, z. B. nach Verbrennungen, tritt *familiär gehäuft* auf. Messungen der Enzymaktivitäten, z. B. der Prolin-Hydroxylase, ergaben in hypertrophen Narben eine 6fache, in Keloiden sogar eine 20fache Erhöhung der Aktivität im Vergleich zur unverletzten Haut.

15.11.2 Drogen und Präparategruppen

15.11.2.1 Hydrocotylidis (Centellae) asiaticae extractum (Wasserschnabelkraut-Extrakt)
Centella asiatica (syn.: Hydrocotyle asiatica)

Der Extrakt dieser aus Madagaskar stammenden und in Ostasien verbreiteten Pflanze wurde früher zur Leprabehandlung eingesetzt. Er enthält die *Triterpensaponine* **Asiaticosid** und **Hydroxyasiaticosid** sowie die *Triterpensäuren* Asiatsäure, Madecassäure und Madasiatsäure (siehe Formelbilder S. 340). Ein Gemisch von Asiaticosid und den drei Säuren war als Emdecassol im Handel.

Die Wirkstoffe besitzen eine *selektive Wirkung* auf die *Bindegewebsbildung* im Sinne einer Regulation der Fibroblastenaktivität. Eine *Hemmung* der Bindung von Prolin und Alanin an die mRNA und damit eine Hemmung der Kollagenbiosynthese wird diskutiert.

15.11.2.2 Allii cepae bulbus/extractum (Zwiebelextrakt) M

Der Extrakt aus Zwiebelschalen (Allium cepa) zusammen mit Heparin und Allantoin ist als Contractubex Gel im Handel.

Das Präparat zeigte in einer bei insgesamt 120 Kindern durchgeführten Studie mit Keloidbildung nach Brandverletzungen ein ausgezeichnetes Resultat (Salbenanwendung unter Okklusivverband täglich mindestens 10 Std. über ein Jahr).

In einer Studie, durchgeführt durch Einbauversuche von ^3H-Thymidin in menschliche embryonale Fibroblasten und Keloiden, zeigte der Zwiebelextrakt eine deutliche Wirkung auf das Wachstum beider Zellarten (Majewski u. Chadzynska, 1987). Das für die *antikeloide* Wirkung verantwortliche, vermutlich schwefelhaltige Wirkprinzip der Zwiebel ist nicht bekannt.

15.11.2.3 Phytopräparate

Hydrocotylidis asiaticae extr.
Ekzevowen-Salbe (Kombinationspräparat).

Allii cepae Extr.
Contractubex-Gel.

H

15.12 Homöopathie bei Hautkrankheiten

Dermatologische Krankheitsbilder sind eines der wichtigsten und zugleich am meisten bewährten Anwendungsgebiete für die Homöopathie. Auch läßt sich am Beispiel für Hautkrankheiten und ihren Verläufen die Wirksamkeit der homöopathischen Behandlung sehr gut demonstrieren.

Die homöopathische Therapie ist in *erster Linie eine interne Therapie*, die somit systemische, «regulationstherapeutische» Effekte auslöst. *Externa haben nur adjuvanten Charakter*; sie sollten möglichst sparsam eingesetzt werden und dann nur in Form von pflanzlichen Externa.

Zur *Initial- und Intervalltherapie* haben sich gerade die *organotropen Homöopathika* bewährt, während eine Restitutio ad integrum auch bei chronischen Hauterkrankungen nur über eine *individuelle Konstitutionsbehandlung* möglich ist.

Grenzen der Homöopathie sind schwere infektiöse Hauterkrankungen sowie Malignome. Bei den nachstehend genannten, in der Praxis häufig vorkommenden Krankheiten ist eine homöopathische Behandlung sinnvoll, was auch die Literatur belegt. Aus didaktischen Gründen wird das Kapitel wie folgt gegliedert:
- Infektiöse Hauterkrankungen
- Akne vulgaris
- Psoriasis
- Neurodermitis/Ekzem
- Hautverletzungen
- Keloide
- Pruritus
- Hyperhidrosis
- Hyperkeratosen

15.12.1 Homöotherapie infektiöser Hautkrankheiten

Homöopathika werden vor *allem bei viralen Hauterkrankungen* eingesetzt, auch im Sinne einer Prophylaxe bei Rezidivneigung (z. B. Herpes labialis).

Bei *bakteriellen Hautinfektionen* (Impetigo, Erysipel, Furunkel) können Homöopathika je nach Progredienz allein aber auch zusätzlich zur Chemotherapie angewendet werden. Bei parasitären und fungalen Hauterkrankungen hat die Homöotherapie ihren Schwerpunkt in der Konstitutionsbehandlung unter der Vorstellung einer «Terrain-Sanierung».

Pflanzliche Homöopathika

Clematis recta D6, Dil.
Gerötete Haut mit Brennschmerz; Bildung von kleinen Bläschen sowie Krusten.

Solanum dulcamara (Dulcamara) D6, Dil.
Herpes als Folge thermischer Einflüsse wie z. B. rascher Temperaturwechsel, Erkältung, Durchnässung etc.

Rhus toxicodendron D12, Dil.
Herpes im Verlaufe eines fieberhaften Infektes; Neigung zur Eiterbildung.

Atropa belladonna (Belladonna) D6, Dil.
Zur Initialtherapie bei viralen und bakteriellen Hauterkrankungen in der Entzündungsphase.

Myristica sebifera D6, Dil.
Zur beschleunigten Abzeßreifung

Tierische Homöopathika

Apis mellifica D6, Dil.
Hochakute Entzündungsphase mit Ödembildung.

Lachesis mutus D12, Amp.
Hochentzündlicher Hautprozeß mit septischer Tendenz.

Lytta vesicatoria (Cautharis) D6 Dil.
Entzündliche Hauterkrankungen mit Blasenbildungen.

Mineralische Homöopathika

Acidum arsenicosum (Arsenicum album) D12, Dil.
Herpes mit Brennschmerz.

Natrium chloratum D12, Dil.
Herpes bei deutlicher Verschlechterung durch thermische Einflüsse.

Hepar sulfuris D6, Tbl.
Abszedierende Hauterkrankungen.

Acidum silicicum (Silicea) D12, Tbl.
Chronisch eiternde Prozesse; Fistelbildungen.

15.12.2 Akne vulgaris

Die *Akne vulgaris* wie auch das *seborrhoische Ekzem* sind einer Homöotherapie gut zugänglich; auch bei schweren Verlaufsformen *(Akne conglobata)* können Homöopathika oft unter Einsparung der sonst üblichen Therapie (Retinoide) eingesetzt werden.
Als *Basisbehandlung* hat sich dabei Echinacea D2 zusammen mit Eigenblut bewährt. Es wird der Kubitalvene entnommen (0,2–0,5 ml) und nach Durchmischung mit Echinacea intraglutäal injiziert (1- bis 2mal wöchentlich für 2–3 Monate).

Pflanzliche Homöopathika

Delphinium staphisagria (Staphisagria) D12, Dil.
Seborrhoische Haut mit Entzündungsneigung; übelriechende Schweißsekretion.

Juglans regia D4, Dil.
Akneforme Effloreszenzen mit papulo-pustulösem Hautbild.

Mahonia aquifolium D2, Dil.
Entzündliche Hauterscheinungen; Komedonen.

Pulsatilla pratensis D12, Dil.
Akneformes Hautbild mit deutlicher Verschlechterung bei hormoneller Umstellung (prämenstruell, klimakterisch).

Mineralische Homöopathika

Bromum D12, Tbl.
Akne conglobata.

Graphites D12, Tbl.
Akne vulgaris.

Hepar sulfuris D6, Tbl.
Eitrige Hautprozesse.

Natrium chloratum D12, Tbl.
Seborrhoe, Akne.

Selenium D12, Tbl.
Komedonen-Akne.

Sulfur D12, Tbl.
Akne, Seborrhoe.

Sulfur jodatum D6, Tbl.
Akne conglobata.

15.12.3 Psoriasis

Zur *Anfangsbehandlung* werden pflanzliche Homöopathika eingesetzt; *längerfristig* muß mit individuell gewählten *Konstitutionsmitteln* therapiert werden. Es handelt sich dabei überwiegend um mineralische Homöopathika.
Im Hinblick auf den schubweisen Verlauf sowie die unklare Ätiologie der Psoriasis ist der therapeutische Effekt der Homöopathika oft schwer zu beurteilen; in der Literatur wird eher zurückhaltend berichtet, wobei die Vielzahl an Präparateempfehlungen für sich spricht.

Pflanzliche Homöopathika

Hydrocotyle asiatica D4, Dil.
Stark schuppende Herde.

Mahonia aquifolium D2, Dil.
Bei Psoriasis zur Initial- und Intervallbehandlung.

Mahoniae aquifolii cortex (Urtinktur)
Die Mahonie ist ein in Nordamerika beheimateter und in Mitteleuropa vielfach angepflanzter Zierstrauch. Der Extrakt aus Rinde und Wurzel wird in der traditionellen Literatur bei chronischen Hautausschlägen empfohlen. Neuerdings ist eine standardisierte Mahonia-Urtinktur enthaltende 10 %ige Salbe im Handel (Rubisan). (Wiesenauer, 1992).

Die Wirkung ist vermutlich auf die in der Pflanze enthaltenen **Alkaloide Berbamin, Berberin** und

Oxyacanthin zurückzuführen. Experimentelle Untersuchungen belegen die *antiphlogistische* Wirkung von Berberin. In vitro konnte außerdem nachgewiesen werden, daß Berberin mit der DNA interagiert und dabei die räumliche Struktur der DNA-Doppelhelix verändert. Dadurch wird die DNA-, RNA- und Proteinbiosynthese beeinflußt. Auf diese Weise erfolgt durch die in Mahonia aquifolium enthaltenen Alkaloide vermutlich eine *Regulation der Zellproliferation und der entzündlichen Prozesse in der psoriatischen Epidermis.*

Therapiestudie

Neben sorgfältig dokumentierten Kasuistiken liegt eine Langzeituntersuchung vor, in der Wirksamkeit und Unverträglichkeit der Mahonienrinde geprüft wurden. Die Behandlungsdauer betrug zwischen 3 und 6 Monaten, mit dem Ziel der individuellen Erfassung von Schuppung und Rötung der psoriatischen Plaques. Dabei waren 11 von 15 Patienten mit Psoriasis vulgaris unterschiedlicher Schweregrade deutlich gebessert im Sinne eines stetigen Rückgangs von Schuppung und Rötung. Über unerwünschte Wirkungen wurde nicht berichtet.

Anwendungsgebiete von Mahonienrinde sind nicht die akuten Exazerbationen der Psoriasis vulgaris (Schübe), sondern primär die Intervall- und Langzeittherapie. Ob durch eine Langzeitapplikation die Rate der akuten Schübe reduziert werden kann, ist noch nicht untersucht. Eine randomisierte Doppelblindstudie liegt inzwischen vor (Wiesenauer, 1992).

Therapiestudie

Indikation. Psoriasis vulgaris Typ I und II.

Präparat. Mahonia aquifolium-Urtinktur, 10%ige Salbe (Rubisan-Salbe).

Studienart. Multizentrische, randomisierte Doppelblindstudie nach der double-dummy-Technik:
Gruppe A (n = 49): Verum-Salbe und Placebo-Tinktur.
Gruppe B (n = 44): Verum-Tinktur und Placebo-Salbe (= wirkstofffreie Salbengrundlage). Eine zusätzlich antipsoriatische Therapie (medikamentös/nicht-medikamentös) war nicht erlaubt.

Behandlungsart. 3mal täglich Applikation der Salbe und 2mal tägliche Einnahme von 10 Tropfen Tinktur.

Prüfkriterien. Der Behandlungserfolg wurde anhand der Kriterien «Schuppung», «Rötung» sowie einer dreistufigen Einteilung der psoriatischen Plaques («leicht, mittel, stark») überprüft. Die statistische Datenauswertung wurde mit deskriptiver Intention vorgenommen.

Bewertung und Ergebnis. Bei vergleichbarer Gruppenzusammensetzung zeigte Gruppe A tendenziell eine raschere Besserung; in beiden Gruppen kam es nach 10- bis 14tägiger Studiendauer zu einer Reduktion der Schuppung und einer Abnahme der Rötung und somit zu einer Verkleinerung der psoriatischen Plaques. Unter der gesamten Studiendauer von 2 Monaten kam es in zwei Fällen zu einer Verschlechterung, während bei über 70 % der Patienten der Abschlußbefund «Besserung» resp. «Abheilung» lautete. (Abb. 15.14). (Wiesenauer 1992)

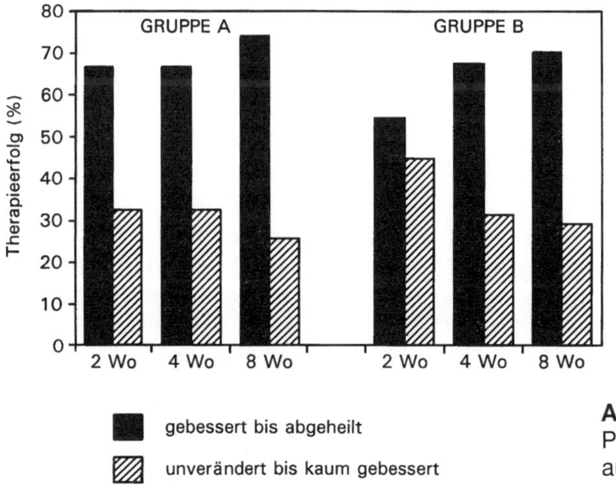

Abb. 15.14: Therapieerfolg des homöopathischen Präparates Rubisansalbe bei Psoriasis. (Wiesenauer 1994)

Sarsaparilla D6, Dil.
Stark juckende Effloreszenzen.
Ein homöopathisches Sarsaparilla D2 enthaltendes Kombinationspräparat ist das Sarsaparol (Galmeda).

Mineralische Homöopathika

(Konstitutionsmittel) siehe 15.12.4.

15.12.4 Entzündliche Hauterkrankungen (Neurodermitis, Ekzeme)

Akut und chronisch entzündliche Hauterkrankungen sind im allgemeinen *homöotherapeutisch gut zu beherrschen*. Der klassische Ansatz vor allem bei Neurodermitis und Ekzem liegt bei den *Konstitutionsmitteln*.

Bewährt haben sich hier auch – insbesondere bei längerer Kortikoid-Vorbehandlung – pflanzliche Homöopathika zur *Initial- und Intervallbehandlung*. In der Regel sind bei Erstellung des längerfristigen Therapieplanes zusätzliche Behandlungsmaßnahmen (s. o.) unumgänglich.
In der homöopathischen Literatur erscheinen häufiger kasuistische Beiträge über Therapieerfolge bei Ekzem und Neurodermitis. Systematische Untersuchungen fehlen aber auch hier. Neuere Erkenntnisse liegen zu den beiden auch extern eingesetzten pflanzlichen Dermatotherapeutika Cardiospermum halicacabum (Halicar) und Mahonia aquifolium (Rubisan, s. 15.12.3) vor, die bei Ekzem und Psoriasis angewendet werden.

Pflanzliche Homöopathika

Daphne mezereum (Mezereum) D6, Dil.
Stark juckendes, nässendes Ekzem. Bildung von Bläschen, die sezernieren und verkrusten.

Nerium oleander (Oleander) D6, Dil.
Juckendes und nässendes Ekzem, insbesondere im Kopfbereich; dabei auch Befall des Gehörgangs.

Cardiospermum halicacabum D3, Dil.
Ekzematöse Hauterscheinungen mit starkem Juckreiz (auch als Externum im Handel).

Solanum dulcamara (Dulcamara) D6, Dil.
Herpetiforme, pustulöse Exantheme; Kälteurtikaria.

Croton tiglium D6, Dil.
Hochentzündliche Haut mit Bläschenbildung, insbesondere im Genitalbereich.

Anacardium occidentale D6, Dil.
Stark juckende Hautentzündungen mit Pusteln; schleimig-eitriges Sekret mit Schorfbildung.

Viola tricolor D3, Dil.
Ekzem mit krustig-borkigem Sekret bei insgesamt trockener Haut; Papeln und Pusteln.

Dermatotrope Konstitutionsmittel

Acidum arsenicosum (Arsenicum album)

Acidum silicicum (Silicea)

Alumina

Antimonium crudum

Barium carbonicum

Calcium carbonicum

Graphites

Lycopodium

Petroleum

Sepia

Sulfur

Hinweis: Ihre Anwendung erfolgt nach klassischen Kriterien der Homöopathie (vgl. Spezial-Literatur S. 373).

In Tab. 15.6 sind Externa zur adjuvanten Behandlung aufgeführt.

Tab. 15.6: Externa zur Behandlung von entzündlichen Hauterkrankungen.

Arzneimittel	Symptomatik
Cardiospermum-Salbe (Halicar)	Hochentzündliche, stark juckende Dermatitis
Mahonia-Salbe (Rubisan)	Trockenes, schuppendes, psoriatiformes Ekzem
Ekzevowen-Salbe	Juckende Ekzeme, Pruritus ani et vulvae

15.12.5 Hautverletzungen

Einen wichtigen Stellenwert besitzt die Homöotherapie in der Behandlung von *Hautverletzungen (Ulzerationen)* und *Läsionen (Verbrennungen)* sowie deren Folgezustände. Dabei werden viele der auch phytotherapeutisch eingesetzten Pflanzen verwendet, insbesondere Arnika, Calendula und Hamamelis. Ein bedeutender Unterschied liegt allerdings darin, daß in der Homöotherapie diese Stoffe *fast ausschließlich als Interna* zur Anwendung gelangen, während ihr Einsatz als Externa nur eine marginale Rolle spielt (ad us ext.). Bemerkenswert ist ebenso, daß die Kamille als Homöopathikum bei Hautverletzungen keine Bedeutung besitzt.
Die *Grenze* liegt, ähnlich wie in der Phytotherapie, bei infektiösen Wunden mit Neigung zur Sepsis.

Die Behandlung des *Ulcus cruris varicosum* kann im Sinne einer *Initialtherapie* durchaus mit den unter Hautverletzungen genannten Homöopathika begonnen werden (Arnika, Calendula, Hamamelis). Längerfristig sind jedoch bei diesem häufig therapierefraktären Krankheitsbild *personotrope Homöopathika* notwendig (vgl. Kapitel Venenerkrankungen S. 83).

Pflanzliche Homöopathika

Arnica montana D6, Dil.

Großflächige Weichteilverletzungen mit Hämatombildung; Muskelfaserriß. Allgemeines Wundheilmittel. Postoperative Blutungen; auch bei Wundheilungsstörungen.

Calendula officinalis D3, D4, Dil.

Traumatische Gewebsläsion, insbesondere bei schlecht granulierenden Wunden.

Hamamelis virginiana D2, Dil.

Hautverletzungen mit starken Blutungen, Hämatombildung.

Hypericum perforatum D4, Dil.
Verletzung von Nervengewebe; auch bei Commotio cerebri sowie nach HWS-Schleudertrauma.

Ledum palustre D6, Dil.
Punktförmige Wunden; Insektenstiche, auch bei beginnender Entzündung und starkem Juckreiz.

Ruta graveolens D4, Dil.
Zustand nach Distorsion mit Bänderzerrung und Kapseldehnung; Hämatombildung.

Symphytum officinale D6, Dil.
Zur Anregung der Kallusbildung bei Frakturen sowie zur Resorption von Hämatomen.

In Tab. 15.7 sind einige *homöopathische Kombinationspräparate* aufgelistet.

Tab. 15.7: Homöopathische Kombinationspräparate

Ruta - Gastreu R55
Symphytum - Komplex - Rödler
Traumeel

Extern anwendbare Homöopathika

Die Homöopathie versteht sich als eine systemische Therapie, weshalb eine äußerliche Behandlung nur adjuvanten Stellenwert besitzt. Dazu werden bevorzugt pflanzliche Homöopathika in Form von Salben oder Tinkturen verwendet; die Anwendungs- und Dosierungshinweise sind wie folgt zu beachten:
Salbe, Creme: 2- bis 3mal täglich großflächig in die Haut einreiben.
Tinktur: mit abgekochtem Wasser 1:10 verdünnt zu Umschlägen.

Artemisia abrotanum (Abrotanum) – Salbe
Perniones; Dekubitusneigung; Gangrän.

Arnica montana – Salbe und Tinktur
Hämatom, traumatisch bedingt; Hautverletzungen ohne Hautdefekt.

Bellis perennis – Tinktur
Quetschung, Verstauchung, Verrenkung, Verletzungen und Wunden mit Hautdefekt.

Calendula officinalis – Salbe und Tinktur
Verletzungen und Wunden mit Hautdefekt; Ulcus cruris varicosum.

Cardiospermum halicacabum – Salbe
Allergische Hauterkrankungen; Sonnenallergie.

Echinacea angustifolia – Salbe und Tinktur
Entzündliche Hautverletzungen; Ulcus cruris varicosum.

Hamamelis virginiana – Salbe und Tinktur
Venenentzündungen; leichte Hautverletzungen.

Hypericum perforatum – Salbe und Tinktur
Verletzungen mit Beteiligung des Nervengewebes; Nervenschmerzen.

Ledum palustre – Tinktur
Infizierte Stichwunden, z. B. Insektenstiche; schmerzende Gichtknoten.

Mahonia aquifolium – Salbe
Trockene, schuppende Hauterkrankungen.

Ruta graveolens – Tinktur
Stumpfe Traumen; Distorsionen.

15.12.6 Keloide

Die Behandlung von Kelloiden erfolgt mit mineralischen Homöopathika, die längerfristig anzuwenden sind.

Hinweis. Bewährt hat sich die Neuraltherapie von Narbengewebe unter der Vorstellung einer Störfeldbehandlung. Dabei kann das Lokalanästhetikum zusammen mit dem Homöopathikum als Mischampulle in das Narbengewebe injiziert werden.

Mineralische Homöopathika

Acidum hydrofluoricum D12, Tbl.

Acidum silicicum D12, Tbl.

Calcium fluoratum D12, Tbl.

Graphites D12, Tabl.

15.12.7 Pruritus

Die Auswahl des Homöopathikums richtet sich in erster Linie nach dem Gesamtbefund. Somit orientiert sich die homöopathische Differentialtherapie an der Morphologie des Pruritus, die ein häufiges Begleitsymptom verschiedenster Hauterkrankungen ist.
Konstitutiotrope Homöopathika werden unter anderen dann notwendig, wenn die Pruritis als selbständige Krankheit auftritt. Nachstehende pflanzliche Homöopathika können *probatorisch* eingesetzt werden.

Cardiospermum halicacabum D3, Dil.

Sehr starker Juckreiz bei ekzematösem Hautbild.

Dolichos pruriens D3, Dil.

Bei Juckreiz jeglicher Genese.

Fagopyrum esculentum D3, Dil.

Juckreiz beim Ekzem; auch allergischer Genese.

15.12.8 Hyperhidrosis

Der homöopathische Therapieansatz erfolgt im wesentlichen als *Konstitutionsbehandlung.* Nachstehende *pflanzliche Homöopathika* können probatorisch eingesetzt werden.

Pilocarpus jaborandi D3, Dil.

Hyperhidrosis jeglicher Genese.

Sanguinaria candensis D6, Dil.

Hyperhidrosis, auch klimakterisch bedingt.

15.12.9 Hyperkeratosen

Die Behandlung von Warzen oder Hyperkeratosen erfolgt *bevorzugt mit Konstitutionsmitteln.* Auffallend sind hierbei die Literaturhinweise, demnach das (mineralische) Homöopathikum in hohen Potenzen (z. B. D 1000) als Einmalgabe angewendet werden kann.

Die stereotype Anwendung von Thuja als Homöopathikum bei Warzen bringt erfahrungsgemäß wenig Erfolg (s. u.).

H

Pflanzliche Homöopathika

Thuja occidentalis D12, Dil.
Weiche, relativ große Warzen mit dunkler Pigmentierung; isoliert stehend.

Lycopodium D12, Dil.
Verrucae senilis mit dunkler Pigmentierung.

Mineralische Homöopathika

Acidum nitricum D12, Dil.
Weiche, gestielte Warzen.

Antimomium crudum D12, Dil.
Verhornte Warzen.

Causticum D12, Dil.
Verhornte Warzen.

Fixe Kombinationen aus homöopathischen Einzelmitteln (Tab. 15.8)

Tab. 15.8: Homöopathische Kombinationspräparate.

Apis Homaccord
Cefasulfon N
Elha-Dermazit
Remedium Psoriaticum EKF
Silicea-Wecoplex

Literatur

Allopathie

Allgemeines

Fröhlich, H.H.: Externa zur Pflege und Behandlung der Haut. In: Die Haut. Teil A: Pflege und Behandlung, sowie: Wirkstoffaufnahme und dermatologische Wirkstoffe. Teil B Spezifische dermatologische Wirkstoffe. Schriftenreihe der Bayer. Apothekerkammer, Hefte 17 + 22 (1981).

Gloor, M.: Über die Bedeutung der Rezeptur in der modernen dermatologischen Therapie. Pharmaz. Z. **3:** 89–95 (1986).

Gloor, M.: Pharmakologie dermatologischer Externa. Springer, Berlin–Heidelberg–New York (1982).

List, H.: Arzneiformenlehre 4. Aufl. Wissenschaftl. Verlagsges., Stuttgart (1985).

Morck, H.: Wundversorgung – keine einfache Behandlung: Pharmaz. Z. **49:** 9–14 (1988).

Schöpf, E.: Nebenwirkungen externer Corticoid-Therapie. Hautarzt **23:** 295 (1972).

Tronnier, H.: Arzneitherapie an der Haut. Pharmaz. Z. **122,** 45: 2021–2027 (1977).

Tronnier, H, Schmohl, U.: Dermatologische Rezepturen und Wirkstoffe. Thieme, Stuttgart (1990).

Voigt, R.: Lehrbuch der pharmazeutischen Technologie 3. Aufl. Verlag Chemie, Weinheim–New York (1979).

Willuhn, G.: Pflanzliche Diuretika, DAZ Fortbildung 19. Dtsch. Apoth. Z. **132:** 1873–1882 (1992).

Virale, bakterielle, fungale und parasitäre Hautkrankheiten

Che, C.T.: Plants as a source of potential antiviral agents. In: Wagner, H., Farnsworth, N. (eds.): Economic and Medicinal Plant Research Vol. V. Academic Press, London–New York–Tokyo (1991).

Cohen, R.A., Kucera, L.S., Herrmann, E.C. Jr.: Antiviral activity of Melissa officinalis extract. Proc. Soc. exp. Biol. Med. **120:** 431–434 (1964).

Deininger, R.: Neues aus der Terpenforschung. Kassenarzt **7:** 47–55 (1985).

Herrmann, E.C. Jr., Kucera, L.S.: Antiviral substances in plants of the mint family (Labiatae). II. Nontannin polyphenol of Melissa officinalis. Proc. Soc. exp. Biol. Med. **124:** 869–874 (1967).

Kleine, M.W.: Therapie des Herpes zoster mit proteolytischen Enzymen. Therapiewoche **37:** 1108–1112 (1987).

Kleine, M. W.: Comparison between oral hydrolytic enzyme combination and oral acyclovir in the treatment of acute zoster: a double-blind, controlled multicentre trial. J. Eur. Acad. Dermatology and Venerology **2,** 296–307 (1993)

Krutmann, I.: Das Immunsystem Epidermis. Z. Allg. Med. **66:** 369–372 (1990).

Kucera, L.S., Herrmann, E.C.: Antiviral substances in plants of the mint family (Labiatae). I. Tannin of Melissa officinalis. Proc. Soc. exp. Biol. Med. **124:** 865–869 (1967).

May, G.: Willuhn, G.: Antivirale Wirkung wäßriger Pflanzenextrakte in Gewebekulturen. Arzneimittel-Forsch. (Drug Res.) **28:** 1–7 (1978).

Vogt, H.-J., Tausch, I., Wölbling, R.H., Kaiser, P.M., Melissenextrakt bei Herpes simplex (Eine placebo-kontrollierte Doppelblind-Studie), Der Allgemeinarzt **13,** 832–841 (1991).

Wölbling, R.H., Milbradt, R.: Klinik und Therapie des Herpes simplex, Vorstellung eines neuen phytotherapeutischen Wirkstoffes. Therapiewoche **34:** 1193–1200 (1984).

Wölbling, R.H., Rapprich, K.: Herpes simplex. Zur Verträglichkeit von Lomaherpan Creme bei der Behandlung des Herpes simplex. Therapiewoche **35:** 4057–4058 (1985).

Psoriasis

Born, W.: Teer und Teerprodukte in der Psoriasistherapie. Akt. Dermatol. **9:** 151–154 (1983).
Bray, M. A.: Retinoids are potent inhibitors of the generation of rat leukocyte leukotriene B4-like activity in vitro. Europ. J. Pharm. **98:** 61 (1984).
Faber, E.: Die molekularen Ursachen der durch UV-Strahlung ausgelösten biologischen Wirkungen. Pharm. Z. **124:** 2464–2472 (1979).
Hobbs, Chr.: Sarsaparilla. In: Blumenthal, M. (Hrsg.): Herbalgram No. 17, 1, 10–15, (1988).
Müller, K., Seidel, M., Braun, C., Ziereis, K., Wiegrebe, W.: Dithranol, Glucose-6-phosphate dehydrogenase inhibition and active oxygen species. Arzneimittel-Forsch. (Drug Res.) **41:** 1176–1181 (1991).
Raab, W.: Zur antisporiatischen Wirkung von Dithranol (Anthralin). Hautarzt **26:** 452 (1975).
Raab, W.: Psoriasis und Schuppenflechte. Apoth. J. **6:** 24–33 (1981).
Randell, R. W., Tateson, J. E., Dawson, J. E., Garland, L. G.: A commentary on the inhibition by retinoids of leukotriene B4 production in leukocytes. FEBS Lett. **214** (1): 167 (1987).
Runne, U.: Zur Anthralin-Salicylsäure-Therapie der Psoriasis. Hautarzt **25:** 199 (1974).
Schimmer, O.: Die mutagene und kanzerogene Potenz von Furocumarinen. Pharmazie in unserer Zeit **10:** 18–28 (1981).
Schröpl, F.: Moderne Psoriasis-Therapie. Fortschr. Med. **101:** 924–930 (1983).
Szeimies, R. M., Grimm, W., Ruzicka, Th.: Psoriasis und ihre medikamentöse Therapie. Dtsch. Apoth. Z. DAZ Fortbildung 23/**130:** 2617–2624 (1990).
Tronnier, H.: Die Verordnung der Lichttherapie. Therapiewoche **29:** 7498–7508 (1979).
Tronnier, H.: Indikationen der Lichttherapie in der Dermatologie. Therapiewoche **30:** 1273–1292 (1980).
Voigtländer, V.: Phytopharmaka in der Dermatologie. Ärztezeitschr. Naturheilverf. **27:** 9–14 (1986).
Weber, G., Frey, H., Neugebauer, D.: Neue systemische Therapien der Psoriasis. Hautarzt **36:** 20–24 (1985).

Ekzeme, Neurodermitis, allergische Reaktionen

Agatho, M.: Allergie in der Klinik. Ärztezeitschr. Naturheilverf. **30:** 371–374 (1989).
Bähr, V., Hänsel, R.: Immunmodulating properties of 5,20 α (R)-Dihydroxy-6α, 7α epoxy-1-oxo-(5α)-witha-2,24-dienolide and solasodine. Planta med. **44:** 32–33 (1982).
Barnford, J. T., Burton, R. W., Renier, C. M.: Atopie eczema unresponsive to evening primrose oil (linolenic and -linolenic acids). J. Amer. Acad. Dermatol. **13:** 959–965 (1985).
Becker, H.: Das Öl der Nachtkerze Oenothera biennis. Z. Phytother. **4:** 531–536 (1983).
Cefak – Firmenbroschüre (Cefabene) April 1992.
Gloor, M.: Neurodermitis atopica. Fortschr. Med. **101:** 919–923 (1983).
Hölzer, I.: Dulcamara-Extrakt bei Neurodermitis. Jatros Dermatol. **6:** 32–36 (1992).
Kleijnen, J., Gerben ter Riet, Knipschild, P.: Evening primrose oil. Pharm. Weekbl. **124:** 418–423 (1989).
Koch, R.: Die externe Anwendung von Phytosterolen bei durch erhöhte Leucotrienspiegel verursachten Dermatosen. Hautnah. **6:** 66–70 (1987).
Korting, G. W.: Wichtige Probleme der Ferien-Dermatologie. Apoth. J. **4:** 48–53 (1985).
Kuhlwein, A.: Phytosterole in der Ekzemtherapie. Therapeutikon **11:** 644–649 (1988).
Raab, W.: Lichtkrankheiten der Haut: Photodermatosen. Pharmaz. Z. **134:** 48–52 (1989).
Schauder, S.: Lichtdermatosen. Apoth. J. **4:** 35–40 (1991).
Tympner, K. D., Wechsler, M.: Diagnose und Behandlung von Neurodermitis im Kindesalter. Natura-med. **4:** 161–168 (1989).
Wendt, B.: Gerbstoffe bei Ekzem und superinfizierter Dermatitis. Ärztl. Praxis **41:** 12–14 (1990).
Wright, S., Burton, J. L.: Oral evening primrose-seed oil improves atopic eczema. Lancet 2: 1120–1122 (1982).

Vitiligo

Pietzacker, F., Kuner-Beck, V.: Behandlung der akralen Vitiligo mit β-Carotin. Med. Welt **28:** 1407–1408 (1977).
Raab, W.: Vitiligo – nur ein kosmetisches Problem. Apoth. J. **12:** 54–60 (1981).
Schimpf, A.: Vitiligo. Fortschr. Med. **94:** 1595–1600 (1976).

Akne, Seborrhoe

90 Jahre Ichthyoltherapie. Firmenschrift Ichthyol-Ges. Cordes, Hermani u. Co., Hamburg (1976).
Derm. Rezeptur, Folia Ichthyoli Heft 10, Ichthyol-Ges. Cordes, Hermani u. Co., Hamburg (1976).
Luderschmidt, Chr.: Acne vulgaris. Dtsch. Apoth. Z. **127:** 2589–2591 (1987).
Luderschmidt, Chr., Plewig, G.: Differente Therapie der Acne vulgaris. Dtsch. Ärztebl. **83:** 258–264 (1986).
Neubert, U.: Die Akne und ihre medikamentöse Therapie. Dtsch. Apoth. Z. **129:** 2555–2766 (1989).
Plewig, G., Wagner, A., Braun-Falco, O.: Orale Behandlung schwerster Akneformen mit 13-cis-Retinsäure. Münch. med. Wschr. **122:** 1287–1293 (1980).
Potempa, K.-H.: Ein Landapotheker berichtet über seine praktischen Erfahrungen. Natura-med. **4:** 194–198 (1989).
Schäfer-Korting, M.: Retinoide. Dtsch. Apoth. Z. **129:** 2039–2044 (1989).

Warzen

Edwards, A. Atma-Ram, A., Thin R. N.: Podophyllotoxin 0.5 % v. podophyllin 20 % to treat penile warts. Genituourin. Med. **64:** 263–265 (1988).
Gerhäuser, C., Leonhardt, K., Tan, G. T., Pezzuto, J. M., Wagner, H.: What is the active antiviral principle of Thuja occidentalis L.? Pharm. Pharmacol. Lett. **2:** 127–130 (1992).
Mazurkiewicz, W., Jablonska, St.: Vergleichende Untersuchungen zwischen 0,5 % Podophyllotoxin-Präparaten (Condyline) und 20 % Podophyllin, gelöst in Alkohol, bei der Therapie von spitzen Kondylomen. Z. Hautkr. **61:** 1387–1395 (1986).

Anwendung. Die Krautdroge, Herba Euphrasiae, wird zu *Augenumschlägen* (1 Eßlöffel Droge mit ½ l Wasser gekocht) oder auch als *Tee* verwendet. Außerdem ist die Tinctura Euphrasiae Bestandteil zahlreicher Kombinationspräparate.

16.1.2.2 Gerbstoffdrogen

Hamamelis virg. (Hamamelidis folium), **Quercus robur** (Quercus cortex) und **Rosa canina** (Rosae flos) gehören zu den Gerbstoffdrogen.

Die gerbstoffhaltigen Extrakte dieser Drogen wirken *schwach adstringierend, antiseptisch* und *lokal entzündungswidrig.*

Anwendung dieser Drogen in Formen von Extrakten, Tinkturen oder Augenwässern, zusammen mit anderen antiphlogistisch wirkenden Zubereitungen.

16.1.2.3 Chamomilla recutita oder Foeniculum vulgare

Aqua Foeniculi ist z. B. neben Borwasser und Zinc. sulf. Bestandteil des früher viel verwendeten *Ramenshausener Augenwassers.*

16.1.2.4 Melissen-Extrakt

Der Melissen-Extrakt wirkt aufgrund seiner *Phenolcarbonsäurederivate* vom Typ der *Rosmarinsäure antimikrobiell* bzw. *antiviral.*

Anwendung. Die Extrakte dienen verdünnt zu *Umschlägen.*

16.1.2.5 Digitalisblatt-Extrakt und Digitalisglykoside

Sie wirken lymphflußsteigernd. Entsprechende Präparate werden bei *asthenopischen* Beschwerden eingesetzt.

16.1.2.6 Weitere gelegentlich verwendete Drogen

Extrakte aus Aesculus hipp. und **Cineraria maritima** (antiödematös, antiphlogistisch), **Ruta graveolens** und **Prunus spinosa** (antihämorrhagisch) (siehe auch Homöopathika).

16.1.2.7 Anthocyane

Die Anthocyane der Heidelbeerfrüchte (Vaccinium myrtillus), blau bis rot gefärbte Glykoside des Pelargonidins, Malvidins und Cyanidins besitzen wie das Rutin eine *antihämorrhagische Wirkung.*

Die **Anwendung** beschränkt sich auf *Retinopathien* diabetischer oder vaskulärer Genese.

16.1.2.8 Phytopräparate

Euphrasia officinalis

Kombinationspräparate
Z. B. in Ophthol-N-Tropfen.

Digitalisblattextrakt bzw. Digitalisglykoside

Z. B. Augentropfen Stulin Mono (Digitalisblattextrakt u. Aesculin),
Digophton (Digitalisglykoside).

Anthocyane

Kombinations-Präparate
Difrarel 100-Drag.,
Dynef-Drag.,
Salus Augenschutz-Kapseln.

16.2 Homöopathie bei Augenkrankheiten

Homöopathisch lassen sich eine Reihe von Augenerkrankungen, z. B. *Hordeolum, Chalazion* oder die *Blepharo-Konjunktivitis* behandeln.
Bei *Iridozyklitis* oder *Glaukom* hat die Homöotherapie *nur adjuvanten* Charakter. Hier werden bevorzugt mineralische Homöopathika eingesetzt.
Im Sinne einer Lokalbehandlung stehen mehrere pflanzliche Homöopathika auch als Augentropfen zur Verfügung (s. u.). (Tab. 16.1)

Tab. 16.1: Homöopathische Augentropfen.

Arnica montana D3	Blutungen am Auge
Euphrasia officinalis D3	Konjunktivitis
Ruta graveolens D3	Augenbeschwerden infolge Überanstrengung
Bewährte Kombinationen: Bulbotruw, ISO-Augentropfen.	

Hinweis: Tropfen zur Anwendung am Auge bestimmt (isotonisch hergestellt nach Vorschrift 15, HAB 1).

Pflanzliche Homöopathika

Atropa belladonna (Belladonna) D6, Dil.
Konjunktiven hochrot entzündet mit starken Schmerzen. Lichtscheu, Tränenfluß.

Allium cepa D6, Dil.
Blepharo-Konjunktivitis viraler und allergischer Genese. Brennend scharfes Nasensekret.

Euphrasia officinalis D3, Dil.
Blepharo-Konjunktivitis viraler und allergischer Genese. Starke Lichtempfindlichkeit mit brennendem Tränenfluß.

Delphinium staphisagria (Staphisagria) D6, Dil.
Akutes oder akut rezidivierendes Hordeolum oder Chalazion.

Ruta graveolens D3, Dil.
Gereizte Augenbindehäute mit Brennen und Tränen, auch in Folge von Überanstrengung.

Literatur

Allopathie

Aye, R. D.: Das Auge – der heutige Wissensstand über medikamentöse Behandlung von Augenkrankheiten. Apothek.-J. **7:** 44–57 (1981).
Krieglstein, G. K.: Glaukom und Antiglaukomatosa. Dtsch. Apoth. Ztg. **126:** 2339–2346 (1986).

Homöopathie

Zimmermann, A.: Homöotherapie der Augenkrankheiten. Sonntag, Regensburg (1983).
Stauffer, K.: Homöotherapie, 6. Aufl. SonntagVerlag Regensburg 1975

17 Phyto-Balneotherapie

Hauptanwendungsbereiche für Phyto-Balneotherapeutika:

17.1 Allgemeine Wirkungen des medizinischen Bades

Die Verwendung von Arzneipflanzen oder deren Auszügen als Zusätze zu Voll- oder Teil-Bädern ist uralt und durch Kneipp wieder stark belebt worden. Sie geht von der heute wissenschaftlich belegten Vorstellung aus, daß Arzneistoffe, in dem Trägermedium Wasser gelöst, nicht nur auf die Haut selbst wirken, sondern nach perkutaner Resorption auch systemisch-pharmakologische Wirkungen im Organismus entfalten können.

Der Vorteil eines medizinischen Bades wird darin gesehen, daß sich die Effekte des Arzneistoffes zu den mechanischen und thermischen Einflüssen eines reinen Wasser-Bades in synergistischer Weise addieren. So ist bekannt, daß allein die Wasseranwendung durch den ausgeübten hydrostatischen Druck positive Wirkungen auf das Herzkreislaufsystem (z. B. Steigerung des Herzzeitvolumens), die Nierenfunktion (z. B. erhöhte Harnbildung und Salzexkretion), endokrine Funktionen (Regelung der Katecholamin-, Renin-, Angiotensin-, Aldosteron- und ANF-Produktion) und den Tonus der Haltemuskulatur (z. B. Muskelentspannung) ausübt, die man medizinisch nützen kann.

Lit.: Siehe hierzu auch Brandtner et al., 1970; Brüggemann, 1973; Dirnagel u. Drexel, 1968; Hentschel, 1957; Hoppe, 1967; Pratzel, 1977; Souci u. Schöppe, 1960; Weiß, 1985.

17.2 Arten von Badezusätzen

Für Voll- oder Teilbäder kommen folgende Phytopräparate als Zusätze in Frage:

Ganzdrogen in geschnittenem oder pulverisiertem Zustand (direkt in das Bad gegeben oder in Leinensäckchen eingebunden) (z. B. Heublumen).

Gesamt- oder Vollextrakte, die industriell hergestellt aus der Apotheke beziehbar sind oder durch Wasserextraktion aus den geschnittenen Drogenteilen selbst hergestellt werden können. In der Regel verwendet man 50 bis 100 g Droge pro ½–1,0 l Wasser, kocht das Ganze für 10–15 Minuten und verwendet die Abkochung nach dem Abseihen direkt oder bei Drogen mit nichtflüchtigen Bestandteilen nach Einkochen auf etwa die Hälfte der ursprünglichen Wassermenge. Der Extrakt wird direkt in das Vollbad gegeben. Für ein heißes Dampfbad wird die Drogenmenge in einem entsprechenden Gefäß mit 2–3 l kochenden Wassers übergossen.

Im Mittel gelten folgende *Dosierungen* für ein Dampfbad: ca. 2 g Droge/Lit.; Drogenextrakt = 0,1–0,5 g/l.

Beispiele: Extrakte von Kamille, Baldrian, Hopfen, Heublumen, Rosmarin, Thymian, Schafgarbe, Kalmus, Eichenrinde, Fichtennadel, Zinnkraut u. a.

Ölbäder. Gemeint sind Zusätze von *ätherischen Ölen (Aetherolea)*, wie sie durch Destillation aus Drogen gewonnen werden, oder solche Öle, die durch Kombination von ätherischen Ölen mit isolierten Einzelterpenen hergestellt werden. Häufig enthalten diese Ölpräparate *auch fette Öle* (z.B. Sojaöl, Erdnußöl oder Paraffin, wie sie speziell bei trockener Haut in der Dermatologie verwendet werden (siehe Kapitel 15 Hautkrankheiten S. 346)). Die pharmazeutischen Handelsprodukte enthalten häufig Emulgatorzusätze (z.B. Cetylstearylalkohol, Sorbitanmonooleat, Propylenglykol oder Saponin), die eine Mischbarkeit mit Wasser gewährleisten.

Dosierung: In der Regel rechnet man zwischen 25 und 50 mg reinen ätherischen Öls/Vollbad.

Beispiele: Ätherische Öle von Rosmarin, Thymian, Lavendel, Kamille, Fichtennadel u.a.

17.3 Wirkmechanismen

Für Badezusätze ist die **Haut** *mit einer Gesamtfläche von ca. 1,5 m² die Haupteinwirkungsfläche.* Bei Verwendung von ätherischölhaltigen Badezusätzen kann ein geringer Teil der Wirkung auch nach **Inhalation** durch Reizung von Rezeptoren in der Riechschleimhaut (über das limbische System) oder durch Resorption in der Lunge auf systemischem Wege zustande kommen.

Für Badezusätze kommen wie bei den Dermatologika in etwa **drei Wirkmöglichkeiten** in Betracht:

1. *Topische Wirkungen* direkt auf die Haut und deren Stoffwechsel.
2. *Fernwirkungen*, ausgelöst z.B. durch Reizung von Thermorezeptoren der Haut und Reflexmechanismen.
3. *Systemische Wirkungen* nach kutaner Resorption oder Inhalation.

Es ist wie bei den Dermatologika kaum möglich, anzugeben, welche der drei Wirkmechanismen bei einem bestimmten Badezusatz zum Tragen kommt und dominiert. Es ist aber wissenschaftlich belegt, daß bestimmte Arzneistoffe wie z.B. ätherische Öle oder Huminsäuren im Badewasser gelöst Reizwirkungen auf der Haut auslösen und dadurch Fernwirkungen induzieren können. Eine exakte Quantifizierung solcher Wirkungen ist nur über die Messung von Immun- oder Hormon-Parametern, Enzymaktivitäten oder Biosyntheseraten von DNA- oder Proteinen möglich (siehe Kap. 15: Hautkrankheiten).

Die Hauptfrage ist, wieviel Arzneistoffe aus einem Vollbad kutan resorbiert werden, um **systemisch** noch eine arzneiliche Wirkung auszulösen.

17.4 Resorption von Arzneistoffen aus Vollbädern

Hierzu gibt es eine Vielzahl von Untersuchungen, die an Tieren und Probanden teils mit oder ohne radioaktiv markierten Pflanzeninhaltsstoffen und vor allem mit Ätherischöl-Einzelbestandteilen und Huminsäuren durchgeführt wurden.

Literatur: Römmelt et al., 1974, 1978; Schäfer u. Schäfer, 1982; Römmelt u. Dirnagel, 1976, 1977; Pratzel u. Artmann, 1988; Kaemmerer u. Kietzmann, 1987.

17.4.1 Experimentelle Untersuchungen

1. Versuch

Bei perkutanen Resorptionsversuchen an der Maus mit *Tritium-markierten Terpenen* (Campher, Menthol, α-Pinen, Isobornylacetat und Limonen) aus einem Badekonzentrat (Pinimenthol) in einer für ein normales Schaumbad üblichen Konzentration (0,02% Badkonzentrat = 20 ml/100 l Wasser) wurde festgestellt:

- Die *Blutspiegelwerte* der Wirkstoffe waren annäherungsweise den Wirkstoffkonzentrationen im Schaumbad direkt proportional, so daß keines der 5 Terpene von der Haut vorzugsweise resorbiert wurde. Maximale Blutspiegelwerte wurden bereits nach 10minütiger Resorptionszeit erreicht (siehe Abb. 17.1).
- Die *Terpenkonzentrationen* nahmen im Blut *linear* mit der Größe der *Hautresorptionsflächen* zu.
- Die *resorbierte Substanzmenge* hängt in erster Linie von der *Größe der Hautfläche*, der *Hautbeschaffenheit* und der *Substanzkonzentration* im Badewasser ab, während die Badedauer nur eine untergeordnete Rolle spielt.
- Daraus folgt, daß ätherische Öle bei Einsatz üblicher Mengen durch perkutane Resorption aus einem Vollbad die für einen therapeutischen Effekt notwendige Schwellenkonzentration im Blut erreichen (Schäfer u. Schäfer, 1982).

2. Versuch

In diesem Versuch wurde bei Versuchspersonen die *Resorption von Fichtennadel-Latschenkiefernöl aus einem Vollbad* über die gaschromatographische Bestimmung der Terpene in der Ausatmungsluft bestimmt.

- Wie aus der Abb. 17.2 hervorgeht, wurde das Maximum an abgeatmeten Terpenen bereits nach 50 bis 75 Minuten erreicht.

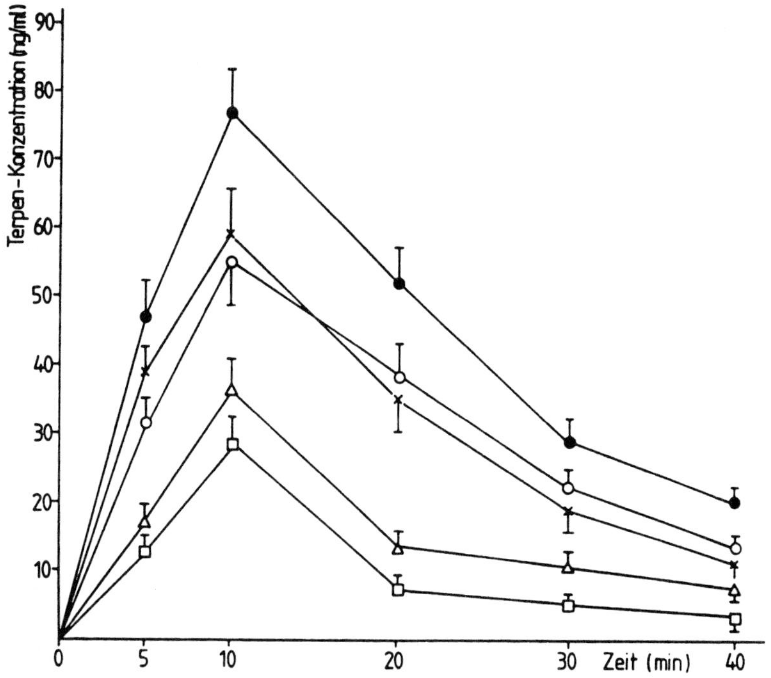

Abb. 17.1: Blutkonzentrationswerte von 5 perkutan resorbierten Terpenen zu verschiedenen Zeiten während des Bad-Hautkontaktes. Die Hautresorptionsfläche betrug 3 cm^2. Die Meßpunkte sind Mittelwerte ± Standardfehler aus Proben von je 3 Versuchstieren (pro markierte Substanz wurden 3 Versuchstiere eingesetzt; n = 15). • Campher, (4,50), x Isobornylacetat (3,18), ○ Limonen (2,62), Δ Menthol (1,50), □ α-Pinen (1,50). Der eingeklammerte Wert ist die Terpen-Konzentration in µg/ml Badewasser (Schäfer und Schäfer, 1982).

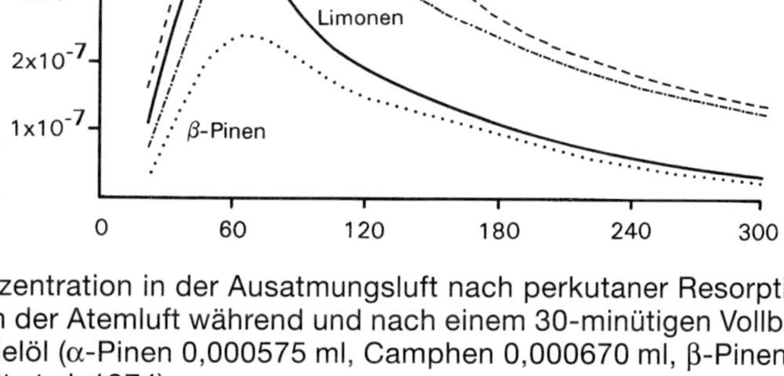

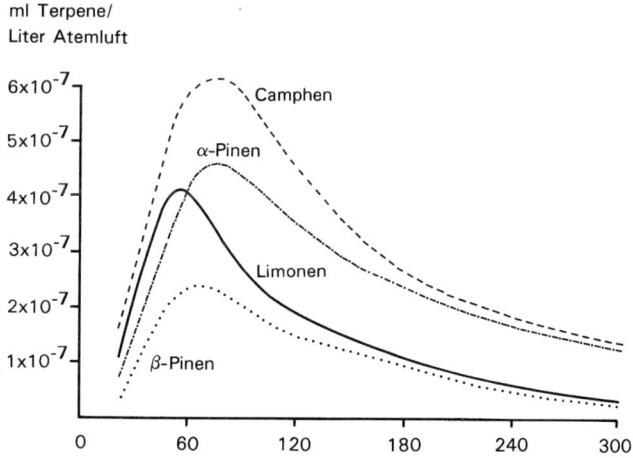

Abb. 17.2: Terpenkonzentration in der Ausatmungsluft nach perkutaner Resorption. Konzentrationsverlauf der vier Terpene in der Atemluft während und nach einem 30-minütigen Vollbad in 450 l Badewasser mit 100 ml Fichtennadelöl (α-Pinen 0,000575 ml, Camphen 0,000670 ml, β-Pinen 0,000210 ml, Limonen 0,000364 ml) (Römmelt et al. 1974).

- Unter Zugrundelegung der ermittelten durchschnittlichen Resorptionszahl von 87 µl/cm^2 für die vier Hauptterpene errechnet sich, daß von einem Erwachsenen während eines 20minütigen Vollbades rund 0,04 mg ätherisches Öl (1 ml Badeöl/10 l Badewasser) des Fichtennadelöls perkutan aufgenommen wurden (Römmelt et al., 1974).

3. Versuch
In diesem wurden die *perkutane und pulmonale Resorption von sechs Terpenen* (α-Pinen, Camphen, β-Pinen, Limonen, Campher, Borneol) und *zusätzlich Cumarin* aus einem Fichtennadelbadeöl, Rosmarinbadeöl und Heublumenbadeöl durch Messung der Terpenkonzentrationen im Blut der Probanden gaschromatographisch bestimmt (Römmelt et al., 1978). Bei einer Badezusatzmenge von ca. 10 ml/100 l Badewasser wurden nach einem 20minütigen Vollbad die nachfolgenden *Terpenmengen* bestimmt:

α-Pinen	ca. 33,2 mg
Limonen	ca. 15,6 mg
Campher	ca. 1,3 mg
Borneol	ca. 5,8 mg
Cumarin	ca. 3,0 mg

- Die *pulmonale Resorption* nach der gleichen Zeit war minimal.
  Auch hieraus wird deutlich, daß die für einen therapeutischen Effekt notwendigen Grenzkonzentrationen an Wirkstoffen durch ein Vollbad aufgenommen werden.
- Bei einem Vergleich der perkutan aus dem Vollbad aufgenommenen Terpenmenge mit der oral zugeführten Wirkstoffmenge aus entsprechenden im Handel befindlichen Präparaten erhält man folgende Relationen:

Terpen	Vollbad	p. o. Tagesdosis
α-Pinen	33 mg	50 mg
Camphen	14 mg	20 mg
β-Pinen	12 mg	12 mg
Borneol	6 mg	20 mg

4. Versuch
In Badeversuchen mit Ratten wurde gezeigt, daß Moorbäder die an der *Proliferation und Differenzierung der Epidermis* beteiligten biochemischen Prozesse beeinflussen (Kaemmerer u. Kietzmann, 1987).

- Gegenüber bloßer Wasseranwendung waren die *DNA-Polymerase-Aktivität* und die *Proteinsyntheseraten* sowie *Leucin-* und *Histidin-Einbauraten* in der Epidermis deutlich *erhöht.*
- Es wird gefolgert, aber durch keine exakten Daten belegt, daß über die Beeinflussung der Haut auch hormonelle sowie vegetative Steuerungsfunktionen positiv beeinflußt werden können.

17.4.2 Therapierelevanz

Trotz zahlreicher Untersuchungen, die eine Therapierelevanz wahrscheinlich machen, gibt es eine Reihe von terpenhaltigen Badezusätzen, die von den Aufbereitungskommissionen des BGA ganz oder teilweise «negativ» bewertet wurden. Hierzu zählen Borneol, Bornylacetat, Guajazulen, Linalool, Hopfenextrakt, Kalmusextrakt, Lavendelextrakt, Lavandinöl, Roßkastanienextrakt und Salbeiextrakt (Thesen et al., 1992) **!**

17.5 Anwendungsbereiche

17.5.1 Gynäkologische Erkrankungen

Es kommen in der Regel **Teilbäder** (Sitzbäder oder Fußbäder) und **Packungen** zur Anwendung. Wir unterscheiden

- *Resorptionskuren* bei chronisch entzündlichen Genitalerkrankungen.
- *Stimulationskuren* zur Anregung der Eierstockfunktionen bei Amenorrhoe.
- *Regulationskuren* bei neurovegetativen Störungen des Kleinen Beckens.
- *Rekonvaleszenz- und Präventivkuren* nach schweren Operationen und Geburten sowie infolge konstitutioneller Schwächezustände bei jungen Frauen.

Hauptindikationen (siehe auch Wieck 1987)

- entzündliche und ekzematöse Prozesse im Genital-Analbereich
- Gutartige chronische Erkrankungen mit Folgeerscheinungen
- Zyklusstörungen bzw. ovarielle Dysfunktionen
- Neurovegetative Störungen des Kleinen Beckens, z. B. Parametropathien, Beckenneuralgien, Pelvic Congestion.

Drogen und Drogenextrakte als Badezusätze (Tab. 17.1)

Diese werden bevorzugt bei entzündlichen Prozessen der Haut und der Genitalorgane, bei Spasmen im Kleinen Beckenbereich oder bei vegetativen Störungen verwendet. Soweit es sich um *Ätherischöl-*

Tab. 17.1: Drogen und Drogenextrakte als Badezusätze zur Anwendung bei Frauenkrankheiten.

– Kamillenblüten	– Zinnkraut
– Schafgarbenblüten	– Baldrianwurzel
– Eichenrinde	– Melissenblätter
– Kleie von Weizen und Hafer (Mettler, 1976)	– Hopfenzapfen
– Rosmarin-Blätter	– Lavendelblüten
– Kalmus-Rhizom	– Senfmehl u. entsprechende Extrakte

drogen handelt, ist auch eine *emmenagoge*, d. h. die Menstruation fördernde Wirkung zu erwarten.

Fertigpräparate
Z. B. Medizinisches Badekonzentrat Schafgarbe (Hübner),
Kamillobad,
Kneipp-Sedativ-Bad, Baldrian-Melisse-Aquasan Badezusatz flüssig,
Silvapin Heublumen/Kräuter Extrakt N Badeextrakt,
u. a.
(siehe auch Balneotherapeutika Rote Liste).

Moorbäder

Die hierfür verwendeten **Badetorfe** (Sphagnumtorf) gehören zusammen mit anderen Produkten, die durch geologische Veränderungen aus Pflanzen und tierischem Material unter anaeroben Bedingungen entstanden sind (Fango, Schlick etc.), zu den *Peloiden.*

Als **Hauptinhalts- und Wirkstoffe** der Torfe gelten die aus Pflanzenprodukten (z. B. Ligninen) durch Abbau entstandenen *Huminsäuren* (Ziechmann, 1985). Diese stellen ein kompliziertes Gemisch von polyzyklischen Polymerverbindungen mit locker gebundenen Polysacchariden und Proteinen dar.

Wirkung. Torfe sind Produkte mit sehr hoher Wärmekapazität aber sehr schlechter Wärmeleitung. Die dadurch bedingte langsame Abgabe der Wärme im Moorbad wird therapeutisch zur *Erwärmung des Hypogastrium-Splanchnikus-Gebietes* genützt. Über kutisviszerale Reflexe kommt es zu einer *Hyperämisierung* der Organe des Kleinen Beckens. Dadurch wird ein Reiz auf Uterus und die Östrogenbildung im Ovar ausgeübt. Da den Huminsäuren selbst östrogene Eigenschaften zugeschrieben werden, ist ein zusätzlicher *stimulierender Effekt auf Ovarien und die Follikelreifung* denkbar. Über direkte Einflüsse auf den Stoffwechsel der Haut wurde bereits berichtet (Kaemmerer u. Kietzmann, 1987; Lüttig, 1985).

Präparate
Z. B. Salhumin Sitz- und Teilbad N,
Moorbad Saar,
Moorlauge Bastian,
Pela Moorlauge

17.5.2 Rheuma und Gelenkerkrankungen

Die Anwendung von «Rheumabädern» zur unterstützenden Therapie entspricht in etwa der von extern angewendeten Salbenpräparaten oder Einreibemitteln, mit dem Unterschied, daß z. B. die Behandlung eines begrenzten Schmerzbereiches wegen der durch den Badezusatz erreichbaren geringeren Substanzkonzentration am Ort des Geschehens weniger effektiv sein wird als ein Rheumaeinreibemittel. Andererseits hat hier die Kombination des Arzneistoffes mit der Wasseranwendung den Vorteil, daß der hydrostatische Druck und die Wärme des Wassers zusätzlich auf den Bereich des Bewegungsapparates einen entspannenden Effekt ausüben und den Bewegungsspielraum der Muskulatur erhöhen.

Ätherischöldrogen, Ätherischöle und andere Drogen als Badezusätze

- Eukalyptusöl
- Wacholderöle
- Fichtennadelöl
- Terpentinöl
- Salicylsäurederivate
- Rosmarinblätter und -Öl
- Heublumen
- Schachtelhalmkraut
- Haferstroh
- Torf-Präparate

Die **Hauptwirkeigenschaften**, die von diesen Badezusätzen erwartet werden können, sind
- *hyperämisierend* und *durchblutungsfördernd*,
- *antiphlogistisch*,
- *analgetisch* und
- *muskelrelaxierend.*

Über die diesen Pflanzenwirkstoffen zugrundeliegenden Wirkmechanismen wurde bereits im Kap. 8: Rheumaerkrankungen das Wichtigste gesagt.

In einer Versuchsreihe haben Knorr et al. 1987 eine Reihe von ätherischen Ölen durch Laser-Doppler-Fluxmetrie auf ihre Fähigkeit, die *Durchblutung der*

Rückenhaut nach einem Vollbad zu steigern, untersucht.
Deutliche Steigerungen der Durchblutung wurden beobachtet bei:
Eukalyptusöl, Wacholderbeeröl, Wacholderholzöl, Latschenkiefernöl, Kiefernadelöl, sibirisches Fichtennadelöl, gereinigtes Terpentinöl, Senföl und den Verbindungen α-Pinen, β-Pinen, Limonen, Camphen, α-Phellandren, 1,8-Cineol und Benzylnicotinat.
Gering war die hyperämisierende Wirkung des Rosmarinöls.
Keinen Effekt zeigten:
Kalmusöl, Johanniskrautöl, Brennesselöl, Heublumenöl, Campher, Borneol, Bornylacetat, Menthol, 3-Caren, Eugenol, β-Asaron und Eugenolmethylether.

Von den **Salicylsäurederivat-Zusätzen** schreibt Pratzel (1989), daß *Wirkungen nur in hautnahen Zonen* im Bereich der Finger-, Knie- oder Ellenbogengelenke zu erwarten sind, da die erforderlichen Blutspiegelwerte für eine systemische Wirkung kaum erreicht werden.

Präparate
Z. B. Rheumasan-Bad N-Badezusatz,
Kneipp Rheuma Bad flüssiges Badekonzentrat,
Pernionin Voll-Bad,
Salhumin-Rheuma-Bad,
Silvapin Heublumen/Kräuterextrakt N Badeextrakt,
Leukona-Rheumabad N Badezusatz,
Contrarheuma V + T Bad N. u. a.
(siehe auch Balneotherapeutika – Rote Liste).

17.5.3 Nervenkrankheiten

Die meisten als Badezusätze verwendeten Drogen sind *Ätherischöldrogen* bzw. daraus gewonnene reine Öle und deren Kombinationen.
Ihre Wirkung wird als allgemein *entspannend, spasmolytisch* und *schlafanstoßend* beschrieben.

Drogen- und Ätherischöl-Präparate als Badezusätze

- Baldrianwurzel
- Melissenblätter
- Hopfenzapfen
- Lavendelblüten
- Rosmarinblätter
- Kalmuswurzel
- Heublumen
- Citronellöl

Untersuchungen über die Bewertung von Sedativ-Bädern, speziell mit baldrian- und heublumenhaltigen Präparaten, liegen vor von Fröhlich und Müller-Limroth 1975, Bühring 1976, Müller-Limroth und Ehrenstein 1977 und Schäfer et al. 1982.

Präparate
Z. B. Leukona-Sedativ-Bad Badezusatz,
Silvapin Baldrianwurzel-Extrakt N Badezusatz,
Silvapin Kamillenblüten-Extrakt N-Badezusatz u. a.

17.5.4 Hautkrankheiten

Die Indikationen für die als Badezusätze verwendeten Drogen oder Pflanzenextrakte (Tab. 17.2) dekken sich in etwa mit denen, die auch in Salben und Gelen verwendet werden (siehe dazu Kap. 15: Hautkrankheiten).

Tab. 17.2: Drogen und Pflanzenextrakte als Badezusätze zur Behandlung von Hautkrankheiten.

Drogen/Pflanzenextrakte	Indikationen
Kamillenblüten (Extrakte)	Schlecht heilende Wunden, Entzündungen, Furunkulose, Dekubitus
Schafgarbenkraut (Extrakt)	Entzündungen, schlecht heilende Wunden
Salbei (Extrakt)	Hyperhidrosis, Hautunreinigkeiten
Schachtelhalmkraut (Extrakte)	Chronische Ekzeme, Neurodermitis, postthrombotische Schwellungen
Teere und Schieferöle	Ekzeme, juckende und entzündliche Dermatosen

Zusätzlich in Bädern zur Anwendung kommende Drogen sind:

Eichenrinde, Kleie und Haferstroh

Eichenrinde besitzt wegen des hohen Gerbstoffgehaltes (25–30 %) eine lokale *adstringierende* Wirkung, die man bei allen chronischen Hauterkrankungen (z. B. nässende Ekzeme, Schweißfüße, Entzündungen im Genital- und Anal-Bereich, Hämorrhoiden) ausnutzt (siehe hierzu Nikolowski, 1965; Schneider, 1981).

Kleie und Haferstroh (wäßrige Extrakte)
Nach Pratzel 1985 können sich Kleieinhaltsstoffe vor allem durch wiederholte Bäder in die Hornschicht der Haut einlagern und z. B. bei Verletzungen die *Regeneration der Keratinschicht beschleunigen*. Kleiebäder, oft mit Molkezusatz, eignen sich wegen ihrer *antiphlogistischen* und *antipruriginösen* Wirkung vor allem zur adjuvanten Behandlung von allen Arten von Dermatosen.
Man verwendet ca. 150 g Kleieprodukt auf 200 ml Badewasser, manchmal auch mit Essigzusatz (Johne, 1982; Mettler, 1976; Weitgasse, 1976).

Anmerkung. In der adjuvanten Badetherapie von Dermatosen spielen Zusätze von *fetten Pflanzenölen* mit oder ohne Paraffinzusatz speziell bei Patienten mit trockener, sensibler oder Altershaut eine wichtige Rolle. Es existieren eine Reihe von Untersuchungen über die *antipruriginöse* Wirkung und die Anwendung bei endogenen Ekzemen, Psoriasis und Ichthyosis (Duschmann, 1981; James, 1961; Nürnberg et al. 1993).

Präparate
Z. B. Kneipp Milch-Molkebad Badezusatz,
Leukona-Stoffwechsel-Bad Badezusatz,
Kamillenbad «Robugen» Lösung,
Silvapin Weizenkleie-Extrakt N Badezusatz,
Silvapin Eichenrinden-Extrakt,
«Töpfer»-Kinderbad mit Teer Pulver,
«Töpfer» Teerkleiebad Pulver,
Schwefelbad-Dr.-Klopfer N Badezusatz.

17.5.5 Atemwegserkrankungen

Als Badezusätze kommen praktisch die gleichen *ätherischen Öle* zur Anwendung wie sie im Kap. 4: Atemwegserkrankungen zu Inhalationszwecken oder als Einreibemittel beschrieben wurden.
Wie im allgemeinen Kapitel ausgeführt, werden nach Untersuchungen von Römmelt et al. (1982) und Schäfer und Schäfer (1982) durch den Zusatz von vorgeschriebenen Mengen an ätherischen Ölen zu Badewässern die für eine systemische Wirkung nötigen Wirkstoffkonzentrationen erreicht. Trotzdem wurden eine Reihe von terpenhaltigen Extrakten und Reinterpenen von den Aufbereitungskommissionen der BGA negativ bewertet (siehe allgemeine Kapitel S. 18).

Beispiele für eine Badeöl-Zusammensetzung (Pinimenthol Bad)
Rp:

Eukalyptusöl	3,3
Latschenkiefernöl	2,0
Edeltannenzapfenöl	1,2
Terpentinöl	2,70
Pomeranzenöl	0,35
Campher	2,15
Menthol	0,65
Bornylacetat	1,35
L-Limonen	0,3
Laurinaldehyd	0,004 ad 100,0 g Grundlage

Weitere mögliche Bestandteile: Thymianöl, Cineol, α-, β-Pinen.

Andere Präparate
Stas Erkältungsbad,
Pinoidal Erkältungsbad Flüssiger Badezusatz.

17.5.6 Kreislauferkrankungen, Durchblutungsstörungen

Zu unterscheiden sind *reine kreislaufstimulierende Bäder* für Patienten mit orthostatischen, hypotonen Zuständen, und solche, die zusätzlich Wirkungen z. B. *bei Venenleiden* besitzen.

Cave: Für Patienten mit Herzerkrankungen oder Hypertonien sind Bäder dieser Art, wenn überhaupt, nur nach genauer ärztlicher Anweisung anzuwenden. !

Ätherischöle als Badezusätze

- Rosmarinöl
- Wacholderöl
- Fichtennadelöle
- Eukalyptusöl
- Kalmusöl
- Kampfer

Für die Behandlung der genannten Beschwerden nützt man die durchblutungsfördernde Wirkung der hautreizenden ätherischen Öle aus. Als *Zusätze bei Venenerkrankungen* kommen Extrakte der Roßkastanie (Extr. Aesculi hippocastani) in Frage.

Präparate Z. B. Silvapin Sauerstoffbad mit Fichtennadelöl Badezusatz,
Silvapin Rosmarinblätter-Extrakt E Badeextrakt,
Pinimenthol Bad,
Thermo-Menthoneurin Bad Lösung.

Literatur

Allgemein

Brandtner, F., Hohlfeld, R., Schöpp, K., Weiß, R. F.: Medizinische Bäder mit Pflanzenextrakten. Allg. Ther. **10:** 148 (1970).

Brüggemann, W.: Moderne Phyto-Balneotherapie. Physik. Med. Rehab. **13:** 262–267 (1973).

Dirnagl, K., Drexel, H.: Die objektive Beurteilung von Behandlungsergebnissen in der Bäder- und Klimatherapie. Arch. phys. Ther. **5:** 253–262 (1968).

Hentschel, H. D.: Wirkung und Anwendung pflanzl. Badeextrakte. Fortschr. Med. **75:** 101 (1957).

Hoppe, K. A.: Pflanzliche Badeextrakte, ein therapeutisches Hilfsmittel der Dermatologie. Derm. Wschr. **153:** 1057 (1967).

Kaemmerer, K., Kietzmann, M.: Wirkungen von Badetorf im Grundlagenexperiment III. Reaktionen an der Epidermis. Z. Phys. Med. Baln. Klim. **16:** 145–156; ibid 215–222 (1987).

Pratzel, A.: Haut und Wasser – biochemische und biophysikalische Phänomene, Z. angew. Bade-Klimahlbd. **24:** 123–126 (1977).

Pratzel, H., Artmann, K.: Einfluß von (-)-α-Bisabolol auf immunkompetente Epidermiszellen. Vortrag auf der 2. Tagung der Gesellschaft für Phytotherapie Münster 1988.

Römmelt, H., Zuber, A., Dirnagl, K., Drexel, H.: Zur Resorption von Terpenen aus Badezusätzen. Münch. med. Wschr. **116:** 537–540 (1974).

Römmelt, H., Drexel, H., Dirnagl, K.: Wirkstoffaufnahme aus pflanzlichen Badezusätzen. Heilkunst **91:** 240–256 (1978).

Römmelt, H., Dirnagl, K.: Experimentelle Untersuchungen zur Resorption, Verteilung und Ausscheidung von ätherischen Ölen bei Anwendung als Badezusatz, – Würzburger Gespräche über die Kneipptherapie, Band 3, Phytotherapie S. 125–133 (1976). Sebastian Kneipp Verlag, Zentral-Institut, das Kneipp-Forschungszentrum des Kneipp-Heilmittelwerkes, D-8939 Bad Wörishofen 1976.

Römmelt, H., Dirnagl, K.: Pulmonale Resorption von sechs Kohlenwasserstoffen, Münch. med. Wschr. **11:** 119 (1977).

Schäfer, R., Schäfer, W.: Die perkutane Resorption verschiedener Terpene – Menthol, Campher, Limonen, Isobornylacetat, α-Pinen aus Badezusätzen. Arzneimittel-Forsch. (Drug Res.) **32:** 56–58 (1982).

Souci, S. W., Schöppe, K.: Medizinische Bäder. In: Uhlmanns Enzyklopädie der technischen Chemie, 3. Aufl. Bd. 12. Urban u. Schwarzenberg München–Berlin (1960).

Thesen, R., Schulz, M., Braun, R.: Ganz oder teilweise «negativ bewertete» Arzneistoffe. Pharmaz. Z. **137:** 416–424 (1992).

Weiß, R. F.: Phyto-Balneologie in Phytotherapie, 6. Aufl., Hippokrates, Stuttgart (1985), S. 427.

Gynäkologie

Lüttig, G.: Wirkmechanismen der Moortherapie. Z. Phys. Med. Baln. Med. Klim. **14:** 392-394 (1985).

Wieck, W. P.: Balneotherapie gynäkologischer Erkrankungen. Therapeutikon **2:** 124–127 (1987).

Ziechmann, W.: Torfinhaltsstoffe und Balneotherapie – Realitäten und Möglichkeiten. Z. Phys. Med. Baln. Med. Klim. **14:** 350-356 (1985).

Rheumaerkrankungen

Knorr, H., Schöps, P., Seichert, N., Schnizer, W., Pratzel, H.: Hyperämisierende Wirkung von Badezusätzen. Z. Phys. Md. Baln. med. Klim. **16:** 282 (1987).

Pratzel, H.: Stellenwert der Balneologika in der Rheumatherapie. Pernionin-Pressemitteilung. 75/310-01/89 – 28. 10. 1989.

Nervenkrankheiten

Bühring, M.: Zur Wirkung eines Baldrian-Hopfenpräparates auf die Reaktionsgeschwindigkeit bei Kurpatienten. Kassenarzt **16:** 2232-2234 (1976).

Fröhlich, H. H., Müller-Limroth, W.: Zur sedativen Wirkung der Kneippschen Heupacks und balneologischer Heupräparate, Münch. med. Wschr. **117:** 443, ibid. **118:** 317 (1975).

Müller-Limroth, W., Ehrenstein, W.: Untersuchungen über die Wirkung von Seda-Kneipp auf den Schlaf schlafgestörter Menschen. Med. Klinik **72:** 1119–1125 (1977).

Schäfer, D., Schäfer, R., Schäfer, W.: Untersuchungen zur pharmakologischen Wirkung eines Baldrianbades. Z. Phys. Med. Baln. Med. Klim. **11:** 391–395 (1982).

Hautkrankheiten

Duschmann, M.: Experimentelle Untersuchungen zur Wirkung von Balneum Hermal und Balneum F stärker fettend im Vergleich zu einem nicht fettenden Schaumbad. Derm. Kosmet. **22:** 40–43 (1981).

James, A. P. R.: Bath oils in the management of dry pruritic skin. J. Am. Geriatr. Soc. **9:** 367 (1961).

Johne, H. G.: Experimentelle und klinische Erfahrungen mit einer Molke-Kleie bei Hautkranken und Hautgesunden. Med. Klin. **57:** 1754–1756 (1982).

Mettler, L.: Kleie Hautbad in der Geburtshilfe und Gynäkologie. Ärztl. Praxis **28:** 3308–3309 (1976).

Nikolowski, L. N.: Hydro-, Balneo- und Klimatherapie bei Haut- und Geschlechtskrankheiten. Münch. med. Wschr. **11:** 533 (1965).

Nürnberg, E., Gassenmeier, T., Albrecht, H. P., Hornstein, O. P., Oleobalneologika, Dtsch. Apoth. Z. **133,** 3715 (1993).

Pratzel, H.: Grundlagen des perkutanen Stofftransportes in der Pharmako-Physio-Therapie und Balneotherapie. Habilitationsschrift, Ludwig Maximilian-Universität München (1985).

Schneider, G.: Gerbstoffe sind in der Dermatologie noch zeitgemäß. Ärztl. Praxis 333: 2468–2470 (1981).

Weitgasse, H.: Erfahrungen mit Molke-Kleie-Bädern in der Dermatologie. Prakt. Arzt **23:** 1323–1326 (1976).

Sachregister

Drogenwirkstoffe, Pharmakologie, Klinik, Indikationen

Präparateregister

Arzneidrogen, Stammpflanzen, Arzneipräparate (allopathisch und homöopathisch)

Die Seitenverweise für Arzneidrogen und Stammpflanzen sind bei den wissenschaftlichen (lateinischen) Bezeichnungen aufgeführt, unabhängig davon, ob im Text der lateinische oder der deutsche Name verwendet wird. Im Register wird daher bei den deutschen Bezeichnungen in der Regel ohne Angabe einer Seitenzahl auf die lateinische Bezeichnung verwiesen. Das Unterstichwort «Tee» bei einer Arzneidroge verweist auf die Droge als Bestandteil einer Teerezeptur. In der Homöopathie verwendete Drogen bzw. Drogenbezeichnungen sind durch (H) gekennzeichnet.